国家社科基金重点项目成果

U0194107

吴传俭　王玉芳　著

健康普惠
金融前沿问题研究

JIANKANG PUHUI

JINRONG QIANYAN WENTI YANJIU

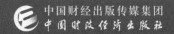

中国财经出版传媒集团
中国财政经济出版社

图书在版编目（CIP）数据

健康普惠金融前沿问题研究／吴传俭，王玉芳著．－－北京：中国财政经济出版社，2019.12

ISBN 978－7－5095－9435－3

Ⅰ．①健…　Ⅱ．①吴…②王…　Ⅲ．①医疗保健事业－金融－信贷管理－研究－中国　Ⅳ．①R199.2②F832.4

中国版本图书馆 CIP 数据核字（2019）第 249788 号

责任编辑：彭　波　　　　　责任印制：党　辉
封面设计：卜建辰　　　　　责任校对：胡永立

中国财政经济出版社 出版

URL：http：//www.cfeph.cn

E－mail：cfeph＠cfemg.cn

社址：北京市海淀区阜成路甲 28 号　邮政编码：100142

营销中心电话：010－88191537

北京财经印刷厂印装　各地新华书店经销

710×1000 毫米　16 开　25 印张　454 000 字

2019 年 12 月第 1 版　2019 年 12 月北京第 1 次印刷

定价：99.00 元

ISBN 978－7－5095－9435－3

（图书出现印装问题，本社负责调换）

本社质量投诉电话：010－88190744

打击盗版举报热线：010－88191661　QQ：2242791300

序

  受限于人们全生命周期财富累积规律制约和财富使用配置偏好，以及健康风险损失时间和数量上的不确定性等因素影响，在全生命周期上总是存在健康资源配置与医疗费用支出的暂时性缺口问题，从而影响人们疾病治疗和健康保障所需要的高质量健康服务需求的有效满足。由于疾病治疗和健康保障的特殊性，健康资源和医疗费用的缺口可能会导致疾病无法得到充分治疗，进而引发全生命周期上健康风险损失的跳跃扩散效应，不但会造成潜在的个体全生命周期因病致贫，甚至还会引发家庭贫困"陷阱"，乃至影响社会上健康劳动力供给等问题。因而，确保人人都能够在全生命周期上获得必要的高质量健康服务，并且不会因为医疗费用支付而陷入经济困难，已经成为全民健康覆盖的重要保障目标，并且已经在 2012 年 12 月 12 日成为一项联合国决议，当日也成为联合国倡导的"全民健康覆盖日"。

  传统上，人们依赖于医疗储蓄应对疾病治疗支出，而随着健康保险，尤其是国家主导的公共健康保险的普及化，更多的人开始更多地通过健康保险获取医疗费用支付保障，但却忽视了医疗储蓄和购买健康保险的前提条件，即都需要累积财富达到一定额度，或者财富使用上不存在与其他用途的冲突，或者没有出现突发的暂时性经济困难。这意味着传统的健康保障方式，在全生命周期上时常面临累积财富暂时性不足的制约"瓶颈"，而要摆脱这个制约"瓶颈"，必然需要获得应急性短期资金支持计划。该计划传统上通常是国家医疗救助或者社会救助，但却忽视了通过金融机构提供一笔免息或低息医疗消费信贷，并在必要时还可以全部或者部分免除该笔贷款的偿付责任。尽管在民间通过亲友借债方式筹集医疗费用已经由来已久，但官方通过立法或政策做出的正式规定的却并不多见，或许是由于人们已经习惯从政府那里获取一笔无偿救助资金，而不是有偿贴息担保贷款，同时政府也将提供救助看作一种基本常规责任。

为了有效应对医疗费用缺口等暂时性经济困难，欧美等国家事实上已经开始采取了有偿医疗消费贷款计划，而只需要偿还消费贷款本金，或者支付可以完全忽略不计的少量利息。例如，英国提供了一项国家临时贷款政策，那些因为疾病治疗等特殊原因而需要资金支持的人员，可以从政府那里获得一笔只需偿付本金而无需支付利息的短期救助贷款。美国则针对个人养老金资产长期配置需要，提供一笔临时性的贷款支持计划，以确保养老金资产配置或投资行为不会因为疾病治疗等暂时性的经济困难而中断，以保持养老金缴纳和资产配置的持续性。英美两国应对暂时性经济困难的贷款支持计划，对中国提供医疗消费信贷具有可借鉴意义，以帮助那些存在健康资金与医疗费用需求存在暂时缺口的人，获得一笔政府担保和贴息的过渡性医疗消费资金支持。世界银行则以由于没能筹集到充分医疗费用而去世的患者为例，通过比较实现疾病充分治疗所需要的资金缺口，与其在去世后获得亲朋给予的大量抚恤金所形成的悖谬，强调了提供健康普惠金融支持以满足必要的高质量健康服务需要的重要意义，而这种现象也时常发生在我国的一些农村地区，甚至有些经济相对落后的城镇。

尽管在一系列政策推动下，我国普惠金融业务近年来得到较快发展，中央政府也制定了很多促进就业创业、扶持小微企业和推动绿色经济发展等的激励性措施，但在健康保障领域的针对性政策措施依然还不够明朗，国务院在 2015 年 12 月推出的普惠金融发展规划中，也仅列入支持社会办医条款，即"研究创新对社会办医的金融支持方式"。习近平总书记多次强调"没有全民健康，就没有全面小康"，要求"把人民健康放在优先发展战略地位，""将健康融入所有政策"等。在党的十九大报告中，习近平进一步指出"人民健康是民族昌盛和国家富强的重要标志。要完善国民健康政策，为人民群众提供全方位全周期健康服务，……，支持社会办医，发展健康产业，……，推进医养结合，加快老龄事业和产业发展。"随着我国全面建成小康社会，通过实现全民健康以充分保障人民对美好生活的向往，确保更公平获得全方位全周期优质健康服务，是中国特色社会主义进入新时代以后的基础性任务之一。

要确保全体人民获得全方位全周期健康服务，就必须提供充分的健康保障资金和均等化的优质健康服务。就健康保障资金筹集本身而言，由于人们的收入水平在全生命周期上的不平衡性，以及在不同年龄阶段的各种消费需求之间存在相互竞争，容易受到更加急迫的消费需求限制，导致用来应对发生时间和损失额度都不确定的健康风险应对资金，通常会面临暂时性的健康保障资金准备不足问题，导致或者医疗储蓄不足，或者健康保险缺失或保额偏低，或者无法获得足够的医疗救助等问题。因而由政府提供担保或（和）贴息的应对暂时性经济困难的必要的医疗消费信贷支持，就成为不可或缺的临时性健康保障方式，甚至在特定情况下发挥着不可替代作用，而普惠金融恰好具有这种资金属性和特殊功能，将普惠金融与健康保障相融合，推动发展健康普惠金融业务，能够更好地满足人们的健康保障需要。

不仅如此，有了健康普惠金融支持的医疗消费信贷资金，还可以作为"医治"传统健康保障方式缺陷的一剂良方。对医疗救助、健康储蓄和健康保险进行更好地优化，既可以使医疗救助的人群覆盖范围更广、资金使用效率更高，也能够使健康储蓄更加连续、更加充足和有更好的保值增值资产配置选择，进而使健康保险更加理性、保费负担更小、违规使用问题更少。同时，健康普惠金融支持下的医疗消费信贷资金的有偿使用，以及使医疗费用筹集更加便捷、更加充足和更加及时，不仅能够显著降低对医疗救助和健康保险的过度依赖程度，还有助于推动健康风险的全民有效治理，减少大病过早发生和因病过早死亡等现象，更好保障社会经济发展所需要的更充足、更健康的劳动力，有效减少健康风险尤其是重大疾病导致的社会福利的无谓损失。发展以医疗消费信贷为基础、覆盖普惠性健康保险和健康储蓄支持计划的健康普惠金融，具有重要的优化临床治疗方案、应对过早因病死亡或病残风险、提高个体医疗费用控制意识和责任，从而抑制医疗费用过快增长等医学与经济价值，以及促进社会和谐发展和提升社会总福利水平等社会价值。

伴随着全面小康社会的基本建成，中国也已步入超老龄化社会阶段，劳动力人口相对于老年人口的养老保障需求和提供赡养服务人员的需求，已经使青年人处于病不起和残不起的状态。老年人则面临就医资金和护理照看人员同时缺乏的问题，未来劳动力人口的各种社会负担将会显著增加。因而要尽一切能力控制健康风险损失的跳跃扩散效应，是健康保障和健康风险治理最为迫切的任务。在此情况下，必然需要抓紧制定推动彼此更好相互照顾的相关政策，既用老年人之间的自我相互健康照看，也用基于"时间银行"理念的低龄老年人照看高龄老年人，由此减轻家庭及其他社会就业人员的各方面压力。

由此对应着三个方面的基本内容：一是加快推进个人健康储蓄账户支持计划，在新一波大量老年人口到来之前，努力实现老年人健康储蓄基本能够满足自负医疗费用的支付能力，甚至在一定程度上对有效应对人口老龄化挑战具有关键性作用；二是加大健康风险治理力度，加快建成全民健康风险治理体系，培养更加健康的生活方式；三是抓紧完善由医疗保障部门管理的时间银行数据库建设。而前两项内容离不开普惠金融的有力支持，以及政府提供的相应税收优惠和财政补贴等激励性政策，进而加快推动健康普惠金融业务的全面展开。

健康普惠金融在应对人口老龄化挑战方面的最大优势，主要体现在三个方面：一是筹集到充足的或者至少是更充足的健康保障资金，尤其是确保应急性医疗费用能够实现在数额和时间上的充分满足；二是医疗消费信贷资金的有偿使用，能够形成较强的自我控制医疗费用和优化医疗服务利用的内生激励机制，而在这个过程中，无论是从资金来源上还是医疗服务利用上，各方的利益都没有受到任何损失，是在不增加既有健康资源情况下的帕累托改进过程；三是优化健康服务供给，使老年人更加充分、更加合理和更加平衡或公平获得所需要高质量医疗服务，并有效避免或防范老年人因病返贫致贫问题。

为了有效应对人口老龄化对健康保障的影响，以及减少医疗保险基金因道德风险、保险欺诈和过度医疗等造成的过度浪费，形成自我控制医疗费用支出和合理就医的激励机制，实行健康储蓄计划的迫切性，已经来不及细细考虑和进行所谓的充分论证，也不需要解决所谓的学理上的争议问题，而是应该先将个人健康储蓄计划实施起来，至少健康储蓄计划不会减少任何个体和社会的总福利水平。我国当前只有职工基本医疗保险设有个人账户，但这个比例是非常小的，而且也是收入相对较高的城镇职工，农村人口和其他弱势群体都没有法定个人账户的储蓄积累，这必然会加剧城乡居民医疗保障的脆弱性和由此造成的不公平问题。

同时，针对医疗保障现实问题与人民群众未来美好期望之间的矛盾，要从行为认知的角度，或者社会预期管理角度，抓紧对非理性医疗行为背后的原因，用行为经济学的相关理论和方法，对医疗行为或方案的选择动机和影响因素进行深入分析。针对这些行为背后的非理性问题的动机，如果能够强制实施有效干预措施，并且从理性收益角度并不损害人们的健康利益，那么就必须建立起强制性的干预机制。如果一些非理性行为只是一种过程非理性，而最终结果是理性时，就无须采取干预措施，有选择性的干预可以有效减少政策成本。

用行为经济学对医疗行为进行解释，除了关注人们有别于传统经济学完全理性、完全自利和完全意志力等人性假设，进而从有限理性、有限自利下的利他性和时间跨期偏好不一致的有限意志力等视角对医疗行为做出更加全面解释外，还要关注医疗行为效用结构的改变，即将经济效用进一步扩展为经济效用和社会效用，用贝克尔（1976）的所有行为背后都存在某种特定效用并追求全部总效用最大化的观点，进行更完整地解释。此外，疾病治疗结果总是存在一定的不确定性，而人们又是厌恶不确定性及其带来的风险损失，进而会导致风险规避动机下的过度医疗问题，以及预付费制度导致的对诸如医疗保险基金的套利行为等。如果要规避由此导致的一系列过度医疗等非理性就医行为和保险基金套利行为，就有必要使个体承担更合理的医疗费用支付责任，从而形成更好的医疗费用控制意识，并且由此相应提高人们的健康风险控制意识，培养更加健康的生活方式，减少疾病发生和医疗费用支出额度，进而实现健康保障的帕累托改进。

与通过多个途径筹集充足的医疗费用相对应的，是如何保障必要的高质量健康服务的有效供给问题。中国医疗服务供给的最大矛盾问题在于，尽管大部分医疗机构政府举办的公立医院，医院在提供优质医疗服务上都具有非营利性特征，但不同公立医院之间却存在相对独立的利益范围，进而导致优质医疗资源过度集中在少数几个医院。基层医疗机构的级别越低，医疗服务水平越低，但这种低水平并不是与其属地居民的医疗服务需求相匹配，而是存在诸多例如所需医生数量和基本医疗条件短板问题，进而导致医院的医疗服务能力存在很多制约性短板问题。因而也需要普惠金融资金的有效介入，以充分改善医疗机构的服务能力，通过加大社会办医支持力度，进一步优化医疗服务机构空间布局和改善优质医疗服务的均等化水平。

从人群覆盖的公平性上，一个医疗机构的人群覆盖范围越大越好，也正因为如此，国家在加强基层卫生服务机构建设的同时，也在大力推行医联体和医共体的建设进度。如果从借鉴英国医疗信托制度角度看，首先应该是建立区域性医疗集团，实现对不同级别医疗机构资源的有效整合，进而实现在整合区域范围内的医疗服务全覆盖。一方面，区域性医疗集团的人群覆盖范围越大越好，有助于实现医疗服务均等化水平的有效改善；另一方面，则是在特定的行政区域范围内建立多个医疗信托集团，以形成医疗服务市场的有效的内部竞争，进而逐步改善医疗服务质量和降低医疗服务价格的竞争压力，在交叉融合中形成有序竞争，避免医疗服务垄断造成的社会福利损失，以及由此导致的优质医疗服务不平衡不充分问题，确保人人都能获得必要的优质医疗服务。

因而，构建起来的医疗信托集团，应有助于在区域性集团内部实现所有优质医疗资源的充分流动和资源共享，病人、医生、设备和药品等都允许在内部进行自由调剂、调整和优化，进而打破当前按照综合医院、中医院、民营医院和社区卫生服务机构布局下的体制性障碍。与此同时，通过医疗信托集团内部利益的一致化，充分激励内部医务人员的团结合作，推动逐级转诊和双向转诊制度的真正实施。而健康普惠金融资金的进入，可以为进一步解决各类医疗服务机构的要素短板提供重要的金融资金支撑。

在进行较为充分的健康普惠金融需求调查的基础上，通过系统严谨的理论分析和实践论证，本书提出的几个观点具有一定的创新性和战略发展眼光，而且在实践上也是可操作的，对保障和改善全民健康具有非常重要的现实作用。

第一，健康保障资源保障对象是人的生命价值，而保障生命价值的资金未必一定只是既有的累积财富，也可以通过某种未来财富的贴现机制，实现生命价值的自我保障。如果人们的生命价值都能够实现自我保障，不但能够提高人们的全生命周期健康保障能力，而且也能够真正提高个体的自我控制医疗费用意识。生命价值保障不同于既有累积财富的保障，潜在的生命价值损失可能远远大于既有累积财富，如果生命价值得不到最有效的保障，将会导致社会福利损失的"冰山"现象，甚至在一定程度上会危及国民经济的可持续健康发展。

第二，在全面建成小康社会以后，医疗救助资金的使用和救助方式都应该进行相应调整。面向绝对贫困人口的保障对象不再存在，进而转向相对贫困的经济脆弱群体，以及因为缺乏充分治疗而处于健康不佳状态的边缘群体。人人都有可能因为有限累积财富不足和使用方向的竞争而面临暂时性的经济困难，医疗救助应该进一步向有健康普惠金融支持的医疗消费信贷方向延伸，不断扩大对弱势群体和暂时性因病陷入经济困难群体的保障。

第三，健康储蓄的存在既是为了补充和优化健康保险的需要，更是提高个体自我健康保障和风险治理责任及意识的不可或缺手段。人们对保险转嫁风险损失的理念，也深刻影响着人们的健康保险投保动机，进而引发了一系列道德风险、保险欺诈和过度医疗等问题。如果健康保险制度设计和保险动机，尚未回归到分担风险损失的思想观念上来，那么就会存在大量的制度实施成本和监管成本。因而，在未来相当长的时间内，健康保险不可能是全额保险，必然存在健康储蓄作为重要的补充形式。通过健康普惠金融的个人健康储蓄计划支持，协同医疗消费信贷的补充方式，可以最大限度地降低健康储蓄成本，使健康保险策略更加优化，以及最大限度地提高健康储蓄保值增值能力，最终实现全生命周期财富的最大化。

第四，真正的全民健康必须遵循中国传统医学的治未病思想。既要努力实现未病先防基本目标，同时也要尽量保证满足既病防变和愈后防复要求。在任何状态下，都应加大健康风险治理力度，全面建成全民健康风险治理体系。健康普惠金融不仅能够在人们需要治理健康风险时，第一时间提供充足的健康资金保证，而且也在治未病理念划分的三种健康状态的最前端，最大限度地降低健康风险损失和健康损害造成的巨大潜在损失。因而，健康风险治理有助于有效抑制风险损失跳跃扩散效应，以及医疗资金储备不足时的"冰山"效应。

第五，构建覆盖全民的健康普惠金融服务体系，无论是在健康产品生产还是在生命健康生产阶段，对健康普惠金融资金的监管都应该设置较高的不良贷款容忍度。不良贷款的较高容忍度对应的一定是更高的健康保障能力，即便是在健康保障方面出现非恶意欠账问题，也是最终使国民健康保障受益，使其健康损害得到有效修复，最终改善的是整个社会福利水平，而不是暂时的短期经济利益损失。因而，在整个健康保障资金的筹集和使用过程中，政府始终应该承担起健康普惠金融资金供给、资金使用风险分担和积极改善国民健康保障效果的责任。只要不是恶意的信贷赖账、过度医疗和欺诈套利行为，都应该作为政府的基本责任承担起来。

大健康是未来的一种基本趋势，也是重要的健康产业及服务的发展方向，尤其是面临日益严峻的人口老龄化问题，保障老龄人口健康离不开大健康产业的发展。要推动健康产业的良性可持续平稳发展，更离不开积极的普惠性金融政策的支持，健康普惠金融就是当前最好的金融工具之一。普惠金融与健康产业税收优惠和财政补贴等政策形成有机联合，必然有助于有效应对人口老龄化挑战，为人民群众提供全方位全生命周期更有质量的健康服务。

总之，作为现代普惠金融在健康保障领域的一次创新性尝试，该著作在既有医疗消费信贷和民间借债的基础上，对未来如何更加有效地筹集健康保障资金，以及通过健康普惠金融医疗消费信贷支持，对传统健康保障方式的革新进行了首次尝试。在一定意义上，健康普惠金融首先能够推动医疗消费信贷的正规化，避免在人们遭受健康风险损害以后，再次掉入到高额医疗借债的偿付能力陷阱。其次，该著作对健康普惠金融消费信贷的可行性进行了充分论证，并对如何进一步优化健康储蓄支持计划、政府医疗救助、公共或商业健康保险和改善健康服务利用公平性等提出了一系列创新性观点，推动建成更加完善的多层次、多维度全民健康保障体系，织密、织牢覆盖全民的健康保障网，这对未来进一步完善我国全民健康保障政策具有一定的政策启示和积极的借鉴作用。

卢祖洵

2019 年 12 月于华中科技大学

目　　录

第 1 章

健康生产资源配置与普惠金融需求

　　人们要获得所需要的某种产品消费需求的满足，必须筹集所需要的充足资源。健康生产同样也需要与应对健康风险或疾病治疗所需要的健康资源，并且还需要在全生命周期上实现与健康风险相对应的一般性均衡，同时尽可能将健康资源向风险周期的早期阶段配置，以减少疾病的发生和疾病损失。无论是医疗医药器械产品的生产，还是健康或医疗服务的供给，最终目的都是将不够健康或者患有疾病的患者，转变为相对更加健康的个体。因而，整个健康资源配置过程都可以看作生命健康生产过程，只不过大部分健康生产是通过健康产品或商品的生产，以及直接面向患者的生命健康生产两个阶段分工协同完成的。

　　人们在第一个阶段必须通过生产厂商生产出药品、医疗器械和各类易耗品等提供健康服务的物质产品，然后在第二阶段由医务人员利用其专业知识和技术，通过合理的临床治疗或健康促进方案，用于更科学地满足消费者疾病预防、治疗和康复等健康医疗消费等需求。因而，在生命健康生产阶段，医疗机构并不是传递健康产品消费的中介，而是真正的健康生产主体，并且直接决定了健康生产的质量和病人满意度。

　　因此，健康生产并不是由患者主导的，而是由医药厂商和医务人员协同完成的，消费者或者患者最终是作为健康生产的服务对象和最终产品。健康资源也是由消费者作为最后承担者的，并经过医院和药店等中间机构进而二次配置，或者说健康产品生产使用的经济资源，对消费者来说只是一种垫付方式，对医疗服务机构来说也是如此，厂商和医疗服务机构都不是慈善组织。这必然需要消费者具备充足的、与应对健康风险发生时间和损失额度相匹配的健康保障资源，在全生命周期和风险周期上进行合理配置。当消费者的既有累积财富不能实现合理配置时，还需要通过与其他消费者的相互协同机制，以及对未来收入的必要贴现，筹集到应对健康风险、生产出生命健康的充足资源。甚至在没有实现充分的财富累积之前，需要金融机构提供必要的医疗消费信贷支持，也就是当前普惠金融资金提供的有政府担保和（或）提供利息补贴或减免的面向中低收入者的消费信贷或者产业信贷资金。

1.1

从包容性健康到健康普惠金融

包容性健康（inclusive health）的早期含义是面向健康残疾人员，尤其是智力障碍人员提供所需要的健康服务，后来这一概念被扩展到覆盖全体社会成员的包容性公平健康服务，并在此基础上将其扩展为现代意义上的全民健康覆盖。普惠金融（inclusive finance）则是为了克服商业金融机构对低收入者，尤其是对贫困人员形成的金融歧视而提供的信贷服务。在包容性健康和普惠金融中的 inclusive 的含义显然是相同的，都是为了将社会弱势群体平等地纳入社会扶持范畴，以使他们能够摆脱因为健康或者经济原因而陷入或可能陷入经济困难。不同之处在于，包容性健康关注残障等弱势者的健康服务供给支持，而普惠金融则关注如何向经济弱势群体提供充足的资金支持。

将包容性健康和普惠金融结合起来，就是我们所强调的健康普惠金融，它是实现包容性健康所必要的金融支持方式，从资金充足性和健康服务质量保证两个方面，确保人们免于因大额疾病治疗费用而陷入经济困难，并获得所需要的高质量健康服务。包容性健康是实现人类可持续公平发展的基本要求，普惠金融则是实现包容性健康的一项重要资金支持手段。

1.1.1 从包容性健康保障到全民健康覆盖

（1）包容性健康与全民健康覆盖的内在关系

包容性健康概念的提出，初始含义是强调人们要更加关注残疾人的健康保障问题，为他们提供公平的包容性健康服务。其中最基本的原因在于残疾与经济贫困之间存在某种高度的关联性，因为出生缺陷或者后天的各种健康损害导致的残疾，尤其是那些遭受了诸如艾滋病等的人员还面临社会歧视，不但无法实现充分就业，而且还背负严重的健康保健或疾病治疗上的经济负担。从另一种角度，经济上的贫困造成的疾病无法实现充分治疗，反过来则是造成因病致残乃至过早死亡的重要原因，由此导致因病致残和经济贫困之间的恶性循环。

包容性健康不仅要关注因病致残后的必要的健康保障支持，而且真正的包容性健康保障，更应该关注避免因为经济贫困或者优质医疗服务的短缺而造成健康残疾。因而将包容性健康保障职能进一步扩展出来就是全民健康覆盖，即"所有的人都获得所需要的、高质量的卫生服务，而不必担心陷入经济困难"。显然，全民健康覆盖目标包含三层基本含义：一是建立覆盖全体国民的健康保障体系，不会因为包括经济因素在内的任何原因而使社会弱势群体遭受健康服务提供上的歧视；二是要获得实现疾病有效治疗所需要的高质量健康服务，这里的高质量健康服务是与疾病治疗相对应的概念，而不是所谓的最高水平的高端医疗服务或者昂贵的医疗服务；三是任何人都有权利获得不以医疗费用支付能力为前提的优质医疗服务，并且也不会因为承担全部或者部分医疗费用而陷入经济困难，凡是使其陷入暂时性或永久性经济困难的医疗费用，政府都有责任提供必要的财政资金支持。

由此可见，包容性健康服务与全民健康覆盖的含义基本内容是相同的，只不过是前者更加强调对健康弱势群体的保障，而后者则更加强调对全体国民提供健康保障经济支持的无歧视性，而且提供的健康服务是必要的和高质量的。包容性健康服务的实现离不开有效的经济支持和医学技术支持，而全民健康覆盖更加强调所有的人员都应该机会均等地获得所需要的优质健康服务，也就是在现有的医学技术水平下应达到最好治疗结果的服务，而且不会因为购买这些医疗服务而陷入经济困难。在对社会弱势群体提供健康保障的方式上，传统路径是提供医疗救助或者通过医疗救助提供健康保险保费支持。

当一个国家的财政资金支持能力不足时，所谓全民健康覆盖的目标也只能停留在口头上，而无法真正付诸实践。因而，在现实社会诸多可选择的方式中，我们不能忽视暂时性的医疗借款计划，同时也不能忽视通过提高劳动就业机会来改善收入水平，并通过劳动收入建立起具有预防性的健康储蓄计划，从而通过必要的强制性措施，将健康储蓄所具有的医疗费用控制和更健康生活方式培养的经济激励，与政府多部门协同实施的强制性健康生活方式培养结合起来，对健康风险进行积极主动地干预和有效治理。

健康保险固然重要，但健康保险并不是唯一可行的方式，Fuchs（2011）在《谁将生存？健康、经济学和社会选择》一书中毫不客气地对健康保险的弊端进行了批判。Fuchs 认为，从俾斯麦政府在 1882 年建立社会医疗保险制度以来，全世界几乎"疯狂"地在追随国民健康保险制度，几乎没有顾及不同收入者对健康保险费用的承担能力，以及为了应对道德风险和过度医疗消费而实施约束规制时造成的低效率和不公平的因素。作为一项掺杂了政治动机的社会医疗保险制度，实施的最初动机在很大程度上被俾斯麦视为消除和缓解社会阶层之间紧张关系与矛盾冲突的一种工具，而不仅仅是一种应为疾病和老年风险的经济保障制度。即便是对全民健康具有包容性的全民健康覆盖，也同样强调健康保险对人群的覆盖面，期望通过健康保险基金加大对医疗费用的补偿，解决低收入者的医疗费用负担问题。

如果我们从历史发展的角度来看，俾斯麦政府实施的包括社会医疗保险在内的整个社会保险体系主要是为了缓和社会矛盾的话，那么政府提供的国民健康保险制度往往会形成一种新的所谓"会计假象"（Fuchs，2011）。健康保险只是将传统上疾病治疗的家庭责任，以及家庭作为提供疾病和伤残保险与治疗的场所转向了社会或外部市场，并且在这个转换过程中，原本不属于国民产出口径的医疗服务，也被"错误"地计算到国民经济总量中。

但与此相对应的问题，是出现了新的"市场无权决定生死"的矛盾（Fuchs，2011），于是国民健康保障的责任又重新回归到政府那里，也就是说政府最终要承担起全体国民的健康保障责任，这由此成为当前全民健康覆盖基本理念的责任来源。然而相对于通过扭转诸如饮食和日常生活方式等途径，以实现改善健康生活方式等面临的困难，政府推行公共健康保险政策要相对容易得多，因而相对于提供其他经济支持政策，人们更加偏好于政府对国民健康保障的行政干预，并从政府的行政干预中获得额外医疗福利，无论这种福利最终是否导致直接的效率乃至社会总收入的损失，均因医疗费用和资金来源的隔离效应而被忽视。

更为重要的是，正如世界卫生组织总干事陈冯富珍2015年2月10日在新加坡召开的全民健康覆盖问题部长级会议上的主旨发言"2015年后的挑战"中所指出的那样，"世上没有免费的午餐"，健康保险导致的直接后果就是诱发了更大的道德风险、保险欺诈和过度医疗等健康资源浪费问题。因而，在构建包容性的全民健康覆盖体系过程中，是否将健康保险作为核心关键方式，还是寻求其他更加有效的方式，在整个世界都普遍面临医疗费用过快增长和人口老龄化困境时，是值得人们深入思考的问题，即如何有效平衡医疗保障水平和医疗费用合理增长之间的关系。对此，政府在承担起全体国民健康保障最终责任时，应该首先强调个人的自我健康保障责任，以及积极主动合理地控制医疗消费的责任意识。一旦个体及其家庭的自我健康保障责任和意识缺失，往往会失去主动控制医疗费用和更健康生活方式培养的责任，进而诱发更大的道德风险造成的社会总福利损失。此时，无论国民健康保障制度是否面临极有可能的崩溃风险，至少会造成医疗费用过快增长和优质健康服务利用的不公平性问题。

（2）来自新加坡包容性健康服务的借鉴与政策启示

被世界卫生组织总干事陈冯富珍高度赞扬的新加坡包容性健康服务，主要特点体现在三个方面：一是设置了强制性储蓄计划（medisave plan），该计划更好地强调了个人自我健康保障和医疗费用控制的责任；二是设置了体现集体相互帮助的健保双全计划（medishield plan），该计划可以通过健康风险损失的集体分担机制而建立起全社会健康保障安全网，进而保护家庭在医疗花费过高时免于倾家荡产或掉入贫困陷阱；三是通过强有力的跨部门合作改善生存环境、提供财政支持和采取监督措施，鼓励人们形成良好的健康生活方式，从而有效遏制了健康风险造成的经济损失和健康损害的进一步演化。

也正是得益于卓越的可负担的包容性健康服务体系的建立，使新加坡的医疗费用并没有像美国等商业健康保险模式国家那样过快增长甚至失去可控性，进而使新加坡得以提供世界一流的高质量健康服务，并且成为所有经济发达国家中人均医疗费用最低的国家。中国的医疗费用也同样随着社会医疗保险制度的建立而面临过快增长的压力，人口老龄化则进一步加剧了合理控制医疗费用和向全体国民提供必要的可负担优质健康服务的压力。中国在大力推进全民多层次健康保险体系的过程中，却选择性地忽视了个人和家庭健康储蓄账户的作用，不但没有建立起有效的健康储蓄支持计划，而且还在新近出台的文件《关于做好 2019 年城乡居民基本医疗保障工作的通知》（医保发〔2019〕30 号）中取消了城乡居民个人（家庭）账户，而职工基本医疗保险的个人账户始终处于被边缘化的地位。

世界卫生组织的相关研究已经表明，每年有 1 亿到 1.5 亿人口因为灾难性医疗费用支出而陷入经济困境，而许多政府大力解决的民众脱贫政策，却在一定程度上由于卫生系统及其收费而加剧了因病致贫，反而使脱贫政策的努力落空，其中健康保险的第三方付费措施无疑潜在地诱发了道德风险、保险欺诈和过度医疗激励等问题。新加坡全民健康覆盖模式，通过综合平衡市场竞争和国家干预，正确地引导着各种市场力量发挥正确的作用，在选择健康服务供应商、健康服务和设施上的自由，与强制性健康储蓄账户进行了很好的平衡，个人责任和主动控制医疗费用的意识都得到了充分激励。

在此基础上，新加坡政府为了防止医疗机构提供过度医疗服务和在浪费医疗资源中谋取不当利益等问题，还在有关政府官方网站上公布了一般疾病的医院账单，以形成对医疗服务行为的有效社会监督和有效治理。在采取强制性健康储蓄计划和医疗费用公开措施，以不断强化个体责任与医疗机构责任的同时，还通过用于大病保障的健保双全计划，保障那些在全生命周期遭遇重大健康风险损失的人的生活稳定性。也正是基于个体、社会和政府多方责任的价值理念，新加坡构建起把公正和包容性视为社会凝聚、稳定与和谐之源的全民健康覆盖体系，成为建设包容、关爱和社会进步的前瞻性战略。

不仅如此，新加坡在建立起强制性全民健康储蓄计划的同时，还配套了两个最基本的有益性措施，一是由中央公积金管理局负责对健康储蓄账户资金的资产配置，最大限度地实现储蓄资金的保值增值，并允许在满足特定条件下自由支配健康储蓄账户资金的使用；二是提供了暂时性的意外事件的保障计划，包括意外死亡在内的人寿保险和暂时性经济困难支持计划。金融服务业的高度发展，对健康储蓄计划的实施提供了强有力的金融支持。新加坡的全民健康覆盖成为建设包容性社会共同进步的典型，也是同时实现高水平健康保障和医疗费用合理控制有效平衡的国家。越来越多的证据显示，运转良好的包容性健康保障体系离不开现代金融服务业的支持，尤其是面向社会弱势群体提供的包容性金融服务，即普惠金融。

当然，新加坡在健康保障领域的诸多创新方式，未必在其他任何国家都适用，因为一项国家制度的实施必须与自身的政治体制、文化背景和现行健康保障体系特点和民众的期望相匹配。但多年来的世界范围内改善国民健康保障的经验和教训告诉我们，任何国家单凭健康保障体系本身而言，并不会自动倾向于提供更高水平的公平的和包容性健康服务，或者能够自动演化出来为全体国民提供有支付能力的必要的优质健康服务。

政府有必要承担起有限范围的国民健康保障责任，而不是如保姆一样包揽一切地承担起全部健康保障责任，强化个体的自我责任是实现全民健康保障的基本前提，离开了这个前提的任何健康保障体系，最终将面临崩溃风险或者发展不可持续的压力，至少随着政府筹资水平的提高会诱发医疗费用的过快增长，最终政府的全部努力可能落空，期望与效果之间的偏离程度取决于国民在健康保障中的自我责任。充分激发个体自我健康保障责任意识，才能够将健康保障政策的实际作用最终高效率地发挥出来。

1.1.2 健康普惠金融相关问题的先期探索

健康普惠金融是一个几乎没有多少人进行过积极学术探索的一个全新领域，然而却在民间以其朴素的原始方式存在了数千年，即民间医疗借债和传统财富积蓄，自然也包括人们彼此之间在对方困难时提供的暂时性经济帮扶，并通常以"人情往来"形式存在，而这种经济帮扶后来分别演化为健康保险和医疗救助。然而由于社会阶级或者阶层的分化，那些处于社会底层的人们却难以在患病时筹集到足够的医疗费用，也难以获得所需要的可负担的高质量健康服务。前者主要是由于人们的收入能力及其相关的收入储蓄水平不足，以及由此造成的金融歧视，而后者不仅受到前者的影响，同时还遭受来自私利驱动下的医疗部门的服务歧视。而要从根本上消除金融歧视和优质医疗服务供给歧视，政府就应该在全民健康保障中发挥必要的责任，而不仅仅是强制性实施国民之间集体筹集医疗费用的健康保险制度。

当今社会金融服务业的蓬勃发展，使政府履行全民健康覆盖责任的途径不再局限于狭隘的医疗救助，也未必是由第三方提供医疗费用补偿的健康保险，这些传统方式只是众多医疗费用筹集渠道的一部分。同样还可以提供其他必要的、帮助其筹集到医疗费用的可行途径，其中包括患病后的医疗消费贷款计划，以及未患有疾病之前必要的健康风险干预和医疗资金准备，如加强健康生活方式促进、健康储蓄支持计划及与其匹配的保值增值资产配置计划等。尽管全民健康覆盖只是底线要求，而不是最高要求，但共同之处在于，全民健康覆盖目标的提出是为了解决经济贫困人员的必要的优质健康服务的保障问题。如果健康普惠金融对于传统的健康保障方式具有更好的相对优势，那么大力推进健康普惠金融在确保全民健康覆盖目标实现中的作用，也应该纳入政府的国民健康保障政策框架之内。

（1）普惠金融及早期试点

普惠金融（inclusive finance）最早的社会实践起源于孟加拉国的格莱珉银行，由美国的孟加拉裔的尤诺斯 1976 年开始在 Jobra 村的反贫困实验中创建，先后经历了小额信贷、微型金融和普惠金融三个阶段。2005 年，联合国第一次明确提出普惠金融的概念，实质上是微型金融的延伸，目的在于建立面向中低收入者的包容性金融服务。国务院在 2015 年 12 月颁发的《推进普惠金融发展规划（2016～2020 年）》（国发〔2015〕74 号），将普惠金融界定为："立足机会平等要求和商业可持续原则，以可负担的成本为有金融服务需求的社会各阶层和群体提供适当、有效的金融服务"。其中"小微企业、农民、城镇低收入人群、贫困人群和残疾人、老年人等特殊群体是当前我国普惠金融的重点服务对象"。

大力发展普惠金融，是我国全面建成小康社会的必然要求，有利于促进金融业可持续均衡发展，推动大众创业、万众创新，助推经济发展方式转型升级，增进社会公平和社会和谐。普惠金融的服务对象主要是面向社会所有阶层，尤其是相对贫困的中低收入者，使他们获得便利的、能够负担得起的、可持续的和安全可靠的金融服务。

普惠金融服务的内容或产品具有多样性，涵盖信贷、储蓄、投资理财、保险、支付、汇兑、租赁和养老金等全功能和多层次的金融服务。随着普惠金融业务的发展，逐渐向政策性金融服务扩展，由政府提供一部分利息补贴和信贷担保，同时以降低准备金率的方式，向商业金融机构释放一部分存款用于发展普惠金融。对于商业银行而言，只要提供的普惠金融利息不低于银行准备金利率和相关服务费用，就可以在较低的信贷利息上为民众提供普惠金融服务，减轻购买必要的优质健康服务的经济压力。

（2）健康普惠金融概念及相关理念

健康普惠金融是普惠金融在健康保障领域的具体应用，正如普惠金融最早是面向社会弱势群体提供小额信贷资金类似，健康普惠金融的首要功能是为那些在经济上处于弱势地位的人员，提供在医疗费用上的小额消费信贷资金支持。吴传俭（2016）在分析健康保险和医疗保险对保障民众获得必要的高质量健康服务的全民健康覆盖目标时，提出用普惠金融支持的医疗消费信贷，保障在不会使贷款人陷入长期经济困难的情况下，获得所需要的高质量健康服务。由此将传统上把医疗借债现象归属于因病致贫结果的评价指标，转变为作为一种政府应承担起相应责任的一种积极的健康保障手段，作为除医疗保险和医疗救助之外的、第三种应由政府提供政策支持和财政补贴的重要补充健康保障方式。

同时认为，随着中国特色社会主义小康社会的全面建成，我国的全民健康覆盖目标，应该高于世界卫生组织提出的获得所需要的高质量健康服务并且不会因为医疗费用而陷入经济困难，将经济困难约束提升为保证在全面小康的水平上。但此时的健康普惠金融主要是以医疗消费信贷为主，尚未覆盖到普惠性健康保险和个人健康储蓄计划，因而还不是完整意义上的健康普惠金融。

将普惠金融与健康保障进行进一步衔接的是世界银行（2018）在《普惠金融如何推动国民健康与福祉》一文，作者在文章中用艾萨克和莫尼卡夫妇的案例说明，发展健康普惠金融的必要性和现实意义，指出属于普惠金融范畴的其他服务也可以帮助低收入家庭应对健康风险的冲击，当储蓄、贷款和保险三者实现有效结合，可以形成抗击贫困的强大武器。文章还同时指出，利用健康普惠金融资金，人们可以建立健康储蓄账户，同时还可以利用医疗贷款，来支付共付额、就医交通、药品或其他医疗保险没有涵盖的自付费用。但不幸的是，在世界范围之内，这三个元素有效结合的例子少之又少，因而是一个需要开展大量创新和实验的领域。

尚未形成有效结合的可能原因在于三个方面：一是当前提供的消费信贷是高利息的，还款的周期比较短，并且缺乏能够及时获得足额贷款的稳定预期；二是医疗消费信贷通常被看作因病致贫的后果，甚至是政府健康政策失败的一种体现；三是普惠金融发展时间比较短，相比较历经尽一个半世纪的社会医疗保险和商业健康保险，人们已经习惯于通过提高健康保险待遇提高医疗服务的支付能力。可能另一个更加重要的原因，在于当人们缺乏疾病治疗费用时，可能已经成为一个事实上的经济贫困者，或者处于经济贫困边缘的人员，一方面人们不愿意因为疾病治疗而陷入事实上的经济贫困；另一方面则是寻求政府的医疗救助或者社会捐助，而不是设法通过自我全生命周期财富的调节，而克服因为疾病造成的可能的短期性的经济贫困。

世界银行在《普惠金融如何推动国民健康与福祉》一文的最后，提出政府提供的社会医疗保险与财政资金支持的健康普惠金融之间是补充关系，即社会医疗保险承担预期医疗费用的相当大的一部分，而共付额和/或社会保险不保的部分，可以通过创新普惠性的金融产品加以补充，以缓解医疗困境带来的财务风险。而事实上，如果只从经济性角度，健康普惠金融对健康保险具有一定的替代作用，可以较好地应对健康保险领域高发的道德风险、保险欺诈和过度医疗消费等问题，以及由此造成的高额监管成本。当然，这种替代效应并不是健康保障资金数量上的替代，而是资金的形式发生改变，即在合理的范围内将一部分健康保险基金的政府或雇主补贴，转化为被保险人的私人账户中的健康储蓄的一部分。

（3）健康普惠金融含义的进一步延伸与功能定位

随着普惠金融业务的进一步发展，以及政府对普惠金融的大力推进，服务业务范围已经不再局限于提供小额信贷支持，已经覆盖到包括储蓄、支付、转账、信贷、保险、银行账户管理等诸多私人金融服务以及推动特殊产业发展等相关领域。而将普惠金融业务向健康保障领域延伸，也自然应该涵盖医疗消费信贷支持、健康储蓄支持计划及其相应的资产配置服务、健康保障资金管理、转账和支付，以及补充传统健康保险的面向中低收入群体的普惠性商业健康保险服务等。同时，由于健康服务存在严重的均等化和市场"失灵"等问题，因而还需要将健康普惠金融的业务范围进一步向健康产业领域推进，为实现大健康产业发展提供充分的资金支持，重点向基层医疗机构和缺乏市场规模经济效应的特殊健康产品生产领域倾斜。

因而，健康普惠金融的功能定位，可以看作普通普惠金融向国民健康保障领域的延伸和扩展，目的在于解决现实健康资源与人们获得必要的优质医疗服务之间的需求缺口资金问题的综合保障形式，既包括生命健康生产阶段的医疗消费信贷，也包括推动健康产业发展的产业消费信贷，进而从健康服务的供给和需求两个方面，协同保障全民获得必要的高质量健康服务，并且不会因为医疗费用支出而陷入经济困境。对我国当前阶段的健康保障责任而言，健康普惠金融的保障层次需要建立在保障全面建成小康社会水平上，助力高水平实现全民健康和全面小康，而这也是中国特色社会主义进入新时代以后的重要战略目标之一。

（4）面向全体国民提供健康普惠金融的基本原则

健康普惠金融服务对象的特点，首先，健康风险高度暴露，而受制于财富的累积规律和可以支配的消费资金等问题，这些人员又面临暂时性或者长期性的医疗费用足额筹集障碍，如果不能及时足额提供必要的资金支持，他们可能会因为疾病得不到及时和充分治疗而陷入长期经济贫困。其次，这些群体的风险预防和应对能力与意识相对较差，尤其是那些经济上非常困难的人员，难以从经济上提供疾病预防支出的充分支持，他们有时为了获取能够支持基本生活条件的收入，不得不高负荷地从事艰苦劳动，或者在相对恶劣的工作环境下从事容易诱导健康风险的劳动活动。最后，那些财富收入水平较低的人员，财富消费竞争非常明显，尽管他们在本质上是风险厌恶的，但由于缺乏充足的资金用于健康保障或者转嫁健康风险，进而表现为风险偏好的假象，如图1-1所示。如果想扭转风险偏好假象，既要解决财富的累积水平和收入的增加问题，还要充分解决应对健康风险的保险需求或者疾病预防支出，与教育和基本生活消费之间的冲突，包括理性冲突和非理性冲突等。

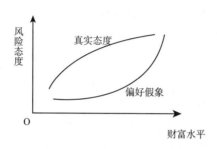

图1-1 财富水平和消费竞争对风险态度的影响

因而，要推动健康普惠金融发展，确保全体国民都能够获得必要的高质量健康服务，并且不会因为医疗费用支付而陷入经济困境，就必须坚持三个最基本的原则：一是充分扭转因为健康风险实际以及可能造成的恶性循环，充分满足人们疾病预防和治疗对资金的需求，这种需求的满足与实际风险态度无关，既要通过强制性保险应对风险损失，又不会因为健康保险的购买而影响教育等可持续发展性消费的支出。二是用准公共产品的理念，提供健康普惠金融服务，而不是纯粹的商品或者市场行为，否则在市场趋利动机下，人们很难获得足额的、可负担的和具有足够长的合理还贷周期的有效金融服务，无论是直接提供资金支持还是通过购买健康保险等方式，健康普惠金融服务及其服务机构都应该秉承慈善性或公益性或非营利性的基本原则。三是积极将各种未来的负外部性转化为当前可以有效应对的内部责任和意识，例如，没有必要等到患者疾病得不到治疗而残疾造成经济贫困后，再通过直接的社会救助资金提供日常消费保障支持，从而彻底扭转因病造成的恶性循环。

然而，要使以上基本原则得到真正的贯彻实施，彻底从金融服务的供给上消除传统金融服务的金融歧视问题，就需要提供较大的经济保障或政策支持，而这最终还是医疗消费信贷的资金或资产抵押问题，以及由此带来的金融服务风险问题。所有的这些代价，不可能通过自由市场得到根本性的改变，从而需要政府承担起必要的责任。一方面，通过政府提供公信力担保，由市场化运营的金融服务机构提供必要的信贷支持；另一方面，在必要的情况下，需要政府直接提供必要的资金补贴，使金融服务市场机构具有较为稳定的和相对竞争力的盈利空间。另外，政府还需要从优质健康服务的供给上提供必要的管制措施、激励措施和必要的资金支持，如推动大健康产业发展以及改善优质健康服务的公平性和可及性等。

1.1.3　健康普惠金融需求及其健康保障改善路径

健康普惠金融本质上就是金融产品以普惠金融的形式，参与健康保障资源的优化配置，以生产出满足人们需要的健康产品，并且通过优化健康服务的公平性和均等化，为人们的健康保障提供包括医疗消费信贷支持、健康资金的资产配置服务和改进健康服务水平，以及推动健康产业发展的全方位金融服务。因而，不能将健康普惠金融局限于医疗消费信贷支持，同时也必须充分利用和发挥普惠金融在推动健康保障中的各种功能。从当前健康保障亟待解决的问题来看，至少应该使健康普惠金融发挥四个方面的积极作用：

第一，普惠金融能够为必要的高质量健康服务提供有效的消费信贷支持。健康保险自负比例条款和个人健康储蓄能力不足，使部分中低收入者缺乏对必要的高质量健康服务的支付能力，造成应诊未诊或暂时性经济困难等问题。普惠金融医疗消费信贷资金，不但可以帮助渡过暂时性经济困难，还有助于推动疾病的早诊断和早治疗，显著降低医疗费用支出，更好防范过早死亡风险，为人人通过辛勤劳动实现自身发展提供更大机会。从当前医疗借款的需求上看，如图 1 - 2 所示，在 519 例调查对象中只有 318 例没有医疗借款现象，有 142 例的医疗借款行为没有影响到疾病的治疗时间，43 例是边入院治疗边通过借款筹集医疗费用。

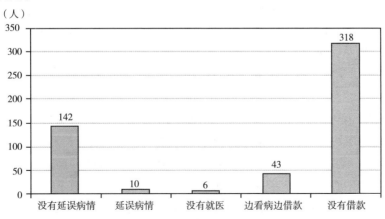

图 1 - 2　医疗借款需求及其对就医影响

在受影响的人员中，病情因为借款时间不及时而延误病情的有 10 例，还有 6 例因为没有借到钱最后没有就医。实际上，人们以借债的方式筹集医疗费用未必就是一定在经济上陷入绝对困难，可能只是临时性的资金或者现金的周转问题。因而，即便是存在医疗借债也可能只是过渡性的。如果因为没有筹集到足够的医疗费用而没有就医或者延误病情，显然是真正的经济上的困难。假设在全部医疗借债人员中，只有 6 例是真正的经济困难，那么需要医疗救助的比例也仅为 3.80%，对全部就医人员而言，则在 1% 左右，这显然是医疗救助能够解决的问题。当健康普惠金融介入以后，则可以进一步覆盖另外 10 例因为借债而延误病情的人员，总的支持比例也仅为 3.08%，这对健康普惠金融的压力并不是很大，但在生命健康生产的福利改善上将是非常明显的。

当然，我们还需要进一步从全民健康覆盖目标角度考虑 318 例没有医疗借款人员的实际医疗服务的需求满足程度。虽然有一些人没有医疗借债，但可能治疗也不是充分的，或者说是并没有获得所需要的优质医疗服务。另一组调查数据显示，在接受过治疗的人员中，他们愿意支付的医疗费用远远超过实际发生的医疗费用，有的甚至高达 200% 以上。如果这部分群体也纳入健康普惠金融医疗消费信贷的覆盖范围，将可能有效应对非充分治疗的"冰山"现象，这个问题我们将在优化健康储蓄部分进行详细论述。

第二，为应对全生命周期健康风险提供个人健康储蓄支持。健康保险不只是唯一有效的手段，并且具有受到严格约束的适用条件。人们不仅要支付健康保险自负部分的医疗费用，还要满足年老时的健康保障需求。个人健康储蓄和普惠金融医疗信贷的融合，可以更好地优化平衡全生命周期健康资源配置，并通过健康普惠金融平台为健康储蓄和公共资金提供资产优化配置管理服务，以更有效地满足各类资产的保值增值需要。

由于需要医疗借款的低收入者在遭受健康风险损失时，不但缺乏充足的累积储蓄，或者已经因为医疗费用支出而消耗过大。从就医时的医疗借款来源看，如图 1-3 所示，主要是依靠亲戚朋友的援助（147 人，占 58.33%），以及其他非正规的金融贷款，有正规银行参与或者官方支持的银行信贷业务的仅为 8 人，其他人员的治疗费用多数是由子女为其支付的。家庭成员或者以血缘或情感为纽带的相互经济支持，在当前基本医疗保险基本实现全民覆盖的背景下，依然是比较重要的途径之一。由金融机构提供的医疗消费信贷支持和健康储蓄计划，与健康保险一样不可或缺，并在彼此之间形成有效的补充，而且在不同生命阶段发挥的作用也存在很大差别。因此，医疗消费信贷是一种不可完全避免的方式，现在要解决的问题是如何保证他们及时足额筹集到所需医疗费用问题，显然普惠金融应该承担必要责任。

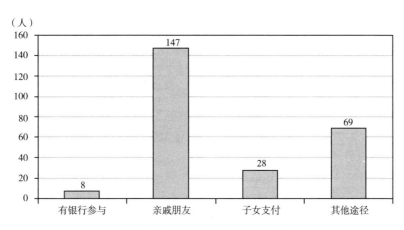

图 1-3　就医时的医疗借款来源

人们对健康普惠金融的需求，未必就只是所谓的利息补贴或者减免问题，从图 1-4 的调查数据来看，有 256 人尚未考虑健康普惠金融医疗消费借贷问题，但其他具有医疗借债需求的人员中，全部都希望政府提供医疗借贷担保。其中，有 155 人希望政府既提供担保又提供利息补贴，提出部分补贴的人数仅 25 人，65 人则要求全部利息补贴，但并不要求获得贷款本金偿还的责任免除。收入水平相对较高一些的 18 个人员中，也同样希望政府提供担保，否则可能因为金融歧视问题，而难以在短时间内向金融机构借到充足的医疗资金。

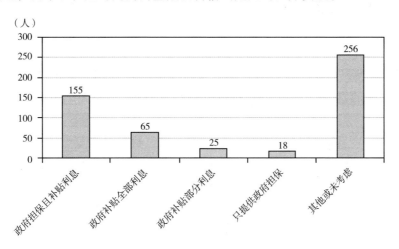

图 1-4　对政府提供医疗借债的需求

第三，健康普惠金融的支持，还能够搭建医疗救助资金等公共健康保障资金融合平台，从而为不同来源资金发挥协同作用提供支持。健康普惠金融最大的作用，就是根据收治医院专家论证和健康普惠金融平台审核后的治疗方案，确定适度的医疗消费资金需求数量，以普惠金融消费信贷方式先行补齐资金缺口，再根据未来偿付能力确定医疗救助规模，从而能够摆脱短期治疗费用筹集带来的负面影响，或者疾病治疗延迟引发的更大疾病损失。不仅确保患者获得必要的高质量的医疗服务，还可以增强医疗费用控制意识，提高各类医疗救助资金使用的规范性、保障效果和人群覆盖面。信贷资金有偿使用对健康风险自我控制的倒逼机制，也有助于更健康生活方式培养，有效控制健康风险因素，减少疾病发生。

第四，能够支持或参与社会办医和发展健康产业。通过针对发展优质高效健康服务的定向降准，可以为社会办医和发展健康产业提供更充足的资金支持。健康普惠金融也可以将平台融合的资金对健康产业定向配置，实现资金保值增值和健康产业发展的内部良性循环。

1.2

健康生产与健康资源配置理论

传统的健康生产理论是将消费者作为健康生产的主体，利用医疗服务、教育和健康生活方式，在特定的社会经济环境下生产出自己的健康。然而，这种情况只发生在个体具备自我治疗的专业技术能力时，才会进行自我健康生产，在本质上只是健康风险自留的应对机制，而不是一种真正的健康生产过程，消费者与生产者同为一人的情况在医疗服务领域是非常少见的，但也广泛存在"久病成医"的自我尝试过程，而这种自我尝试过程往往会导致病情的延误。即便是健康促进行为，也需要由专业人员提供一定的技术指导，在常规情况下的自我健康生产，主要是那些常规的、治疗手段显而易见的常见病。

因而，在生命健康生产阶段，患者只是以原材料形式成为医疗服务机构生产个体健康，产品是个体更加健康的生命，要么是将患者生产成健康者，要么是提高个体的既有健康水平，即健康促进。非常明显，健康生产对象是人们的生命健康，而不局限于生物意义上的没有自我判断的生命体，尽管从形式上健康依附于人的身体。从经济价值角度，健康生产是生产出来的生命价值与投入的健康资源价值的比较结果，但人又是有情感的、处于一定社会关系中的社会人，健康生产又不能完全依据生命价值的经济标准选择治疗方案。从健康产品的物的生产，到健康服务的生命价值的生产，往往充满着经济性和道德伦理性等问题的冲突，这也是当代医学和健康资源配置需要考虑的核心问题。

1.2.1　生命价值学说与健康保障对象

健康生产的最终结果是人们的健康，这是没有任何质疑的。但是健康生产的经济性上，到底是对既有财富的保障，还是对生命价值自身的保障，却是存在争议的，因为这里面涉及因病致贫的根源或者因病致贫的内在机理等问题。如果健康产品生产的目的在于保障人的健康，那么健康产品就不是一种纯粹的普通产品消费行为，本身就是获得更健康身体或者不断提高健康水平的发展性投资。如果将健康产品消费看作为了避免遭受健康风险损失，尤其是购买健康保险以改善对优质健康产品消费的行为，也是为了转嫁医疗消费支出的话，那么健康保障对象是既有的累积财富，那么应该按照财产保险的原则制定健康保险规则。

但显而易见的是，人们消费健康产品和从事健康产品生产的最终功能和目的，在于保障自我身体健康本身，以及改善通过健康的身体获取未来财富的能力和机会，因而健康产品消费在任何情况下，都可以看作对生命价值保障的投资行为。既然是投资行为，人们就可以通过多元化途径获取最大投资收益，未必一定是健康储蓄或健康保险这些传统的保障方式。为了不至于因为疾病损害而导致过早死亡、经济死亡或潜在财富中断等的医疗消费信贷都是一种投资，同样，健康风险治理投入也是一种投资，问题在于哪种方式投资收益最大，并且投资收益大小是基于全生命周期的各种回报，而不是投资行为本身的直接经济回报。

（1）生命价值学说关于健康保障对象的界定

生命价值学说是美国寿险经济学家 S. S. Huebner 于 1923 年提出的，并在其 1927 年出版的《人寿保险经济学》中进行了翔实阐述。在 1924 年洛杉矶全美人寿保险承保商年会上，Huebner 公开宣读了生命价值概念，并得到保险学界的广泛认同和接受。Huebner 将生命价值界定为"源于人们经济劳动力的收入能力的资本化价值，也就是我们的性格和健康状况、教育程度、培训以及阅历、个性、勤奋、创造力以及实现理想的驱动力"[①]。与人们已经得到的财产性物质价值相比，生命价值在全生命周期上更重要，生命价值是其他所有财富价值的根源，而不是建立在物质价值的评估结果之上。如果没有生命价值的存在作为前提，任何物质财产价值就根本不可能存在。然而，现实中人们却总是以相反的方向评估生命价值。

因此，健康资源配置的最终保障对象，应该是全生命周期的财富起源，而

---

① ［美］S. S. Huebner. 人寿保险经济学 ［M］. 孟朝霞等，译. 北京：中国金融出版社，1997.

不只是最后累积的财富，如果没有了累积财富的来源，就失去了财富的持续性累积，最终即便是没有遭受任何健康风险损失，也会随着消费支出而最终失去全部财富。健康保险通过对财富起源的生命价值的保障，最终实现全生命周期财富的最大化，健康保险只是服务于这个目的的一个手段，而不是最终的一个结果或者保障目标。

然而，现实中的健康资源配置，包括健康保险购买、健康储蓄和医疗救助，人们往往只关注如何补偿医疗费用损失，以及如何控制累积财富不减少等方面。如果从既有的累积财富最大化的角度，当然尽可能减少消费支出一定是最优的。但人们的财富最终是要满足各种各样的消费需求的，而且各种消费需求之间总因为财富的有限性而存在一定的冲突。即便只是从保障生命价值和实现全生命周期财富最大化的角度，在特定时期累积的财富不但要用于健康保障，还要用于教育、职业能力培训和提高阅历等，而这都与财富获取能力密切相关。

如果仅从生命价值保障的角度，只要能够实现全生命周期财富最大化，并且免于遭受健康风险带来的长期痛苦或健康损害，那么购买健康保险就不是健康保障唯一的可选途径。健康保险是用来应对健康风险损失额度在不同时间节点上的不确定性的，而不是健康风险本身的不确定性。对于任何个体来说，全生命周期上的健康风险都是一个确定性事件，而不是概率性事件，其中不确定的只是在什么时间节点上，因为治疗疾病而发生的医疗费用超越了当时的财富支付能力。人们不会为在支付能力范围内的小额医疗费用支出而购买保险，尤其是常规的门诊支出，因为门诊支出缺乏风险汇聚安排的经济价值，而且自己及其家庭就基本具备了健康保险所具有的风险汇聚安排的基本能力，除非是连续性的长期大额门诊费用支出。

作为健康保障对象的生命价值，生命价值数额的估计对健康资源，尤其是健康保险消费具有非常重要的意义。然而，现实中的人们生命价值估值总是与物质财富的大小密切相关的，进而违背了生命价值本身的含义及其保障理念。尤其重要的是，由于每个个体不可能长期独立生存，因而该个体生命的经济价值，必须体现在与其他个体的生命价值的相关关系之中。任何个体生命价值的真正意义，在于而且也应该包括为家庭在内的社会其他人员的利益而活着。因而在任何时刻的生命延续，都应该有利于他人、家庭后代、商业团体或教育慈善机构，否则个体的价值就无法真正得到体现，健康保险的必要性和现实意义也就体现在这些方面。保障个体健康未必完全是为了自己，因为拥有健康的身体对家庭和社会的意义更大。

在大多数情况下，能够赚取收入的个体都应该为了一些特殊目的购买寿险与健康保险，例如，当身故以后或需要疾病治疗费用时，至少不能因为自己而使家庭遭受更大的经济灾难，或者陷入长期的经济贫困。因而，相对于传统经济学的"理性人"和"私利人"的人性假设，Huebner 的生命价值学说始终围绕着个体生命价值对家庭和社会的利他性的重要意义，强调健康保险通过保障家庭支柱成员的健康，而使家庭和社会获益。脱离了家庭和社会的个体价值不仅得不到体现，甚至对于寿险和大病健康保险的购买也不会有太大的社会意义，尤其是为了获取死亡赔偿或为了遗产继承的寿险，不会对个体自身福利带来任何经济回报。正如财产可能因为遭受各种不确定风险而遭受损坏，或者因为本人疏忽而负法律责任带来的经济损失一样，人的生命的货币价值也会因为死亡、患病以及其他意外事件而遭受损失或被破坏。

（2）生命价值风险及对应的损失

Huebner（1982）将生命价值风险损失分为五个方面，即过早死亡、暂时性残疾、全残或永久性残疾、退休和失业。通过人寿保险与健康保险的协同作用，保障生命价值免于遭受健康损害而造成生命价值损失。人寿保险广义上的任务，就是在被保险人的生命偶然遭到经济上的破坏时，去保护因为现行收入能力的完全永久性丧失而造成的损失。Huebner（1927）从经济学角度，将死亡分为生理死亡、"生存死亡"和"经济死亡"三种基本类型。在 1982 年又增加了一种"失业死亡"风险，即因为失业而导致正常收入的中断或者显著减少。如果我们的健康资源配置能够最大限度地减少各种过早生理死亡和经济死亡，就会显著促进全体人类的社会福利水平，也正是优化配置健康资源和可支配财富的真正意义所在。

完全永久性伤残意义上的"生存死亡"，尽管有别于生理死亡，但生命作为后代或商业团体所依赖的劳动力将永远消失。完全或部分残疾的生命作为医药或者其他特别护理的重要消耗者，将是长期性的，并可能耗尽有限积累的家庭经济资源。显然，从经济消耗视角的"生存死亡"，是所有"死亡"形式中负面影响最大的一种。由于个体生命价值面临的风险如此严重，因而从免于家庭经济利益风险角度必须得到保护。从寿险经济学角度，永久性完全残疾相关的保险，应该被视为是生命残疾年金的特殊形式。而这种因病致残的经济影响，也可能是因为处于 60 岁或 65 岁以后的退休年龄，从而被政府和医院等机构不经意的惯性思维或者选择性地忽视了。

（3）基于财富实现能力的生命价值评估

Huebner（1927）认为，生命价值的计算应该按照现行利率估算，核心指标是体现赡养家属收入的资本价值。家庭妇女的生命价值也应该得到重视，尽管她们从事的家庭劳务无法用确切的工资标准进行衡量。年轻人的生命价值主要包括用于年轻人的教育投资、父母及教育机构人员的劳动。如果年轻人死亡，这些投资和劳动就得不到回报。利息、租金、公司税后利润、个体企业主收入等的存在也增加了总体生命价值，如果上述投资性活动收入实现，则生命价值可增值其中一半。再加上遗产、信用等项目，生命价值还应该得到显著的增加。

在生命价值的评估内容上，Huebner（1927）将其分为三个主要部分，即个人奉献家庭的平均收入、为家庭进行工作的年限（或者某薪金的持续时间累加）、利率水平（复利水平）。生命价值本质上是三者的一个简单换算关系。但是由于还要考虑危险性因素，生命价值需要在不确定性的环境下，计算其期望寿命价值，因而使生命价值的估计非常复杂。其他影响因素还包括：遗产动机、基于收入与消费的定期调整机制等，遗产动机强的个体消费水平较低，代际之间的消费意愿比较强。

在1927年版本的《人寿保险经济学》中，Huebner并没有对如何测量生命价值给出估算模型，但同时也预测出20年后，将有专业人员像测算财产价值一样估算人的生命价值，事实也确实如此。基于支付意愿和接受意愿的条件价值法被后人广泛用于生命价值的评估。他们利用条件价值法分别从支付意愿和接受意愿角度对人们的生命价值进行了估计（Viscusi，2002；2015），但实证数据也证实统计生命价值（value of a statistical life，VSL）的波动区间过大问题，同时受到生命价值估值所用指标设置的情景框架效应影响。从最终的使用领域来看，条件估计法测算的生命价值主要应用于人寿保险、意外伤害保险和人力资源管理等领域，并且发展出来了一系列人力资本价值估计方法。

美国经济学家米尔顿·弗里德曼（Milton Friedman）是现代货币需求数量理论的代表人物，他在1956年出版的著作《货币数量学说——新解说》中，关于财富总额与结构，以及货币需求影响因素的观点，进一步丰富和发展了生命价值学说关于财富的结构理论。Friedman将资产需求理论应用到货币需求分析时，首先对财富总额和构成进行了阐述，认为财富总额是很难直接计算的，并且是影响货币需求的重要因素，个人持有的货币量不会超过其总财富值，为了能够量化财富总额，应该用恒久性收入代替财富总值。

所谓的恒久性收入就是个体未来年份中获得的平均收入，其特点是比较稳定，不同于带有偶然性和临时性的当期收入。Friedman认为，由于当期收入的不稳定问题，对货币需求影响更大的是恒久性收入，也就是人们的消费行为主要是依据自己的恒久性收入做出相应安排，从而产生相应的等量货币需求。Friedman用持久性收入的概念表示个体未来的潜在财富，与Huebner（1927）的资本化价值概念相比，更能体现出个体获得可配置财富的能力和水平，也有助于合理分析个体收入与消费安排之间的内在关系。但缺陷是没有对收入的家庭价值进行评估测算，所以从资本化价值层面评估生命价值及其意义，测算家庭支柱成员健康资源跨期配置对家庭成员的保护，比用恒久性收入衡量的自我保护行为更有现实意义。

与 Huebner（1927）的生命价值学说的观点比较相似，Friedman 将个体财富结构，分为人力财富和非人力财富（Huebner 认为是工资、绩效和偶然花边收入，两者在范围上是一致的）。人力财富是指个体在将来获得收入的能力，如果用期望寿命来界定未来时间的长度，就与 Huebner 的生命价值口径是一致的，同样 Friedman 认为人们的未来也会因为疾病风险而被打断。Friedman 所指的非人力财富是物质性财富，即各种财产性财富。两种财富的最大区别在于人力财富是不容易变现的，如果人力财富在总财富中所占比例较大，处于谨慎动机的货币需求也就越大。但由于人力财富不易计算，Friedman 使用人力资源之外的财富占总财富的比率，作为影响市场上货币需求的影响因素，显然该比率与货币需求呈负相关关系。

Friedman 认为货币需求对利率并不敏感，是由于利率的变动往往是与货币的预期报酬率同向变化的，其影响因为与期望报酬的相关性而抵消。货币需求的主要影响因素是恒久性收入，并且恒久性收入比较稳定，不像利率那样经常上下波动，所以货币需求及其函数都是相对稳定的。Friedman 和生命价值的学说都可以推导出来的结论是，评价人们对包括健康保险在内的保险需求都是相对稳定的，因为人们获取保险的目的与获取货币是相同的，都是保证财富的预期效用（收益）最大化。如果货币需求与保险相结合，不仅能够实现财富的增长，而且还可以稳定和保障增加的财富。

（4）生命价值保障与财产保障的根本性区别

传统健康保障主要是面对个体的既有累积财富的，是为了防止因为疾病治疗的医疗费用支出而导致累积财富的减少，这种理念甚至成为现代保险精算的主要方法。遵循对既有累积财富保障的医疗费用补偿机制，事实上是遵循人们的财富按照效用边际递减的规律假设，测算出个体在缴纳了健康保险保费以后，还有足够的财富应对医疗费用支出，并且所支出的医疗费用能够根据损失补偿原则获得基金补偿。然而事实上却是，很多低收入者尤其是贫困人员虽然具有保费支付能力，却缺乏接受充分有效治疗的医疗费用支付能力，也不会在健康风险发生以后产生真正的治疗费用，进而导致之前支付的保险费用实际上补偿了那些具有医疗费用支付能力的更高收入人员。

因而将健康保障的保障对象定位在生命价值上，对优化健康资源配置和政府的健康保障政策具有非常重要的现实意义，而不是停留在理论或者模型上的假设层面。首先，不同于财产保险能够从所保障的财富标的中扣除一部分保费，然后用保费来保障扣除保费后的剩余财富，甚至在极端风险事件发生以后财富依然存在部分残值。健康保险则是用有形的货币财富保障无形的生命价值，甚至即便从经济性上已经丧失了经济效益。

对于财产保险而言，可以通过保险基金的损失补偿机制，挽回在风险损失时间节点的财富价值，以至于即便在财产折旧后不会导致财富的显著减少。但保障生命价值的健康保险，目的在于挽回遭受健康风险损害的生命及其蕴含的经济价值，在修复健康所需要的资金和筹集的医疗费用间不应该存在任何必要的优质服务缺口。也正因如此，健康保险在一定程度上是为了规避对生命遭受健康损害后"看不起病"和"看不好病"的担忧，而不是仅仅对医疗费用的部分补偿。

其次，生命价值的大小以及未来能够实现的财富数量具有很大的不确定性，进而导致不同人员对生命价值的估值存在显著差异。生命价值的主观估值存在较大差异，而且自我估值和第三方估值存在较大差异，主要原因在于生命本身的不可失去或者免于遭受严重的健康损害，并且受到社会伦理等因素的影响。

此外，从经济视角做出的生命价值估值，与从法律视角做出的法律估值存在明显不同，在法律面前人人平等的生命通常不会受到经济价值的影响，进而使医生在治疗疾病方面更加小心翼翼，很难突破传统的被专业人员普遍接受的治疗方案，以规避由于疾病治疗或者预防保健等方面可能承担的法律风险。

最后，人们的财富水平通常会关联着社会身份问题，一般情况下，财富规模越大，人们的自我身份认同就越高，导致在健康保险购买等健康资源的配置方式、规模和医疗服务选择上都存在明显差异。健康保障本身在理论上应该只与医学技术本身有关，治疗方案的选择应该基于医学知识和既有的医疗水平做出。然而，那些高收入者通常会选择更高质量的医疗服务，而不是医生基于疾病治疗所做出的客观理性的治疗方案，进而在修复健康损害上容易导致医生与患者或其家属之间的决策权冲突。更为重要的是，任何生命价值的存在都应该有利于家庭和社会，尤其是代际之间应该承担起必要的经济与情感上的相互扶持，而不仅仅是财富上的、物质上的帮助，这也导致健康资源配置和生命保障方案选择发生一定的冲突。

由此可见，要想真正为个体的生命价值提供有效的保障，不能仅仅依赖既有的累积财富的多少确定健康资源的配置数量，还应该综合考虑如何从全生命周期财富，以及必要的代际财富转移的角度，确定如何有效筹集到疾病充分治疗的费用，以及更加有效地促进健康水平。这就为通过医疗借债贴现未来生命价值、改善生命价值的自我保障能力提供了一定的理论依据。生命价值保障角度的医疗费用筹集不能像财产保障那样，只要提供必要的经济补偿以最大限度地减少财富损失，生命价值保障必须提供必要的优质医疗服务的全部资金。

1.2.2　生命价值与全生命周期财富的协同保障机制

（1）生命价值与财富累积关联性

Huebner 生命价值理论具有两个核心思想：一是个体财富由累积的财产价值和未来潜在的生命价值构成，其中生命价值是财产价值的"因"而不是"果"，是未来收入的永久性产出而非暂时性的产品，生命价值随着年龄和财富的不断转化而减少，如果没有生命价值的存在和转化，物质财产价值根本不可能存在。生命价值大小与个体的性格、健康、教育、培训和阅历、创造能力、驱动力，以及对创造性思想的耐心等有关，健康保险和人寿保险不仅要保障由这些因素创造的成果，而且还要有助于改善它们对生命价值的贡献水平。二是在个体需要呵护经营的两个"商业企业"中，家庭应当是最重要的，职业主要是为了家庭获得最大的经济利益，其次才是给就职企业贡献的价值增值。

因而个体生命的经济价值体现在与其他生命的关系之中，生命的延续在任何时刻都应该有利于他人、家庭后代、商业团体或教育慈善机构，至少不能因为生命价值风险损失使家庭遭受陷入经济困境。因而，生命价值不仅是家庭被抚赡养者的收入来源，也为就业企业的其他人员奉献一部分价值，只不过是这部分价值一般是以利润或税收、保险费用等方式提前扣除。Huebner 将生命价值损失风险归纳为基于期望寿命的"提前死亡"，永久性残疾导致的"生存死亡"，短期残疾和医疗费用、强制退休下的"经济死亡"。衡量个体财富实现财富累积能力的指标为资本化价值能力，它是个体收入扣除掉个人消费后奉献给家庭或社会的结余部分，在某一时刻的资本化价值 lv_t 可以用模型表示为当期收入 S_t 减去当期消费 C_t：

$$lv_t = S_t - C_t \tag{1.1}$$

由于个体在某个时刻获得收入来源不同，Huebner 将收入分为工薪收入、绩效奖励收入、偶然所得等。由于 Huebner 是从生命价值重要性讨论保险的重要性，因而没有将现代社会具有较高工资替代率的转移收入纳入收入结构，也没有将累积财富增值性质的财产收入包括在内。考虑到现代社会转移收入较高的工资替代率和家庭理财产品的广泛性，在此将两者纳入生命价值个人收入结构中，以更真实全面地体现个体的脑力与体力劳动所创造的全部财富。

Huebner 生命价值学说对资本化价值的研究起点，是从个体开始获取收入开始的，即从他开始就业为时间起点、以强制退休为时间终点，在这个过程中，个体先以独立个体的形式存在，然后以家庭支柱成员身份组建成两个人的家庭，直到生育子女承担家庭抚养责任，因而没有考虑对上一代老年人的赡养支出。

但事实上，作为一个家庭成员，尤其是像中国人这种"家国情怀"比较强烈的家庭关系，作为家庭经济和情感的支柱成员，不仅要承担对配偶的扶养责任，而且还要更好承担抚养子女和赡养老人的责任。

在 Huebner 个体资本化价值逻辑起点的基础上，将其扩展为全生命周期和家庭经济支持责任。在以个体开始就业并获得薪金收入为起点、以强制退休并终止职业收入为终点，并且不考虑退休后社会转移收入的就业周期内，个体职业收入的总资本化价值 lvT 模型为：

$$lvT = \sum_{t=i}^{T} (S_t - C_t) \tag{1.2}$$

其中，i 为开始有正常劳动收入的起始年龄，T 为退出获得劳动收入的终止年龄，两者不仅是生理年龄，还包括健康年龄或劳动能力年龄，后者可能会因为接受教育和技能培训而向后发生整体漂移，也可能因为灾难性风险侵害而提前终止。因而，总资本化价值是个体收入、消费和劳动年龄综合影响下的劳动周期内的奉献给家庭或社会的总价值。

作为个体消费和家庭财富来源的收入，从就业周期的总资本化价值角度，无论是收入水平较低或者不充分，还是个人有计划的或者偶然发生的消费支出较大，都会导致个体的收入与消费差额减少。如果收入减少到不足以满足个体或家庭的基本消费需求，将会导致个体贫困或家庭贫困。从生命价值的影响因素上看，健康既是影响收入的重要因素，也是在遭受疾病侵害和意外伤害等风险损失后导致消费支出骤增的因素，如因病致残而暂时或永久失业、大额医疗费用支出等。如果个体能够获得健康保险的损失补偿，或者家庭其他成员的资金（财富）支持，将使个体或者家庭免于陷入贫困。家庭支柱成员资本化价值是家庭财富的主要来源，当家庭支出成员遭受灾难性风险损失后，个体及其家庭都可能会陷入经济困境，贫困往往表现为个体的"生存死亡"或"提前死亡"导致的个体贫困和家庭贫困。

生命价值的递减性就是随着年龄的增长，个体所创造的价值不断转变为累积财富，由未来资本化价值计量的潜在财富逐渐减少，因而在就业期间创造收入的某个时间节点，可以将个体的总财富表示为由累积财富 F_t 和未来生命价值的累加形式，即：

$$lvT = \sum_{t}^{T-t} (S_t - C_t) + F_t \tag{1.3}$$

随着未来资本化价值 $S_t - C_t$ 的持续实现和不断累积，在达到某个时间节点以后，作为财富来源母体的个体生命价值 lvT 也逐渐转化为现实的财产价值 F_t，实现个体财富的不断累积增长，其终止的时间是资本化价值等于 0 的时点，而不是绝对收入的终止。个体累积财富 F_t 随着未来生命价值的递减而不断增加的内生转换关系，如图 1 – 5 所示。

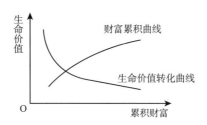

图 1 – 5　生命价值与累积财富之间的转换关系

在个体的生命初期，个体蕴含的生命价值并没有转变为较为明显的累积财富，直到其收入大于个人消费。在作为家庭支柱成员期间，生命价值开始大量转变为累积财富，直到最终个体收入小于等于本人的消费为止。

Huebner 的生命价值学说，主要关注作为家庭支柱成员的资本化价值，对家庭和社会的奉献。但人们更愿意从整个生命周期角度分析人的生命价值，并对消费和风险应对资金进行合理配置。由于每个个体在未成年时，都会消费来自父辈或祖父辈的收入，并在他们年老以后承担赡养责任。

因而，可以在 Huebner 家庭支柱成员生命价值的基础上，将其扩展为全生命周期下的普通个体的生命价值，以评估全生命周期内的财富变化和风险。在全生命周期视角下，未成年个体的消费可以看作对父辈的"借贷"，并在父辈需要赡养时"偿还借贷"，父辈给子女的借贷作为抚养责任的体现，子辈对父辈的还贷为赡养责任，并因"货币"时间价值和"投资"收益，以确保代际之间的家庭收入累积增长，实现家庭财富的良性累积，这也是现实中大部分家庭基本的生存方式和愿望。因而，生命价值的风险可以拓展为对子辈的"投资"风险、家庭代际间的贫困风险和 Huebner 归纳的家庭支柱成员生命价值风险等。

尽管对于大部分个体都希望通过自我劳动创造尽可能多的财富，并通过财富的有效累积，使自己的整个生命周期内创造的财富大于消费支出。但从资本化价值水平角度，由于年龄和健康等原因，人的资本化价值水平从整体上表现为一个抛物线的形态，累积财富也随着资本化价值的变动而变动。如果将资本化价值在年龄上连续化，那么个体资本化价值 lcv_t 曲线就可以表示为相对期望寿命 e 的密度函数，其终生累积财富 F（u）分布函数就是全生命周期内各时刻收入 S_t 扣除消费 C_t 后的财富价值累积函数，即：

$$F(u) = \int_0^e lcv_t dt = \int_0^e (S_t - C_t) dt \qquad (1.4)$$

它是一条与资本化价值水平密切相关的一条抛物线（或终端微"S"形曲

线），在财富转变过程中，生命价值隐含的财富价值随年龄增加而递减，如图1－6所示。通过图1－6可以看出，个体在生命早期由于没有获取收入的能力，作为一个纯粹的消费者的资本化价值为负值，消费支出主要来自父辈创造的资本化价值。随着年龄的增长和劳动能力的提高，个体获得的收入逐渐大于消费支出，资本化价值在 n_1 点开始大于 0，财富累积也相应开始。

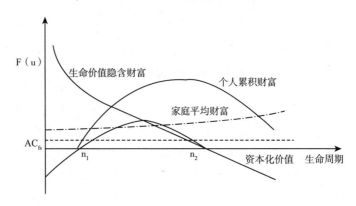

图 1－6　资本化价值与财富累积关系及其在生命周期内的变化

之后在资本化价值水平最高点处，财富累积增速最大，而当资本化价值重新下降到 0 点时，财富累积规模达到人生的最大值，之后用于弥补因为资本化价值小于 0 后的消费支出。尽管诸如事业单位职工收入结构中的基本工资，一般会随着就业时间增加而增加，但从 Huebner 奖励性收入和花边收入等总收入来看，在生命周期上的波动基本符合周期性变化规律，也就是处于增长趋势，然后在出现一个拐点后呈现逐渐下降趋势。

父辈转移给子辈的抚养费用和教育投入等资本化价值，将以被赡养费用的形式从子辈那里取回，并且通过代际之间的收入分配，平滑整个生命周期的收入并使家庭平均财富水平，保持在平均抚赡养消费支出水平 AC_{fs} 之上，这是在没有风险保障时家庭修匀生命周期收入和代际收入的主要方式，当有了健康保险和人寿保险等风险保障手段以后，这种修匀方式将得到巩固，以避免灾难性风险损失可能造成的家庭困难。

因而，不同家庭的全生命周期财富的修匀能力和水平，与教育和健康投入、技能培训、创造力等生命价值影响因素有关，同时也与所购买健康保险的能力与保障水平密切相关。为了实现全生命周期财富最大化，以及受全生命周期累积财富时间节点演化规律的影响，不但在各时间节点上既有可支配财富的用途具有竞争性和优选顺序，而且在必要的情况下，还需要通过借债的方式，或者用既有财富做抵押，或者用资本化价值做抵押，更好修匀全生命周期财富，渡过诸如疾病治疗、累积财富短缺等暂时性经济困难。

（2）健康保险与人寿保险对生命价值的协同保障作用

Huebner（1927）将当时的研究重点放在了用人类的财富结构和生命价值的来源与重要性方面，通过阐述资本化价值的重要性，强调了寿险和健康保险的联合作用，从人生事业优先发展的角度，分析了健康保险与寿险的关系及其协同保障生命价值的重要性，从经济角度将家庭看作一个人首位的和最重要的"事业"。家庭之所以被 Huebner 看作"经济组织"，这是因为它是国家的基石和最基本的经济（生产）单位，因而也应该像其他经济组织一样，进行科学的组织、管理和清算。家庭的早期是由一个男人和女人构成的经济伙伴组织，不时还会有孩子加入这个经济组织。如果家庭的经济支柱成员没有能够认识到本人对家庭成员的经济保障责任，那么就应该通过必要的途径强化这种意识，如购买保险。

支柱成员的工作虽然很重要，但在整个人生事业中依然只是他的第二职业，为其作为第一职业的家庭的利益服务的。在任何时期，对于一个好的家庭来说，职业永远是第二位的。尽管有时为了家庭的利益，维持、发展和提高其职业素能也至关重要。通过大量的保险实例可以发现，它主要是以保障家庭利益为目的的，因而很多商业保险与家庭也是紧密相连的。生命价值是联系两代人的最基本的经济纽带，在这方面，它比转瞬即逝的财产作用更加明显、更加持久。因而人寿保险和健康保险等人身保险的出现，不仅解决了代际之间的很多重要问题，如孩子高等教育、对老年父母赡养，也为突发事件积攒（剩余）必要的储备资金。

健康保险与人寿保险在保障家庭利益上具有相近的功能，健康保险侧重于生命损害的保障范畴，它与人寿保险一样都以个体现行收入能力损失的防护作为目的的保险，并且与后来加入家庭的子孙后代和步入社会以后就业的商业团体互相联系。功能的区别在于，健康保险并不能保证疾病或意外事故不发生，基本目的应该是疾病或者意外事故发生时能够保证现行收入的可利用性，并且满足被保险人恢复健康时的成本支出，包括住院医疗、手术服务、药品消费和健康服务等。在生命价值保障功能方面，人寿保险和健康保险的基本任务非常相近，都属于生命价值保障范畴。对于暂时性的因病致残，健康保险可以被视作防止家庭商业经营中断的保险，而永久性残疾则属于防范"生存死亡"风险的人寿保险。

因此，健康保险首先是人寿保险系统的核心部分。从生命价值角度来看，作为完整的家庭健康风险保障系统，两者是密不可分的。家庭主要面临因健康而导致的两大问题：一是疾病风险导致的较长时期的阶段性的工资或薪金中断；二是因为早亡或全部永久性残疾，导致的个体未来所有收入的全部永久性丧失。

因此，将健康保险作为人寿保险的重要组成部分，主要是能够短期提供与寿险相似的经济保障，而这种经济保障既包括失能收入保险，也包括大病给付。健康保险同时也能够对既有的人寿保险提供补充性的保障，主要体现在健康保险可以在很大程度上协助阻止既有人寿保险合同失效（即退保），它是一种随机的生存期间可见的价值保障手段，不像寿险那样只是身故以后的经济赔偿。

当然，健康保险不能替代寿险功能，一方面它与人寿保险保障的现金价值不同，健康保险一般不会因为疾病风险事件发生而损耗，诸如严重疾病、意外事故的医疗费用等方面的损耗，也不会因个体投保了人寿保险就要缴纳更高的保费。因此，它能够帮助维持人寿保险单中的储蓄账户，并通过健康保障使储蓄账户不断增值。从获得医疗服务可及性角度看，健康保险还能够保障用于临终或大病医疗支出，保险公司一般也愿意为先期的医疗服务消费提供预期给付。由此可见，在保险的需求角度看，当寿险承保人为消费者提供保险服务时，同时提供一份健康保险也是同等重要的。

Huebner 认为人类生命价值，无论是从寿险角度还是从健康保险的角度看，应该考虑使用货币价值进行计量，也就是被保险人赡养家属的收入的资本化，可以按当前利率对未来进行折现计算。换言之，人的资本化价值总额不包括他自己花费掉的那部分收入，以及向国家缴纳的税收等，即资本价值只是家属实际花费的那部分收入，家庭的消费是资本化价值概念的逻辑起点。也正是由于人的资本化价值是有益于家庭其他成员和社会成员的，因而对资本化价值的保障决定了健康保险具有高度的利他性属性，同时也必须遵循利他性最大的健康保险策略。通过使用资本化价值的概念，保险不仅能够弥补提前死亡的损失，而且也可以补偿因强制退休而造成的收入损失。健康保险和医疗救助等健康保障资金，至少要从健康风险损失和健康伤害上提供充分的保障。

1.2.3 健康生产与健康资源配置

健康生产的最终目的在于生命健康生产，无论是健康产品生产厂商直接面向终端消费者提供保健产品和非处方药品，还是通过医疗机构提供专业医疗服务将健康产品分配给消费者，都是为了治疗疾病和促进健康。因而，在任何一个生产阶段出现了资金短缺，或者生产要素的制约"瓶颈"问题，都无法生产出满足民众需要的高水平健康。在健康生产的两个阶段，由医疗服务机构提供的生命健康生产，对生产厂商提供的健康产品生产具有一定的依赖性，只有在第一阶段生产出高质量的健康产品，才能够确保在生命健康生产的第二阶段，保证人人都能够获得所需要的优质医疗服务。

（1）健康生产是分阶段由不同主体主导完成的

健康生产无论是一般性市场商品生产，还是提供医疗服务和产品消费分配支持的疾病治疗和健康促进阶段，都需要实现健康资源的有效配置，一方面生产出满足人们获得必要的优质医疗服务产品的需要，另一方面为医务人员提供专业服务提供物质条件的保障。所谓的健康生产过程，基本的规律就是医药生产厂商在特定的产业政策法规环境下，将符合质量条件的产品原材料，组织生产工人利用生产设备生产出人们保障和促进健康所需要的物质产品，然后再通过医务人员将这些产品，按照消费者疾病治疗和预防保健等需要，从医学、药学和相关学科的专业角度，将这些产品销售或分配给消费者，或者利用这些产品为患者提供检查、诊断和治疗服务，从而保障消费者健康或者患者疾病治疗的需要。

如果将健康生产看作产品生产和服务生产两个阶段的话，大部分由医药厂商生产的产品都属于中间产品，因而中间产品的质量和成本，不仅决定着医务人员的治疗能力，也影响着消费者的健康保障能力。按照传统的生产规律，市场上对医药产品的提供基本上是按照有多少和什么样的资源，生产出什么样的健康产品和提供什么样的健康服务。大部分健康产品的生产服务对象是遭受健康损害的患者，使其实现生命和身体健康的保障。但现在的问题在于，健康生产不仅要生产出治疗疾病所需要的产品，还生产出能够促进健康和减少疾病发生的优质产品。在这个过程中，健康生产在第一阶段的产品原材料是自然界提供的产品原材料，无论是直接提供的原材料，还是经过技术加工处理后的原材料。而在第二阶段健康服务生产过程中，生产的原材料则是为了提高健康水平、疾病治疗和预防疾病风险的消费者，尤其以遭受疾病或者其他损害的患者。

因此，健康普惠金融介入健康生产的途径也相应分为两个阶段：一是从厂商的健康产品生产和优质健康服务供给上，提供更加充足的金融服务产品支持，改善优质健康服务的供给总量，不断优化健康服务利用的公平性和均等化水平；二是从健康产品的消费支付能力上，提供与所需要的优质健康服务相匹配的资金支持，包括激励更加充分的健康储蓄资金准备、适度的健康保险和医疗信贷资金，避免因为保费和自负医疗费用支付能力不足而导致经济损失，包括健康保险待遇损失、就业收入减少和潜在的养老金收入损失等，同时更好地应对经济支付能力和医学伦理道德冲突。在此基础上，为私人健康储蓄、健康保险和公共统筹基金提供更优质的资产配置服务，有效应对健康保障资金碎片化造成的潜在收益性损失，提高累积健康保障资金的保值增值能力，全方位地提高对所需要的优质健康服务需求的满足程度。

健康普惠金融医疗消费信贷资金的支持，能够进一步丰富健康资源跨期配置的途径，改善健康保障资金的筹资途径，优化传统上单一依赖既有累积财富的保障方式，减轻健康保险和医疗救助资金的压力。从健康保险基金和医疗救助资金的当前使用情况来看，绝大部分的健康保障责任是由公共健康保险和部分商业健康保险支撑的，医疗救助资金负担者国民健康保障的最后"兜底"责任。在提高健康保险水平和医疗救助规模的同时，不得不疲于应对健康保险领域难以得到有效控制的道德风险、保险欺诈和过度医疗等问题，而医疗救助资金的违规问题也难以得到有效的遏制，加大了有限健康保障资金的监管负担和经费支出。健康普惠金融的介入，不但可以优化健康保险和医疗救助，同时也能够显著降低违规行为监管成本。

（2）健康生产要素与健康资源配置

无论生产过程分为几个阶段，都统一遵循着一个基本的生产规律，就是生产者将产品原材料按照人们期望的目标，生产出所需要的服务产品的过程。因而，健康生产要素之间的需求和匹配关系可以统一表示为：

$$Y = F(I, B, D, L, R, S) \tag{1.5}$$

在健康生产中，医务人员不是真正意义上的消费者，尽管当其患病以后也像普通消费者一样接受医疗服务，真正的消费者是最终购买健康服务和健康商品的消费者。从这层意义上来说，健康资源的最终来源主体是消费者，厂商和医疗服务机构都是垫付生产成本和服务成本的主体。这就意味着作为健康产品最终使用的消费者，必须将自己可支配的用于生命健康保障的健康资源，在全生命周期上根据健康服务和产品消费的需要，进行有效的合理规划，以实现健康资源的准备和所需要的健康服务之间，在费用支付能力上是对等匹配的。

人们在传统的情况下，主要是通过将已经实现的财富转化为保障健康的经济资源，因而，在配置健康资源获得所需要的健康服务的过程中，具有多种途径满足健康服务需求。将已经实现的累积财富，作为健康消费储备资金，在遭受健康风险损害时用来购买健康产品和健康服务。但由于健康风险损失的不确定性，往往难以准确将健康资源配置的与健康风险损失完全一致，或者说在健康产品供应和医疗费用准备上，都难以与最后的生命健康生产所需要的健康资源数量相匹配。

然而，也正是由于健康风险的发生时间和造成的健康损害是不确定的，由此需要的健康资源或健康保障资金的需求数量也是不确定的。在对不确定性需要的健康资源的配置上，总是与人们实际可支配的收入上存在较大的差异，只不过是那些高收入者能够迅速将其他财富储备调整到健康保障，而低收入者或者储备不足的人员，缺乏转变财富使用途径的能力。此时，如果有贴现或调整未来财富收入的途径，就可以进一步优化健康资源配置的匹配程度，这种途径往往是通过金融机构或者民间借贷方式，或者相互应急性救助等途径实现的，而不仅仅是通过健康保险唯一途径实现的。任何单一的途径，都不可能最终满足高水平生命健康生产的各种生产要素的满足，尤其是优质健康产品消费和健康服务的购买能力。

1.2.4 传统健康生产理论与模型评述

（1）Grossman 健康生产理论与函数

从 20 世纪 70 年代至今，Michael Grossman 在努力地推进人力资本模型在健康方面的应用，其研究成果已经形成较为完善的医疗需求理论（1972，2000）。Grossman 认为，包括寻求医疗服务等大多数影响健康的行为，其价值在于对健康的作用而不是行为本身。而影响健康的卫生服务利用及其他行为的需求产生均来源于对健康的需求。Grossman（1972）构建的家庭健康经济学模型主要基于三个核心观点：人们重视并努力获得良好的健康状态；不同行为的选择结果会影响健康；行为选择是在个人、经济、社会、文化和政策等综合作用下形成的（程晓明等，2012）。

Grossman 将 Becket（1965）继承于 Huebner（1927）生命价值学说的人力资本观念应用到健康领域，并将健康视为能够提高消费满足程度的耐用消耗投资商品。健康资本增加消费者效用的原因在于能够生产出健康的时间，但它与其他资本一样也存在折旧问题。Grossman 据此认为，消费者可以通过生产健康的方式补偿健康资本的消耗和折旧。健康生产的关键因素是医疗保健服务、健康生活方式、良好的环境与教育等。基于以上理念所提出的 Grossman 健康生产函数，就是消费者通过从市场上购买所需要的各种医疗保健服务，结合自己的可支配时间实现健康生产。Grossman 健康生产函数的一般形式为：

$$H = f(M,LS,E,S) \tag{1.6}$$

其中，H 代表消费者的健康，可以采用生存质量表示，也可以用健康满意度表示。M 代表医疗服务，LS 代表消费者选择的生活方式，E 代表教育和环境，S 代表社会经济因素等。在健康生产函数的概念下，要达到同样的健康产出水平，可以通过不同健康生产要素之间的替代，降低生产健康的成本支出。从生产要素的分类 H = f（M，LS）中，可以看出，改变生活方式，特别是损害健康的酗酒和吸烟等行为，可以代替医疗保健服务的利用，能够达到同样的健康产出水平。

（2）Grossman 健康生产函数的内涵

与其说 Grossman 的健康生产函数是对个体健康的生产，不如用健康保障资源配置的途径更加确切。也就是个体为了获得最终的健康，到底是被动地依赖对医疗服务的消费，还是主动地寻求更加健康的生活方式，这是两个最基本的资源配置方向。显然，后者更加倾向于健康风险治理和防范，而前者则是完全交给健康产品和提供健康产品消费的医疗服务机构。如何对此做出选择和选择的效果，也就与个体所接受的教育和生活背景有关，同时受到社会经济发展水平相关的收入和优质医疗服务的供应等因素的制约。所以说，Grossman 的健康生产函数，重点分析的不是这些要素的贡献，而是影响因素的筛选，与健康生产要素函数相比较，要素的贡献是一种影响与被影响的关系，而不是决定与被决定的关系。

而从 Grossman 的生产要素再分类模型 $H = (M_1, M_2, \cdots)$ 看，还是强调了不同的健康资源选择对健康生产的影响，尽管不同类型医疗服务之间具有相互替代性。特别是预防保健支出与临床治疗费用通常具有更高的相互替代率，单位预防保健支出通常是临床治疗费用的数倍，乃至数十倍、数百倍的替代作用（Thewlis & Peters，1939；曾光，2016）。即便是对健康生产要素再次细分到药品需求层面 $H = f(D_1, D_2, \cdots)$，细分要素之间同样具有相互替代效应，依然是如何选择疾病治疗的手段而已，而不是全局性的到底是谁提供药品的选择，选择的目的只是寻找更加廉价和更高效果的药品而已。

由此可见，Grossman 的健康生产函数强调的是在各种可选择的途径中，优化出一种最为经济最有效的手段，而不是要将要素综合起来共同生产出更高水平的生命健康。生命健康的生产是各种要素的协同关系，而不是相互替代关系，正如在疾病治疗的过程中，缺少了医生、患者和健康产品，就不可能为患者生产出真正的健康，没有医疗设备作为必要的诊疗手段，医生所做出的判断和诊疗方案也是存在一定风险的，只是经验丰富的医生具有更高的诊断能力。

当然，有了高技术水平的诊疗设备，也未必等于所有诊疗中的不确定性风险就可以完全规避，机器设备、医生的专业水平和个体特征等因素必须充分考虑在内，才能够真正地降低治疗风险和提高生命健康生产质量，如果割裂地考虑其中某个要素不是与人的身体和生命紧密相关的健康生产的话，只不过还是关于生产要素的选择手段而已。

无论人们对健康生产要素配置做出何种选择，医疗服务是生命健康生产的最重要的关键因素，并且受到患者可支配收入的影响。在这一点上，无论是 Grossman 生产函数还是健康生产要素函数，两者的观点都是一致的，因为这是疾病治疗和健康促进的基本物质手段，在更大程度上是人的专业医疗技术能力的体现，是各阶段医疗技术的汇聚和物化载体。与此同时，两者之间还是相互影响的，没有高水平的医生，就无法使患者和健康产品消费选择一致起来。在市场经济条件下，如果医疗服务的供给不是免费的，那么医生只能根据患者的医疗费用支付能力，在价格和治疗效果之间进行平衡，正如 Grossman 所强调的那样，不同价格的药品和服务之间是可以相互替代的。但是，按照西方经济学的观点，人们都是理性的和追逐经济利益最大的，那么为什么在同样治疗效果的药品中，不去选择价格更加低廉的药品呢？显然，与普通消费品不同，药品选择一定还存在其他与治疗效果无关的因素。

（3）Grossman 健康生产理论与生命价值学说内在关系

此外，与 Huebner（1927）生命价值学说的观点相似，Grossman 的健康生产函数同样也将生活方式、教育和健康等要素，作为健康生产的必要投入要素。因此，可以借助经典经济学的生产函数模型，将健康生产函数表示为一般的函数模型形式。健康生产函数的政策意义在于，在 Grossman 健康生产函数的理念下，消费者购买医疗服务的目的并不在于医疗服务购买行为本身，而是通过购买医疗服务获得满意的更高水平的身心健康，医疗服务只是消费者用于生产健康的必要的投入要素，这与世界卫生组织（2013）的全民健康覆盖理念和 Folland et al.（2010）的医疗服务只是中间产品的观点是一致的。

因此，健康生产函数将医疗保健服务的需求看成是消费者对健康生产需求的引申需求，或者是衍生需求。也就是说，获得医疗服务只是实现健康生产的一种必要手段，而获得身体和心理健康才是最终的目标。针对 Grossman 健康生产函数的要素结构，政府可以通过改变各种生产要素的相对价格，鼓励或激励消费者选择成本最低的生产函数要素组合，在提高健康生产效率的同时，避免对医疗服务消费过度而造成健康生产效率不足，甚至造成有限的稀缺医疗服务资源的浪费。

同时，Grossman 还基于投资学的基本理论，借用资产折旧的概念，将个人健康所隐含的经济价值，看作是随着年龄增长而不断折旧的特殊资本存量。资本存量又可以分为初始存量和获得性存量。影响初始价值存量的智力要素一部分是个体先天性的，其他部分则来自后天的教育与培训等。显然，Grossman 的健康投资理论与 Huebner（1927）的财富结构和资本化价值影响因素的观点是完全一致的。Grossman 健康生产理论同时指出，生命价值折旧并不与年龄具有直线相关关系，至少在达到特定程度的折旧年龄以后，年龄的再增加意味着健康资本折旧率会呈现非线性的加速特点，使消费者也必须以非线性的方式，不断增加边际单位投资来补充健康资本存量的不足。

因此，消费者对医疗服务的需求总量，也会随着健康资本折旧率（年龄）的提高而加速度式的增加。然而，让人质疑的是 Grossman 并没有确定停止折旧的时间界点或者判断标准，似乎使用的仅仅是以死亡为终止节点。从 Huebner

（1927）生命价值学说角度，生命价值消失的标准则是资本化价值小于等于 0，时间界点是强制退休，或者因病导致身体的完全残疾。前者属于"经济死亡"，而后者则是"生存死亡"。虽然两者的术语不同，但经济实质都是一样的，即个体不但不再创造生命价值，反而需要消耗其已经积累的财富价值，甚至是来自家庭和社会的其他成员创造的价值。因此，从经济利益角度，这两种经济"死亡"远比基于期望寿命的"提前死亡"更为可怕，它们将会使家庭与社会负担加重。Huebner 提出的强制退休与"经济死亡"关系，也许是养老保险"长寿风险"理念的根源所在。

Grossman 称之为健康的人力资本价值所反映的理念，是人身体的健康就像其他商业资本一样有助于提高社会生产力。健康的价值是其内在经济价值与人力资本价值的总和，因而健康资本既是人力资本的重要组成部分，也是人类社会生产力水平的具体体现。Grossman 的人力资本价值理论与 Huebner 的生命价值学说是一脉相承的，关键的区别点在于 Grossman 并没有向 Huebner 那样，将个体的人力资本价值的总和扣除掉个人消费的部分，该口径能够与生产函数的人力资本要素口径保持较好的一致性。资本化价值则需要在人力资本价值的基础上，扣除用于个人消费的部分，侧重于个体对家庭生产的价值，因而能够成为寿险精算和给付型大病医疗保险的基础理论。

Grossman 同时认为，人们促进健康生产的需求主要取决于他们相对于其他目的所赋予健康的经济价值，也就是健康的相对经济价值。而健康相对价值中的一部分，是由那些影响人们健康活动能力的相关因素所决定的；其他部分因素则是由人们对医疗服务的科学态度和对社会的态度所决定的。人们对与他有关的所有事物的价值，与健康隐含的价值一样，都会进行系统的价值比较与判断，因为他们需要在有限的可支配资源中寻求用于改善和促进健康的资金和时间等资源。

在资金和时间资源有限的情况下，他们必须放弃其他部分目标作为代价，以最有效地实现健康生产的目标，因而会在健康生产与其他目标之间产生冲突。从马斯洛需求层次理论来看，这种目标冲突是在相同层级上的冲突，而不是层次之间目标的冲突。层次之间的目标是建立在资源的总水平，而不是资源配置之间的冲突，层级内部的目标最容易产生冲突，因为这没有明确的目标之间的优先顺序。

从目标之间的协同性或者互动性角度看，健康目标的实现对追求其他目标具有正向的促进作用。因而，对健康的生产会对其他行为产生额外的溢出效应，即正外部性。所以说从整体福利促进上应该充分考虑健康生产目标并充分利用其正外部性，最有效地实现资源约束范围内的其他目标。从时间价值上看，效用函数也能够反映出目前消费与未来投资之间的交换关系。例如，预防保健服务的利用主要取决于人们对未来健康价值的判断，健康生产效用往往对未来效用的满足具有更加积极的促进作用。

因此，购买医疗服务阶段的生命健康生产，被认为是健康生产的特殊派生需求（Feldstein，1979）。Grossman（1972）健康投资理论认为，消费者对与健康的派生需求主要取决于两个方面：一是消费者将健康作为特殊消费品，健康身体可以使消费者获得良好感觉，属于直接医疗服务消费行为能够获得的体验效用，这与当前行为经济学理论观点是一致的；二是消费者同时将健康当作一种具有未来特殊回报的投资品，用来保障并更好完成其他生产活动，即健康投资是完成其他生产活动的最基本的必要前提，其他生产活动得到的货币价值，就是所谓的健康投资的另外一种经济回报。

把优质医疗服务作为健康消费的派生需求，主要的原因包括两个方面：一方面人们通过消费医疗服务产品和获得高质量的医疗卫生服务，能够抵消由于年龄的增加所导致的健康存量的加速贬值问题，延缓年龄因素导致的价值折旧，以使未来的生命价值得到保障和合理的改善；另一方面，那些正在就业的人员会认为购买健康保险所增加的医疗保健支出，实际上是对健康增量的物质资本投入，能够通过改善生存健康质量以提高生产劳动效率，并从薪酬中会获得更大规模的人力资本投入回报，即劳动报酬和绩效奖励等收入水平的提高，以及获得这些劳动报酬与奖励的持续时间的增加。

Grossman 的健康生产函数理论还认为，由健康生产需求所派生出的医疗服务需求，一般来说取决于三个方面的因素：一是与社会经济资源可及性相关的如疾病发生率、文化教育、人口数量和婚姻状况等社会因素；二是与家庭经济收入水平与消费价格等密切相关的经济因素，如果医疗保健需求能够转变为实际的家庭消费支出，个体家庭可能会受到能够利用的经济资源限制，家庭收入、医疗服务与价格、时间占用的机会成本，必然会影响人们对医疗服务的利用程度和需求的满足。三是还存在由医疗服务提供者创造需求的诱导性需求问题，造成医疗服务资源的非理性消费等刺激医疗费用过快上涨的问题。

与 Grossman 健康生产函数相关的模型包括，Phelps（1987）在 Grossman 模型基础上建立了不确定条件下的医疗保健需求函数与医疗保险需求函数。Newhouse（2001）在 Grossman 纯粹投资模型中引入共保率要素，RAND 实验研究小组则采用经验数据估算了健康保险对医疗保险的效用。尤其重要的是，Grossman 和 Joyce（1974）拓展了家庭内部时间分配对家庭成员健康影响的分析，发现妻子的时间是丈夫健康生产函数的一项重要投入。另外，Grossman 还在儿科保健需求研究中强调了时间价值、质量调整价格和收入效应等，并且应用两阶段最小二乘法对价格与医疗服务的数量进行了重新估算。

对于 Grossman 健康生产模型进行拓展的主要贡献，是 Bolin 等（2000）将家庭内部博弈机制及博弈结果的影响引入家庭健康生产函数问题研究。Bolin 等的研究结论为：不同家庭的内部专业分工方式，会导致不同的家庭健康状况，那些离婚家庭的孩子的健康也会受到结果不确定的影响。其他诸如 Gruber（1996）对健康生产成本效益分析方法的拓展，也提高了健康经济学对主流经济学的理论贡献价值，而健康生产函数外延性为健康保险投资多元化收益提供了重要理论与实践证据。

1.3

健康产品生产与产业普惠金融需求

在健康产品生产过程中，生产什么样的健康产品及其供给数量，以及生产要素选择和配置等生产活动都是由生产厂商完成的。在市场经济体制下，所有健康产品都是以商品形式存在的，商品交易按照市场规则等价交换。同时，健康产品生产因为事关人们的身体健康和生命安全，因而又不同于普通商品的自由生产，通常会受到政府的严格管制。

当生产厂商面临资金短缺时，通常会按照市场规则向金融机构申请借款，或者向资本市场融资，如果健康产品生产具有很强的政策性，通常会得到政府的政策性贷款支持，但更多是以税收补贴或减免的方式，降低其生产成本或改善利润收益水平，或者与其他医疗服务机构共享必要的合理利润空间，以避免因为经营收入不足而存在供给短缺或者所谓的药品"降价死"问题。而"降价死"最终导致的结果是必要的药物供给的短缺，无论这种情况是来自药品招标过程中的恶意行为，还是市场竞争最后伴随成本增加或者利润降低而导致的市场现象。维护并保持医药生产企业适度的利润空间，是在市场经济条件下药品正常供给的最基本要求，而提供筹资成本相对较低的普惠金融资金，显然有助于从企业财务上加以解决。

1.3.1 健康商品生产要素函数构建

健康服务商品的生产，与市场上一般商品的生产没有明显的区别，但由于是涉及人的生命健康的，因而在生产规范流程上受到更加严格的监管。因此，用于临床疾病治疗和健康促进等健康产品生产，就是生产厂商在获得政府审批同意后，由生产者按照市场规则和实现企业利益最大化的要求，组织劳动者利用生产工具或大机器，将产品原材料转化为市场所需要的商品的过程。生产企业在宏观上受到政府管制的情况下，微观上自主决定生产活动和要素配置。

（1）健康产品生产要素函数构成

要完成健康消费品生产，生产企业必须实现生产利润的最大化，因而在生产要素的配置上，必然符合商品生产的一般性规律的影响。不仅要实现要素数量和能力的有效匹配，还需要充分实现生产成本向产品市场价格转移，只有将固定成本有效分摊在市场价格约束下的产品成本中，企业才能够获得期望的利润，因而健康消费品生产函数，与一般商品生产是基本相同的。也就是在特定的医药产品生产制度环境（E）下，由生产者组织一定数量的劳动者（L），借助现代化的生产机器设备（S），将产品原材料（R）转化为用于保障和促进人们健康消费所需要的产品（Y）。因而，健康消费品生产的一般生产要素函数可以表示为：

$$Y = f(E, L, R, S) \tag{1.7}$$

在考虑到长期发展过程中医药科技进步的贡献时，还应该在分析面板数据或者时间序列数据时，加入科技进步因素（A）全面评价各种要素的作用，即：

$$Y = f(A, E, L, R, S) \tag{1.8}$$

对于生产厂商的微观行为来讲，只要做好生产要素中的劳动力、产品原材料和生产机器设备的数量和能力上的匹配就可以了。因而，要最大效率地生产出市场所需要的健康商品，需要解决两个基本问题，即数量匹配和能力匹配。在数量匹配上应该完成的任务是：

$$x_1 Y = x_2 L + x_3 R + x_4 S \tag{1.9}$$

根据市场的需要，完成各种要素之间的数量匹配，既不会因为要素错配而导致要素闲置，也不会因为要素的短板而影响其他要素作用的发挥。同时，根据市场对产品的质量和种类要求，选择相应的产品原材料，并匹配相应能力的劳动力要素和生产机器设备。这样，还需要对生产要素的生产能力进行合理选择和配置，以避免生产力损失。此时，要素能力配置遵循以下平衡关系：

$$z_1 Y = z_2 A + z_3 L + z_4 R + z_5 S \tag{1.10}$$

根据市场上对健康商品种类或质量的需要，确定对应的或能够选择的生产技术，寻求与生产技术相对应的生产设备、技术工人和优质原材料。然后由具有生产组织管理能力的生产者，实现对各种要素的能力和数量的合理配置，即：

$$x_1 Y^{z_1} = A^{z_2} + x_2 L^{z_3} + x_3 R^{z_4} + x_4 S^{z_5} \tag{1.11}$$

从企业微观生产的角度，只有实现生产要素在数量和能力上的最优配置，才能够生产出市场所需要的产品，并且保持生产成本最小和生产能力最大。同时，通过设置有效的经济激励措施，不断提高劳动者的生产效率。因而，要解决好健康商品生产的要素配置问题，必然离不开更加完善的信息、有效的经济激励和高质量的自主决策能力的支持。

同时考虑诸如厂房等固定成本的分摊问题，健康产品生产厂商还需要根据市场产品需要，最大限度地分摊固定成本，最终将全部成本都分摊到产品价格中，从而获得期望总利润水平。因而，从健康产品生产和利润角度，还需要确定固定成本与产品生产数量的关系：

$$x_1 Y^{z_1} = A^{z_2} + x_2 L^{z_3} + x_3 R^{z_4} + x_4 S^{z_5} + \Delta C_F \qquad (1.12)$$

如果产品生产总量所分摊的固定成本，使其不能在市场上形成价格竞争优势，或者不能带来利润时，对固定成本的分摊能力还会制约生产厂商的投资决策，即是否从事某种健康产品的生产。当健康产品具有刚性需要时，也就是需求价格缺乏弹性时，生产厂商就会在单位产品中分担大额成本，然后转嫁给消费者，从而使消费者必须支付更加昂贵的价格，才能满足健康产品的需求。但在健康生命生产阶段就不会出现这个问题，医疗服务价格一般与固定成本分摊没有太大关系，主要是需求方的竞争导致的价格提高。

（2）健康产品生产与普惠金融的内在关系

任何健康产品的生产厂商，都需要通过有效的资金适度调整生产规模和要素数量、质量和生产能力结构，这就需要较为灵活的资金调整能力和空间。健康普惠金融通过资金支持，可以在生产要素数量、种类和能力上提供支持，使生产厂商得以在最优经济规模效应上生产出所需要的健康产品。如果按照成本可转嫁的路径，作为疾病治疗必需品，生产者往往会将要素不匹配或者生产能力析出部分的成本，通过市场价格提高转嫁给最终的消费者。这种传导机制最终会损害由健康普惠金融消费信贷支持的生命健康生产的效果，也是一种社会福利损失，仅仅只是因为生产要素配置效率损失造成的。

如果通过普惠金融产品的支持，使健康产品生产厂商只按照固定成本的物理折旧或技术折旧的最小成本，分摊到单位产品的成本上，那将显著降低市场价格，或者给健康产品的价格调控带来更大余地。假设固定成本为100万元，会计上的资产物理折旧为10年，通过金融产品支持可以增加到10倍数量的生产单元，那么就可以在10年内每年均摊10万元，在10万件产品的情况下，每件产品只分摊1元，而如果只按照原来的生产规模，那么就需要分摊10元，从而使产品的最终会计定价增加10元，这既是社会福利损失，也是个体额外的价格支付成本，显然，对各个方面都是不利的，生产厂商价格竞争力下降了19元。

固定成本分摊的规模经济与最优生产单元的规模经济不同，前者更加强调对要素之间固定成本的内部消化，而后者只与产品生产数量有关。这就是健康普惠金融支持厂商生产的基本路径和意义，同时也是改善生产要素匹配效率的基本需要。通过降低固定成本而改善健康产品的供给数量，或者保持在较低的产量基础上获得必要的经营利润，才能够在社会主义市场经济体制下确保必要的优质健康产品的有效供给。

1.3.2 健康商品属性与市场供给"失灵"

按照西方经济学价格理论等相关理论，在市场上交易的产品被分为产品交易数量与价格高低呈正相关关系的正常品，交易数量与价格呈反比例关系的吉芬商品，以及随着个体收入增加而减少消费数量的低档品或劣质品。但这种产品分类在健康商品的交易上却难以进行准确的类别划分，无论在中间交易环节如何，对健康保障和疾病治疗的需要而言，都普遍具有吉芬商品的属性，从而影响着消费者对健康产品的需要和支付能力。

（1）健康保障产品属性

用于生命健康生产的健康产品，在面向医疗结构和药店或医药公司的销售过程中，并不存在产品属性分类的问题，作为市场主体的供应和需求双方，主要是根据国家相关政策法规，按照市场规则进行交易，并按照患者疾病治疗的需要，由医务人员根据自己的专业判断，"分配"给所需要的消费者，医务人员并不是所交易产品的最终消费者，除非他们也以消费者的身份参与健康产品消费。这意味着，任何作为健康商品形式参与交易的产品，都最终表现为疾病治疗或健康促进所必需的吉芬商品的属性。因而，健康产品的生产、交易和分配都受到国家相关政策法规的约束，而不是完全的市场交易行为，从而是一种受管制的健康产品生产过程。

尽管不同的健康保障产品之间具有一定的可替代性，但这种可替代性必须由医务人员根据自己的专业知识和技能，结合消费者的具体情况，才能做出消费者需要什么样的产品的科学判断。也就是说，健康服务商品最终是以中间产品的形式，由第三方机构直接进行配置，消费者与厂商之间并不直接进行交易，除非所谓的保健品或者消费者能够做出自我判断的非处方药物。但在厂商与医疗医药机构进行交易的过程中，健康服务商品是以正常品的形式参与市场交易的，两者根据健康服务市场的产品需要，确定所需要的产品数量、种类和质量。

（2）健康产品生产市场失灵

健康产品生产本身与资本或者金融服务无关，必须具有生产健康产品所需要的产品原材料、生产设备、技术工人和科学管理技术等。健康产品生产的最初动机在于满足人们健康保障，尤其是疾病治疗的需要，而不是只为了满足有支付能力的需求。健康产品的生产最初也并不是以商品的形式出现的，表现为产品需要者的自我生产方式。健康产品转变为商品，是为了利润或者生产者对其他产品的需要。因而，决定健康产品生产的因素首先在于是否具有产品生产的物质条件和技术，如果不具备完整的生产要素，就不可能生产出来所需要的健康产品，缺少任何一个要素都无法完成生产，或者其中部分要素成为生产的制约"瓶颈"时，都无法高质量和高效率地生产出所需要的产品。

这意味着只要生产要素配置无法满足产品生产要求时，或者无法生产出来产品，或者无法有效生产出满足人们需要的产品。在市场竞争机制下，健康产品的生产还要具备生产成本上的优势，以在同样的健康产品情况下，通过市场价格的竞争优势实现生产利润，否则市场主体就不会组织健康产品生产。健康产品生产能力和利润贡献能力的大小，往往会导致人们健康产品消费需要与供给之间的矛盾，这种矛盾一般表现为市场"失灵"的形式。从项目组的调查数据来看（见图1-7），消费者在药店购买所需药物时，有142人会偶尔买不到药，而有17人则是经常买不到，分别占总调查人数的27.36%和3.28%。一方面是消费者需求与药店采购信息不对称有关，另一方面则说明市场上存在部分药品供应短缺问题。

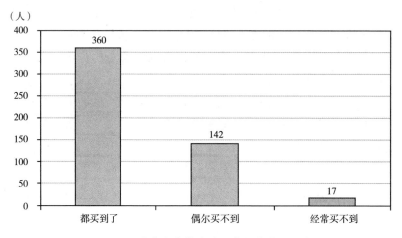

图1-7 消费者在药店购买药物的满足程度

健康消费品生产与市场主体的利润密切相关，而利润则与产品生产数量、生产规模经济性和市场产品需求数量等因素密切相关。在市场经济体制下，生产厂商通常只按照自己利润最大化的标准组织生产要素，确定最优生产规模，既不是数量越大越好，也不能低于最优规模经济。在生产者可用资本数量一定的情况下，产品生产数量、生产要素的数量与能力结构的匹配关系直接相关，而与市场需求数量未必恰好完全匹配。要解决健康产品供给的短缺问题，就必须通过资金支持进一步改善生产要素配置的数量和能力关系。

生产厂商的利润还是受到一定管制的。为了合理控制医疗服务费用，政府通常会加大对健康产品生产领域的价格和成本管制，进而使企业的生产利润受到一定限制。当健康产品是面向小众群体的需求时，产品生产规模又受到固定成本消化能力等因素的制约。如果固定成本难以实现对市场价格有竞争性的分摊，或者在管制价格内难以实现期望利润，生产厂商也未必就会选择对此类药品、医疗器械或高值易耗品的生产，尤其是在罕见病药品供应方面最为明显，因而存在较为严重的市场"失灵"问题。

此外，虽然人们都在普遍追求更高质量的健康产品，但在健康保险和医疗救助等医疗费用的第三方付费机制下，为了控制医疗费用支出以实现与保险基金补偿能力相对应，还可能会限制高质量健康服务商品的生产。即便是医疗保险补偿中不限制与疾病治疗所需要的优质产品，但优质健康产品的生产还是会受到现实生产能力和生产技术的制约，很多药品生产通常只能采取仿制药的生产方式，因而又受到仿制药生产的很多国际协议的限制，也难以得到充分满足。当新药研发面临较长的研发周期，并且研发结果不确定性较强的情况下，也可能导致这些药品的供给能力不足，或者只能通过进口药物的方式得到满足，而很多进口药物尚未纳入基本医疗保险的补偿费范围。

总之，在健康产品生产阶段，商品交易明显存在市场自由契约型交易、政府强制交易和限额交易等三种类型同时存在的情况。也就是说，健康服务商品生产依然不是完全的市场化，通常属于准市场化的生产方式，会与人们的实际需要之间存在冲突，引发所谓的市场"失灵"问题。与此同时，在健康产品消费阶段，市场上所供应的健康产品还会受到医疗机构和政府医疗保险机构的约束，未必就能满足生产厂商利润最大化的追求目标。

1.3.3　健康商品生产厂商的产业普惠金融需求

（1）健康产品生产的普惠金融需求

作为生产厂商组织医疗器械和医药产品生产，必然需要按照市场规则组织生产，因而财务负债是一种正常的市场融资行为，一般不会涉及对普惠金融服务的需求。但会涉及国家产业促进政策的相关资金配置，因而健康产业资金的支持通常以税收优惠和财政补贴等方式提供保障，而不是直接的普惠金融资金。由于推动健康产业发展的政策支持是面向社会弱势群体的，或者市场"失灵"的补救办法，因而从广义也可以归属于健康产业普惠金融的范畴，这与满足生命健康生产的消费普惠金融存在利息补贴或者减免上的差异性。

健康产品或商品的生产对金融服务的需求，最终体现在购置与市场需要产品生产相匹配的生产要素，或者在生产规模性上进行优化配置，以降低单位产品的生产成本，或者扩大社会产品的生产规模，提供更多数量的健康产品。由于健康消费品与消费者的健康密切相关，因而在产品生产上，尤其是药品生产具有较为严格的审批制度，而不是完全自由放任的产品生产。也就是事关人们健康和生命的健康产品的生产，是在政府严格监管下的有限市场竞争关系，是竞争与管制并存的特殊生产活动。从金融服务视角的健康产品生产"失灵"问题，就是普通金融服务产品不愿意介入的低利润或者高风险的领域，包括社会资本也是一样的。这样，不仅需要政府提供直接的财政补贴，还需要在金融服务支持上提供特殊的金融补贴。

就市场行为而言，任何生产厂商的资金，不可能在一开始就能够达到与生产要素数量和能力匹配时的规模。企业一般不会在完成生产要素配置以后留有大额结余资金，这对于企业来说是一种机会成本上的财务收益损失。因而，生产厂商会通过银行贷款调整这种资金盈余，尤其是在自筹资本不足的情况下，必然需要通过银行信贷进行补齐，并且随着生产要素调整而灵活动态调整。显然，这无论是从生产厂商债务结构优化的需要，还是从优化生产要素角度，生产厂商几乎不可能离开金融机构的资金支持。

由此可见，在正常的健康商品生产市场上，金融支持是一种正常的生产融资行为，并不需要政府的干预或者引导。但当产品生产存在市场"失灵"时，就必然需要政府提供特定的资金和政策支持。市场上能够获得的生产要素，在数量和能力上都不能实现最优配置，企业生产面临较大的技术和要素可及性短板问题，一方面无法生产出特定数量的高质量产品；另一方面无法充分改善其中某种要素，尤其是生产设备和厂房等固定成本的消化水平，无法使其获得市场上的成本或价格竞争力。

在这种情况下，生产厂商将会选择那些能够实现利润最大化的产品，而不选择低利润甚至是没有利润的产品生产。对于健康服务机构来说，为了实现对某些特殊疾病的治疗，又不得不需要一定数量的特殊医疗器械和药品，这样就会形成市场需求与供给的矛盾性问题。为了解决这个矛盾，就需要政府提供全方位的支持，尤其是生产成本转移能力的支持，使其能够在更小的成本或者在规模不经济情况下，满足人们疾病治疗或健康促进对健康产品的需求，防范因为必要的优质或廉价药品供给短缺带来的系列问题。

（2）满足消费者优质健康服务的产业金融支持

在健康保险，尤其是社会医疗保险的第三方付费机制下，当人们通过保险购买到补偿医疗费用和购买服务的权利以后，政府和定点医疗机构都有责任提供疾病治疗所需的优质医疗服务。这样，实际上就是医疗保险基金在承担这些商品的消费支出。因而，在一定程度上就需要政府提供相应的普惠金融服务，一方面激励生产者组织该类健康商品的生产；另一方面通过降低生产成本，降低医疗机构、保险基金和患者的医疗费用负担。

在健康中国战略和实现全民健康覆盖目标背景下，政府提供一定的财政资金和政策支持，将成为健康产品生产的普遍现象，健康商品生产也不可能完全脱离政府的监管而放任自流。因而，在加强监管和提高经济激励水平上必须合理适度兼顾，否则将会导致优质健康商品的有效供给不足等问题，最终制约生命健康生产阶段有效治疗方案的实施。

1.4

生命健康生产与健康普惠金融需求

生命健康生产在本质上是健康服务生产，因而属于第三产业的范畴，这与健康产品生产属于第二产业的行业归属具有显著的不同。因而生产健康生产的要素配置，也不同于健康产品生产的方式，健康服务的提供和治疗方案的选择，不仅是直接由作为劳动者的医务人员提供的，即劳动者与生产组织者是融为一体的，医务人员主要是获得劳动报酬，不能从提供服务中额外获取健康产品销售的收入。因而，在一定程度上，医疗服务机构只是作为消费者如何合理有效消费健康产品的机构，而对于手术等治疗问题，则具有健康产品生产的形式。

1.4.1　生命健康生产与医生患者决策权冲突

生命健康生产过程在本质上是对健康产品的消费过程，但由于健康产品的消费具有很强的医学专业性，因而必须根据医生的专业知识对所需产品做出判断，然后由医生通过药品处方、检查诊疗方案和治疗技术，以及必要的科学护理等措施，能够使患者消费的健康产品和从医务人员那里得到的服务是正确的，从而才能够将不健康的生命个体，转变为更加健康的个体，从而摆脱或减轻疾病对健康的损害。但生命健康生产又不同于健康产品的物的生产，生命健康生产的原材料是患者或者寻求健康促进的人，并且是具有自我判断和处于特定社会关系中的人。因而，患者或购买健康服务的人，往往会参与医务人员的治疗决策，甚至在治疗方案的认识不一致时，会引起医生和患者的双方冲突。在医患的冲突中，关键性的影响因素在于双方对疾病信息和治疗信息的数量与对称性，以及患者对医疗费用的支付能力。医生必须兼顾患者的意愿、支付能力和政府管制等要求，综合确定治疗方案，因而也可能无法确保疾病治疗方案就是必要的最优方案，不同医疗方案的健康生产质量也存在较大差异。

（1）健康产品消费社会标签化与消费效用结构

在将健康产品用于疾病治疗和健康促进的消费过程中，在产品选择上容易受到消费者社会身份的影响。而从医疗服务的吉芬商品属性角度，医疗服务选择不应该受到消费能力和社会身份的影响，但医疗价格支付意愿却总与产品效用结构有关。医疗服务质量一般由疾病治愈能力和附带风险或负作用共同决定，医疗服务总是同时存在正效用和负效用，人们总是偏好于更大正效用和更低负效用的医疗服务。

获取正效用和规避负效用的代价，无论是为了获得更好治疗效果，还是尽力规避治疗风险或副作用，总是需要额外支付一部分医疗费用。同时，人总是处于特定社会关系中的社会人，社会身份或地位的不同通常会影响医疗服务选择。因而，医疗服务消费效用又被分为疾病治疗的医学技术自然效用，以及与患者身份地位相匹配的社会效用。医疗方案最终选择同时由正效用（positive utility）和负效用（disutility）、自然效用（nature utility）和社会效用（society utility）交叉形成的四个维度 NP、SP、ND 和 SD 决定，四种效用总和决定患者的医疗费用支付意愿和消费者剩余，即：

$$T[U(M)] = U[(N,S)(P,D)] = U(NP + SP + ND + SD) \tag{1.13}$$

在产品属性划分上，DN 为不能满足基本治疗需要的劣质品，PN 是作为正常品的优质医疗服务，SP 为彰显出患者优越身份地位的社会标签，而 SD 则恰好相反地被标签为社会弱势群体的消费效用。受到风险和损失双重厌恶效应影响，人们更加偏好于 SP 和 NP 医疗服务产品消费，从而造成医疗费用非理性过快增长和过度医疗问题。因此，尽管消费效用结构和数量会影响健康消费产品选择，但对于疾病治疗的健康产品和健康服务，必须摒弃社会身份地位对消费行为的影响，这不是评价医生治疗效果满意度应该考虑的范畴，提高病人满足度是尊重患者的合理选择，同时也应该对其非理性消费行为进行积极地引导。不能为了顺从消费者的满足度而放大社会身份的非理性影响，更不能作为医疗方案选择的歧视内容。

（2）生命健康生产函数与治疗方案决策

所谓的生命健康生产，就是把患者作为生命健康产品的原材料，由医务人员根据自己的专业判断，利用健康产品生产阶段提供的物质条件，将其转化为更健康的个体的过程。第一阶段生产的健康产品只是生命健康生产的手段，而医疗机构只是用于生命健康生产的服务场所，包括医生、医疗技术和药品与器械等在内，都是生命健康生产的基本要素。这样，就可以清晰界定健康生产函数的一般形式。尽管受到患者对健康服务消费能力的影响，但健康生产函数依然符合生产要素函数的基本形式，即：

$$Y = f(I, B, D, L, R, S) \tag{1.14}$$

其中，I为生产决策需要的信息，B为产品收益的分配机制，D为生产安排的决策权及决策方案的质量水平。与健康产品生产内容不同的是，生命健康生产函数中的治疗手段S，都来自第一个阶段的健康产品Y，产品原材料R为有健康服务需求的患者或消费者C，而劳动者则是医务专业人员P。更为重要的是，在生命健康生产函数中，疾病信息和治疗手段信息I是选择治疗方案的基本前提，也是医患冲突较为集中的领域。同时生命健康生产的受益者不仅仅是医生和医院，还包括接受疾病治疗的患者，双方都在追求各自利益的最大化，包括患者用最小的成本实现最高的健康水平。因而，医疗方案的选择不是由医生独自决定的，患者也起到非常重要的作用。为区别健康产品生产函数表达形式，将生命健康生产函数H表达式改为：

$$H = g(I, B, D, P, C, Y) \tag{1.15}$$

其中，C为健康服务消费者，Y为第一阶段生产的健康产品。如果在生命健康生产中能够像第一阶段生产者主导健康产品生产计划那样，患者的疾病治疗方案能够全部由医生决定，健康生产质量取决于医疗服务机构的要素质量，就不会产生任何医患冲突问题。也就是在消费者及其病情已经明确，而且在治疗手段相对固定的情况下，治疗方案应该按照最大健康质量水平组织生产，即当消费者确定后，对应的Y和P也是相对确定的。由于治疗方案的选择和最终结果，不仅影响到医生的劳动报酬，而且也事关患者的切身利益，因而治疗方案的选择最终不是由医生单独决定的，消费者也同时会参与治疗手段的选择，同时还可能偏离消费者的医疗服务实际购买能力。在疾病病情的信息和治疗手段的信息上，医生和患者之间往往也是不对称的，医生的医学判断能力占优，但患者对病情和治疗结果的感知存在与医生掌握信息上的不对称。

医生并不承担疾病的最后治疗结果，尤其是在医生无过错的情况下，疾病治疗的结果无论好坏，最终都是由患者来承担的，因而患者对疾病治疗方案具有强烈的参与决策意愿，甚至试图通过影响医生的治疗方案而寻求自我期望的最好结果，而卫生法规也赋予了患者对治疗方案的选择权。当医生和患者都在为了实现自身利益最大化选择治疗方案时，必然会引起医生和患者的意见不一致的问题，只不过通常是患者按照医生的方案接受最终治疗措施。因此，在生命健康生产方案的决策上，尽管医生的决策能力占优，但不同的医务人员的技术水平，也对应着不同的治疗结果。只有医生和患者，以及医生与医生之间通过必要的互动合作，才能够在现有的医疗技术条件下取得最好的预期治疗结果。

因此，生命健康生产并不像是第一阶段的那种单向地面对生产要素的直线职权，医生和患者的决策一方面存在主治医生的直线职权决定方案选择；另一方面其他医生具有参谋职权改善医疗方案，同时受到患者选择权的影响。此外，医疗方案的选择还受到第三方力量的影响，尤其是在健康保险提供医疗费用的第三方支付机构时，医生和患者通常只能在健康保险补偿范围内的项目中选择，这进一步影响了最终治疗方案的选择，意味着如果不允许存在自费项目的选择权时，生命健康生产要素未必就是市场上最优的生产要素，可能只是被允许的生产要素参与生命健康生产。

由此可见，在生命健康的生产过程中，医生对可以采取的措施和患者的疾病与健康状况的信息，决定着治疗方案的合理性和患者的预后质量，要制定科学合理的治疗方案，必然会受到医生的专业技术水平、可以获得的健康产品和支持手段，以及第三方机构允许的决策权力，包括医生和患者从治疗过程中双方获得的收益、患者的消费效用等因素的影响。

（3）患者对生命健康生产方案选择的影响因素

患者是疾病信息的提供者，虽然最终的治疗方案的信息还需要通过医生专业判断和辅助必要的医学检查手段或设备，因而疾病治疗的最终方案的选择不是由医生独自完成的。根据调查数据，一个疾病的治疗方案的决策者通常包括患者、患者家属、医生和由他们协商决定。如图1-8所示，完全由医生独自做出决定的为215例，占41.43%，所占比例最大。其次是医生与患者协商制定，为184例，占35.45%。而患者及其家属决定的数量分别为91例和29例，分别占17.53%和5.59%。随着患者选择权保障的法律法规的完善，患者及其家属对医疗方案选择的参与程度越来越大。但患者及其家属参与医疗方案的程度越大，由此导致的健康生产的要素选择和治疗方案的冲突也就越大。

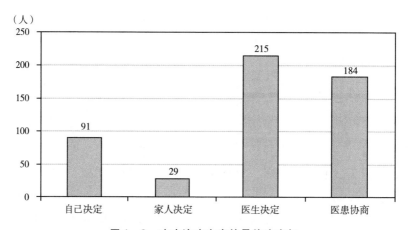

图1-8 疾病治疗方案的最终决定权

　　尽管在医疗方案的选择中，医生有着自己的决策偏好，以及规避健康生产风险的倾向，但整体上要相对理性客观。而处于健康损害或者正遭受生命或健康威胁情景框架中的患者及其家属，必然会因为极端的损失厌恶效应而做出非理性的治疗方案选择。即便是从健康保险或者社会医疗保险的补偿条款上，医生也具有控制医疗费用合理支出的义务，当决策权力完全转交给患者及其家属以后，就可能导致相当于产品生产过程中的"外行指挥内行"的后果，各种医疗资源的配置不再是必要的组合关系。

　　除非患者也能够更加理性，能够客观摆脱正在处身其中的健康损失厌恶效应，毕竟在人们患病以后的既有货币财富的损失厌恶效应，通常会让位于健康损害损失厌恶效应。而在最终治疗方案的认同度上，患者对医生的治疗方案的认同度也存在较大差异，从图 1-9 可以看出，在 519 例调查案例中，完全认同医生治疗方案的人数为 355 人，部分认同的人数为 152 人，有 12 人完全不能接受医生提供的治疗方案，由此为医患冲突埋下了隐患。

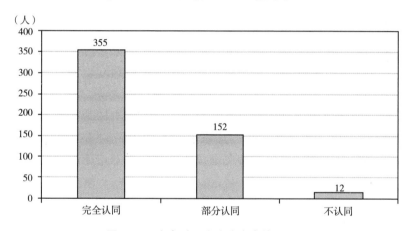

（人）

图 1-9　患者对医生治疗方案的认同度

　　这意味着如果只有医生参与治疗方案的制定，一旦治疗结果大部分得到患者的认同，将会引起至少 164 起医患冲突，只是有些冲突会引发严重的矛盾，实际调查的结果中尽管只有 1 例严重医患冲突，但至少也反映了医生与患者之间在治疗方案和治疗结果上的高度不认同或者不一致问题。如何化解双方治疗方案认同偏差，是改善健康服务的重要内容之一。

　　手术治疗往往具有身体的肌体损害的成分，无论是采取修复措施还是切除或者替换等措施，都可能会对术后的生存质量带来一定的影响，因而医患双方对手术的治疗都是非常谨慎的。从图 1-10 可以看出，在调查的 519 个案例中，有一些是需要手术治疗的，其中 199 例是接受了手术治疗的，其中只有 158 例是认为很有必要，41 例认为可做可不做。其他人员认为没有必要做的病例中，由于患者的坚持或者医生判断，没有实施手术治疗。因此，即便是在涉及手术治疗的选择上，也不是由完全医生自己决定的。

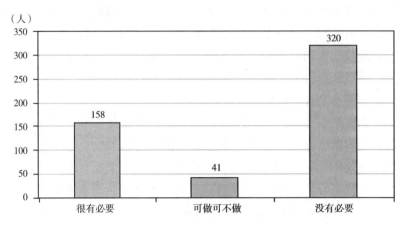

图 1 - 10　患者对手术方案的认同度

手术治疗风险也是医患双方更加谨慎的原因之一，在不确定性厌恶效应影响下，人们通常会倾向于保守治疗方案，但这往往也会导致先期保守治疗的额外费用支出问题，或者说是"花了冤枉钱"的非彻底治疗措施。当然，手术费用的支付能力也对手术方案选择具有一定的影响。在生命健康生产过程中，医生制定的治疗方案或者开具的处方，未必就会被患者所接受和遵守。调查结果显示（见图 1 - 11），遵守医生治疗方案或医嘱的人数为 430 例，占 82.85%，也就是说，还有约 20% 的患者不会完全按照医生的方案接受治疗，其中有 5 例没有遵守医嘱。

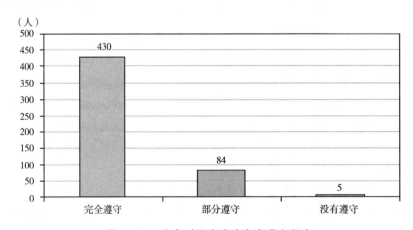

图 1 - 11　患者对医生治疗方案遵守程度

该调查结果提示，如果缺乏有效的沟通交流，或者医生缺乏对复杂治疗信息的沟通交流能力，即便医生制定的方案是合理的、必要的，未必是双方满意并接受的方案。如果在这种情况下采取强制措施是极为不利的，而是需要采取必要的医疗机构之间的转诊方式，交由其他医生或医疗机构再进行诊断，出具新的治疗方案。与此同时，还应该积极寻找导致医嘱未得到遵守的原因，对非理性的选择做出针对性纠偏，以减少非必要的医疗资源浪费问题。

与第一阶段的健康产品生产没有明确指向的消费者相比，在生命健康生产阶段是医疗服务提供者和消费者的直接交换，因而治疗方案的选择还与患者的医疗费用支付能力和服务项目的选择意愿有关。如图 1 - 12 所示，患者在疾病治疗时，通常会综合考虑治疗效果是否最好、经济上是否能够承担得起、医生建议是否合理和医疗保险等第三方付费机构确定的补偿范围内的项目是否满足需求等。调查数据显示，在自费项目的选择上，追求最好治疗效果的人员为 236人，将经济负担作为方案选择考虑因素的为 245 人，根据医生建议的只有 103人，不信任医疗保险补偿目录的为 15 人。

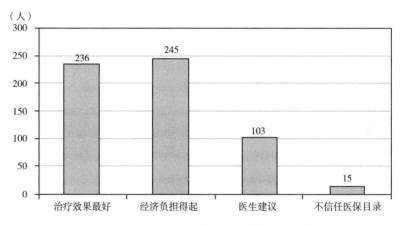

图 1 - 12　患者自费项目选择时考虑的因素

显然，人们更加关注在经济负担能力范围内，努力寻求治疗效果最好的方案，这是人们选择医疗方案时考虑的基本问题。而要超越现实经济支付能力约束，确保人人都能够获得必要的优质健康服务，既是世界卫生组织全民健康覆盖的基本目标，也是我国健康中国战略的重要内容，目的在于实现高水平全民健康保障目标。

而在人们遭受健康风险侵害以后，努力看好病是人们的第一追求，没有健康就没有其他的一切。如图 1 - 13 所示，即便是在患者子女分担医疗费用上，也是将把尽全力看好病放在首位，约占总调查人数的 80%，凸显了生命健康生产的家庭情感因素。尽全力看好病还凸显出另一个担忧，就是为了治好病可能会导致两代人的经济贫困，子女将经济收入水平作为约束条件的只有 51 人，不愿分担费用的当然非常少，医生的建议依然非常重要。

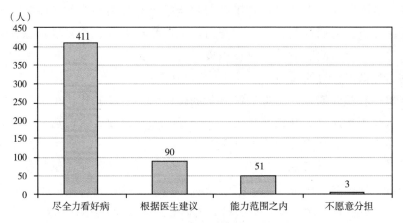

（人）

图 1 - 13   患者子女对医疗费用支出的分担意愿

因此，在生命健康生产阶段考虑的因素要比健康产品的生产过程更加复杂，受到的影响因素也非常众多。法律赋予和保障患者更大的自主选择权与知情权，医学模式向人文社会心理医学模式转变，以及治疗手段更加多样性和健康产品质量差距更大的情况下，要想确保患者获得所需要的优质医疗服务，并且摆脱因为医疗费用支付而陷入经济困难，就必须更好地解决好医生与患者对健康生产方案的认同冲突问题。

该信息还提示我们，如果通过医疗消费信贷的方式提供支持，子女也同样愿意承担起债务偿还责任，这显然能够有效避免那些年龄相对大一些的老年群体的贷款偿付能力问题，减少信贷资金的坏账率。

（4）生命健康生产方案决策权冲突的形成机制

生命健康的生产很少是由某一个主体在一个阶段完成的，而是分为两个阶段分别由健康产品生产者和向消费者提供健康产品消费服务的专业医务人员协同完成的。在健康生产的第一个阶段，基本上不存在所谓的矛盾冲突问题，主要是健康产品需求（需要）与市场供给之间的矛盾。而在生命健康生产阶段，医生和患者的信息高度不对称，要解决这种问题，除了医生向患者询问病情和初步诊断以外，还需要借助医疗设备等技术手段，并且医生和患者对医疗方案具有不同的选择偏好，因而生命健康生产是健康服务和健康资源使用最容易产生冲突的阶段，也是健康服务有效利用影响因素最为复杂的阶段。

在健康产品的生产阶段，产品生产与销售是接受政府监管的正常市场行为，健康产品始终是以正常品属性参与市场交换，无论是医药器械公司还是医疗服务机构。但问题是，无论是从生产者而言，还是医药器械公司或医疗机构，只要不能获得期望的利润或收入，产品交易就无法完成，这种没有得到正常交易的商品，如果导致消费者的需要或需求没有得到充分满足，那么就无法真正生产出生命健康。因而，对于患者而不是健康的人而言，大部分健康产品都属于吉芬商品，而不是生产者角度的正常品或普通商品。

不仅在健康产品生产阶段存在产品属性定位上的冲突，在健康产品使用或消费环节也存在医疗机构和消费者之间的矛盾冲突。医院作为一个准市场主体，它们从生产厂商那里采购的正常品，在提供给患者治疗疾病时也都转变为吉芬商品，即成为预防和治疗疾病、促进健康的必需品。在健康生产阶段的治疗方案选择上，虽然相对于必要优质医疗服务而言，吉芬商品的选项较少，但相同功能药品的多样化，使医生和患者对待健康产品的态度是不同的，非常容易引起医生与患者的冲突。在有第三方付费机制下，生命健康生产冲突导致的结果就是医疗费用增长过快，第三方付费基金被过度利用，医疗费用控制难度增加。

由此可见，在生命健康生产过程中的医患对治疗方案选择的冲突，在于生命健康生产过程中参与决策的主体，既包括实施治疗措施的医生，也包括接受治疗措施但缺乏医学专业知识的患者。在理论上，或者疾病治疗的客观性上，生命健康生产的过程，就是医生利用自己的专业知识，在药物和医疗设备等医疗产品的支持下，将患者转变为健康人员的生产过程。而实际上，人不同于物，也不同于普通意义上的自然界生物，人是有自主思想和社会身份的人，他们具有满足自己消费效用最大化和寻求最好治疗措施的动机。如果患者的消费动机得不到充分满足，那么就会背离医生的治疗方案，降低对医嘱的遵从度。

也正是由于在生命健康生产过程中，产品原材料与最终产品是高度一致的具有自己判断力和选择权的社会的人，当两者关于疾病治疗的信息存在较大的差距时，就难以形成较为一致的医疗方案。当社会效用也影响到患者的医疗方案选择时，与医生基于医疗技术本身给出的治疗方案产生冲突。再加上任何健康产品对疾病治疗的效果因人而异，并且存在疾病治疗效果上的不确定性，因而就会形成多元化的治疗方案。

如图 1-14 所示，当人们面对不同治疗效果的医疗方案时，将会根据自己的医疗费用支付能力而在 ND 和 NP 之间做出选择，因为在大多数的情况下，医疗服务和健康产品的质量与价格成正比。同时，不同收入水平和社会身份也会影响治疗方案的选择，在 SD 至 SP 之间寻找与社会身份相对应的治疗方案。这样，人们实际选择的治疗方案不是在客观理性的 NDNP 直线与 SDSP 直线的交点处，即原点。在原点上首先是去除了社会身份的影响，同时也不应该受到收入水平的影响，任何疾病治疗方案都需要承担一定的不确定性。但人们最终是厌恶不确定性风险的社会的人，因而总是会偏离原点寻求治疗方案，并且还可能会不断偏离相对理性的 Q_2Q_1，而沿着 Q_2Q_3 选择非理性的治疗方案。

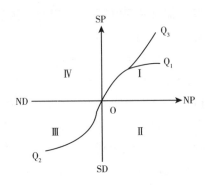

图 1-14　社会身份与医疗技术对医疗方案选择的影响

从个人的财富支出上，医疗费用负担越来越大，而从社会医疗保险和公共健康保障资金支出上，也会导致医疗保险或医疗救助资金的负担越来越大。也就是说，在规避疾病治疗结果的不确定性上，人们既会寻求高水平的医疗专家，也会寻求技术水平和产品质量更高的医疗设备，从而形成一个超越最优健康生产水平的医疗资源组合关系，以尽可能地规避医疗过程中各种不确定性风险，即：

$$H = M(P_h, C_i, Y_h) \tag{1.16}$$

但可能真正的需要组合是与其相匹配的治疗方案，即：

$$H_i = M(P_i, C_i, Y_i) \tag{1.17}$$

一方面，任何治疗方案都不可能完全规避风险；另一方面，规避任何风险都需要额外支付一笔医疗费用。同样，在彰显个人身份的治疗组合中，也会选择身份对等甚至与更高身份的人，寻求相同的医疗服务资源，以体现出更高的社会身份地位。

显然，在第Ⅱ和Ⅳ象限内，患者具有身份认同冲突，而在第Ⅰ象限内并不会使任何人群遭受歧视和损失，但医疗服务付出的代价最大。而在第Ⅲ象限内，不但遭受社会身份歧视，而且也无法获得所需要的优质医疗服务。因而在损失厌恶机制下，人们都倾向于向第Ⅰ象限转移，而真正的基本医疗服务则在原点 O 处。从动态发展的角度，随着财富增加和医学技术的提高，应该沿着曲线 Q_2Q_1 发展，而不是向过度医疗的曲线 Q_2Q_3 变动。

（5）改善生命健康生产水平的应对措施

在生命健康生产者中，患者毕竟是有思想的人，而且也是迫切想寻找最好治疗措施恢复健康的人。因而，只要通过有效的沟通，使医患双方都充分了解生命健康生产所需要的信息，就可以改善生命健康的生产水平。因而，要改善生命健康生产的质量，提高产出效益，首先必须将医疗方案选择回归到医学本身，不能掺杂太多的社会身份的干扰，但同时也要关注消费者的心理影响，将医学模式定位在人文社会心理医学模式上，在相同的可选择治疗方案上，充分尊重患者的选择权。通过消除身份歧视，改善医疗费用筹资渠道，确保人人都能够获得所需要的优质医疗服务，提高医疗服务的均等化水平和公平性。

从生命健康生产函数 H = f（E，I，B，D，P，C，Y）的要素看，要想在有限的优质医疗资源的约束下提高生命健康水平，首先要解决医疗方案选择的信息不对称性，即患者病情信息差异、医疗技术信息差异和疾病治疗效果的信息差异等。与健康产品生产不同的是，生命健康的生产要素除了大型的医疗设备以外，大部分生产要素都是可以移动的或更改服务地点的。一方面，可以通过调整患者的就医机构，借助逐级或者越级转诊措施，确保患者能够获得必要的优质医疗服务；另一方面，还可以通过医生岗位轮转或者远程医疗技术，提高医生的诊疗水平。不仅如此，还可以通过共享医疗检查和诊断设备，将部分优质治疗药品下沉到基层医疗机构等方式，改善疾病筛查、诊断和合理用药等服务技术水平。总之，在寻求更好的生命健康生产的过程中，可以采取多元化的要素组合办法，确保患者能够在最为经济的水平上获得必要的优质医疗服务。

如图 1-15 所示，随着人们收入数量增加和实际支配累积财富的累积增长，人们能够获得更优质的医疗资源（P、Y、A）和更低风险的治疗手段 ND→NP，不断提高生命健康生产水平 H。这种组合不仅来自对患者 C 所选择医疗机构的调整，也可以通过优化基层医疗机构的生命健康必要生产要素，改善基层医疗机构治疗水平和健康生产质量，从而在不断提高人们对优质医疗服务资源的可及性上，持续改善优质健康服务的公平性和均等化程度。但在这个组合过程中，需要充分解决医生和患者在治疗信息、疾病信息和疾病预后信息等各个方面的不确定性，提高治疗方案选择的理性程度。

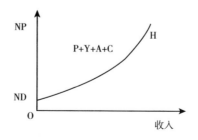

图 1-15　优质医疗服务与健康生产要素组合方式

总之，生命健康生产与健康产品生产的不同之处，在于如何优化配置第一阶段健康产品资源,使其能够与人们的健康保障需求相一致,人们对优质健康服务资源的配置,绝对不能受到炫耀性的或者非理性的社会效用带来的负面影响,作为疾病治疗本身而言,必须回归到治愈疾病为目的的自然效用的充分满足,即保障必要的优质医疗服务为基本前提。

只有不断提高优质医疗服务的质量和均等化水平,才能够确保人们在更低的治疗风险和治疗成本上,获得更加稳定的健康保障结果。如果在健康产品生产和生命健康生产过程中过度掺杂社会身份和收入水平等非理性因素,那么就背离了切实公平保障人民健康的基本原则。

1.4.2 生命健康生产的不确定性与期望效用

根据卡尔·门格尔(1967)在《论不确定性在经济学中的角色》中提出的观点,商品生产的产出是在一系列生产条件下的不确定性期望产出 $E(Y)=f(y|x_1, x_2, \cdots, x_n)$。健康产品和生命健康生产都面临着不确定性产出,由于健康产品生产只是物质产品的数量上的不确定性,而生命健康生产则是疾病治愈的可能性和可能造成的健康损害,甚至是生命死亡。人们在生命健康生产中总是在小心翼翼地规避可能的风险,将疾病治疗的不确定性不良后果控制在最小限度范围内,并在此基础上不断寻求更高质量的治疗手段,努力获得在经济支付能力范围内的优质医疗服务,甚至会在超越经济支付能力上寻求最好的治疗手段。因而,人们在生命健康生产或疾病治疗过程中,通常会受到损失厌恶和不确定性厌恶的影响。

(1)损失厌恶效应对健康资源配置和医疗方案选择的影响

人们总是厌恶损失和不确定性的。尽管随着人们累积财富的增长,对增加财富的单位边际效用在递减,但当财富损失或者遭受健康风险损害时,却并没有表现出相同边际效用的损失数量,而是表现得更大。因而,在面对收益和损失时,表现出两种截然不同的财富效用曲线,如图1-16所示,在收益上的财富价值效用的增加,远低于等量财富损失减少的效用。例如,在收益维度上存在B点,而在损失维度上存在一个等量的A点,按照期望效用理论标准模型,应该是两者的效用绝对值相等,但根据行为经济学理论,往往是A点的负效用绝对值显著大于B点的正值。

人们不但在物质财富上具有相似的一般性规律,而且在生命价值损失上,也表现出较强的损失厌恶效应,并且因为涉及生命及其健康问题,有时表现得非常极端。以健康保险方式预先支付医疗费用形成的货币幻觉,则进一步放大了人们对生命价值损害的厌恶程度,以及对这些伤害的过度担忧。

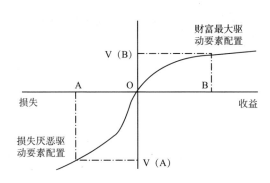

图 1 - 16　损失厌恶效应对健康资源配置理性的影响

　　对生命遭受健康损害后的极端损失厌恶效应，可以根据马斯洛（1943）的需求层次理论做出解释。需求层次理论认为，人们的消费需要通常要优先满足基本生存和安全等低层次需要，然后才随着物质财富的增加而逐渐转向社会交往、受到尊重和成就自我等更高层次的需要满足。尽管需求层次具有顺位递延的一般特征，但是当低层次需求受到威胁时，高层次需求必然会让位于低层次需求，并且在获得满足后的边际效用相应地也就越大。无论层次需求如何，一般规律是：越是缺乏的需求，就越亟待得到满足，从而导致低层次需求的损失厌恶效应也愈加明显。因而，相比较物质财富损失造成的厌恶效应，要明显小于生命本身或者身体健康遭受风险损害时的厌恶效应。人们在采用风险接受支付意愿或者风险规避支付意愿价值估算方法，对生命价值进行评估时，不仅接受风险的支付意愿评估的生命价值要明显偏大，而且与恒久性收入估算的经济价值要大得多，从而进一步说明，健康风险对生命健康的损害不仅仅是物质财富本身的效用损失，还包括生命本身的社会伦理等矛盾冲突问题。

　　在健康资源的配置上，当人们只考虑财富收益和损失本身的经济价值时，要素配置的考虑要比同时考虑生命价值损失更加理性，尽管在损失厌恶上会导致规避健康风险损失的代价，会比获得同样数量的一笔物质财富的代价大得多。这样，在健康资源的配置上，会将更多资源用于消除损失担忧，以及弥补风险发生后的损失，尤其是在遭受严重健康损害后，对疾病治疗的费用投入几乎已经不再考虑在经济上的真实承受能力的，表现为图 1 - 17 中的左下方区域。显然，任何财富效用都是由实际的真实货币换取的，无论是财富效用的增加还是规避健康损害带来的负效用，由此导致健康资源或者资金的严重浪费。

　　比起来正常收益的获取，追求财富最大化动机的驱动，使健康资源配置相对理性一些。因而对诸如健康储蓄、健康风险治理等资源的配置额度相对较少，由此导致资源配置与健康生产之间的要素配置严重不平衡，不但造成医疗负担过重，还可能导致健康风险治理投入过少。如果将消费者收益效用部分反转用

u^-(B)表示理性的损失效用，损失厌恶效应导致的超额效用损失为 $u(-B) - u^-$ (B)，如图 1 - 12 中阴影部分的面积：

$$V^-(C) = \int_0^{Max} (u(-B) - u^-(B))du \qquad (1.18)$$

其中，Max 为消费者的最大损失额度。当需要通过多种途径配置健康资源时，根据行为经济学的直觉判断理论，在消费者面对多种投资选择时，通常会更倾向于决策权重的简单化，并将结果分开评估，进而导致分开后评估数值大于单独加总的数值。

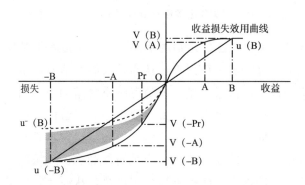

图 1 - 17　前景理论下损失厌恶效应导致的效用损失规模

对于任何多重收益，消费者因为直觉判断评估的效用价值等于各收益效用的和，再加上直觉判断角度的超额效用收益 $\sum V^+(x_i)$，即：

$$V(x_1) + \cdots + V(x_i) = \sum (V(x_i) + V^+(x_i)) \qquad (1.19)$$

同样，对于任何多重损失，消费者因为直觉判断导致的效用损失，等于各损失导致的损失效用之和加上直觉判断导致的超额效用损失 $\sum V^-(-x_i)$，即：

$$V(-x_1) + \cdots + V(-x_i) = \sum (V(-x_i) + V^-(-x_i)) \qquad (1.20)$$

受损失厌恶效应影响较小的健康资源配置组合方式，应该尽可能减少超额损失带来的负面效应，并且能够充分利用超额收益对消费者保险效用的激励作用，确保超额效用损失与收益的和最大，即健康资源配置的总效用最大。

（2）概率非理性赋权对健康资源配置的影响

根据 Kahneman & Tversky（1979）前景理论，当人们对风险概率信息不对称时，通常表现出非理性的主观加权评估现象。受概率主观加权背离期望效用理论标准概率影响，表现为概率的次可加性、次确定性和次比例行影响，通常会导致对罕见的小概率事件赋予较高的权重，并表现出对较常见风险概率的较低权重，也就是将大概率事件发生的可能性认为得更小了，而较小概率事件却变得更大了。基于概率主观加权的特征，在 1992 年，Kahneman & Tversky 在 1979 年前景理论基础上提出了累积前景理论，根据人们的损失厌恶效应，构建了收入和损失两分类的价值函数：

$$v(x) = \begin{cases} x^{\alpha} & x \geqslant 0 \\ -\lambda(-x)^{\beta} & x < 0 \end{cases} \tag{1.21}$$

并给出了新的概率主观加权权重函数的表达方式：

$$W^{+}(p) = \frac{p^{\gamma}}{[p^{\gamma} + (1-p)^{\gamma}]^{1/\gamma}} \qquad W^{-}(p) = \frac{p^{\delta}}{[p^{\delta} + (1-p)^{\delta}]^{1/\delta}} \tag{1.22}$$

其中，$W^{+}(p)$ 和 $W^{-}(p)$ 分别表示收益和损失的决策权重，γ 和 δ 为决定函数曲率的参数，单一曲线参数不仅保持了曲线及函数的简约，也对经验数据非常适合。在高概率时，存在对收益的风险损失厌恶和对损失的风险追逐；在低概率时，则是对收益的风险追逐和对损失的风险厌恶，由此将客观中性的概率曲线，加权为一个反"S"形的曲线，如图 1 - 18 所示。

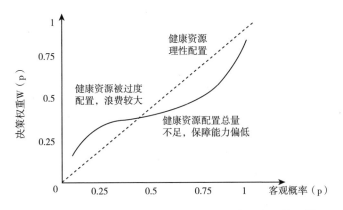

图 1 - 18　累积前景理论加权函数与健康资源非理性配置

不同于健康产品生产组织者的客观理性，在患者参与生命健康生产的过程中，更容易受到概率非理性主观加权行为的影响。由于健康资源配置与健康风险损失相匹配，而健康风险损失最终是由风险发生的概率和可能的医疗费用的需求决定，因而也相应导致健康资源配置与风险损失或疾病治疗资金需要相偏离。在健康风险概率较低的方面，配置了较多的健康资源，而在概率较大的方面，却配置了较少的健康资源，从而导致健康资源配置过度和不充分共存的现象，显然放大了健康资源配置的双重损失数量。

这种风险与资源配置之间的偏离，通常在购买健康保险时的保额水平问题最为突出。如果健康保险承保的风险损失是客观中性的，消费者购买健康保险的行为，在概率较低风险区间能够获得的套利，在实际上并不存在，但他们却因为概率非理性地赋予较大权重，而获得自我认知上的更大消费者剩余。在健康风险发生概率较大的区间，消费者则因为将客观概率赋予较小的主观赋权，从而也不能正确地客观认识所面临的健康风险，进而会选择不购买健康保险而选择风险自留方式承担较大风险损失，或者以更低的保费支出而导致保额不足。

尽管前景理论在提出以后也备受争议，但相对于经典经济学过于苛刻的假设条件而难以解释保险异象的缺陷，前景理论能够从风险概率的主观心理赋权角度，对逆向选择、道德风险和保险欺诈等保险行为、"柠檬"市场和过度持有超额保险等问题，以及不同层级之间健康保险相互重叠交叉等问题，做出较为科学的解释，使其在健康保险领域得到了较为广泛应用。

基于损失厌恶和概率主观加权的观点，健康保险设计不应该过于碎片化，碎片化可能会严重误导健康资源的跨期分配问题，也就是健康保险的保额不足问题。从健康保险的分层保障上看，多层次健康保险的非衔接关系可能会导致非理性的健康保险行为，造成低风险领域配置过多，而高风险领域则明显偏少。[①] 将健康保险相对集中于个人储蓄水平和大病保险之间，使其具有相对更加完整的体系，从而能够有效避免健康保险非理性购买问题。

（3）不确定性条件下生命健康生产期望效用函数

人们在利用第一阶段健康产品生产出来的产品，通过向医生寻求专业技术服务，目的在于治疗疾病或促进健康。但任何健康产品对生命健康的生产结果或预期都是不稳定的，健康产品对特定疾病的治疗能力也是不同的，既可能获得理想的预期结果，也可能反而会产生新的风险，诸如药物不良反应或医源性健康损害等。借助门格尔（1967）的不确定性生产理论，生命健康生产同样也是一种不确定性生产，任何生命健康生产过程都伴随着各种可能的不确定性风险，因而疾病治疗只是一个期望产出函数。如果从健康产品和健康服务的消费效用角度，疾病治疗对消费者带来的效用只是一个期望结果，因而疾病治疗结果可以表示为一个期望效用函数 $E[U(G)]$：

$$E[U(G)] = \pi u^+(G_1) + (1-\pi)u^-(G_2) \tag{1.23}$$

其中，G_1 是期望的治疗效果，G_2 是非期望的具有一定健康损害的结果，两者可以简单地采用（1，0）关系表述是否治愈疾病。但疾病的治疗又不是简单的治愈与没有治愈的问题，而是治愈疾病所付出的经济和健康损害代价。显然，人们既期望取得预期的治愈结果，同时也不希望因为疾病治疗而承担过大的健康伤害风险，甚至是治疗过程中可能面临的死亡风险等严重后果。这样，人们不但追求更高层次的治愈结果，同时还会努力规避可能带来的风

---

① 吴传俭. 减少社会保险与商业保险之间的衔接缝隙 [J]. 中国保险, 2015 (1): 5.

险和不利结果。

与普通产品消费不同的是，越是复杂的疾病病情，采用的治疗手段越复杂，可能导致的不确定性也就越大。从相对理性的客观治疗角度，要获得疾病治疗所需要的健康服务和产品，就必须承担相应的治疗风险，医生从来也不保证患者一定会取得什么样的高水平结果，因而会在制定具有一定风险的治疗方案时，要求患者签订一份知情书，将治疗过程中的不确定性风险转嫁给患者。与治疗结果预期情况类似，即便是健康风险带来的伤害也是不确定的，当没有遭受健康损害时，患者只获得期望结果，而遭受健康损害时，患者在获得期望结果的同时还承担一定的不利后果。因而，疾病治疗的不利后果也表现为一种期望结果，如果用价值函数的方式，可以表示为：

$$E[V(B)] = \gamma v^-(B_1) + (1-\gamma)v^+(B_2) \tag{1.24}$$

也就是说，以概率为 γ 遭受疾病治疗的非期望结果 B_1，同时以 $(1-\gamma)$ 的概率不遭受风险损失并获得期望结果 B_2。当疾病治疗方案是诸如美国总统特朗普（2018）提出的尝试性治疗时，对风险 λ 的不利结果 B_1 的承担，通常会以 $(1-\gamma)$ 的概率取得风险性额外收益，也就是那些常规治疗手段无法治愈疾病的尝试性挽回损失的结果，诸如癌症的最新治疗措施等。因而，对一种治疗方案或者健康产品消费能够获得的总效用等于：

$$E[U(T)] = E[U(G)] + E[V(B)] \tag{1.25}$$

无论是对积极效用的 G 的追求，还是对风险损失 B 的规避都需要一定的额外成本支出，医疗费用的变动通常既是随着 G 的质量提高而增加，也随着 B 的减少而增加。这也是人们通常在治疗方案选择时，追求健康服务和产品消费时效用最大化的基本费用结构。受损失厌恶效应的影响，通常会额外增加一笔治疗费用，例如，对优质医疗服务的非理性追求，以及对常规治疗手段风险的非理性规避。此时的额外医疗消费支出数额为：

$$V^-[u(C)] = u(G) - u^-(B) \tag{1.26}$$

将其表示为概率性的期望效用：

$$E^-[u(C)] = \pi u(G) - \gamma u^-(B) \tag{1.27}$$

显然，对于任何疾病治疗的最理想结果，就是获得确定性的期望理想结果 G，而不是以一定的概率取得，同时以确定性概率规避风险损失 B，所以人们更愿意选择疗效非常稳定或确定的治疗方案。然而，对于医学技术本身而言，由于个体差异和治疗环境差异等原因，疾病治疗的期望结果和风险都存在不确定性，任何治疗都是一种可能结果，即：

$$u(c_t) = \pi_t u(g_t) - \gamma_t v(b_t) \tag{1.28}$$

显然，对疾病治疗本身的最终结果而言，无论是谁做出疾病治疗的方案选择，人们只会需求更加安全和更高质量的健康服务，一方面为了规避不想承担的治疗风险，另一方面获得期望的预期结果。但疾病治疗通常又是客观上不确定的，治疗结果只是治愈或期望的概率性结果。当正效用和负效用产生矛盾冲突时，人们优先选择正效用，并将负效用的责任进行转嫁而引起医患冲突。在相当普遍的情况下，人们一旦接受某种治疗措施，就很容易想当然地认为自己能够获得期望的正效用，而不存在任何损害健康的负效用，或者所谓药品使用时的不良反应等问题。对于任何相对成熟的治疗方案而言，则是基本符合确定性的治愈结果，以及确定性的没有显著健康损害的结果，但这些相对成熟治疗方案，往往在不同的治疗水平上需要额外支出一笔医疗费用，两者基本是正相关的关系。

根据累积前景理论价值函数，消费效用层面受损失厌恶效应和概率主观加权的双重影响，导致在共同面临疾病治疗风险损失厌恶效应时，必须用更高的弥补损失厌恶的医疗费用支出，才能够获得理性的期望价值。因此，疾病治疗期望价值等于：

$$E[v(x)] = W^+(\pi)x^\alpha + |-W^-(\gamma)\lambda(-x)^\beta| \qquad (1.29)$$

根据 $W^+(\pi)$ 和 $W^-(\gamma)$ 公式，就可以测算出获得稳定的医疗效果所付出的总效用代价，并根据增加一个单位的医疗效果的费用和减少一个单位的医疗风险损失的费用，就可以测算出在损失厌恶和非理性概率加权的情况下医疗费用的总支出。这意味着，被心理主观处理过的治疗方案可能是被扭曲的，从而导致医疗服务过度利用问题，造成医疗费用的过快增长。而在现实中，人们规避治疗风险和提高治疗质量的途径，主要体现在对医院和医生的选择上，进而导致高级别医院人满为患，并伴随着专家号极难争取到。而基层医疗机构则相反，即便是寻求基层医疗机构也主要是受医疗费用支付能力制约，或者有治疗水平较好的医学专家。因而，要优化医疗服务资源配置，首先要解决基层医疗机构的医生技术水平问题。

1.4.3　推动健康普惠金融发展的基本思路

如果将新加坡的强制健康储蓄计划、英国利息减免的暂时性经济困难支持计划、美国的养老金资产配置连续性支持计划和当代普惠金融发展的基本理念进行有效融合，就可以形成推动健康普惠金融发展的基本思路，也就是有效融合多元化的健康资源配置手段，用最小的经济代价和生命健康损害代价，实现包容性的公平全民健康保障，并不断提高健康保障效率和全民健康保障水平，在全面建成小康社会水平上助推高水平全民健康保障。

也正是基于健康资源跨期配置的整合思路，要加快覆盖全民的健康普惠金融发展，不仅要充分利用普通普惠金融的基础设施和金融科技创新产品，也应该针对健康普惠金融的特点和需求，进一步完善健康普惠金融生态体系，同时对健康普惠金融服务对象中存在的不足进行完善。在此基础上，更加充分地发挥健康普惠金融的储蓄计划支持、医疗消费信贷支持、面向中低收入者的健康保险产品及关联性保险服务，还需要建立起更加有效的信息服务平台，打破当前健康保障体系中各种资金使用的"孤岛"状态，构建较为完善的依托互联网和区块链技术的健康管理服务体系。

（1）完善健康普惠金融生态体系

健康普惠金融的基本任务，在于消除对社会弱势群体的医疗信贷金融歧视，补齐患者储蓄与医疗保险自负费用的资金缺口，保障人人都能获得必要的优质医疗服务，因而必须建立与社会标签无关的金融生态体系。一是设置医疗保障专项普惠金融资金，使所有存在必要的优质医疗服务资金缺口人员，都具有获取低息或免息信贷资金支持的机会；二是打通普惠金融资金与医疗机构、民政和医疗保险部门、信贷银行等资金衔接关系，制定和完善去社会标签化的资金使用管理办法、责任主体和职责；三是坚持审慎人监管和数量限制监管相结合的信贷资金监管原则，建立健康普惠金融机构准入资格和退出制度，对医疗消费信贷设定较高不良贷款容忍度监管体制，鼓励健康普惠金融资金向低收入群体提供有效信贷支持；四是将就医行为规范纳入征信体系，细化违规违法行为惩处办法，杜绝将社会身份和收入水平纳入医疗征信与审批制度，完善医疗救助金担保体制，建立医疗信贷申请随到随审制度。

（2）完善基本医疗服务体系

社会标签对医疗服务的影响，主要是使医疗消费偏离必要的有质量的理性需求，或者导致治疗不充分而引发因病致贫问题，或者导致过度治疗而引发医疗费用非理性过快增长。如果使基本医疗服务实现全病种、全人群覆盖，并且采取严格的逐级转诊和双向转诊制度，就可以有效避免因为收入和社会身份造成的负面影响。因而，医疗保险在基本医疗服务保障上，应该显著降低自负医疗费用比例，消除对低收入者支付能力的约束，使人人都能够在全生命周期享受常规需要的、可负担的预防、治疗、康复和健康促进等全方位基本医疗服务。

普惠金融信贷资金则协同医疗救助资金，用于非常规的必要优质医疗服务与基本医疗服务的资金缺口，从而确保人人都能够获得必要的优质医疗服务。当前医疗保险的主要问题，在于基本医疗服务覆盖面偏窄，设有较高的起付线、自负比例和封顶线，不但导致医疗保险补偿医疗费用的压力较大，而且存在较严重的道德风险、保险欺诈和过度医疗等问题。

（3）推动医疗事业的可持续公平发展

改善医疗服务供给和消费的均等化和公平性，是当前医疗保障亟待解决的问题。发展健康普惠金融的目的，在于打破医疗保险和自负费用支付能力的"瓶颈"，确保人人都获得必要的高质量医疗服务，提高医疗费用控制和主动去社会标签化的意识，提高优质医疗资源供给和使用效率。因而，应加强医院临床路径管理，加快推进实施单病种限价和远程会诊制度，为健康普惠金融医疗信贷提供客观准确依据。

完善医务人员收入分配办法，强化逐级转诊和双向转诊制度，防范医疗信贷资金被过度利用和违规套利风险，最大限度地降低医疗信贷压力和提高保障效果。健全普惠金融支持医疗服务产业发展的优惠政策和激励措施，制定重点扶持医疗服务清单，配套相应的财政补贴政策。引导商业健康保险积极参与发展健康普惠金融，并为重点人群提供满足必要的优质医疗服务需求的专项补充健康保险，使其更好地与健康储蓄和公共健康保险进行有效衔接。

第 2 章

健康资源跨期配置均衡的
普惠金融介入机制

如果将健康资源跨期配置看作对生命价值保障的投资行为,那么在全生命周期和风险周期上的健康资源配置,就可以遵循资源投入的投资回报最大原则配置,甚至可以按照投资组合的规则,兼顾投资风险最小和投资收益最大的基本要求。实现全生命周期健康资源配置与风险损失相匹配只是数量上的基本要求,通过优化健康资源配置方式和组合关系,不但能够最小限度地消耗有限健康资源,而且还能够在通过将健康风险损失降到最小的情况下,获得最大的投资回报。

由于在全生命周期上,人们可以支配的健康资源数量是有限的,健康风险类型或种类、发生概率和损失规模也不尽相同,因而跨期配置健康资源的方式和数量也不应该完全相同,从而是一种动态的不断优化调整的过程。健康普惠金融的介入,不但改变了传统健康资源跨期配置只能选择后置既有累积财富,并受到既有累积财富规模约束的问题,同时也能够通过全生命周期可以支配财富的动态平滑机制,更好地实现资源配置均衡水平。

2.1

健康资源跨期配置的可选择方式

尽管健康储蓄或投资性储蓄、健康保险、健康风险治理、普惠金融信贷和医疗救助都可作为应对健康风险损失的方式,但每种方式都具有各自的使用条件和优缺点。如果前提条件得不到满足,就难以成为应对健康风险获得必要健康服务的可行方式。在大多数情况下,人们通过利用各种可以相互补充的方式进行有效组合,在保证筹集数量与所需健康服务费用相等的情况下,使财富的消耗数量最小,以提高全生命周期总体财富水平或财富效用最大。

2.1.1　健康资源跨期配置基本要求与方式选择

人们在全生命周期上可以选择的健康资源跨期配置方式有很多，其中比较经典的配置方式是健康储蓄或医疗救助、健康保险、健康风险治理和医疗借债等方面，但无论采取哪种方式，都必须保证必要的优质健康服务需要的满足，因而通常并不是单一的配置方式，而是两种及以上方式的组合。从世界范围内的公共健康保障方式看，包括以健康储蓄方式为主导的个人储蓄型健康保障方式，以一般税方式筹集医疗资源然后以免费方式提供基本医疗服务，以社会医疗保险主导的基本医疗保障模式，以及商业健康保险主导的模式等。

但如果想在全世界范围内找到完全单一的模式是很难的，基本上都同时存在公共健康保险、私人健康保险和个人健康储蓄支持计划等方式，以及由公共财政提供的医疗救助和疾病预防等方式，这些方式协同保障国民健康，而不是某个单一的方式独自承担全部健康保障资金筹集。显然，这是由于不同的健康保障方式存在优缺点，人们在充分利用某种方式的优势的同时，积极寻求其他方式做出必要的有效补充。

（1）健康资源跨期配置方式选择的基本要求

如果没有普惠金融的介入，用于生命健康生产的资源，只能采取向后配置的方式，而人们在全生命周期上的财富是周期性累积的，这样容易与全生命周期健康风险损失相对均匀分布的特征相冲突，往往难以在生命早期用累积财富提供充足的保障。而健康普惠金融提供的医疗消费信贷，可以很好平滑全生命周期财富，从而使个体全生命周期上的健康资源与应对健康风险损失相对平衡，提高个体的自我保障能力，缓解因为家庭累积财富不足导致的因病致贫或者因病致残，甚至因病过早死亡风险。因而，从单个个体的全生命周期的健康资源跨期配置均衡上，必然需要医疗借债的方式对累积财富不足部分提供补充。但在有家庭代际财富转移的情况下，子女的早期医疗费用或健康保险保费，主要是由父辈累积财富提供的。

对于通过消费健康服务产品，实现个人健康生产基本要求，就是治疗疾病和健康促进所需要的健康资源，恰好能够与其最优治疗方案，即所必要的优质医疗服务的费用支出相匹配。也就是健康资源跨期配置的供需数量及结构均衡性问题。任何健康资源的短缺，或者配置偏离最佳治疗方案所需要的消费支出需求，都可能会导致生命健康无法在最优的水平上生产出来，而由于生产的是依附在健康身体上的生命价值，因而当健康资源无法实现最优配置时，必然会导致未来的经济贫困，包括短期的暂时性贫困和长期的贫困陷阱。

　　但是，传统的健康资源主要以对现有的累积财富的向后配置方式为主，不可避免地受到人们的跨期偏好问题的影响，从而导致健康资源配置总是经常偏离供需均衡需求，或者导致健康资源过度配置，或者导致配置额度不足，当然也包括由于财富生产能力不足导致的收入获得性贫困，以及造成的累积财富支付能力不足等问题。因而，在全生命周期上的健康资源跨期配置，需要国家和社会参与相互支持，同时也需要在必要的情况下，以医疗消费信贷的方式，由金融机构尤其是面向中低收入者的普惠金融的支持。

　　为了有效应对全生命周期不确定健康风险，获得全方位、全周期的健康保障并大幅提高健康水平，人们需要在生命周期和风险周期上合理跨期配置健康资源。可选配置方式一般包括健康储蓄或储蓄性投资、健康保险、普惠金融信贷和医疗救助，以及对健康风险进行必要早期干预的风险治理投入等。由于配置方式具有各自的优缺点和使用前提条件，并且可以相互替代或相互补充，因而需要对各种配置方式的数量和结构进行优化，确保以最小的经济代价获得所需要的有质量的健康服务，并实现全生命周期财富最大化。为实现健康资源跨期配置供需均衡，政府既要构建多层次健康保险和全民健康风险治理体系，也要建立支持普惠金融信贷等前置健康资源方式的公共基金。

　　通过强化早诊断、早治疗、早康复等早期干预措施和向弱势群体倾斜政策，确保全体人民显著公平获得全方位、全周期的健康保障并大幅提高健康水平，在保障全民健康的基础上实现全面小康。而从人类生存发展的角度，应对健康风险及其造成的损失只是一种基本手段，目的在于满足全生命周期所需要的各种消费需求，并最终实现全生命周期的财富最大化。从全生命周期健康资源筹集与合理跨期配置角度，则是为了在遭受健康风险的任意时刻，都能够筹集到购买所需要医疗服务的充足资金。因而，健康资源跨期配置的基本要求，是任意时刻可筹集资源数量都不能小于疾病治疗所需要的资金。由于各年龄阶段可支配的经济资源是有限的，并且还要满足健康保障之外的其他消费，以及实现全生命周期财富最大化的投资需求，不可能也没必要将可支配资源全部用作健康保障。

　　另外，不同于一般家庭财产损失，健康风险不仅会造成患者的直接经济损失，还可能因为不可逆健康损害而造成个体及其家庭成员的收入损失，存在家庭经济损失的跳跃扩散效应。为了抑制健康风险损失的跳跃扩散效应，就必然需要在健康风险周期上合理配置健康资源，将健康风险造成的经济损失限制在最小范围内。除了健康资源总量与购买必要的高质量医疗服务消费相匹配以外，还需要进一步优化健康资源跨期配置方式，从而确保健康资源筹集成本最小且全生命周期的财富最大。当健康资源总量满足疾病治疗花费需求且各种筹集方式的代价均为最小时，也就实现了健康资源跨期配置的供需均衡。

为此，必须根据健康资源全生命周期跨期配置的基本要求，对健康资源跨期配置的可行方式进行合理选择，以便于从全生命周期财富最大化角度，不断优化健康资源跨期配置方式和构成比例，在构建健康资源跨期配置供需均衡模型基础上，实现跨期配置的供需均衡。因此，健康资源跨期配置必须满足三个基本要求：一是全生命周期健康风险与资源配置总量相等；二是在各个时点上都能够筹集到所需要的健康资源；三是实现对健康风险的有效治理。如图 2 - 1 所示，在全生命周期和风险周期两个维度上，用最小的健康资源满足健康保障需求。

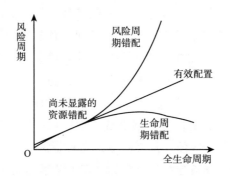

图 2 - 1　健康资源跨期配置基本要求与错配表现

如果在健康风险周期上错配，将会导致医疗费用数量偏大，甚至超过个体的经济承受能力，进而导致可能的家庭经济贫困，甚至可能会因为变得更加严重而使个人发生"经济死亡"现象。在全生命周期上错配资源，通常会导致老年阶段的健康资源需求不足，或者导致生命的过早生理死亡或较低的生存质量等问题。但是，由于健康风险损失或者疾病治疗费用的不确定性，人们为了消除可能潜在隐患，又不得不为最大额度的常见大病储备较为充足的健康资源，进而累及既有财富的有效配置，甚至导致如教育和技能培训等一些发展性的消费需求被严重抑制。不同于非迫切性的普通消费品需求的满足，一旦人们遭受较为严重的健康损害或者患有影响人们正常劳动与生活的疾病，就必须立即筹集到足够的资金。

即便是健康风险损失是可以通过有效的健康风险干预措施，甚至是没有任何经济投入的生活方式改变，都可以显著降低可能造成的健康风险损失，但人们的非理性和缺乏专业判断能力，反而会导致一些没有效益的健康保健品滥用。作为集体筹集方式的健康保险，还会诱发更大的道德风险和过度医疗问题。消除人们非理性心理造成的健康资源跨期错配，是有效实现资源配置的核心问题，也正是为了解决这一核心问题，才需要健康普惠金融提供相应的医疗消费信贷支持，以及必要的健康风险治理激励和政策措施等。

（2）以健康储蓄方式配置健康资源的基本要求

由于健康风险及其造成的损失具有不确定性，人们要想有效应对在全生命周期任意时刻都可能发生的健康风险，就必须将部分可支配财富作为健康资源储备而覆盖全部生命周期，这与健康风险是否真实发生和实际损失额度大小并没有直接关系。尽管重大疾病风险造成的经济损失具有一定的概率性，但在年龄分布上并没有显著性差异，因而需要按照任意年龄段最大风险损失储备经济资源，以便应对随时可能发生的健康风险损失。这既是有效应对健康风险损失跨期配置健康资源的最基本要求，也是大病保险覆盖全部人群的基本原理。受到风险损失不确定性的影响，任何与健康风险 R_H 及医疗费用 ME 相关联的财富都是不确定财富 W，表现为与风险概率 π 相关的期望财富 $E(W|R_H)$：

$$E(W|R_H) = (1-\pi)W + \pi(W - Me) \tag{2.1}$$

因而，面对任意时刻都可能按照特定概率 π 发生的健康风险 R_H，都必须有充足的健康资源用于健康保障支出 ME，并通过消除健康风险造成的不确定性而获得确定财富。然而，个体所支配的所有财富不可能全部用于应对风险损失，这就需要从 W 中分配出来部分专项资金 H_P 用于应对健康风险，从而获得不受健康风险影响的确定财富 W_0。在配置有应对健康风险的专项资金 H_P 时，个体期望财富调整为：

$$E(W|R_H) = (1-\pi)(W_0 + H_P) + \pi(W_0 + H_P - Me) \tag{2.2}$$

当 $H_P \geq Me$ 时，无论健康风险是否发生，个体都始终能够获得稳定的财富 W_0。由于健康风险造成的医疗支出并不像财产风险那样具有清晰的损失上限，因而 $H_P \geq Me$ 的条件不是总能得到满足，甚至有时都无法确保 $W \geq Me$。由于健康资源的稀缺性和多用途性，直接用与医疗费用对等方式筹集医疗费用或健康保障资金通常是不经济的。为此，人们通常会利用健康保险的保费杠杆效应，获得远大于保费的保额支付大额医疗费用，或者通过多元化投资途径，使资金 H_P 在健康风险损失发生之前实现大额收益增值。无论是利用 H_P 购买保险还是投资，必须确保在风险损失发生时能够筹集到充足的健康资源 $k(H_P) \geq H_P$，才能有效应对任意时刻可能发生的健康风险损失。

（3）以健康保险方式跨期配置健康资源的要求

健康保险作为当前最基本的覆盖全民的健康保障方式，目的在于以预付费的方式筹集健康资源。因而通过健康保险筹集的保障资金或者医疗费用，通常要求个体的累积财富具有保费支付能力，并且在支付保费以后的剩余财富，依然具有承担自负医疗费用的能力，否则就无法真正发挥健康保险的医疗费用补偿功能。然而，在现实中的很多情况下，我们只是想当然地认为，那些缴纳了保费的人员就一定能够获得有效的健康保障，却没有充分考虑在承担了较小的保费以后，如何能够承担起更大的自负医疗费用的支付能力。从这层意义上来说，健康保险对低收入者，尤其是经济贫困人员，并没有真正的保障作用，除非政府再以医疗救助的方式为其提供自负医疗费用资金。当通过支出保费为 Pr 的健康保险方式，筹集保额为 A 的资金用于支付医疗费用时，有：

$$k(H_P) = H_P - Pr + A \qquad\qquad (2.3)$$

在全额保险情况下必须满足 $A \geqslant Me$，在部分保险的情况下使 $A + H_P - Pr \geqslant Me$；以健康储蓄或者投资方式通过对 H_P 投资而获取回报收益 iH_P，用本金与收益共同支付医疗费用时，可用资源 $k(H_P) = H_P + iH_P$。无论是通过购买健康保险方式，还是以投资方式筹集支付医疗费用的资金，都应满足 $k(H_P) \geqslant Me$，从而获得稳定的非风险财富 W_0。否则，不仅 H_P 失去了健康风险防范功能，也无法确保 W_0 成为相对于健康风险的真正非风险财富，甚至会因为 $W - Me \leqslant 0$ 而陷入贫困或无法获得所需要的高质量健康服务。

因此，要充分发挥健康保险的医疗费用补偿功能，确保被保险人能够获得必要的优质医疗服务，就必须附加健康储蓄支持计划，使其通过健康储蓄和健康保险补偿方式，在患病以后真正能够获得所需的优质健康服务，否则，健康保险保费支出就是一种纯粹的沉没成本，甚至是一种无谓的不再有任何健康保障回报的财富浪费。

（4）健康风险治理方式跨期配置健康资源的要求

预先筹集医疗费用的方式都是面对健康风险的被动应对方式，并不能显著降低健康风险损失和可能带来的健康损害。相反，如果人们能够充分把握健康风险发生规律和损失演化规律，采取积极的有效措施降低健康风险发生概率，每次风险发生后的医疗费用就能够显著改善健康保障的社会总福利水平。

因此，人们除了被动应对健康风险损失，还可以通过增加健康风险治理投入的方式，主动降低健康风险概率及其造成的经济损失。健康风险治理实际上就是从 H_P 分解出来部分资金 R_G 用于干预风险发生概率，或者对疾病进行早诊断、早治疗和早康复以大幅减少医疗费用支出，基本条件应该满足 $k(R_G) \geqslant R_G$，从而确保 $H_P - R_G \geqslant Me - k(R_G)$。根据预防医学理论和实践经验，$k(R_G)$ 通常数倍于 R_G（曾光，2008；Diziolia & Pinheiro，2016）。但健康风险治理结果通常是没有医疗费用的实际产生，并且表现为与风险相关的期望收益，风险治理投入通常会造成没有经济回报的错觉问题，因而难以引起各方的充分重视。

当然，尽管健康风险治理具有很高的经济回报期望，但对健康风险治理也需要遵守科学治理的规律，超过某种投入的健康风险治理未必就是经济的，有时反而适得其反地造成健康损害，如过度使用保健品等。

（5）医疗消费信贷或医疗救助配置要求

医疗消费信贷在本质上只是应对健康风险的暂时性或者过渡性方式，并不能作为常规性的一般化模式。这是由于健康风险发生和损失的不确定性，与相对稳定的有限财富资源之间，总是存在一定的偏离问题，因而要弥补和纠正这种偏离，就需要一种暂时性的应对办法，防止因为缺乏医疗费用支付能力而无法实现疾病的治愈。

由于个体在特定时点上所累积财富是有限的，并且也未必总是依赖既有累积财富应对健康风险，因而可以通过必要普惠金融信贷方式前置未来潜在财富。在既有财富无力提供充分治疗费用而导致因病致残时，未来潜在财富也就无法得到充分实现。通过必要的普惠金融信贷 Md 使未来潜在财富 W_{T-t} 得以全部或者部分实现，即 $Md = e^{-rt}W_{T-t}$，不仅能够使既有财富免遭健康风险损失，同时还可以获得剩余潜在财富 $(1 - e^{-rt})W_{T-t}$。

但当累积财富不充分时，个体能够用作普惠金融信贷的抵押资产也几乎不存在，这就需要家庭其他成员或者国家提供必要的借债支持。相对于医疗救助或者病残后的持续社会救助，普惠金融信贷具有社会经济负担小和覆盖范围大的优势，因而应该成为替代或补充医疗救助的前置健康资源的辅助方式。

（6）健康资源合理跨期配置的基本条件

无论以哪种方式跨期配置健康资源 H_p，最终筹集到的健康资源 $k(H_p)$ 都应该满足三个基本条件：一是无论医疗费用 Me 是否发生，$k(H_p)$ 都应该始终保持在 $k(H_p) = Me + \varepsilon$ 水平，既不能过大也不能偏小；二是 H_p 的保值增值能力应该大于等于 Me 的增长速度，以有效应对通货膨胀带来的负面影响；三是以最小的成本代价筹集到最大额度的健康资源，确保在配置周期上任意时刻都能够筹集到不小于医疗费用 Me 的资金，使所需要的高质量健康服务需求获得充分满足。综合利用健康储蓄或投资性储蓄、普惠金融信贷、健康保险、健康风险治理或医疗救助等方式，在满足以上三个基本要求的同时，还要在努力实现全生命周期自我保障的前提下，通过必要的家庭和社会资金支持，使健康风险的发生概率及其造成的医疗费用最小且全生命周期财富最大，这也是全生命周期和风险周期跨期配置健康资源的根本要求。

2.1.2　健康资源跨期配置方式优缺点及适用条件

健康储蓄或投资性储蓄、普惠金融信贷、健康保险、健康风险治理或医疗救助都可以作为应对健康风险损失和获得必要健康服务的有效方式，但不同配置方式都具有相对于其他方式的优缺点和适用前提条件。要最终能够实现全生命周期健康风险损失最小，并且能够实现财富最大化，就需要在满足使用条件的基础上，充分利用各种功能配置方式的优点，以实现健康资源的最有效配置，其中健康储蓄和健康保险是人们最常用的基本方式。

（1）健康储蓄优缺点与适用条件

以健康储蓄方式应对健康风险损失的最大优点在于筹资成本 H_c 等于 0，并且 H_p 不会因为储蓄而在数量上减少。但在储蓄区间 τ 内可筹集到的资金仅为本金和少量利息收入后的 $H_p \times (1+i)^\tau$，并且还面临通货膨胀造成的健康服务购买力下降或医疗价格过快上涨压力，近年来医疗服务价格和总费用过快上涨已经成为世界性难题。当医疗价格上涨速率为 r 时，健康储蓄的最终实际筹资能力 $R(H_p)$ 为：

$$R(H_p) = H_p \times (1+i)^\tau - Me \times (1+r)^\tau \tag{2.4}$$

因而，以健康储蓄方式应对健康风险损失需要不断增加储蓄规模，通常适用于累积财富数量较多、存款利息较高和通货膨胀率较低，以及医疗费用与 W_0 需求数量都较小的短期情况。与此相似，以中长期投资方式筹集资金也没有直接的费用筹集成本，并能获得大于银行存款利息的投资回报，但通常面临资金不能随时兑现或兑现费用较大，以及不确定的投资回报风险等问题。因而，中长期投资方式筹集健康资源，适用于投资周期内健康风险累积概率较小和具有较强投资收益能力的群体，在兑现费用为 $H_{Ct+\tau}$ 时的可筹集资金为：

$$k(H_p)_{t+\tau} = H_{Pt}(1+i)^\tau - H_{Ct+\tau} \tag{2.5}$$

也正是由于健康储蓄一般难以通过银行活期存款的方式储备健康资源，而是通常表现为银行理财产品或者金融市场的资本形式，自然会产生储蓄或者投资周期与健康风险不确定性之间的矛盾。如果按照现行的银行储蓄兑现政策，人们难以选择那些存款周期较长的银行理财产品，从而造成潜在的财富保值增值损失。而健康储蓄的这一缺点在资本市场上也是同样适用的，这也是人们缺乏专项健康储蓄的主要问题，进而影响全民健康储蓄计划的实施。如果针对这一缺陷，借鉴英国或者美国的暂时性经济支持计划，即提供必要的短期消费信贷支持计划，那么就可以将健康储蓄资金配置到较高收益的中短期资产配置上，以保持资产配置收益的连续性。由此可见，健康储蓄计划的最大缺点在于缺乏有效的保值增值支持计划，而优点主要是可以及时用于不确定疾病治疗费用的支出。

（2）健康储蓄与健康保险协同保障方式

由于健康保险和医疗储蓄都面临与生命周期累积财富不一致的矛盾冲突，并且健康保险还设有较大额度的自负医疗费用条款，因而，为了克服健康储蓄和中长期投资缺陷，人们通常采用投保健康保险与少量储蓄相结合的方式，将

H_P 分解为保费 $(1+\alpha)\pi H_P$ 和资金 $[1-(1+\alpha)\pi]$ H_P 两个部分，通过较小的保费支出获得与医疗费用相匹配的保额，以充分利用保险杠杆效应筹集大额医疗费用补偿资金，从而将财富 W_0 彻底从应对健康风险中脱离出来。尽管健康保险具有消耗资金少和保险额度大的优势，但存在随着保险周期的增加而导致 H_P 递减的问题，需要对保费支出部分进行再补充，否则将面临因 H_P 耗散而无法充分应对后期健康风险问题。一旦采取健康保险的方式，无论是否发生健康风险损失，都需要提供连续性的资金补偿，显然，只有将这种补偿资金保持在最优水平或者最低额度上，才能够实现全生命周期财富最大化，并有效应对可能的健康风险损失。

健康保险保费支出后的补充资金来源，或者是 H_P 扣除保费以后剩余资金 $[1-(1+\alpha)\pi]$ H_P 的储蓄利息或投资收益，或者是非风险财富 W_0 及其增值部分。由于健康保险能够以较小的保费支出获得对大额医疗费用的补偿，因而投保健康保险既能够为改善收入能力的教育和技能培训提供更多资金以增加全生命周期财富收入，也可以为其他投资提供更多可用资金以提高总体收益水平。根据 Arrow（1963）健康保险最优购买理论，存在附加保费的最优保险是部分保险而不是全额保险。在财富效用对数函数表达式上，使期望财富效用最大化的部分保险 C 与足额保险 Me 的差值（Mossin，1968）为：

$$M_e - C = \frac{\lambda}{1+\lambda}(W_0 + Me) \tag{2.6}$$

一般情况下，如果健康保险水平超过最优部分保险水平，那么超过部分是无效的，容易诱发道德风险和过度消费问题，而低收入者通常缺乏充分的保障能力。其中 p 为保险费率，$\lambda = (p-\pi)/\pi$，在有附加费用的情况下，保险费率通常高于健康风险概率，即附加保费费率 $\alpha\pi$。此时，还需要额度为 Me － C 的储蓄或其他资金渠道以获得应对健康风险损失的全部资金，这必然要求对特定时期的定额资源 H_P 进行优化分解，使健康储蓄 $H_P-(1+\alpha)\pi C$ 与保额 C 满足 $H_P-(1+\alpha)\pi C + C \geqslant Me$。显然，健康保险的最优边界是在 t 时期购买保险后在 t＋1 期之内获得损失补偿，但这只是与逆向选择有关的保险套利思想，而套利在多个投保周期上并不会真正增加投保人的财富收入。

也就是说，健康保险在防范风险损失上不是为了从保费支出中直接获得超额利润或经济回报，而是强调对非风险财富的保障效用，使风险损失不至于无限制累及全部财富，从而将更多资金从应对健康风险中释放出来用于其他方面。因而，购买健康保险的经济收益边界为健康保险释放资金的投资收益，以及从总财富中分离出来的非风险财富 W_0 的资产配置投资收益 $W_0 \times (1+r_f)^\tau$。对于可支配既有财富，从购买健康保险到风险损失发生的 τ 时刻期间内，获得的最大

经济回报 $hir_{t+\tau}$ 为：

$$hir_{t+\tau} = [H_P - (1+\alpha)\pi C] \times (1+i)^\tau + W_0 \times (1+r_f)^\tau \qquad (2.7)$$

（3）必要的医疗消费信贷贴现保障方式

尽管应对健康风险造成的健康损害，需要消耗既有的累积财富，但健康保险在本质上保障的是个体生命价值隐含的潜在财富。换句话说，医疗费用产生的原因在于修复健康风险造成的健康损害，从而维护和提高未来潜在财富。人们在遭受健康风险损害以后，如果不对疾病进行任何干预或治疗，也不会对既有财富造成任何经济损失。当人们利用既有财富修复健康以后，才能够从健康保险基金中获得医疗费用补偿，其结果是个体生命价值得到维护和改善，从而能够继续创造未来更多的财富收入。显然，既有财富只是保障个体生命价值并获得保险补偿的杠杆工具，从保障生命价值获得未来财富是健康保险的真正经济回报，而不是补偿损失时刻获得的直接经济回报。

这样，当人们既有财富较小但未来潜在财富较大时，可以采用贴现未来财富的借债方式应对随时可能发生的健康风险，并充分利用既有财富满足更重要的其他需求。但由于普惠金融信贷通常需要明确的未来预期收入，或者必要的既有财产作为抵押，因而普惠金融信贷通常并不适用于患有大病的低收入群体。此时，通常以社会救助方式由政府提供必要的资金支持，并通过增加公共卫生投入和提供必要的预防保健等措施，降低健康风险发生概率或者减少健康风险的损失规模。

2.1.3 健康资源跨期配置方式的替代性与互补性

如果将健康资源配置的目的定位于实现全生命周期财富的最大化，就需要解决两个基本问题：一是既有财富在提供健康保障资金的同时，实现财富自身保值增值的最大化，以应对货币不断贬值或者消费品价格增长等压力；二是确保健康风险对生命价值的损害最小，收入的获得能力损害最小是实现全生命周期财富最大化的最基本前提。

由于健康资源的各种配置形式都存在无法完全克服的缺陷，并且又具有相对优势和适用条件，这就需要在合理地部分替代其他方式的同时，对各自的缺陷相互弥补，以确保能够用最小的财富支出代价实现全生命周期财富的最大水平，而不仅仅是风险损失最小，这才是人类创造财富和健康保障的最终经济性目的之一。

（1）应对特定风险损失的配置方式的替代性与互补性

由于健康保险并不能使投保人从中直接获得额外收益，并且保费支出还会消耗部分既有财富，同时还需要满足被保险人或投保人具有保费与自负医疗费用的支付能力、厌恶风险且具有递减的财富边际效用等限制条件。当健康保险的前提条件得不到充分满足时，通常需要采取储蓄性投资与普惠金融信贷相结合方式，来替代健康保险与健康储蓄相结合的方式。这是由于健康资源跨期配置供需均衡，不仅是保险价格和筹资成本协同效应下的均衡，资源配置方式的收入增加效应也会影响均衡问题。

即使面对一种健康风险损失确定发生的状态，如果个体缺乏自负保费能力，而保费作为资本获得的投资收益能够摆脱自负能力不足且大于健康资源需求总量时，将全部健康资源作为投资资金将成为跨期配置的首选方式，而不再只是用健康保险释放用作投资资本的资金。只要保费作为投资资金的收益，再扣除当期应对风险损失的借贷成本，如果既能够摆脱自负能力限制，又能够获得大于风险损失的保障能力，那么用投资与普惠金融信贷相结合方式，替代保险与储蓄相结合的方式也是可行的。

（2）降低健康风险损失的资源配置协同性

在不考虑投资风险等因素的情况下，投资收益与投资周期关系最为密切。为了最大限度地取得投资收益，就有必要通过有效的健康风险治理，最大限度地延迟健康风险发生的时间。因而加强抑制健康风险损失和延迟生命周期上患病时间的风险治理投入，也应该成为跨期配置健康资源的重要方式。从而使投保人能够在不发生健康风险的区间上，更加充分利用健康保险所释放的资金和保障财富而获得更多经济投资回报，该原则同样也适用于多期连续性健康保险投保周期内的资源配置。

如果通过健康风险的有效治理，使风险损失的概率和限失额度都变小且发病年龄最大限度地延迟，那么就可以为财富增加提供更多资金、更长投资周期和更高收益率，而与之相对应的是健康资源跨期配置的资金需求总量的减少。因而健康风险治理的经济性边界不仅仅是医疗费用的减少，还包括通过健康风险治理而获得的超额投资回报。那些处于生命周期低风险阶段的青少年群体，在获得基本医疗保险保障的基础上，一般不会寻求大额健康保险作为基本医疗保险的补充方式，而是用于资本市场的投资和教育培训投入等其他财富增值与资本化价值改进等途径，以更好地应对剩余健康风险损失。

在使用既有累积财富投资和贴现未来财富借债相结合方式，替代健康保险与健康储蓄相结合的方式时，通常需要政府对普惠金融信贷提供必要的政策与资金支持，而这也将对政府提供医疗救助的理念变革带来深刻影响。在政府提供基本医疗保险的前提下，针对个体用投资方式替代补充保险的行为，政府应该对必要的、有效的普惠金融信贷提供政策支持，并在一定程度上能够有效替代未来的大额医疗救助。

（3）健康普惠金融消费信贷对医疗救助的替代补充作用

普惠金融信贷支持替代或者补充大额医疗救助的优势主要表现为四个方面：一是普惠金融信贷并不是医疗机构对患者或者医疗机构的单向给付关系，医疗救助资金的作用主要是提供借债担保并给予必要的利息补贴；二是普惠金融信贷具有最大的人群覆盖能力，覆盖范围或数量取决于利率及利息补贴的规模，而直接提供医疗费用补贴的医疗救助覆盖面相对较小，完全受制于医疗救助资金的现金价值和数量；三是普惠金融信贷强调资金前置于治疗阶段或更早时期，而医疗救助或社会救助主要是事后救助；四是普惠金融信贷更有助于资本化价值能力的改善，而医疗救助以资金的直接给付为主，因而普惠金融信贷能从根本上解决长期健康资源配置需求问题。

面对一种短缺的优质健康资源，无论是通过资助低收入者或贫困人员购买健康保险产品，还是通过提供普惠金融信贷支持更好地筹集医疗费用，都能够实现以小额财政支出提供大额医疗保障的作用。前者具有或然性保障作用，即保费支付是确定性的支出，而是否能够获得保险基金补偿则取决于是否患病，以及接受的医疗服务是否属于医疗保险的覆盖范围。而后者具有确定性保障作用，是患者遭受健康风险损害，并且无法购买到所需要的优质医疗服务时的直接费用资助，尽管后者可能面临本金无法追回或被挪用风险，但与政策性普惠金融相似，普惠金融信贷同样在资本化价值能力上也是一种投资支持。

因而，将普惠金融消费信贷纳入健康普惠金融政策的篮子是非常必要的，同样符合可行性、必要性和经济性等要求。只有当以上条件都无法得到满足时，才可以通过家庭或亲友间收入转移或国家医疗救助等其他途径。仅当个体全生命周期财富或者其他途径获得的收入不足以应对健康风险损失时，才真正需要医疗救助介入健康资源的跨期配置。而其应解决的核心问题在于保障与维护个体资本化价值能力，以使个体免于因为不可逆健康损害而导致未来收入显著减少，或长期依赖家庭医疗照看或社会救助等问题。

2.2

健康资源跨期配置方式优化路径

健康资源跨期配置选择不只是为了应对健康风险损失，如果是那样的话，那么就可以将全部储蓄购买健康保险，并不断增加健康储蓄规模。因而，健康资源跨期配置必须同时兼顾健康保障与全生命周期财富最大化，应对健康风险损失只是跨期配置的一个目的，而且也要服从于实现全生命周期财富最大化。

因而，在健康资源跨期配置上，反而将健康保障作为次选择目标，而不是主选择目标。

经济的中心问题在于人们的各种产品需要总是超越现实生产力水平，人们必须通过兼顾健康生产和普通产品生产，不断调整和优化健康资源的配置方式，而不是仅仅依赖于某种方式，如健康保险。同样，健康普惠金融支持的医疗消费信贷，也同样能够兼顾健康生产和普通产品的生产，因而应该一同纳入健康资源的跨期配置方式。

2.2.1　全生命周期财富最大化的健康保险杠杆效应

根据 Huebner 在 1923 年提出的生命价值学说思想，个体在任意时刻的全部财富 W 可以分解为已经实现的累积财富 W_t 和将来要实现的潜在财富 W_{T-t}，即 $W = W_t + W_{T-t}$。因而健康资源不仅可以将既有财富向后配置，还可以通过贴现未来潜在财富实现健康资源向前配置。全生命周期上的健康资源的跨期配置，不是简单地应对健康风险带来的经济损失，还包括维护和促进健康以最大限度地实现未来的潜在财富，从而通过合理跨期配置健康资源以获取全生命周期财富最大化，健康与教育是实现全生命周期财富最大化的基本手段。

由于人们的自我初始财富并不存在，因而在生命早期不创造任何经济价值的个体，都需要从父辈那里获取一笔借债作为初始财富 W_t，在满足基本生活消费前提下，将其中一部分用于培养和提高未来的资本化价值能力，并将资本化价值累积财富用于偿还来自父辈的借债。而父辈支付给子女的借债，则是在年老或失去充足收入来源时获得更大回报的投资。对于社会而言，保障和改善个体资本化价值能力，不仅可以有效避免资本化价值能力不足时的社会依赖，而且也从资本化价值中获得更多税收或其他社会财富。

假设个体在某个时刻拥有的既有财富 W_t 按三种基本用途进行分配：用于基本生活消费 c_t 并获得当期消费效用，用作健康资本储备 h_t 以有效应对健康风险损失，以及作为改善资本化价值能力的投资 k_t 并使未来财富边际增量为 W'_{T-t}。通过三种基本用途分配，使 W_t 的分配结果表示为 $W_t = c_t + h_t + k_t$。显然，消费和健康是维护资本化价值能力投资的基本途径，通过最小化 c_t 和 h_t，从而获得最大的投资资金 k_t，使个体在未来生命周期 $T - t$ 上的投资收益最大，进而实现全生命周期上的财富最大化：

$$\max W'_{T-t} = \int_t^T f(c_t, h_t, k_t) dt = k_t (1 + i)^{T-t} \qquad (2.8)$$

在有限既有财富约束下，根据马斯洛需求层次理论（Maslow, 1943），基本生活消费的层级低于健康保险，在消费支出不可减少时，个体能够增加投资 k_t 的唯一途径就是不进行医疗储备，从而使可用资金最大化为 $k_t + h_t$。如果在投资周期上不发生健康风险损失，那么个体不仅获得了 h_t 的本金和投资收益，同时还可以避免用 h_t 购买健康保险的而成为消费支出。如果发生健康风险损失，则可以通过贴现资本金 k_t 和 h_t 及其投资收益，用以应对风险损失 ME。贴现未来财富的基本前提，是 h_t 对未来财富增长贡献大于作为健康储备所获得的回报，否则投资决策就是不经济的。

如果既有财富 W_t 因用于 k_t 投资而无法分解出来 h_t 应对健康风险，那么医疗储备也是不可能存在的，此时的主要配置方式或者是贴现未来财富，或者依赖家庭其他成员或社会的资金救助。由于健康保险具有获取大额医疗保障的杠杆作用，因而家庭和社会对个体的有效医疗救助方式，通常是为其购买健康保险或资助参加社会基本医疗保险等。在有长期性的大额必要投资情况下，健康保险通常成为健康资源跨期配置的首选方式，不仅能够最大限度地节约资金以用于具有更高收益率的投资，甚至还可以作为跳过财富支付限制而获得更多健康服务的杠杆工具。

显然，健康保险的杠杆效应对面临较大健康风险的低收入者具有更加重要的意义，尤其是那些正在遭受健康风险的可续保群体。从大于承保周期的投资角度看，健康保险带来的期望效用与投资周期密切相关，而不只是基于单个健康保险的承保周期。当投资周期显著大于承保周期时，对于在投资决策时刻 t 时为健康的个体，通常用健康风险周期和投资周期估算累积风险概率，并建立健康保险累积财富期望效用函数：

$$E[U(W_t)] = \left(1 - \int_t^T \pi_t dt\right) U(W_t - pH_P) + \left(\int_t^T \pi_t dt\right) U(W_t - pH_P + C - Me)$$

$$(2.9)$$

健康风险不发生时的投资收益与遭受风险损失时的期望收益：

$$E[k_t + h_t] = \left(1 - \int_t^T \pi_t dt\right)(W'_{k+h} + k_t + h_t) + \left(\int_t^T \pi_t dt\right)(W'_{k+h} + k_t + h_t - Me)$$

$$(2.10)$$

当原本用于购买健康保险的保费，对未来期望财富的贡献大于购买保险的累积期望收益时，保费作为直接投资资金所获得的收益将替代健康保险保额。在累积风险概率上支付保费后剩余资本金的累积期望财富增加值为：

$$E[k_t] = \left(1 - \int_t^T \pi_t dt\right)(W'_k + k_t) + \left(\int_t^T \pi_t dt\right)(W'_k + k_t + C - Me) \quad (2.11)$$

只有当 $E[k_t] \geq E[k_t + h_t]$ 时，健康保险才将成为跨期配置健康资源的可能选项。但是否最终购买健康保险，还取决于健康保险对医疗费用支付能力的有效性。如果在健康风险发生以后，全部可用资金总量 $W'_k + k_t + C$ 依然小于医疗费用 Me，那么健康保险依然不会被作为资源跨期配置方式。因为此时购买的保额 C 依然不能消除健康风险带来的财富不确定性问题，从而在健康风险偏好上表现为风险追逐的假象，这与因需求层次而无力购买健康保险的情况很相似，即不是由于真实风险偏好而导致的健康保险缺失或保额不足。

使用累积健康风险概率决定是否购买健康保险，实际上是基于风险周期进行决策，而不是年度投保周期。显然，人们更愿意在风险周期后半期寻求健康保险提供保障，而不是在风险周期的早期阶段，譬如老年人比青年人更愿意购买保险，身体健康欠佳的群体通常持有更多的健康保险，甚至购买缺乏经济性的超额保险或重复保险（Kunreuther et al.，2013）。

从财富使用效用最大化的角度，如果个体当期消费效用 $u(c_t)$ 远大于健康保险期望效用时，也不会将既有财富分配给健康资源。此时需要政府强制购买基本医疗保险以避免因病陷入经济困境，并合理优化当期消费支出规模。但不购买健康保险未必总会导致疾病治理资金的短缺，如果资金是用来改善资本化价值能力或者获得大额投资收益，只要未来期望投资收益率大于保险期望保障能力，就可以将 $W'_{k+h} + k_t + h_t$ 贴现到风险发生时刻来支付医疗费用。或者采取普惠金融信贷的方式应对健康风险从经济性上也是可行的，这是由于 h_t 对 W'_{k+h} 贡献的贴现值大于健康保险保额，即同时满足：

$$\begin{cases} e^{-rt}(W'_h + h_t) \geqslant C & (2.12) \\ e^{-rt}(W'_h + h_t) \geqslant M_E & (2.13) \end{cases}$$

条件（2.12）是贴现未来的投资收益大于保险保额，条件（2.13）则是直接大于医疗费用支出。因而能够以普惠金融信贷方式贴现未来的投资收益，用于投资周期内的可能医疗费用支出。在特殊情况下，当长期教育投资要求资金数量底线为 $k_t + h_t$，而单独地利用 k_t 无法完成所期望学业时，h_t 与 k_t 分割不仅无法实现潜在财富的增量 W'_{k+h}，甚至也无法单独实现 W'_k 的增量。因而，相对于普通基于经济利润为目的的投资行为，改善资本化价值能力的投资更具有财富不可分割性。从而更加需要普惠金融信贷的方式应对可能的健康风险，以使个体获得充分财富完成改善资本化价值能力的投资周期，避免因为投资中断或者撤资造成的直接投资损失，或者由此增加的机会成本等。

2.2.2　医疗救助资金与医疗消费信贷的转换途径

相对于直接的医疗救助，在全生命周期上，通过引入健康普惠金融消费信贷，将医疗救助转变为提供医疗消费信贷补贴方式，从而使健康资源跨期配置方式进一步扩展到普惠金融信贷途径，使医疗救助或社会捐助转变为可以被替代的备选方式，进而可以有效避免医疗救助依赖问题。然而贴现未来财富提供健康保障，与通过既有实物资产作为抵押筹集医疗借款性质不同，因为后者在本质上依然是既有财富的累积部分。未来潜在财富 W_{T-t} 贴现下的普惠金融信贷，以及为了维护和最大化实现潜在财富的社会医疗救助，才能够真正体现普惠金融信贷和社会救助的经济价值与社会价值，而不仅仅是医学伦理学价值。

只要个体病愈后的未来财富总量和被抚养者能够偿还的借债之和大于医疗费用缺口，在家庭和社会层面通过提供医疗借债方式，来保障充分治疗都是可行的和必要的。也正因为如此，为了避免个体在全生命周期上陷入不经济的、被动的长期医疗救助，家庭和社会的经济支持应该在生命早期提供改善资本化价值能力的资金支持，努力实现个体的自我保障能力。在患有可能造成不可逆健康损害的疾病时，国家或社会应该尽可能地以普惠金融信贷或直接救助的方式，保障和维护资本化价值能力免遭健康风险侵害，从而能够在治愈后继续实现未来潜在财富偿还借债，并避免陷入长期的社会救助依赖。当在 t 时刻获得医疗救助 SA_t 小于因为病残致贫后所需要的全部社会救助 SS_i 时，社会或国家的医疗救助投入所获得的经济回报 sas_t，等于 t 时刻后剩余寿命内获得的全部社会救助金，减去当期医疗救助，即：

$$sas_t = \sum_{i=t}^{e} SS_i - SA_t \tag{2.14}$$

由于 $e-t$ 为 t 时刻以后的剩余寿命，SS_i 在该区间上的和为全部社会救助资金。如果因医疗救助前置而获得必要的高质量医疗服务以后，就可以免于因病致残后的长期社会救助依赖，其经济回报 saf_t 等于剩余寿命期间个体及家庭其他成员资本化价值损失总量，减去当期获得的医疗救助数量，即：

$$saf_t = \sum_{i=t}^{e} (\beta_1 scv_i + \beta_2 scv_i) - SA_t \tag{2.15}$$

其中，β_1 为个体因病致残的资本化价值损失系数，β_2 为个体因病致残后医疗照看占用家庭劳动力的资本化价值系数。用于保障个体资本化价值能力的前置性医疗救助，其回报显然大于因病致残后的医疗救助，因为病残后不仅导致个体的资本化价值严重受损，通常也需要占用其他家庭成员专门进行医疗照看。全生命周期财富由既有财富与潜在财富构成的特点，能够使人们跨期配置 HP 的可行途径多样化为健康储蓄、健康保险、普惠金融信贷和医疗救助，而不只是依赖健康储蓄和健康保险后置有限的既有财富。

在没有遗产动机情况下，在全生命周期上的财富跨期配置，既要满足自我的基本消费需求，也要满足对健康服务的必要消费需求，以及其他更高层级的消费需求等。此时可跨期配置途径及筹集资金的最大值为：

$$\max H_{P_t} = (1 + \alpha)\pi C_t + SV_t + \frac{W_{T-t}}{(1+i)^{T-t}} + G_t + SA_t \qquad (2.16)$$

其中，HP_t 是个体在时刻 t 通过各种途径筹集到的健康资源。从最优配置策略上，首先是按照最优保险标准购买保额为 C_t 的健康保险，并用数量为 SV_t 的健康储蓄弥补保额不足部分。如果以上两个途径上不能满足治疗需要，单纯从个体自身角度可以贴现其未来的财富。当具有代际之间普惠金融信贷的偿还能力时，还可以选择用家庭子代财富 G_t 替代普惠金融信贷。只有当以上途径都无法充分满足治疗需要时，国家或社会才可以提供必要的医疗救助 SA_t，从而使健康资源具有购买必要的高质量医疗服务的能力。

当个体早年从父辈或国家获得一笔发展资金 W_t 以后，得以获得改善资本化价值能力的投资收益，然后再将投资收益分配给下一代时，就可以实现代际之间的持续保障。由此，全生命周期健康资源跨期配置可表示为三种基本途径：

$$H_{Pt1} = (1 + \alpha)\pi C_t + SV_t + \frac{W_{T-t}}{(1+i)^{T-t}} \qquad (2.17)$$

$$H_{Pt2} = (1 + \alpha)\pi C_t + SV_t + \frac{W_{T-t}}{(1+i)^{T-t}} + G_t \qquad (2.18)$$

$$H_{Pt3} = (1 + \alpha)\pi C_t + SV_t + \frac{W_{T-t}}{(1+i)^{T-t}} + G_t + SA_t \qquad (2.19)$$

其中，H_{Pt1} 为个体的自我独立保障途径，将既有财富用来购买健康保险和作为健康储蓄提供基本保障，并在两者缺乏保障能力或经济性时，用贴现未来财富的普惠金融信贷方式提供补充保障。H_{Pt2} 为有代际财富转移的保障途径，在个体缺乏自我保障能力或者基于抚赡养责任而获得代际之间的转移财富，是建立在资本化价值投资基础上的生命周期两端的保障方式。H_{Pt3} 为有社会或国家医疗救助的保障途径，通常适用于个体家庭缺乏暂时性或永久性保障能力时，社会或国家给予必要的经济救助。

个体在全生命周期上跨期配置健康资源的途径：首先是自我收入通过健康保险和储蓄向后配置和辅助必要的普惠金融信贷向前配置；其次才是代际转移收入和社会转移收入，从而保障个体获得所需要的有质量的医疗服务。只有当以上两种途径难以实现有效保障时，才以医疗救助前置方式提供社会救助。而将医疗救助或社会救助前置，既可以避免英国高福利水平保障模式下的社会救助依赖问题，同时也有助于提高社会救助的经济性。

2.2.3　健康风险周期资源配置与健康风险治理

健康风险损失具有其特定的时间周期，风险损失分布由周期长度和损失额度两个基本参数刻画。尽管健康风险危险因子从成为治病诱因到出现具有临床症状的器质性健康损害，具有其基本的病理演化规律，但并不是完全不受控制的必然结果。通过疾病预防和早期干预等健康风险的有效治理，不仅可以有效降低风险发生概率，还可以在风险损失的递增阶段及早终止而减少经济总损失。

因而，有效的健康风险治理投入可以获得三个良性预期结果：一是健康风险在未造成经济损失与健康损害前被终止；二是延迟在全生命周期上的发病年龄；三是抑制健康风险的出现或者显著降低风险损失。这也是健康资源在风险周期上合理跨期配置的基本要求。通过健康风险的有效治理，不仅降低风险周期和全生命周期上的风险损失，而且还可以为获得最大化投资收益提供更多的非风险时间。可以将健康风险周期资源合理配置的总价值表示为：

$$rph_t = Y_h \times \int_t^\tau \left[(1 - \pi_i) \times k_i (1 + i)^\tau \right] ds - Y_p \times \int_\tau^{T-\tau} (\pi_i \times l_i) ds \qquad (2.20)$$

其中，Y_h 为健康生存年数，Y_p 为患病或者有经济损失的生存年数。τ 为风险周期上不发生风险的 t 时刻持续时间，$k_t (1 + i)^\tau$ 为该区间上可用资金数量及其收益。$T - \tau$ 为风险损失 l_i 发生的持续时间，ds 为风险周期收益与损失较短时间的导数。通过健康资源合理跨期配置，在风险周期上能够争取更长的时间获得财富的投资收益，并提高健康生存年龄。同时，降低健康风险发病概率，以及单次风险损失的规模，从而能够获得全生命周期上的最大财富。显然，健康风险治理是实现全生命周期财富最大化的一个必要条件，也是在更长投资周期获得更多无风险资金的重要途径。

通过充分把握健康风险的基本演化规律，在不同节点施加不同的风险干预措施，对健康风险周期、发病概率和医疗费用规模产生不同的影响。除了依赖身体免疫系统能够实现少数疾病自愈而无须施加任何外部干预措施外，大部分疾病都可以通过早诊断、早干预和早治疗等措施，有效降低健康风险损失。器质性健康损害患者通常因为缺乏自理能力和医疗照看造成大量间接损失，临床治疗后的早康复干预还有助于保护和改善未来收入水平。

如果只将健康资源配置到临床治疗阶段，在健康风险未受任何干预的自然演化状态下，可能会出现三种存在差异显著的后果：一是通过免疫系统自我保护而抑制疾病发展的自愈或暂时性亚健康状态；二是病情加重为临床症状而需要药物或入院治疗；三是病情跳跃扩散为严重疾病且引发不可逆的器质性病变。

如果将风险损失分为直接治疗费用和间接收入损失，那么第一种结果除了身体感觉不适而影响生活状态以外，通常不会产生医疗费用和收入损失；第二种结果主要是增加治疗费用支出，并不会对个体及其家庭未来收入产生影响；而第三种结果不仅表现为医疗费用的显著增加，还会导致未来收入的显著减少，尤其是当因病致残或缺乏自理能力而需要家庭成员照看时，还可能会将家庭拖入贫困"陷阱"。

由此可见，健康风险损失在年龄和风险周期上的变化具有递增性，而且增加速度也可能在不断变化，健康风险治理不仅要抑制风险发生概率、降低风险损失规模和增加速度，同时还努力降低病残对就业收入的影响和家庭劳动力占用等问题。从个体层面，健康风险损失包括既有财富的医疗消耗和未来潜在财富损失；从家庭层面，还包括医疗照看对其他劳动力实际劳动时间占用所对应的间接经济损失；从全社会层面，不仅会失掉个体部分或全部社会经济价值，还要以医疗救助、最低生活保障等方式提供经济帮助。健康风险治理既是个体及其家庭的责任，也是全社会的责任，尤其是那些易扩散和易传染的风险损失，因而需要构建全民参与的健康风险治理体系。

从期望寿命角度来看，还可以有效避免过早死亡或者患有不可逆健康损害疾病，对各年龄段的资本化价值能力具有改善效应，从而使个体在全生命周期上的疾病治疗费用沿着正常值更加平滑地波动。如果健康风险治理的投入已经不再使必要的高质量医疗费用得到显著减少、疾病发生年龄不再延迟和不可逆健康损害得到控制，意味着在风险周期上的健康资源配置是最优的，从而实现了健康风险治理投入与产出的供需均衡。当然，健康风险治理的理想结果是既不存在医疗费用和收入损失的跳跃现象，也不会造成家庭总收入减少的扩散效应。

2.2.4　健康资源跨期配置方式的结构优化路径

健康资源跨期配置的最终目的是在遭受健康风险损失时能够获得充足的资金，以购买到所需要的高质量健康服务。从健康资源配置对生命价值投资的经济回报角度看，那么就必然需要构建起一种投资组合关系，并通过不断优化投资结构和资源类型组合，将健康风险造成的损失降低到可以有效应对的最小水平，实现全生命周期健康投资回报的经济收益最大化。这种投资回报不仅在于私人经济收益上的最大化，还包括整个社会福利水平的最大化，从而在健康保障水平和经济与社会福利上都达到最有效的投资回报。

（1）健康资源跨期配置方式的目标函数

在全生命周期上通过综合利用健康储蓄、健康保险、普惠金融信贷、代际财富转移和医疗救助等方式，在最小的筹资成本前提下实现全生命周期财富效用的最大化。由于健康风险治理能够有效减少风险损失，从而减少健康资源对个体财富的占用或疾病治疗费用。因此，通过优化资源配置方式在全生命周期实现总量匹配基础上，还要在健康风险周期上合理配置资源以努力降低风险概率及损失。在资源总量与风险损失总量匹配前提下，通过在风险周期与生命周期两个维度上优化资源配置方式结构，使全生命周期财富最大化。优化健康资源跨期配置方式结构的目标函数及约束条件为：

$$\max(W) = W_t + W'_t \tag{2.21}$$

$$\text{s. t.} \begin{cases} SV_t + HI_t + Md_t + GT_t + SA_t \geqslant Me_t & (2.22) \\ Me_t - Me_{t-1} \geqslant RG_t & (2.23) \\ SV_t + (pHI)_t + Md_t + RG_t \leqslant H_{P\,t} & (2.24) \end{cases}$$

约束条件（2.22）要求是在生命周期任意时刻，通过个体后置与前置健康资源的数量，再加上来自代际转移和社会救助的资金数量，要大于等于可能发生的医疗费用；条件（2.23）要求健康风险治理投入至少获得更大的风险损失减少数量；条件（2.24）要求在满足其他财富利用需求的前提下，个体所能够配置的资源数量不大于可用的资金总量。在满足以上基本条件的前提下，考虑剩余财富用于消费和投资，以满足全生命周期可用消费效用最大化，因而可以用变分法欧拉方程表达生命周期上的资源配置目标：

$$\max(W) = \max \int_t^T e^{-rt} U[W(t) - W'(t) - bW(t)] dt \tag{2.25}$$

$$\text{s. t. } W(t) = W_t, W(T) \geqslant 0 \tag{2.26}$$

其中，e^{-rt} 为贴现系数，$W(t)$ 为 t 时刻的可用资金，$W'(t) = dW/dt$，为投资数量，$bW(t)$ 为应对财富贬值需要的再投资分配数量，b 为财富购买力衰减系数。约束条件满足在 t 时刻的财富为初始财富，因消费而使终值 $W(T)$ 至少不小于 0。为了实现财富效用的最大化，首先要求各配置方式对单位财富的边际贡献相等，并且子代转移给父辈的财富总量不应小于早期父辈转移给子代的资源总量、医疗救助数量不大于社会救助资金规模。但由于社会救助和普惠金融信贷的不确定性，以及对子代投入回报未必大于实际投入，并且受到子代支付意愿的影响，因而在有普惠金融信贷、子代转移支付和社会救助的方式参与时，健康资源的跨期配置获得的实际资源为一种确定加不确定的混合期望结果，即：

$$E(H_P) = SV + HI + E[g(GT)] + E[\pi(Md)] + E[\gamma(SA)] \tag{2.27}$$

在个体全生命周期上能够获得稳定健康保障的配置方式，通常以健康储蓄加保险模式为主。代际转移数量为子代的资本化价值能力与转移意愿，以及子代的普惠金融信贷能力。个体的资本化价值能力越强，能够提供给父辈的偿还回报数量越多，但实际转移财富数量取决于子代的支付意愿。无论是子代还是父辈，在贴现未来财富时都面临医疗借债的金融歧视问题。金融机构或借债人员更愿意用等额资产抵押方式提供借款，通常会与实际可抵押资产产生矛盾冲突。遭受健康损害的资本化价值能力，通常因财富预期减少而降低贴现未来财富的筹资能力，即：

$$E(W_{T-t}) = (1 - \pi)W_{T-t} + \pi(W_{T-t} - hrl) \leqslant W_{T-t} \qquad (2.28)$$

其中 hrl 为健康风险发生以后的医疗费用和资本化价值总损失。健康损害程度和概率越大，生命价值蕴含的期望财富越小，用来作为借债抵押的可接受度越低。当 $\pi \to 1$ 时几乎不会有个体或金融机构再愿意提供医疗借债，必然需要以财政资金或医疗救助进行直接补助。在医疗借债方式遭受金融歧视而难以筹集充足治疗资金时，如果财政资金也无法提供充分的保障，将会导致健康保险和健康储蓄的功能受到严重限制，从而造成其他方式跨期配置的资源失去实际保障作用。为此，当个体家庭缺乏资金筹集能力时，政府或社会至少从普惠金融信贷和医疗救助中提供一种可供选择的方式，以使健康资源总量达到治愈疾病所需要的医疗费用。

为了更好地提高健康资源配置的确定性保障效力，个体与政府在健康资源的协同配置上，应构建以多层次健康保险为主、健康储蓄为辅的保障方式。然而采取健康保险为主的资源跨期配置方式时，通常面临保费对财富的持续消耗与当期消费需求之间的冲突。面对确定性消费需求与不确定风险保障之间的选择矛盾，通常会导致财富被优先用于当期消费而不是购买保险。财富边际效用较大的低收入者，经常面临参保意愿不强、保险缺失或保额不足等问题。在财富效用边际递减规律作用下，健康保险替代储蓄而获得最大财富效用的条件包括财富边际效用增量趋于 0，且具有递增的风险损失厌恶函数，即：

$$\begin{cases} \lim\limits_{W_t \to \infty} [U(W_t - pH_P)] = U(W_t) & (2.29) \\ R_a(W) = -U''(W)/U'(W) > 0 & (2.30) \end{cases}$$

从保费支付数量上，为了从保险中获得确定的财富效用，在高收入阶段愿意支付的保费数量显著大于低收入阶段，其原因在于高收入点的财富增加速度 U''_{W_h} 小于低收入时的 U''_{W_l}，即在损失厌恶偏好 $R_a(W) > 0$ 时，财富效用曲线斜率随着财富数量的增加而递减。投保后的财富效用曲线，在低收入点与风险期望财富效用的横坐标距离小于高收入点的距离，因而对于相同的保费支出，获得的确定财富保障效用更小，即：

$$\max\{E[U(W_l)] - U[E(W_l)]\} < \max\{E[U(W_h)] - U[E(W_h)]\} \qquad (2.31)$$

如果要求低收入者与高收入者缴纳相同的保费，需要使低收入者购买保险带来的财富保障远大于不购买时的期望效用值。因而，在获得相同健康保险期望效用时，要求高收入者承担更多的保费，低收入者支付相同保费的意愿也更低。但低收入者与高收入者在获得必要的医疗服务的费用上是相等的，只是高收入者可能因为主观偏好而支付更多医疗费用，从而存在偏离必要的高质量医疗服务的过度治疗问题。

（2）健康风险周期资源配置的博弈机制

由于大部分能够引起个体担忧的健康风险损失具有较长风险周期，且很多疾病与年龄因素密切相关。大病风险概率与损失在年龄上的分布特征，容易使低风险群体有意识地通过逆向选择获取健康保险的最大保障效用，进而导致健康资源跨期配置失衡问题。逆向选择下的健康保险已经背离保险精算法则，并使健康保险的杠杆效应成为套利工具，即个体通过在风险发生之前最短的时间内购买保险转嫁损失，以使健康保险的杠杆效应最大化。

假设保险金额和保费不变，那么从开始投保健康保险的 t 时点到风险损失发生的 T 时点，在预期医疗费用也一定的情况下，要想使健康资源 H_{Pt} 的使用量最小，需要使 $H_{Pt} + A_T - Me_T - n\,Pr_t$ 最大。资源数量 H_{Pt}、保额 A_T、预期医疗费用 Me_T 和保费 Pr_t 都不发生变化，在 $n = 1$ 时购买健康保险对 H_{Pt} 的消耗最小，或者应对风险损失的代价最小。相比较在健康风险周期或生命周期上任意时刻都购买保险，在风险发生的承保期内购买保险是最为经济的。但这同时也是一种博弈关系，因为健康风险也可能发生在未购买保险的 $[t, t+n-1]$ 区间内，如果 $M_{et,T-1} > (n-1)\,Pr_{t,T-1}$，不购买健康保险的机会成本就大于购买成本。此时是否购买保险取决于自我博弈的期望均衡：

$$(1 - \pi)H_{Pt} + \pi(H_{Pt} - Me_T) - [(1 - \pi)(H_{Pt} - (n-1)Pr_t) + \pi(H_{Pt} - (n-1)$$
$$Pr_t + A_T - Me_T)] = 0 \tag{2.32}$$

整理该方程，得 $(n-1)\,Pr_t - \pi A_T = 0$，其中 $\pi = \int_t^{t+n-1} \pi_t dt$。

由于此时使用的 π 为风险周期上的累积发生概率，πA_T 并不等于纯保费 Pr_t，并且博弈的是在风险即将发生的时刻投保健康保险以使回报最大，因而此时 $\pi \to 1$。由此推断的结论是，只要节省的保费大于保额，那么不购买健康保险就是合算或经济的。年龄增加或风险周期演化都可能使累积概率 π 逐渐逼近于 1，从而使健康保险由各时点分散风险概率的期望效用，转变为是否发生健康风险的（0，1）决策问题。具有逆向选择倾向的个体，通常不会在风险概率较小的青壮年时期或风险周期的早期阶段主动购买保险，而是在明显感知身体不适或严重到形成健康担忧时才会购买健康保险。

虽然在风险概率 $\pi \to 1$ 时的投保行为具有最大的经济性，但根据"柠檬"市场理论（Akerlof，1970），老年人很难在健康保险市场上以较低的保费价格购买到所需要的承担能力适度的医疗保险。在公共健康保险领域，强制性保险和缴费年限累积方式有助于降低健康保险的逆向选择问题，同时也为老年人提供了退休后负担较低的健康保险。

尽管从补偿医疗费用的经济性角度，健康保险最佳投保时间是在风险发生之前的时刻。但健康风险损失并不是发生在最终需要被动就医的最大损失阶段，而是分布于健康风险的全部周期上，甚至呈现经济损失的跳跃扩散特征。如果只在健康风险周期终点上采取临床治疗措施，在医疗费用或风险损失共付模式下，并不利于个体财富和健康保障的最优效果。如果健康保险对风险治理提供技术支持，就可以实现对疾病的早诊断、早干预和早治疗。而健康保险保费与风险评估关联机制，还有助于健康生活方式的养成。

如果风险治理能够使全生命周期经济总损失在医疗费用和资本化价值的损失上都得到有效抑制，避免财富损失跳跃扩散效应，显然有助于降低健康资源对财富的总占用数量。此外，健康风险治理还可以通过减少医疗费用，缓解投保后可能存在的或然交易问题，从而改善个体的自负费用承担能力。而对健康资源跨期配置方式的改善，则是降低普惠金融信贷和医疗救助使用的可能性，甚至也不需要占用代际之间的财富，从而不会因重大疾病费用而加重代际经济负担或社会负担。因此，健康保障的核心目的，在于努力实现个体在全生命周期上的自我保障，以维护和不断提高国民的健康水平。

2.3

健康资源跨期配置供需均衡与实现机制

为了有效应对全生命周期不确定健康风险，在获得必要的高质量健康服务的基础上，实现全生命周期财富最大化，必然需要充分发挥健康储蓄和储蓄性投资、健康保险和风险治理等跨期配置方式的优势，同时还需要通过必要的普惠金融信贷和医疗救助等方式弥补短期筹资能力不足。如果没有健康普惠金融支持的医疗消费信贷对未来财富的贴现，就不可能实现真正的健康资源跨期配置供需均衡，最多也只是依靠家庭成员内部的代际财富转移提供保障，在本质上属于代际财富转移模式，或者代际之间的表现为抚养赡养关系的借贷行为。

人类社会发展前进的特点，就在于后一代人创造的财富总是大于前一代人，从而推动社会生产力的不断发展，如果仅依赖有限的家庭财富调整健康资源的全生命周期配置，有可能会导致整个家庭成员几代人的健康资源储备数量的不足。但要实现健康资源跨期配置的供需均衡,还要通过构建多元化的激励或约束机制,以确保各种配置方式得以合理实施,防范资源跨期错配中的非理性行为。

2.3.1 健康资源跨期配置供需均衡实现路径

从健康保障的标的物为生命价值角度,如果个体在遭受健康损害以后不进行任何修复或治疗,其现有财富就不会发生任何损失,但可能会因此导致未来财富显著减少或者丧失生命。跨期配置的健康资源在本质上是对生命价值的保障,而不是对既有财富的保障。用既有的财富应对未来的风险损失,实际上是保障未来财富的健康投资形式。因而,个体在全生命周期任意时刻的财富可表示为期望财富:

$$E(W) = W_t + \pi(W_{T-t} - M_e) + (1 - \pi)W_{T-t} \tag{2.33}$$

显然,个体的总财富是与健康风险概率和风险损失相关的随机游走过程。要消除财富的随机游走状态,人们通常会将 W_t 分解出来一笔风险准备金 H_P 用于应对可能发生的损失 M_e,并且 $H_P \geqslant M_e$。此时个体全生命周期财富的确定效应为:

$$E(W) = \pi[W_0 + H_P - M_e] + (1 - \pi)(W_0 + H_P) + W_{T-t} \tag{2.34}$$

W_0 为既有财富分解出来风险准备金后的无风险财富。也就是说,在特定时刻用既有财富应对未来损失,能够对未来财富形成一种置换效应,从而保障剩余既有财富和未来潜在财富的稳定性。而这种置换效应属于既有财富的后置,实现以既有财富保障未来健康的消费支出。后置既有财富的方式包括购买健康保险、必要的健康储蓄或储蓄性投资。但无论采取什么样的方式,都属于用既有财富保障未来财富的性质。尽管健康保险具有以较小保费撬动大额保额的作用,但从大数法则来讲,并不会在总量上显著减少 HP 的支出总额,因而依然可以看作确定性的后置既有财富的方式。

也就是并不会改变整个生命周期的财富规模和总体分布状况,唯一的变化就是将作为总量的 HP 分解为一个保费系列。而其中因为投资或储蓄而获得的期望收益,都应该纳入财富分解计划,即预定的额度不变。无论是哪种方式后置既有财富,都可能面临既有财富未必能够充分分解出来风险准备金 H_P 的问题,而且既有财富还具有用于其他更重要用途以获得更大投资回报,这就需要用未来财富贴现部分资金用于保障健康风险损失。此时,个体的期望财富一般公式表达为:

$$E(W) = \pi \left[W_0 + \left(H_P + \frac{\lambda W_{T-t}}{(1+i)^\tau} - Me \right) \right] + (1-\pi)(W_0 + H_P) + (1-\lambda)W_{T-t}$$

$$(2.35)$$

与市场上普通投资行为不同的是，当健康资源总量不具备完成健康保障能力时，还能够获得来自政府和社会的医疗救助资金支持，并且传统的医疗救助不存在个人使用的经济代价，是一种免费的资助资金，但有非常严格的使用条件。假设，当且仅当既有财富和可以贴现的未来财富小于基本生活标准时，国家或社会提供的医疗救助才可以介入，在提高救助效率的同时减少可能造成的救助依赖现象，即：

$$W_0 + \left(H_P + \frac{\lambda W_{T-t}}{(1+i)^\tau} - Me \right) \leqslant B$$

$$(2.36)$$

当个体可用于医疗费用的资源小于必要的高质量医疗服务费用时，政府应该提供必要的医疗救助以使其相等，即：

$$H_P + \frac{\lambda W_{T-t}}{(1+i)^\tau} - Me + SA = 0$$

$$(2.37)$$

或者在财富总水平上，能够满足基本生活消费支出，即：

$$B = W_0 - R_G + H_P + \frac{\lambda W_{T-t}}{(1+i)^\tau} - Me + SA$$

$$(2.38)$$

两者在医疗救助的效应上是相同的，此时充分保障的是未来潜在财富（$1 - \lambda$）W_{T-t}，能够应对未来剩余生命周期上的消费需求，即（$1 - \lambda$）$W_{T-t} \geqslant SA > B_{T-t}$。这样，从个体全生命周期上看，通过必要的健康资源跨期配置和合理的医疗救助，能够使个体在获得来自父辈的转移财富基础上，保障其全生命周期的基本生存发展需求。如果从代际收入或财富转移角度看，个体家庭贴现的财富还可能包括子代的转移收入，从而在一定意义上替代个体对未来财富的贴现，以及社会医疗救助资金。通常这种情况一般发生在子代具有充裕的财富数量的情况，而且更多发生在父代年老以后缺乏可供贴现的未来财富的情况，在完善的社会医疗保障模式下通常退化为次优选择方案，使家庭小规模自我保障转变为更大规模的社会分担形式。

为了避免未来的财富小于基本生活标准，需要在既有财富的基础上拿出一部分用于减少医疗费用 Me 支出的风险治理费用 R_G，以使医疗费用 Me 减少 $k(R_G)$。通过健康风险治理，使未来总财富能够满足基本生活消费支出要求，并能够有效应对健康风险损失。由此形成健康资源跨期配置的供需均衡公式：

$$E(W) = \pi \left[W_0 - R_G + \left(H_P + \frac{\lambda W_{T-t}}{(1+i)^\tau} - Me + k(R_G) \right) \right] + (1-\pi)(W_0 + H_P -$$

$$R_G) + (1 - \lambda)W_{T-t} \tag{2.39}$$

该均衡公式反映的是个体后置既有财富、前置未来财富和多元化主体共同保障的特征。显然,该公式的基本要求是:

$$s.t. \begin{cases} H_P + \dfrac{\lambda W_{T-t}}{(1+i)^\tau} - Me \geq 0 \\[3mm] W_0 - R_G + H_P + \dfrac{\lambda W_{T-t}}{(1+i)^\tau} - Me \geq B \end{cases} \tag{2.40}$$

由于以上约束条件是跨期配置的健康资源占用总额最小,并且优先满足保障未来财富的最大化目标。因而健康资源跨期配置供需均衡应满足三个基本约束条件,即资源配置总量与任意时刻健康服务需求总量相等、各种配置方式的边际贡献相等、风险损失最小且全生命周期的财富最大。不同财富结构和风险状况的个体选择的方式是不同的,由于不同方式的资金来源和承担主体不同,因而实现供需均衡也是多方共同参与的行为。

2.3.2 健康资源跨期配置供需均衡实现机制

由于人们的健康风险与全生命周期财富分布的不一致,需要将部分可支配收入通过跨期配置的方式进行合理调整,以便于能够在全生命周期任意遭受健康风险时刻,都能够获得所需要的高质量健康服务。但也正是由于风险周期与生命周期财富分布的不一致性,单纯依赖个体实现有效的健康资源跨期配置供需均衡是难以实现的,除非该个体能够非常幸运地在获得充分财富之前,并不会遭受较为严重的健康风险损失。因而,要想实现全生命周期健康资源跨期配置供需均衡,就需要政府、家庭、个体和社会的共同参与,那些就业人员还需要用人单位提供法定的保费或职业健康保障等。但不同行为主体受时间偏好和利益距离等因素的影响,通常会出现偏离最优配置的非理性问题,因而需要制定相应的约束机制或者激励机制,以实现对健康资源非理性配置行为的合理纠偏。

强制性社会医疗保险属于跨期配置健康资源的约束机制,而以商业健康保险为主的补充保险则应采取必要的经济激励机制,由此形成以社会医疗保险为基础、商业健康保险为补充的多层次健康保险体系。首先根据健康风险概率和损失在不同年龄上的分布,用保险精算方法合理确定健康保险的保额需要数量,并根据社会保险政策法规确定各行为主体的分担比例。健康保险的保费分担主体主要由个体及其家庭、国家和用人单位等共同分担。

健康保险易受损失厌恶效应造成的行为异象的影响,表现为确定性保费支出与不确定性保险期望补偿之间、确定性健康损害与不确定性治疗效果之间的两对矛盾。这就需要国家一方面通过强制性保险筹集与社会经济发展水平和风险损失相匹配的健康资源；另一方面还要加强对医疗服务利用的有效管制，同时通过必要的合约激励机制推动健康保险的理性购买。

尽管健康储蓄是人们应对健康风险的传统模式，但并不适用于生命周期早期财富储蓄不足的阶段。相反，由于年轻阶段蕴含的未来潜在财富较大，用普惠金融信贷的方式应对健康保险不足部分，更有利于将有限的资金用于改善资本化价值能力，从而实现个体的自我独立保障和全生命周期财富最大化，但同时也面临金融歧视造成的借债能力不足问题。政府在完善存款保险制度以保障存款安全的基础上，应进一步扩大普惠金融政策的覆盖范围，使其延伸覆盖全民健康保障领域。相对于普惠金融信贷人群覆盖范围更广和补贴额度更小，医疗救助通常只面对少数因病致贫人群，且单个患者所需要的救助额度较大。

为此，政府应正确处理好医疗救助和普惠金融信贷的关系。因为通过普惠金融信贷的方式，能够将医疗救助资金转化为面对因病而暂时陷入经济困难者的共同扶持基金，凡是接受过扶持基金帮助的患者，在其治愈康复后再用创造的收入"回报"扶持基金。这不仅不会导致扶持基金显著减少，甚至还会因为借债利息的偿还而略有增加，从而减轻政府的财政负担压力，推动更加理性的疾病治疗选择。

即便当借债者缺乏对普惠金融信贷偿还能力时，再根据偿还能力的调查评估而将借债的全部或者部分资金转化为医疗救助，也比直接给付型事后医疗救助更加优越。在将医疗救助转化为普惠金融信贷时，政府通常只需要承担三个方面的责任：一是提供借债抵押担保；二是补贴借债利息；三是提取普惠金融资金或医疗救助部分资金建立公共扶持基金。

在提供强制性社会医疗保险和政策性健康保险，以及建立公共扶持基金以后，政府就应该从能够实现自我独立保障或家庭保障的配置方式中解放出来，重点加强健康风险治理和公共卫生投入，并将健康保障的重点转向低收入弱势群体或暂时性经济困难群体。由于健康风险具有很强的外部性，健康风险治理需要全民共同参与，构建起多方主体共同参与的全民健康风险治理体系。通过改善生活环境和培养健康生活方式，努力降低健康风险的发生概率和经济损失，推迟不可避免类型疾病风险的发生年龄。为此，政府财政资金应向健康风险周期前置，并侧重于对缺乏自我保障能力的弱势群体，通过强化早诊断、早治疗和早康复，确保全体人民显著公平获得全方位、全周期健康保障并大幅提高健康水平。

2.3.3 健康普惠金融的协同保障体制构建

健康资源跨期配置不仅可以通过健康储蓄、健康保险和风险治理投入等后置既有财富的方式实现，而且也可以通过普惠金融支持的医疗消费信贷等方式前置未来潜在财富。当前人们主要是通过后置已有财富跨期配置健康资源的，而且政府的财政资金也倾向于以医疗救助等方式，弥补个体及其家庭医疗费用筹资能力不足。从健康资源保障的财富性质上看，主要是为了保障未来生命价值所蕴含的潜在财富，而不是既有的累积财富。

因而，政府财政资金加大公共卫生投入和在资助建立健康保险基金的基础上，还应该将普惠金融延伸覆盖到医疗借债领域，协同医疗救助资金建立起健康公共扶持基金，在推动个体及其家庭实现自我独立保障的基础上，提高公共财政资金的保障效率，减少可能因为永久性健康损害而造成的医疗救助依赖。

健康保障与健康扶贫的核心问题，不在于提供短期的医疗帮助，而是维护和提高个体的资本化价值能力，从而保障其未来获得持久性收入的能力，以实现全生命周期财富最大化。为此，政府在建立多层次健康保险体系的基础上，再建立以支持普惠金融消费信贷为目的的公共扶持基金以后，将健康保障的工作重点向弱势群体倾斜，推动实现疾病的早诊断、早治疗和早康复，确保全体人民显著公平地获得全方位、全周期健康保障并大幅提高健康水平。

显然，离开了健康普惠金融的协同保障机制导致的不利后果，一是受金融歧视的影响，低收入者尤其是贫困人员无法充分及时地筹集到治疗费用，医疗费用支出只能借助民间相互借债的方式提供补充性保障；二是用于健康保障的既有累积财富缺乏更有效的资金保值增值途径，只能作为活期存款的方式应对可能随时发生的健康风险；三是多层次健康保险体系容易形成碎片化。

健康普惠金融的协同机制也对应着三个方面：一是提供充分的医疗费用支持，以确保人人都能够获得必要的高质量健康服务，从而消除金融歧视和民间医疗借债能力不足与不及时问题；二是使健康储蓄资金和健康保险基金实施更有效的资产配置方案，尤其是对具有健康保障附加功能的寿险形式时，借助寿险保单价值提供医疗借债支持，可以最大限度地解决"长钱短配"问题；三是人们不用再刻意在市场上寻求与自己的专业知识不匹配的健康保险，从而可以最大限度地整合健康保险体系，防范碎片化和重复参保等问题，进而确保必要的高质量健康服务需求的满足。

相对于传统的依赖家庭成员或者亲朋好友之间的相互帮助，健康普惠金融支持的医疗消费信贷支持计划，可以形成较为稳定的医疗费用筹集预期，并且无须承担较大额度的医疗借债利息支出，体现出有政府担保和贴息的健康普惠金融的特点与优势。如果缺乏健康普惠金融的有效支持，那么人们贴现未来生命价值实现自身保障时，贴现未来财富的时间和财务成本都会显著增加，这对于低收入者是尤为重要的。如果那些因为年龄较小而导致收入较低，健康普惠金融协助渡过暂时性经济困难的意义，既具有直接的经济价值，也就有显著的社会价值，而且信贷资金也存在很低的偿还风险。

2.4
健康资源非理性跨期配置的行为经济学分析

健康资源在生命健康生产阶段，属于典型的预付费和跨期配置健康资源，因而无论是从保费的筹集还是医疗费用的储蓄上，都容易受到与时间有关的跨期偏好因素影响，从而导致健康资源的非理性跨期配置问题。由于人们总是厌恶不确定性的，健康风险无论是发生的时间节点，还是造成的损失大小，在任何时间点上都是不确定的，这就需要更加理性地做出较为平稳的健康保障资源跨期配置。这样，就必然面临时间偏好和风险偏好及损失厌恶等效应的影响，造成非理性的跨期配置问题。

2.4.1　健康资源配置中的非理性现象

健康资源配置中的非理性问题，主要是针对消费者购买健康产品和医疗服务的生命健康生产阶段，健康产品的厂商生产阶段一般不存在非理性的配置问题，甚至因为厂商对生产利润的追逐而导致产品生产市场"失灵"问题。在生命健康生产阶段，由于健康资源的最终负担主体在于消费者，而消费者对有限的经济资源又有着使用方向上的竞争性问题。因而，无论采取哪种配置方式都不可避免地存在非理性的错配现象。

（1）风险特征与资源配置偏好造成的非理性现象

人们在全生命周期上的健康风险大小和频次是不同的，由此导致在各个年龄阶段的实际风险损失也不完全相同。尽管从最大风险损失上，不同年龄阶段并不会存在显著的差异，但由于发生频次、治愈预期和财富需求不同，对健康风险偏好和厌恶的表现也不同。一般情况下，青年人具有较大的风险偏好，以便于能够将更加短缺的健康资源用于发展性消费需求。老年人因为风险频次较高和损失规模较大，而且治愈的预期较小，因而表现为强烈的风险厌恶倾向，并且往往又会受到遗产动机的影响。

正是由于青年人和老年人的风险偏好特征不同，在健康资源配置的参考点选择上也不同，因而通常会导致全生命周期健康资源储备严重偏离。青年人很容易将那些没有得到满足的短期消费需求，在心理上归因为消费效用上的损失，当面对直接的确定性"损失"，以及保障不确定性的健康需要时，青年人更容易选择当期消费的满足，而未来健康储蓄的数量显著偏少，从而显示出青年人往往更缺乏理性的特征。

与此相反，老年人对健康风险损失的强烈厌恶偏好，在健康储蓄或健康保险持有数量与种类上会进行大量的资金储备。同时，老年人在子代关系上又是高度利他的，大量的资金可能会转移给子女，宁可给子女购买大量的健康保险，而自己却持有的自愿性私人健康保险的比重明显偏低。不同的心理感知以及不同的风险态度，导致人们很容易出现健康资源非理性跨期配置问题。

（2）健康资源跨期配置中共同的非理性现象

健康资源配置中的非理性现象，主要存在于以健康储蓄和健康保险等全生命周期上向后跨期配置健康资源的方式，以及在风险周期上应该向前配置的健康风险治理方式，通常存在实际投入与实际需要的偏离，或者资源经济回报性上的非理性偏离。对于健康储蓄来讲，通常是由于人们缺乏完全意志力而导致的储蓄数量不足和不稳定问题，人们通常并不会将部分储蓄坚持用于疾病治疗储备，一旦有当期消费需要就会改变资金用途。

健康保险则受到风险损失认知和偏好的影响，往往会同时存在健康保险缺失、水平不足、过度购买和重复购买等问题。一般情况下，如果没有医疗消费信贷的支持，当健康资源配置不足时，将无法保证能够在治疗时获得所需要的优质医疗服务。而健康资源过度配置，除了健康储蓄不发生直接的经济损失以外，健康保险的消费型保费支出自然也就会归属于经济损失心理账户。

与健康资源筹集能力不足导致的错配问题，在具备储蓄能力的一般情况下，都是原本有充足财富可以用于健康资源配置，但却无法实现有效的健康保障问题。所谓健康资源配置的非理性问题，主要是针对在患病以后获得所需要的优质医疗服务的购买能力而言的。从图2-2可以看出，当人们在患病以后选择治疗方案时，却通常背离实际筹集到的经济资源。在519个调查对象中，只有166人考虑经济因素，医疗水平占据主导地位，而不放弃任何疾病治愈希望的人员为116人，家庭情感成分也有很大的影响。

这意味着当人们在以健康保险和健康储蓄方式应对健康风险损失时，前期对保费支出的损失厌恶效应，以及健康储蓄意志力不强导致的储蓄不足问题，可能会导致治疗阶段医疗费用筹集能力的不足，并且因此会导致短期的暂时性经济贫困，或者无法获得所需要的优质医疗服务而无法治愈疾病。从储备能力不足和疾病治疗迫切性上，健康普惠金融地消费信贷支持，不仅能够使其筹集到所需要的医疗费用，还可以看作对过去在健康资源跨期配置所犯错误的一次获得弥补的机会。

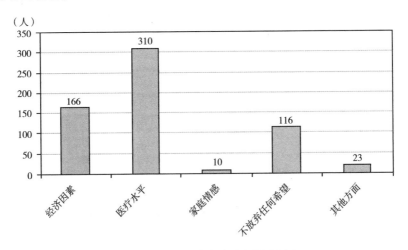

图 2 - 2　疾病治疗方案选择影响因素

（3）消除健康风险担忧导致的资源过度配置问题

为了消除风险担忧，人们往往会将风险损失看作一种逼近确定性的风险事件，当一种风险损失被人们心理编辑为确定性事件时，必然会购买超额健康保险，因为只有健康保险具有保费低和保额高的特征，也就是将原本以风险概率作为杠杆提供的远超过保费支出的保额，当作一项可以支配的既得资产。将健康保险保额看作资产的非理性行为，不仅会导致大额保费支出的过度保险问题，还会引发道德风险和保险欺诈，以及过度医疗消费期待等非理性问题。事实上，健康保险合同条款具有较为严格的补偿范围设定，不同保险产品的保额具有一定的交叉性和互补性。尽管如此，为了有效应对健康保险中的道德风险问题，大多数健康保险不可能取消共付条款，即健康保险应对风险担忧是始终存在的。

当健康保险设有医疗费用分担条款时，人们又会将大量资金用于健康储蓄，并且极力限制在其他方面的消费，毕竟对于过度担忧健康风险的人来讲，健康风险造成的损失是没有明显上界的。正如人们对生命价值的估值远远超过人们一生中的实际收入规模一样，尤其是当人们接受某个风险的条件估计法测算的生命价值远远高于规避风险的支付意愿时，人们很难心甘情愿地接受某种导致自己面临死亡威胁的风险。保费支付意愿是估算的生命价值，远远低于接受某种疾病风险估算的生命价值，何况是当人们面对确定性的健康损害时。一旦对健康风险概率和损失发生的认知远远低于实际发生的可能时，导致了另一个极端情况，就是严重缺乏必要的应对健康风险的储备资金，从而导致健康资源储备或者跨期资金，不足以在患病后购买到治愈疾病所需要的优质医疗服务产品。

此外，人们对健康风险的过度担忧，还会导致健康资源在风险周期上的非理性配置，使健康风险治理的投入远大于实际需要。健康风险治理的投入，在大多数情况下是远远小于由此获得的健康回报。而那些对健康风险过于担忧的人，则往往又不计成本地加大对所谓的健康保健产品的消费，尤其以老年人群体为主。

也正是由于人们在全生命周期上的健康风险及其造成的损失的不确定性，以及健康风险的演化周期的不确定性，导致人们在健康资源跨期配置时经常面临储备不足和过度储备的双重困扰，一种理想的健康资源跨期配置方案或者政策，应该能够有效地应对人们在资源配置中的非理性问题，因而有时强制性的储备和必要的外部协助，是有效修正人们非理性错置的必要手段。在提供强制性公共健康保险保障的同时，强制性的健康储蓄计划和必要的医疗消费信贷支持，都有助于弥补人们的非理性缺陷导致的健康资源跨期错配问题。

2.4.2　健康资源全生命周期跨期配置时间偏好不一致

用于健康生产的经济资源都具有使用价值，因而也都是财富的来源。作为使用价值的物质财富，无论用于哪种形式的生产都具有时间价值，并且在不同时间节点上的投资方式选择和获益都是不同的，人们在追求货币财富的时间价值最大化时，就不可避免地导致健康资源跨期配置的时间偏好不一致。要扭转时间偏好不一致导致的错配问题，通过必要的临时的健康普惠金融医疗消费信贷支持，显然是非常必要的。尤其是人们在面对各种不确定性选择时，对健康风险概率和损失预期不同，也会影响到健康资源的有效配置。

也正是由于健康风险发生的不确定性，以及在遭受健康风险损失以后对医疗服务的必要性，使健康资源的配置并不是像普通消费品那样直接的交易行为。因而，健康资源跨期配置，无论是从全生命周期还是风险周期的角度，都属于资源的储备与资源的消耗之间的跨期配置。因而，在健康资源跨期配置时，必然受到资源配置的时间价值和支出的不确定性等问题的影响，从而导致预先配置的健康资源与实际需要上的偏离问题。

（1）健康保险的跨期决策与时间偏好不一致

如果将健康保险保费看作一个用于未来医疗服务消费的储蓄，那么就可以用储蓄的观点来分析健康保险的跨期偏好不一致问题。储蓄的本质是以牺牲现有的消费，以获得未来更大期待效用的消费，或者说，是以在某时期较低的消费换取未来较高水平的消费。用以应对健康风险的储蓄，则反映的是用当期的消费抑制，来换取未来医疗服务的消费，以避免未来患病时因为资金的缺乏而无法就诊，进而遭受生理上和精神上的痛苦，甚至是丧失生命。而标准经济学模型则假设，每个个体在每个时刻 t_0，面临未来的两个固定时点 t_1 和 t_2 都按照相同的标准进行评价。

然而事实是，人们的评价依赖于未来与决策时刻的临近程度，当 t_1 足够接近于 t_0 时，人们偏爱于在 t_1 时刻消费，而不是 t_2 时期，尽管人们在 t_2 时期能够得到相对更大的消费水平。这种现象说明，人们并不一定能够按照未来效用最大化的方式，理性地平衡各期消费决策，由此导致了人们的储蓄严重不足问题。在健康储蓄不足方面的典型案例，是美国青年人养老金替代性储蓄不足，体现了青年人在跨期配置消费中的矛盾问题，由此催生了美国对商业健康保险提供补充作用的健康储蓄计划。

对于健康风险的应对储备基金也同样如此，尽管人们能够认识到进行健康风险储备的必要性，但是往往难以对未来的大额风险做出充足的储备，因而需要强制性的健康保险，或者理性的健康保险消费。即便如此，中国城镇职工基本医疗保险的个人账户储蓄基金，依然面临被"套现"和严重浪费的问题，这显然是跨期偏好不一致造成的。相对于可以附带利息取回的储蓄，健康保险基金的累积大部分是不能以储蓄的方式取回的，即使是长期护理保险等跨年度的健康保险可以部分取回保险费用，但也需要扣除一定的手续费用。并且健康保险储蓄资金是以健康遭受合同约定的健康风险损害为使用前提的，尽管对医疗服务的利用或大病赔偿金要远远大于储蓄所带来的收益，对于特定的时期被保险人的利用概率是非常小的。这种远期的较小概率的使用效用，可能经过贴现以后，会小于当期其他消费获得的效用。

（2）跨期配置决策的时间偏好一致模型

传统的经典经济学关于效用的贴现和时间价值的估算，都是建立在一个相对固定的贴现率的基础上的，人们在贴现率的选择上具有相对稳定的时间偏好。经济学家萨缪尔森（Paul A Samuelson）在 1937 年通过对效用计量的研究，提出贴现效用指数模型，指出对跨期行为的比较，需要对效用采取基数计量，而不是序数计量，并将费雪（Irving Fisher，1930）的无差异曲线进行改进，将两期比较扩展为多期比较，用贴现率单一参数代表所有与时间偏好有关的心理因素，建立了个体跨期选择的贴现效用函数：

$$U^t(C_t, \cdots, C_T) = \sum_{k=0}^{T-t} D(K) U(C_{t+K}) \tag{2.41}$$

其中，$U^t(C_t, \cdots, C_T)$ 表示从时点 t 至时点 T 的消费计划（C_t，C_{t+1}，C_{t+2}，$\cdots$）在 t 时的效用，$U(C_{t+T})$ 可以被理解为个体的瞬时效用函数，表示在

时期 t + T 可感受到的快乐或消费满足。D(K) 指个体的贴现函数，表示在时刻 t 时，对该时期 t + T 的心理满足程度所赋予的权重，其函数行为为：

$$D(K) = \left(\frac{1}{1+\rho}\right)^{K} \tag{2.42}$$

其中，ρ 是指个体的贴现率，表示把预期的未来效用贴现到当前效用的比率，1/(1 + ρ) 为逐期不变时的贴现因子。但萨缪尔森提出的双曲线贴现模型，是以"完全理性人"假设为前提的，因而无法解释经济领域中贴现率递减异常、时间偏好反转异常，以及量值、符号和框架效应等异常现象。另外，具有时间偏好一致的效用贴现模型，面对的是没有生命的货币财富，无论是以基数的形式，还是以序数形式。

因而，将货币的财富效用贴现扩展为健康生产形式，会导致更加严重的非理性贴现问题。要组织生命健康生产和加强健康风险治理，就面临很多的不确定性，以及合理优化要素配置的决策信息、决策能力和经济利益激励等。对未来的财富规模的预计，以及对贴现率的选择都需要较大的信息成本代价，以及高质量的持续性决策选择过程。显然，对于大部分普通消费者而言，是不具备这种决策能力的，而且对市场上提供的健康产品的信息，以及医疗服务机构的治疗信息也是不对称的，甚至对自己的疾病信息也是模糊的。

(3) 健康资源跨期配置决策时间偏好不一致模型

既然人们具有货币时间价值的时间偏好不一致特征，而且还需要充分考虑各种不确定性因素的影响，那么就需要将时间偏好不一致因素纳入贴现模型中。哈维（Harvey，1986）根据萨缪尔森的时间偏好一致决策模型，提出了双曲线贴现效用模型，并由普利莱克（Prelec，1989）、洛温斯坦（Loewenstein，1992）等人进一步扩展为连续性函数，其贴现函数形式为：

$$D(t) = \frac{1}{(1+\alpha t)^{\beta/\alpha}} \tag{2.43}$$

其中，α 和 β 均为贴现因子系数，β 一般小于等于 1，β < 1 时的含义是指当前时期与下一时期之间的贴现因子要小于后续各期贴现因子，β = 1 只是一种极端状态，即各期的贴现因子系数相等。α 决定着函数在多大程度上偏离逐期不变的贴现函数，当 α 趋近于 0 时，该函数连续时间情形下将退化为指数函数贴现函数：

$$D(t) = e^{-\beta t} \tag{2.44}$$

普利莱克在 1989 年提出用贴现函数的弹性来衡量行为个体的不耐心程度，即贴现率。其弹性公式等于：

$$F(D(t)) = -\frac{f'(t)}{f(t)} \tag{2.45}$$

其中，$f(t) = D(t)$，以此比较指数函数与双曲线函数与现实贴现率的一致性。指数贴现函数 $D(t) = (1/(1 + \rho))^t$ 的不耐心程度为：

$$\rho = -\frac{\frac{\partial}{\partial t}(1 + \rho)}{(1 + \rho)} \tag{2.46}$$

ρ 是一个常数，与一般的现实现象不一致，而双曲线贴现模型的不耐心程度为：

$$-\frac{\frac{\partial}{\partial t}(1 + \alpha t)^{-\beta/\alpha}}{(1 + \alpha t)^{-\beta/\alpha}} = \frac{\beta}{1 + \alpha t} \tag{2.47}$$

在给定 α 和 β 不变的情况下，不耐烦程度随着时间 t 的增加而减小，从而能够更好地模拟现实中的效用贴现行为。尽管双曲线贴现效用模型能够较好地对现实行为做出解释，但在经济领域使用更多的是改进后的准双曲线贴现模型。准双曲线模型最早由菲利普斯在 1968 年提出，主要用于研究迭代模型中的代际利他主义问题，经过完善后由戴维·莱布森（David Laibson）在 1997 年引入个人决策问题，函数模型的表达形式为：

$$U_{(t,s)} = u_t + \beta \sum_{s=t+1}^{\infty} \delta^{s-t} u_s \tag{2.48}$$

其中，β 可以看作短期贴现因子，δ 为长期贴现因子，一般地，两者均小于 1，行为主体的短期贴现率高，长期贴现率低，当 $\beta = 1$ 时，准双曲线贴现模型退化为指数贴现模型。

（4）健康生产要素配置的时间偏好不一致决策模型

如果将普利莱克和莱布森的不耐烦指数 $D(t) = [1/(1 + \rho)]^t$ 看作决策质量和疲劳程度因子的话，那么就可以将 $D(t)$ 表示为贴现未来财富的一个综合函数：

$$D(t) = f(I, B, D) = \left(\frac{1}{1 + \rho}\right)^t \tag{2.49}$$

如果人们能够清楚了解健康资源配置的各种要素信息，以及未来明确的健康生产结果，并且具备较强的决策能力和对复杂决策的耐心程度的话，那么此时人们的决策必然是理性的，从而使 $D(t) = 1$，即偏离理性的贴现因子等于 0。要想提高健康资源跨期配置，尤其是面向未来的向后跨期配置，必须给予较为充分的决策能力支持。因而需要提供较为完备的信息，并且在必要的情况下提供资源配置默认选项，而这个默认选项是在所有选项中最为理性的，也是能够最有效地生产出高质量健康，最有效地应对各种不确定性健康风险损失，以使配置的健康资源恰好满足疾病治疗和风险治理的资源需要。

同时，利用消费者配置的健康资源组织生产活动的生产者，也应该给予消费者做出的正确决策提供必要的经济激励。不同于普通产品生产，健康生产和健康风险治理具有很强的外部性，不仅有利于家庭也有利于社会。当健康普惠金融的医疗消费信贷和健康资产配置服务，在激励消费者优化健康资源配置时，应该签订包含激励有效配置健康资源的契约合同条款。健康资源跨期配置选择上经常变动的人，在行为经济学上被称为"老练自我"，其典型特征就是在不断调整决策方案，并不断寻求改变决策方案的信息，以支持自己的所谓更优前景的选择。

而那些坚持既有决策方案不变的人，或者具有执行方案的较强意志力的人，则被称为"幼稚自我"，也可能是对优化配置方案"决策疲劳"的人，不愿意为了微小的收益或者风险防范，疲于做出决策方案改变的决策，因而也能够长期坚持既定的决策方案。因而，针对不同类型的人，在合约建立时必须充分考虑这种调整和滞后调整带来的资源错配问题，并通过有激励性的默认选项，不断调整由于决策疲劳导致的非理性问题。

2.4.3 健康风险周期跨期配置时间偏好不一致

相对于财产保险和人寿保险，健康风险治理具有更为明确的方向和显而易见的回报。而且无论是从经济性上还是人类的可持续发展上，都需要对健康风险进行有效治理。如何建立有效补偿风险治理外部性的激励机制，以解决时间偏好不一致导致的激励不足问题，是实现健康风险有效治理的重要内容。

在探寻健康风险周期资源配置的时间偏好不一致之前，首先要明确健康风险治理的产品是什么。按照当前的观点，健康风险治理主要有两个方面的作用：一是降低健康风险发生概率，以及由此引起的经济损失和生命健康损失；二是降低疾病发生的时间或者年龄，也就是人们常说的"病得晚"。除此以外，人们为了提高生存质量，还希望通过有效的健康保健措施，使人们能够生得健康、活得更长，甚至"死得更快"（卢祖洵等，2013）。[①] 显然，无论健康风险治理的目的是什么，无论用什么指标评价人们的生存质量，最终健康风险治理的产品依然是无法用货币财富准确衡量的，甚至也不是确定性的结果。

这样，当人们用确定性的货币财富支出和时间消耗去治理健康风险时，就不可避免地受到人们厌恶不确定性的影响，同时也受到时间偏好不一致的影响，进而导致人们缺乏健康风险治理的经济激励，尤其是那些需要占用较多时间和消耗一定财富的风险治理方式，以及需要放弃当期较大消费效用去培养的健康生活方式等。

---

① 卢祖洵等. 社会医学 [M]. 北京：人民卫生出版社，2013：179.

（1）健康风险治理的成本和期望回报

健康风险周期上的健康资源跨期配置，在于将风险治理资源充分前置，或者投入风险治理的资源过多。而另一个极端则是投入得很少，尤其是在有健康保险和医疗救助等第三方付费机制下，不但健康风险治理的投入不足，反而引发较大的道德风险和医疗救助依赖问题。所谓的道德风险，实际上就是由于健康保险的补偿机制和以保费形式预先支付医疗费用，使人们原本正常治理健康风险的行为减弱，甚至不再积极预防疾病和采取更加健康的生活方式。总之，就是购买了健康保险以后，除了那些对疾病风险过度担忧的人员以外，人们普遍减少了对早期健康风险的有效干预。

健康风险治理不仅需要经济上的投入，还需要时间上的投入，由于时间是闲暇的重要基础，因而在时间的支出上也会将其编辑为一种额外的"成本"支出。如果健康风险治理的收入和时间投入都被认知为成本，那么受到人们私利最大化驱动的影响，为了充分获得健康保险的基金补偿，减少日常治理健康风险的成本，必然会导致健康风险治理投入严重不足，也就是将健康资源偏向于配置到风险发生以后的疾病治疗阶段，而不是未发生风险的预防和干预阶段。

与健康保险的保障作用一样，健康风险治理得到的直接经济回报也不存在，而是健康风险发生的概率和损失的可能性减少。当人们用一种可能性应对另一种可能性时，如果两种可能性的差异比较小，而且两者的概率都非常小时，那么受到风险概率删减取整心理和边际灵敏度下降效应的影响，人们也就缺乏加强健康风险治理的动机。

（2）风险治理时间偏好不一致激励机制

健康风险治理的时间偏好不一致，主要是特定时期内健康风险治理的效用因子，与跨期风险治理的不一致，从而导致保险风险治理行为的矛盾性选择，不利于整个社会疾病风险的控制。相对于财产保险和人寿保险，健康风险治理具有更加明确的方向和显著的健康与经济回报，虽然这种回报与其他保险一样不能直接获得任何返还式经济收入。无论是从经济性上还是人类的可持续发展上，都需要对健康风险进行有效治理。因而，如何建立一种激励机制，有效补偿风险治理外部性，以消除时间偏好不一致导致的风险治理动机激励不足问题，是有效实现健康风险治理的重要内容。根据 Grossman 健康生产函数：

$$H = f(M, LS, E, S) \tag{2.50}$$

那么，如果一个消费者计划依据有限的经济收入，实现最高水平的健康生产，就需要选择更多的面对 LS 的消费支出。假定人们遵循 Grossman 健康函数的判断结果，在健康风险治理方面的投入需要消耗财富 ω_cost、占用闲暇为 Leis、放弃成瘾性"享乐"hab，增加财富值 ω_hab。治理健康风险的努力使消费者在

t 时刻的患病概率降低 Δp_t，医疗费用减少 ΔM_{et}。由于投入会被编辑为"损失"，而增加的财富被编辑为"收益"。根据前景理论，此时收益和损失的价值函数，应该分别使用不同的价值函数 $V^+(x)$ 和 $V^-(x)$。在参与健康风险治理的情况下，之前的健康保险的购买会进行自动调整，此时的决策模型为：

$$V(\alpha,q,g) = \{1 - W[p(g)] \times \upsilon(\omega - g - \alpha)\} + W[p(g)] \times \upsilon(\omega - g - \alpha - l + q)$$

(2.51)

其中，α 为保险费用，q 为保额，g 为健康风险治理努力成本，l 为医疗费用损失。在存在时间偏好不一致的情况下，假定保费不变，而且被保险人按照 2 期进行跨期决策，那么在 $t = 0$ 时刻的保险期望效用为：

$$V_0(\alpha,q) = [1 - W(p_0) \times \upsilon(\omega - \alpha)] + W(p_0) \times \upsilon(\omega - \alpha - l + q)$$

(2.52)

在有治理成本时 $t = 1$ 时刻的保险期望效用为：

$$V_1(\alpha,q,g) = \{1 - W[p(g)] \times \upsilon(\omega - g - \alpha)\} + W[p(g)] \times \upsilon(\omega - g - \alpha - (l - \Delta M_{el}) + q)$$

(2.53)

通过健康风险治理，其保险的期望效用增加额 $\Delta V_1(\alpha,q,g)$ 等于 $V_1(\alpha,q,g) - V_0(\alpha,q)$，由于存在时间偏好不一致，那么风险治理效用在 $t = 0$ 时刻的贴现值为：

$$\Delta V_0(\alpha,q,g) = \beta\delta V_1(\alpha,q,g) - V_0(\alpha,q)$$

(2.54)

将健康风险治理的财富消耗与增加效用：

$$V(g) = \upsilon^+(\omega\_hab) + \upsilon^-(\omega\_cost + Leis + Hab)$$

(2.55)

代入 $\Delta V_0(\alpha, q, g)$ 模型，判断在保费 α 一定的情况下 $\Delta V_0(\alpha, q, g)$ 是否大于 0，并根据财富增减情况，判断财富边界条件 $\omega \in [a, b]$ 的改变情况，据此分析被保险人是否具有健康风险治理的动机，以及道德风险和逆向选择的形成机制。

因此，要推动健康资源在风险周期上的合理配置，就必须重构一种新型的激励机制，一是对健康风险治理的投入提供必要的资金支持，以显著减少因为缺乏健康风险治理偏好而造成的更大健康风险损失；二是减少对医疗费用补偿阶段的第三方支付额度，提高个人自负医疗费用的能力和责任意识，从而使健康风险治理的投入与产出之间形成一种经济上的有效激励，培养人们更加健康的生活方式，提高自我积极提升健康素养的主动性。

第 3 章

健康普惠金融对健康储蓄的优化机制

用储蓄的方式应对健康风险和筹集医疗费用，是人们应对健康风险的传统方式。随着健康保险尤其是公共健康保险的发展，健康储蓄才可以作为健康保险的辅助手段，并且随着健康保险制度的实施，健康储蓄地位被不断弱化。但是，保险经济学家在探寻解决最优健康保险问题时，最优健康保险水平总是建立在有效储蓄的基础上的，因而要实现健康保险的有效优化，必须储备一定数量的财富，解决健康保险覆盖范围和补偿额度之外的医疗费用支出。而健康储蓄面临的最大问题是人们可储蓄资金规模和坚持长期有效储蓄的有限意志力。随着近年来普惠金融业务的发展，人们不但从普惠金融那里能够筹集到一笔可负担的消费或投资性贷款，同时也通过便利性金融服务，为中低收入者的财富管理提供专业支持，从而对减轻大额健康储蓄压力和提高储蓄投资收益，都能够提供有效的金融服务支持。

相对于传统金融服务产品而言，中低收入者在金融服务的利用上更加便捷，并在一定程度上消除了困扰中低收入者的金融歧视现象。通过大力推动健康普惠金融业务的发展，推动健康储蓄的合理积累，对改善健康保险的利用和优化资金使用配置，都具有非常重要的现实意义，也对优化传统的以健康保险和医疗救助为主的健康保障方式，确保在遭受健康风险损失以后获得必要的优质医疗服务，推动疾病的早诊断、早治疗和早康复，尤其是消除因为健康储蓄不足而导致的应诊未诊问题，化解由此引发的生存质量偏低和疾病未充分治疗潜在损失"冰山"现象，提高全民的健康保障水平，在全面建成小康社会的背景下，更好地满足全体人民日益增长的对美好生活向往的健康保障需要。

3.1

个人健康储蓄存在的必要性与现实问题

健康保障的最终责任在于个人，根据 Borch（1962）的社会风险不可转嫁的观点，无论是从原保险角度还是再保险的角度，如果没有个人较强的自我保障责任意识，最终都将会导致医疗负担过重，社会福利损失也会相应增加。实际上，健康保险只是一种健康风险汇聚安排，如果没有健康风险治理的参与，每个人是否购买健康保险在整个社会层面都不会影响总期望损失规模。如果没有健康储蓄准备，要完全消除健康风险带来的经济上的不确定性，采用健康保险的方式必然需要额外支付很高的保险费用。因而，健康保险在修匀健康风险损失大部分不确定性的情况下，有必要不断提高个人健康储蓄水平，并且不断提高个人主动控制医疗费用和加强健康风险治理的责任意识，而不是传统的用保险转嫁风险损失的观念。

3.1.1 生命健康生产资源的全生命周期平滑配置要求

如果仅仅从特定个体的全生命周期上的收入水平和累积财富来看，一般都具有时间上的先少后多的基本规律，并在中老年阶段达到收入的顶峰，然后有一些工作因为不适合中老年人，使其重新选择岗位而导致收入开始显著减少。而诸如教师和医生等专业性较强的技术性工作，则收入依然保持增长，直到其因为年龄等原因退休，开始领取养老金或退休金。因而，无论是哪种社会职业，人们在全生命周期上的收入在不同年龄阶段是不同的，这样就需要通过储蓄或保险等方式对收入进行平滑，以满足各期消费需要，应对在特定时期可能的收入突然较少或必要消费的突然增长，那些具有遗赠动机的人还希望为后代留下一部分财产。

在现代社会家庭成员代际财富转移方式下，就业之前的青少年的健康消费资金主要来自父辈。之后进入自我保障阶段，通过健康保险和医疗储蓄等方式应对健康风险可能带来的不确定性损失。最后在父辈因为年老或疾病而需要提供赡养资金时，将部分储蓄再转移给父母，以满足他们基本消费和健康保障需要。因而，无论是从个人全生命周期财富平滑的需要，还是从财富的代际转移的角度，人们都需要形成一定数量的资金储蓄，用来满足可能产生的超过即期收入的消费需要，或者用来应对收入的不确定性波动，以保持在全生命周期上各个时期可支配收入的稳定，进而通过储蓄规模的适度调整，合理调节不同时期的收入波动。

（1）健康风险在全生命周期分布的周期性

人们不仅要支付设有医疗费用共付条款健康保险的自负医疗费用，还要满足年老时的健康保障需求。通过医疗储蓄和医疗信贷的有效融合，可以更好优化平衡全生命周期健康资源配置，并通过健康普惠金融平台为健康储蓄和公共健康保障资金提供资产配置管理服务，以更好地满足各类健康资产的保值增值需要。如果医疗储蓄能够借鉴新加坡的健康储蓄模式，在达到一定数量以后可以提取出来用于其他用途，则对其他用途的储蓄形成一定的替代效应。

尽管在人的全生命周期上，不同年龄阶段的累积风险概率和相应的风险损失差异较大，但对于相同年龄别的单次平均医疗费用的支出来说，当人们遭受重大疾病风险损失以后，所面临的医疗费用支出负担基本是相同的。从图 3 - 1 的某家综合医院五年收治患者年龄段的平均住院费用可以看出，综合医院住院费用具有随年龄增加而显著增加的趋势。

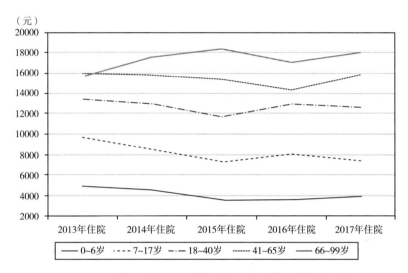

图 3 - 1　某综合医院五年收治患者按年龄段的平均住院费

而从图 3 - 2 的收治患者的年龄段结构来看，则是以 41 ~ 65 岁中年人为主，该年龄段两边的医疗费用数量基本相等，青少年群体的住院平均费用最少。而社会医疗保险或公共健康保险，一般是按照平均住院费用测算保险补偿参数的。但从一些专科医院看，医疗费用并没有体现出这么大的年龄别之间的差距（见图 3 - 3），而是围绕着大概为 25000 元的平均水平在波动。这意味着一种可供选择的新健康保障政策，如果家庭储蓄超过 25000 元，并且每年都能够保持在该水平上，健康储蓄加大病保险模式基本上可以应对全生命周期大病医疗费用支出，而不必面对持续提高健康保险水平所造成的大量道德风险、保险欺诈和过度医疗等问题。

而图 3 - 3 所提供的另一种启示则是，患有重大疾病的医疗费用支出具有两端高中间低的显著特征，并且在青少年和老年阶段的医疗费用支出波动较大，而在 40 ~ 75 岁的费用波动较小。这意味着在健康保险对医疗费用补偿参数相对确定的情况下，人们需要用储蓄平滑代际之间和年龄之间的医疗费用支出波动。

在青少年阶段和75岁以后的高龄阶段，人们购买健康保险的支出费用相对较高，如果没有充足的家庭储蓄，那么就难以应对较大的医疗费用支出波动。作为健康保险的风险汇聚安排，一般是按照年龄段的平均费用给予补偿的。中年人尽管医疗费用支出额度和波动程度都相对较低，但需要承担青少年的抚养责任和老年人的赡养责任，青少年和老年人医疗费用很大部分来自中青年的资本化价值部分。

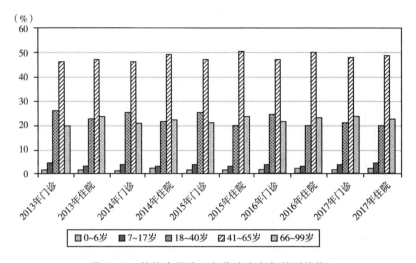

图3-2　某综合医院五年收治患者年龄别结构

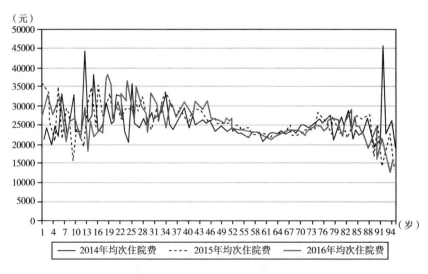

图3-3　某肿瘤医院三年收治病人的均次住院费用

如果按照我国当前以60岁作为法定退休年龄标准，寿命延长意味着需要更多的健康储蓄积累，不仅是自我全生命周期积累，还包括面向家庭成员的积累。当人们只依赖健康保险应对可能的医疗费用支出时，那么从投保健康保险的免于风险担忧的动机角度，人们就需要按照最高医疗费用购买健康保险，而不是按照平均医疗费用而储备合理适度的健康保障资金，进而造成健康保险购买过度，或者风险追逐者不购买保险，即便是因储蓄不足而造成的假象。

（2）健康储蓄的基础性作用

人们总是首先以个人储蓄的方式实现财富积累。如果没有储蓄，就不可能形成其他各种经济资源。用健康保险替代部分健康储蓄，是为了解决中低收入者对大额医疗费用应对能力不足的问题，同时也由于稳定的连续性保险，改善了人们对未来应对健康风险能力的预期。更为重要的是，公共健康保险的保费分担机制，在人们的心理上归属于用人单位或者国家提供的面对微观个体的福利，无论这种福利是以降低工资收入或税收的性质转变过来的。这就意味着公共健康保险不可能全部实行过高的保险水平，自然也不能覆盖全部的医疗费用。德国和新加坡等国家，对健康保险的缴费工资基数都设有封顶线，即最高不能超过月薪5000马克和6000新加坡元。这种方式所给出的明确信号是，公共健康保险或社会医疗保险是一种基本医疗服务的保障方式。

与此形成鲜明对比的是，我国很多地方医疗保险政策，反而是限制最低缴费基数，在采取按照地方平均职工工资办法时并不限制最高工资基础，由此导致那些职工工资低于平均工资的用人单位，承担了相对过重的职工医疗保险负担，而该负担又转化为职工工资收入的减少，或者在限制最低工资情况下，又使用人单位通过加强劳动强度或者延长劳动时间的办法，间接转嫁承受压力较大的负担部分。当对加班工作时间进行限制时，那些中小企业则面临破产风险，而依赖廉价劳动力的外资企业，则选择逃离而转向用工成本更低的其他地区。

中国当前的高水平缴费制度安排，在一定程度上有助于改善职工医疗保险水平，无论这种保险水平的改善是通过什么途径和多大代价实现的。因而，在不断提高健康保险水平的基础上，健康储蓄已经从传统的应对大额疾病风险的手段，转为越来越集中于解决日常医疗消费支出。同时，人们通过较大时间跨度的资产配置周期，将财富收入向老年后的医疗消费需求储备，但由于缺乏完全意志力而导致在青年阶段的实际储蓄水平偏低，从而造成老年后的健康储蓄的总额度偏低。同时，老年人的高储蓄率要求还与商业健康保险对老年人的保费缴纳额度较高有关，在就业收入随退休而终止或基本终止以后，健康储蓄作用才开始突显出来。

事实上，人们的养老金收入只是就业收入的延迟，这意味着在全生命周期上的特定时间能够后置的财富水平是有限的，真正的养老金收入增加的关键在于资产配置收益。如果用于应对健康风险的后置资源的数量不够，那么就会影响未来获得必要的优质健康服务的能力。而向后配置健康资源，依然不能控制在特定时点上的健康资源需求，因而需要提供相对确定的不断增长的健康储蓄并实现有效保值增值，以应对随年龄增长而不断增加的医疗费用。

（3）全生命周期跨期配置的资源最终还是个人的全部储蓄

无论是以什么方式配置健康资源，最终的全部资金来源都是人们创造的价值与其他消费结余部分。如果离开了个体的储蓄，也就失去了任何跨期配置健康资源的基础和现实作用。即便是通过医疗救助方式提供的医疗费用补助，也依然是来自他人的财富累积结余部分。而健康普惠金融的信贷资金支持，在本意上还是个人未来的健康储蓄的贴现前置。

健康保险面临的最大问题在于收入与医疗消费的隔离效应，当一个人可以直接支配自己的财富时，对医疗消费支出是谨慎的，当将其预先支付给第三方机构并且缺乏支配能力，而且只能以医疗消费获得补偿时，收入与消费隔离效应将会导致医疗过度问题。健康保险属于典型的第三方付费方式，从而形成较为典型的收入与医疗消费隔离效应，并具有不同于意外伤害保险和财产保险的显著性特征，意外伤害保险或者工伤保险的缴费主体和保障对象是分离的。财产保险是以作为保险标的对象的财产灭失或者损失作为补偿前提，任何个体或者被保险人都不可能额外获得经济补偿，无论这种财产是否存在折旧。健康保险标的对象的物质载体并不灭失，只是健康状况遭受风险损害，因而人们筹集医疗费用的目的最终是为了恢复健康，而财产保险有时只是为了补偿与财产对等的经济价值。当健康保险标的对象物的存在遭受健康损害以后，如果不影响生存，在缺乏修复健康损害的经济支持时，往往也能够以受到损害的身体的形式存在，甚至不会导致既有累积财富的减少，而真正遭受损失的是身体在健康状态下能够实现的未来的潜在财富，这才是健康风险带来最终风险损失。

如果将储蓄和医疗服务消费的隔离效应造成的过度医疗问题消除，那么由此造成的道德风险、保险欺诈和过度消费问题，也就得到相应的解决或缓解。因而，不可能在财富完全隔离状态下，既通过预先缴纳保费方式筹集医疗费用，又采取逼近免费医疗的办法。如果以普通税收的方式筹集公共健康保险基金，同时以免费医疗的方式提供医疗服务，那么在设定较为严格的监管措施时，通常能够在一定程度上解决隔离效应带来的不利影响。在当前主要以直接保费缴纳方式下提供健康保障，必然需要合理分担医疗费用，适度提高健康储蓄水平。人们的储蓄无论是以哪种方式转为健康保障资金，都应该强调其经济效益和社会效益。

3.1.2　提高个体自我健康保障责任的必要补充手段

（1）健康保障的最终责任还是个体责任

健康保障最终还是个人的事情，离开个人的自我健康保障责任意识和能力的改善，就难以获得真正的健康保障。当前由多层次健康保险主导的健康保障资金筹集方式，也是建立在个体既有财富的基础上的，没有与医疗保险费用补偿相对等的从个人财富缴纳的保费，也就失去了健康保险的理论和精算基础。增加必要的健康储蓄，也是提高个人自我保障能力，以及合理控制医疗费用支出的必要手段。健康保险除了在产品设计层面的差异性，对于特定的健康保险产品本身而言，要求个体健康风险和理赔条款的同质性，尤其是政府主导的社会医疗保险或公共健康保险，更加强调大数法则和中心极限定理原则下的风险汇聚稳定效应，健康保险不可能最终实现对全部健康风险损失的完全覆盖。各国国民健康保障的经验和教训已经证明，免费医疗往往会造成医疗资源的严重浪费和低效率问题。

在缺乏健康风险有效治理的情况下，无论是以社会医疗保险形式，还是以商业补充保险和大病医疗保险的形式，健康保险最终还是医疗费用的横向分摊手段。如果只从横向上进行积累，实际上就是代际之间的风险损失转嫁机制，也就是在年老以后依赖在职人员的就业收入提供保障。一旦经济面临下滑或者增速放缓问题，则会导致统筹基金的较大波动。也正是这个原因，在我国 2019 年的大规模减税和降低社会保险负担的政策中，并没有涉及社会医疗保险这种短期的、连续性的医疗费用支出的资金筹集。相反，社会养老保险金则有较大的个人账户作为支撑，因而可以在短期内对养老保险费率进行灵活调整。

但人们在家庭内部对下代人的利他性是很强的，为什么到了社会层面还要通过医疗费用统筹的方式转移到下一代人那里？从行为经济学角度，这将造成严重的收入和支出隔离效应，或者说是代际之间群体指向的模糊性。现收现付的统筹模式，还是一种面对他人的博弈安排，从而也是自我健康保障责任的弱化。只有建立较为充足的个人自我健康保障资金，进而提高保障资金使用时的费用控制意识，才能够实现真正的平稳性健康风险汇聚安排。

（2）健康保险风险汇聚机制和风险损失不可转嫁性

如果没有提高个体的健康风险预防和治理等责任意识，以及不断加强医疗费用合理支出的控制动力，那么任何健康风险带来的经济损失，在全社会范围内都是不可转嫁的，无论是通过原保险还是再保险的方式。相反，那些持有将健康风险损失转嫁给保险公司或者其他投保人理念的人，甚至还会因为道德风险等问题而导致医疗费用的显著增加,当道德风险和过度医疗理念在全社会蔓延时,还会引发医疗费用的过快增长问题。事实上,随着健康保险发展和人们对高质量医疗服务的追求,医疗费用过快增长问题已经成为世界性的难题。

从健康保险管理运营的成本角度,如果购买健康保险只是为了实现风险损失的汇聚安排,那么对全部投保人而言,健康保险的风险损失汇聚机制,不但不会显著降低全社会的风险损失期望,而且还因为需要承担保险基金的运营管理费用,而需要消费者额外支付一部分附加保费。这部分附加保费无论是在社会医疗保险领域,还是在商业健康保险领域都是无法免除的,前者的附加保费是由政府的公共财政资金提供的,但最终还是来自社会创造的物质总财富的一部分,而后者则是由投保人直接以保费的形式分摊的。

这意味着在实现全社会的健康风险损失汇聚安排上,仅仅为了平抑健康风险损失的方差波动,将人们的平均损失相对固定在某个特定的期望值上,就需要额外消耗相当一部分的社会财富,这对整个社会财富相关的总福利,不仅没有直接促进社会福利增加,反而是一种额外的社会财富消耗。因此,在不考虑健康保险对医疗费用补偿的间接效用时,健康保险本身并不能直接推动社会福利改善,它对社会福利的改善主要来自对生命价值的保障。

从健康保险大数法则和中心极限定理角度,健康保险所转嫁的风险损失,最终能够转嫁出去的只是超过风险期望值之上的部分,但这也只是从单个的微观个体角度来说是这样的,而从全社会角度只不过是将全部医疗费用以保费的形式均等地分摊到每个投保人身上。当然这种分摊机制的公平性,必须建立在被保险人风险同质的情况,风险特征不同的人应该缴纳与其风险相对等的不同保费,由此才能真正体现在健康风险损失共担上的公平性原则。

即便是健康保险能够使人们以相对较少的保费,应对大额医疗费用的支出问题,但是也不能保证每个投保人都具有作为期望损失的保费的承担能力,毕竟保费只是风险损失的期望值,那些收入水平很低的人员不但缺乏足额保费的支付能力,而且累积财富用来满足消费需求的层次也未必达到购买健康保险所在层级。即便能够购买得起健康保险,并不意味着每个人的保额满足最优保险条件,因而健康保险未必就是最经济的健康保障方式。

除了给付型大病保险外,医疗费用补偿型的医疗保险通常还设有起付线、共付比例和封顶线等医疗费用共付条款,这意味着个体还需要承担一部分医疗费用。就给付型大病保险而言,所支付的基金补偿数额也未必能够满足大病治疗所需要的医疗费用。相对于财产保险的标的物是额度固定的由既有财富转变的财产,健康保险的风险损失则是与生命经济价值,甚至是与社会或伦理价值相对等,保险的目的在于确保人们能够更加公平地获得治疗疾病所需要的资金,而不是直接地保障既有的累积财富。显然，这对于任何被保险人或投保人而言，健康风险损失依然不能如财产保险那样全部都转嫁出去，并且具有明确的保障标的物的货币价值，人们用于保障身体健康和生命价值的保险，都不具备转嫁给他人的物质条件。

对此，要真正转嫁健康风险损失，就必须提高个体的健康保障责任意识，加强健康风险治理，同时形成较为充足的用于支付健康保险自负医疗费用的健康储蓄，才能够真正实现对生命价值的保障。从社会财富与社会身份认同方面，健康保险的投保方案的选择往往是根据个体的累积财富而言的，而不是真正地对生命价值的保障。人们的身份认同往往不是根据未来的收入能力，或者收入潜能的挖掘和保护，并且受到既有累积财富水平的影响。因而，在考虑社会身份地位的影响时，也需要通过不断提高和优化健康储蓄，提高健康储蓄的保值增值能力，才最终在实际的健康服务购买的过程中获得所需要的优质健康服务。

任何只想通过社会获取完全健康保障的认识都是错误的，因为任何社会健康保障手段，都不能真正解决最终的健康保障需要的满足，而是与其他社会成员一同参与健康保障，作为一种风险损失不确定性的修匀机制。也就是在同质风险主体之间，合理修匀健康风险损失的大额波动问题。因而，即便是社会医疗保险或者社会成员相互救助，解决的依然只是风险损失的波动性问题，而不是最终的医疗费用或者健康风险损失。只有全社会成员真正共同承担起健康保障责任，并不断加强风险控制和医疗费用支出控制责任，才能在全社会层面实现有效健康保障，并通过降低全部健康风险损失，有效抑制健康风险损失的跳跃扩散效应。

（3）健康风险损失跳跃扩散致贫与个体防范责任

传统健康风险转嫁机制是建立在某个横断面上的社会成员之间的风险分担机制，既不可能转嫁给其他投保人，也不能转嫁给保险公司，尤其是社会保险机构。对于任何个体，在全生命周期上都可能面临健康风险损失的跳跃扩散效应，如果仅仅通过健康保险的风险汇聚机制，采取一般性措施转嫁风险损失，必然会造成可能的跳跃性和扩散性损失缺口。最终结果可能就是自己率先掉入因病致贫的贫困"陷阱"。因而，健康保险一般是用来应对非跳跃扩散效应下的健康风险损失的，健康保险设有定额封顶线与补偿比例条款并不适合用来应对健康风险损失的跳跃效应。同样，健康保险从来没有将疾病扩散效应纳入保障范围，当一个人的因病致贫效应扩散到家庭层面，可能的保障资金来源就是社会救助。显然，社会救助和针对医疗费用补贴的医疗救助，只是保障了个体基本生活层面的需求，而不是获得更高收入的能力，这样至少会因为健康风险扩散效应而造成家庭的暂时性或长期性的经济贫困。

只有提高个体的自我保障责任意识，一方面才会主动加强健康风险控制；另一方面才会积极寻求改善收入的各种途径，不断挖掘提高应对健康风险损失的有效手段，在增加家庭财富的同时提高健康保障能力。人们真正担心的不应该是因病造成的短期贫困或暂时经济困难，而是无法治愈疾病而造成的因病致残或者永久性丧失收入的贫困"陷阱"。当健康保险，尤其是公共健康保险以风险汇聚安排的方式，只提供不发生跳跃扩散效应的超额损失时，那么增加必要的健康储蓄和促进积极的健康风险治理，将健康资源在风险周期上进行充分前置，才能够最终解决或抑制健康风险损失的跳跃扩散效应带来的因病致贫等问题。

（4）健康保险杠杆效应随年龄增加而弱化

大量数据资料已经证实，就大病发生概率和每次患病造成的经济损失而言，在全生命周期上并没有太大的差异，每个人在各年龄阶段上可能的最大医疗费用是基本相同的。健康保险在本质上是一种健康风险损失波动的风险汇聚安排，只是削平了风险损失波动对一个人储蓄支付能力的影响，从而可以用相对稳定的保费应对不确定的大额医疗费用支出。因而，健康保险的真正意义，在于用较少的保费应对不确定的大额医疗费用，而随着保险投保次数增加和承保周期延长，一个人在全生命周期上的医疗费用总支出会趋同于所缴纳的保费，而这也是社会医疗保险得以存在和相对公平的基础。因此，在疾病期望损失较小的情况下，健康保险能够起到撬动大额医疗费用支出的杠杆作用（Folland et al.，2010）。在一般情况下，健康保险保费将随着年龄的增加而增加，如果医疗费用上限在不同年龄阶段不发生显著变化的情况下，包括医疗费用并没有随着时间变化而过快增长，那么人们缴纳的保费与获得的医疗费用补偿之间的差额也在显著减少，从而弱化了健康保险保费对大额医疗费用的杠杆效应。

在常规情况下，随着人们收入的不断增加，能够累积起来的财富也随着年龄的增加而不断增长，累积财富或储蓄本身应对风险损失的能力也在不断增加，进而使人们对大额医疗费用的支付能力也在不断提高。这样，购买健康保险应对风险损失波动的杠杆作用也就逐渐降低，此时用健康储蓄的方式相对更加经济，或者与最优健康保险是效价相等的。图3-3的大额医疗费用的平均结果显示，老年人次均医疗费用并没有显著高于中年人，也少于青少年的平均医疗费用。数据资料同时证实，在患有大病的人员中，反而是以41岁到65岁的人群为主，65岁以上人员和17~40岁人员的住院人数相当。这意味着，通过较为充足的健康储蓄应对医疗费用支出，可以弥补健康保险杠杆效应弱化的经济效益减少部分。同时，老年人的慢性疾病要显著高于青少年和中青年群体，而健康保险在住院费用上还设有起付线和补偿比例，自我承担的实际额度在增加。这样，也需要较为充足的健康储蓄资金，以更好地满足门诊费用和医药费用支出的增长。

或许，人们在老年后健康保险应对大病医疗费用的实际需求，并没有青少年阶段那么更加迫切，因为在青少年阶段的累积财富水平通常会显著少于之后的阶段，在没有遭受重大风险损失的情况下，人们以各种财富形式形成的财富积累，在全生命周期上具有不断增加的趋势，尤其是在我国社会主义制度下最为明显，这也是为什么老年人财富储蓄具有向子代的遗赠动机的原因。因而，在推进健康保险制度建设的过程中，不能完全依靠健康保险应对全部医疗费用支出，必要的健康储蓄能够发挥更加有效的补充作用，充分弥补在老年阶段后健康保险对大额医疗费用杠杆效应的弱化，改善进入老龄阶段的日常医疗费用支付能力。

3.1.3　健康储蓄不足的生命价值损失冰山效应

在商业健康保险和社会基本医疗保险都设有医疗费用自负条款的情况下，如果个体的自负能力不足，那么就无法获得所需要的优质医疗服务，在疾病治疗时就无法痊愈，甚至一些高额的治疗费用也只能缓解病情，在极端情况下还会导致购买的健康保险失去作用。因此，在患者缺乏充足的自负医疗费用支付能力的情况下，患者往往选择具有三种可供选择的基本路径，即医疗负债、保守治疗和放弃治疗。按照健康保险合同条款，如果个体理论上产生的医疗费用在基金起付线以上和封顶线以下的部分，就应该获得按照特定比例的补偿，类似给付型大病保险，放弃治疗意味着对法定补偿权益的放弃，在一定意义也是一种经济损失，并且是在患病时点上不具备足够储蓄的低收入者的潜在经济损失。而且这部分潜在的经济损失却逆向补贴给具备自负医疗费用的更高收入者，从而导致低收入者逆向补贴更高收入者的逆向照顾问题。

（1）医疗费用缺口与筹集渠道

在通常情况下，无论是否有健康保险提供保障，人们在患病以后都会寻求治疗疾病措施，不仅是为了获得保险基金补偿，而是为了摆脱疾病带来的病痛，健康保险补偿机制只是能够减轻人们的医疗费用负担压力。如果那些健康储蓄不足的患者能够幸运的在第一时间内筹集到所需要的资金，那么就能够确保获得所需要的优质健康服务。但是如果无法筹集到所需要的资金，那么只能寻求不完全的治疗措施，然而，仅仅因为缺乏自负医疗费用却无法获得充分治疗，从而难以得到有效的早治疗和实现早康复。从现实情况看，贫困人员在患病后很难在第一时间内筹集到治愈疾病所需要的足额医疗费用。根据有关调查文献（见表 3－1），在接受调查的 1951 户家庭中有医疗借债需要的为 204 户，占总调查户数的 10.45%。尽管在 204 户家庭中有 193 户最终能够借到钱，但依然有 10

户未能借到钱，并且借到钱的人员中还有 32 户存在借款不足的现象。期望借款和实际借到的差额在 1700 元左右，虽然看似差额缺口较小，但相对于 2009 年货币购买力来说，这对很多农村贫困家庭已经是很大的数额了。

表 3 - 1 既有文献调查的居民医疗借债及时性和充足性

是否需要借钱（户）	需要：204	不需要：1745	需要占比：10.45%
是否借到（户）	借到：193	未借到：10	未借到占比：4.93%
借到（户）	借到款：191	借款不足：32	不足占比：14.35%
期望借款（元）	9702	实际借款（元）	7036
若未借到，可能的借款渠道	亲朋无息：5；亲朋有息：0；信用社：0；银行：0；高利贷：0；其他：1		

资料来源：杨咸月，杨何灿. 普惠金融发展之路：从排斥走向包容 [M]. 上海：上海交通大学出版社，2018：57.

而如果这部分资金通过健康普惠金融能够提供支持的话，实际上患者并不需要承担太大的利息支出。但是，面对看病都需要借钱的贫困者而言，又有哪家金融机构会主动提供低息贷款呢？正如该调查数据所显示的那样，就医所需要的民间借债往往只能依靠亲友，诸如农村信用社和银行等金融机构并没有给提供贷款，当然人们也在一般情况下也不会因为看病而寻求高利贷，但为此付出的健康或生命代价甚至远高于高息贷款造成的额外损失。

对于任何疾病治疗来说，一旦实际医疗费用的支付能力，与购买所需要的优质医疗服务存在缺口问题，那就意味着患者所接受的治疗措施是相对不足的，在支付能力与必要的优质健康服务存在缺口的情况下，无论是否达到医生判断标准上的出院水平，事实上都未将健康风险造成的体力或智力损害进行完全修复。由此可能导致的问题不仅仅是疾病本身的治疗效果问题，对未来的收入能力和生存质量等方面的影响，可能带来较大的风险隐患。一方面，人们可能缺乏充分的获取未来财富的体力和智力；另一方面，也难以在心理上形成健康乐观的工作热情，从而对就业能力和生产效率带来不利影响，而劳动者报酬支付通常是以这两个因素作为基本标准的。

（2）生存质量与亚健康问题

如果人们购买健康保险或者进行寻求健康促进的目的是不断提高生存质量，那么生存质量水平则反映了人们的潜在健康服务需求。任何个体在全生命周期想要保持高水平的生存质量，就必须具有改善生存质量的经济能力。如果一个人处于较低的或者不是非常高的生存质量水平时，除了社会因素以外，造成的原因可能就是健康问题，通常被称为亚健康。较低的生存质量或者亚健康问题的形成，如果从治疗费用的支付主体角度，通常是由于没有对需要自付费用的疾病进行及时治疗造成的。

从图 3 - 4 来看，在调查的 519 人中，大部分处于较低生存质量的亚健康状态，疾病治疗前的生存质量自我评价分数为 73.02，治疗后的生存质量在平均数上似乎只是改善了 0.36。这是一个非常让人难以接受的调查结果，虽然从统计学配对 t 检验上是显著的（P < 0.05）。尽管两者的平均值变动较小，但从图 3 - 4 的数据来看，治疗之后的生存质量得到显著改善的人数也不少，只是由于更多的低质量水平，将治疗后的生存质量的平均数拉低了。这反映出来了另一个问题，就是疾病治疗可能只是非充分治疗，疾病治疗预期与实际结果的差距，引发了被调查对象的悲观情绪。

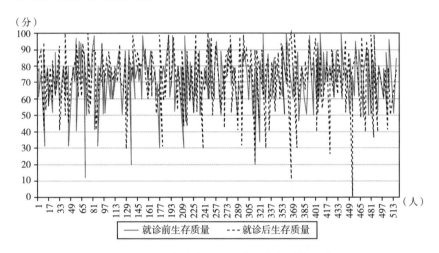

图 3 - 4　疾病治疗或干预前后生存质量评价

显然，除了人们对疾病治疗费用的支付意愿以外，更主要的问题就是医疗费用的现实支付能力问题。也就是即便有一定规模的储蓄积累，或者持有健康保险，因为需要支付难以承受的医疗费用而没有就诊，这为加快发展健康普惠金融改善生存质量提供了现实依据。从技术性上，当然也可以通过生存质量预测潜在的健康普惠金融的需求缺口问题。

尽管调查结果和相关文献资料都预示着应该给予更大的健康普惠金融支持，但实际上，根据《京津冀普惠金融调查报告》提供的信息，人们在遭受健康风险损害后，反而很难筹集到所需要的充足医疗费用。在 2017 年京津冀地区的调查对象中，户主健康者所占的比例为 45%，不健康的占 17%，剩余的为一般。也就是当前有近一半的中年人保持在健康状态，亚健康比例高达 38%。从生存质量的自我评价看，自我评价身体状况好的所占比例为 38.1%，一般的占

28.2%，身体状况不好的占 11.9%，其余情况占 21.8%。这些数据资料，与我们展开的入户调查结果是基本一致的。人们长期大范围处于亚健康状态，表示依然存在较高的应诊未诊现象，治疗亚健康或者治未病任务，已经成为健康中国战略实施亟待解决的问题。

在治未病的未病先防、既病防变和愈后防复三个阶段中，未病先防和愈后防复都不属于健康保险的保障范畴，而既病防变也需要采取早诊断、早治疗和早康复的措施，但也很难纳入健康保险的补偿范围。根据有关数据的调查结果显示，近年来中青年群体的亚健康问题日益严重，世界银行甚至根据中国慢性病的发展情况，预测在未来 20 年间 40 岁以上人群的慢性病将会增加 3 倍以上。从表 3 - 2 来看，身体健康状况越差，人们参与消费信贷的程度越低，不但非正规信贷的参与度最低，而且正规信贷的参与度，也从身体状况较好的 38.1% 下降到身体状况不好的 11.9%，降幅接近 3 倍。如果将身体健康状况分为 1 ~ 5 五个赋值等级，人们的健康状况均值为 3.39，健康状况程度仅为 67.8%，亚健康的问题已经非常突出。如果缺乏健康保险之外的健康保障途径，那么亚健康的根本解决就缺乏充足的资金支持。

表 3 - 2　　　　　　　　　　身体状况与参与消费信贷参与度　　　　　　　　　　单位：%

健康状况	正规信贷参与	非正规信贷参与	信贷参与率
身体状况好	38.1	7.9	46.1
身体状况一般	28.2	9.8	40.8
身体状况不好	11.9	12.8	35.0

资料来源：尹志强. 京津冀普惠金融调查报告 [M]. 北京：首都经济贸易大学出版社，2018：第 150 页。

身体健康状况影响人们的家庭储蓄规模和能力。京津冀地区的调查数据显示，身体的健康状况对家庭储蓄规模具有显著性影响。身体健康状况越好，储蓄规模也相对较高。而当身体变差时，一方面要大量消耗既有的累积财富，同时也降低了继续增加储蓄的收入能力。如表 3 - 3 所示，无论是京津冀地区，还是在全国范围内，随着被调查对象的身体健康状况的变差，家庭储蓄规模都在显著降低，这也是疾病造成经济上的贫困陷阱的主要形成机制，一方面较差的健康状况需要更多的医疗医药消费而增加消费支出，另一方面则是较差的身体健康，严重损害了人们获取更多收入的能力。

如果能够基于当前的普惠金融政策建立起有效的健康储蓄计划，在遭受健康风险或者较大疾病伤害以后，通过及时的、充足的金融服务支持，获得有效治疗措施治愈疾病而及时止损，那么疾病就不会影响家庭未来的实际储蓄数量，因为人们所有财富中本来就有一部分资金是用来应对健康风险的，而且储蓄充足和及时治愈疾病也不会影响其他的日常消费。

表 3 - 3　　　　　　　　身体健康状况与家庭储蓄规模　　　　　　　单位：万元

健康状况	北京	天津	河北	全国
身体健康	17.88	14.08	5.14	6.09
身体一般	18.76	7.45	4.34	4.04
身体差	12.21	7.08	1.67	1.95

资料来源：尹志强. 京津冀普惠金融调查报告 ［M］. 北京：首都经济贸易大学出版社，2018：第 150 页。

　　因此，通过表 3 - 3 可以得到另一种关于储蓄与身体健康状况的关系解释，也就是储蓄能力和健康风险应对需求之间的矛盾问题。如果人们的储蓄水平是充足的，那么就可以利用健康储蓄真正解决所谓的身体健康问题；如果健康储蓄不足而导致无法有效治愈疾病，反过来又进一步恶化了家庭储蓄能力和收入来源。只有当健康储蓄水平足以保证人们能够获得必要的优质医疗服务，或者不存在购买优质医疗服务的支付能力缺口时，健康才能得到真正保障。对健康普惠金融而言，如果能够对健康储蓄形成有效的经济激励，并且通过资产配置实现健康储蓄本身的保值增值，那么也能够从健康储蓄额度和必要的优质健康服务的保障上，有效解决人们的亚健康或较低生存质量问题。因而，健康普惠金融的医疗服务保障支持，不仅仅是过渡性的医疗消费信贷，还包括必要的健康保障资金的资产配置，从而将身体健康与健康储蓄之间的恶性发展关系扭转过来形成良性可持续发展的关系。

　　但无论如何，用家庭的累积财富作为健康储蓄，最终都是为了应对不确定性的健康风险造成的损失，因而储蓄额度必然受到人们的风险偏好的影响。表 3 - 4 的调查结果显示，北京和天津两市的家庭储蓄规模与风险态度的相关，整体上风险追逐个体的家庭储蓄相对较少，而风险厌恶个体的家庭储蓄较大。但根据河北和全国的调查数据，风险偏好态度对家庭储蓄的影响并没有明显的规律。用四组数据进行单因素方差分析，结果显示不同风险态度之间的家庭储蓄额度没有显著差异（F = 0.17，P = 0.846）。这种不显著性是由于北京和天津两个地区整体上是理性的，而河北和全国的数据显示是非理性的。

表 3 - 4　　　　　　　　风险偏好与家庭储蓄规模　　　　　　　　单位：万元

风险态度	北京	天津	河北	全国
风险追逐	11.66	8.80	4.02	6.71
风险中立	16.39	8.12	6.82	6.38
风险厌恶	20.07	12.15	3.60	4.21

资料来源：尹志强. 京津冀普惠金融调查报告 ［M］. 北京：首都经济贸易大学出版社，2018：第 150 页。

　　根据图 3-5 直观来看，北京地区的风险偏好与储蓄规模关系最明显，其次是天津，河北省的情况恰好相反，而全国层面的偏好又与京津冀地区存在差异。这种情况可能反映的问题是，河北等其他经济收入水平相对较低的地区，由于家庭累积财富水平较低，不足以具备根据风险偏好实现有效家庭储蓄的条件，所谓的风险偏好可能只是一种虚假的现象。例如，如果一个家庭不具备购买健康保险的能力，那么从保险经济学的角度往往就会认为他们属于风险追逐的，而事实上只是不具备购买健康保险的保费支付能力。因此，如果只是简单从是否购买健康保险角度来判断风险态度，往往会使人们形成对风险偏好态度的误判。

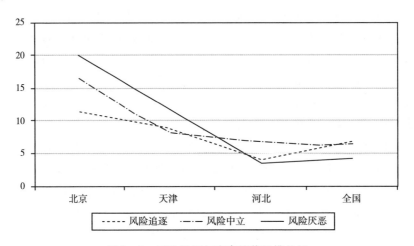

图 3-5　风险偏好与家庭储蓄规模关系

　　风险偏好的虚假现象，将随着收入水平的提高而逐步得到修正，北京的收入水平最高，因而家庭储蓄额度能够完全按照风险偏好进行调整。这种趋势在天津地区也开始显现出来，风险追逐与储蓄之间的偏离程度最小，仅相差 0.68 万元。而河北地区的经济状况相对落后，因而不具备根据风险偏好自由调整家庭储蓄的能力。而在全国范围内，这种风险偏好与储蓄规模之间的偏离程度最大，从而解决起来的难度也最大，最终还是依靠强制性健康保险和不断提高人们的可支配收入水平解决。

　　（3）低收入者健康储蓄不足造成的"冰山"效应

　　储蓄不足意味着人们不能接受本应该接受的治疗。由于健康保险或者健康资金的保障对象标的物是人的生命价值，也就是未来的潜在财富或身体健康。根据 Huebner（1927）的生命价值学说，人们支付医疗费用就医，实际上就是用生命价值已经实现的累积财富，再用于修复产生这些财富的来源。如果不修复遭受健康损害的生命价值，那么个体的累积财富就不会减少。这些累积财富不会因为疾病治疗而减少，依然保持在贫困线水平之上，也就是个体财富水平被人们能够观察到的部分，让别人感觉到他并不是经济贫困的。从而也忽略了对他们的健康保障意识。由于没有接受任何疾病治疗，这些人的健康将继续恶化，最终因病失去劳动能力，甚至导致因病致残。但由于在开始时，他们并不是以贫困者的状态出现的，因而也很少引起人们的关注。

但是，这些人员在本质上依然是病人，只是由于缺乏足够的健康储蓄支付健康保险不补偿的自负部分的医疗费用，因而他们的生存质量是很差的。由于疾病风险在经济损失上最终具有跳跃扩散效应，因而最终会引起更加广泛的经济损失。一是生存质量较低，缺乏持续改善收入的能力，此时甚至会导致劳动收入大幅减少或终止，对医疗救助或者社会救助部门责任而言，由于他们尚未陷入经济上的贫困，因而也不属于救助范围；二是随着疾病的加重，逐渐丧失劳动和自理能力，此时开始占用家庭劳动力进行护理。

虽然医疗费用依然未显现出来，但是扩散效应开始显现。随着疾病的继续拖延，最终导致如果再去治疗疾病，将需要更大的医疗支出。这就是说，健康储蓄不足引起的损失将是不断扩大的，甚至是呈跳跃扩散性的，尽管累积财富没有损失，但生命价值却在急剧减少，并且累及家庭和社会，最终不得不依赖社会救助才能继续生存（见图 3－6）。

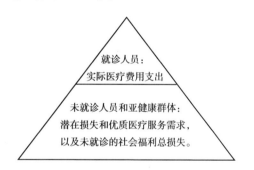

图 3－6　低收入者健康储蓄不足的潜在损失与需求

因为健康储蓄造成的"冰山"现象，大多数发生在社会边缘群体身上，同时也是治疗疾病与现实生活对财富需要的冲突矛盾结果。相对于因为疾病治疗而凸显出来的医疗需要，这些群体最终不但需要大额医疗救助，而且还需要社会救助。在整个社会福利上，并没有减少损失，反而是不断扩展增加的。如果一个家庭中子女的财富需要较为迫切，父母一般不会将有限的财富用于疾病治疗，而这在中国是较为普遍的。当然，随着健康保险水平的提高，以及收入水平的增加，"冰山"隐藏的部分逐渐减少。

根据项目组调查的数据，至少有五组数据证明当前因为健康储蓄不足而导致的健康风险的"冰山"现象。从图 3 - 7 的健康状况满足度上看，大部分人员并没有表现出对健康状况的非常满意，其中很满意的人员只有 143 人，占总调查对象的 27.55%，认为健康状况一般的为 264 人，约占 50.87%，而非常不满意的人员则占到 21.58%，与很满意人员的数量基本持平。这意味着还有一半的人口的健康状况亟待改善，而制约其改善健康状况的经济因素必然与可支配的收入水平密切相关，提高健康储蓄水平是改善人们健康状况的核心途径，一方面需要提高其收入水平，另一方面则是提供相应的优质健康服务。

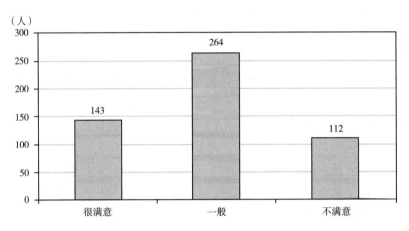

图 3 - 7　被调查对象的健康状况满足度

对生存质量的评价（见图 3 - 8）与健康状况的评价趋势基本相同，认为生存质量一般的为 360 人，占总调查人数的 69.36%，比认为健康状况一般的情况更加集中，由此导致生存质量很差和很好的两个等级人数显著下降，尤其是生存质量很好的下降情况最为明显。

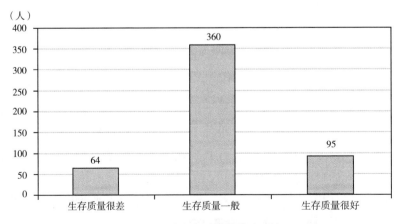

图 3 - 8　对生存质量的满意程度

　　当前不但要解决人们生存质量很差的问题，重点是要有效解决人们的亚健康问题，这类问题的解决难以通过健康保险等途径实现，需要通过健康普惠金融平台提供对健康储蓄激励，包括改善健康储蓄的政策激励和普惠金融平台提供的资产配置保值增值服务，同时通过经济激励提高个人的健康风险治理责任，不断提高全民健康水平。

　　健康状况和生存质量与人们的生活情绪是双向互动的关系。如果健康状况和生存质量较高，那么人们的情绪也更加积极；反过来，如果情绪低落而引发健康问题，导致生存质量的自我评价降低。我们很难直接干预人们的消极情绪，但可以通过健康促进改善人们的健康水平，从而提高生存质量，最终起到消除人们消极情绪的作用。图 3 - 9 的数据显示，没有消极情绪的人员为 167 人，占总调查人数的 32.18%，偶尔有消极情绪的为 287 人，占 55.30%。而经常具有消极情绪的有 67 人，虽然所占比例不高，但这可能会在整个家庭层面向外扩展，进而影响到整个家庭成员的身心健康和未来的收入能力的改善。

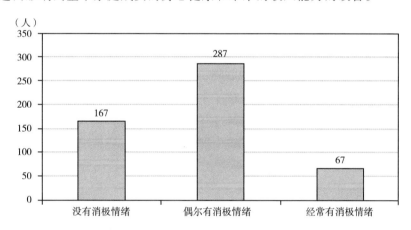

图 3 - 9　被调查人员在生活中的情绪状况

　　对健康状况和生存质量的不满意引发的情绪健康问题，也会进一步影响到人们对工作能力的满意度，越是亟待跳出不健康和偏低生存质量状态，越需要较高的收入作为支持，而越需要更高的工资收入，也就越容易引发对工作能力的不满意。图 3 - 10 显示，被调查对象中有 248 人认为自己的工作能力一般，占 47.78%，满意人员为 185 人，占 35.65%，而不满意的比例为 16.57%。由此受到健康满意度、生存质量满意度和与此引发的消极情绪的影响，人们对当前工作的胜任能力开始质疑，从而导致对工作能力的满意度依然不是非常理想。

　　而结合图 3 - 11 的数据可以进一步说明，在被调查对象的日常生活中，人们对医疗服务的依赖程度较高。其中很需要医疗服务帮助的人员为 53 人，占总人数的 10.21%，部分需要医疗服务帮助的人员为 198 人，占 38.15%，与不需要人员基本相等。由此可见，经历过疾病风险健康侵害的人群，在接受医疗服务以后依然难以完全摆脱对医疗服务帮助的依赖。这意味着尚需要进一步实施健康促进措施，才能够彻底解决健康风险带来的不利影响。

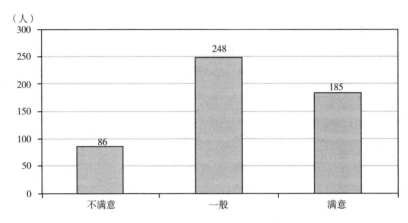

图 3 – 10   对工作能力的满意度情况

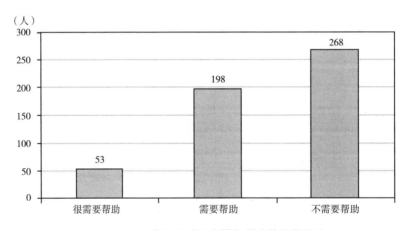

图 3 – 11   日常生活对医疗服务帮助的依赖程度

习近平总书记在 2016 年全国卫生与健康大会上强调"没有全民健康，就没有全面小康"，并作出"强化早诊断、早治疗、早康复"和"向弱势群体倾斜"等调整优化健康服务系列指示，确保全体人民显著公平获得全方位、全周期健康保障并大幅提高健康水平。《"健康中国 2030"规划纲要》提出优化覆盖全生命周期的健康要素配置和服务供给，形成减少疾病发生和强化干预等多层次、多元化健康风险社会共治格局。

因而，对于那些大量的外显出来的、因为遭受健康风险而导致经济收入和健康状况都处于社会边缘的群体，应该重点关注他们的健康状况和获得健康保障经济支持的需要。这些边缘群体并不是没有真正偿付医疗信贷的能力，只是暂时的健康储蓄不足和更迫切的其他消费需要，使其医疗服务消费的部分需求被抑制了。大部分调查数据所显示出来的结果，都是居民的生存质量的自我评价不高，从而影响到其生活满意度水平，这本身就意味着巨大的潜在医疗服务消费需要，而储蓄不足和健康保险购买能力又进一步限制了其消费需要的满足。

（4）健康储蓄不足的健康保险逆向照顾问题

在没有健康保险提供医疗费用补偿时，个体的最大医疗服务消费数量取决于他的可支配收入水平。在没有诱导性医疗消费时，个体愿意购买的医疗服务数量为支付能力下的真实需求。当支付能力低于治愈疾病所需要的医疗服务数量时，也可能表现为客观需要中有支付能力部分的需求。当健康保险能够使患者获得更多的医疗服务时，患者不仅能够获得治疗疾病所需要的全部医疗服务，而且还因为有超额支付能力，而造成对医疗服务的过度利用。然而这种情况只存在于具有自负费用支付能力的患者，如果健康保险因共付条款而使低收入者缺乏自负费用支付能力时，理论上的合理医疗需要将无法得到充分满足，剩余资金将转向具有超额支付能力的患者，从而刺激他们获得更多数量和（或）更高质量的医疗服务。当医疗服务消费与医务人员的收入挂钩，并且缺乏与保险基金的直接利益关系时，医生也不可能严格控制过度医疗消费，从而导致高收入者非理性增加医疗服务消费的增加。

疾病风险对患者造成的经济损失并不是完全固定的，并且损失根源都来自疾病治疗，如果不进行治疗且不产生医疗费用，疾病风险并不会对患者既有累积储蓄造成损失；而如果不进行疾病治疗，又可能会进一步引发因病导致的各种过早经济死亡或生理死亡。因而，疾病风险造成的经济损失在本质上都是个体未来的收入，当期医疗费用是为获得未来收入的健康投资。在医疗服务质量和技术存在层次上的差异时，患者更愿意接受高质量、低风险和低损伤的医疗服务产品，而且科技进步总是给人们带来治愈疾病的更大希望，而新的医疗技术的进步通常伴随较高的医疗费用，这也是在收入或储蓄有限时的一种医学科技进步悖论。

健康保险作为医疗费用的补偿手段，能够使患者通过健康保险的杠杆作用，获得更高质量的医疗服务，但负面问题就是患者过度追求对医学新技术的利用而刺激医疗费用过快上涨。如果对医疗服务利用不设置任何限制条件，那么最终结果将是高收入群体借助不断提高保障水平的健康保险，购买更高质量的医疗服务，使更多的优质医疗资源被高收入群体占用，造成医疗服务市场的需求竞争，从而扭曲医疗服务的合理供给，最终导致医疗服务供给的长期市场"失灵"问题。当医疗服务市场因需求竞争而扭曲供给市场时，其结果一定是医疗费用的过快增长和优质医疗服务的价格垄断。

对于低收入者来说，健康保险是获取必要的、可负担高质量医疗服务，并且不会因为医疗费用支付而陷入经济困境的有效手段。这也是世界卫生组织全民健康覆盖理念下的一项政府基本责任，并且在 2012 年 12 月已经成为各国政府应该遵守的联合国决议。《"健康中国 2030"规划纲要》也已提出构建覆盖全民的健康保障体系，并要求显著公平地大幅提高国民的健康水平。显然，无论是全民健康覆盖理念，还是中国的健康中国战略规划，都要求政府对低收入群体的健康保障承担责任，以确保所有国民获得所需要的、有质量的、可负担的医疗服务，在应对因病致贫的基础上，不断提高国民的健康水平。而健康保险共付条款造成的逆向照顾，显然违背了政府发展健康保险的初衷。

健康保险设置医疗费用共付条款的目的，在于应对道德风险对保险基金的损害，并增强被保险人的风险防范与医疗费用控制意识。但是，当共付条款造成低收入者对高收入者的逆向照顾问题以后，共付条款反而成为影响低收入者，尤其是贫困者对医疗服务的可及性，进而会扭曲全民健康覆盖的实现。因而，对于低收入者而言，全额保险或者给付型健康保险反而是最优保险，这不仅在社会医疗保险领域符合 Arrow（1963）最优保险标准，同时也符合 Mossin（1968）的理性购买标准。当全额保险不能有效防范道德风险时，低收入者按照政府规定参加健康保险以后，政府就应该为穷人购买医疗服务，以使其公平获得必要的高质量医疗服务，而这种购买方式通过健康普惠金融方式显然更加有效，而不是全民一同提高保险待遇水平而引发大量道德风险问题。无论国民收入水平如何，国家都有责任对缺乏自负费用支付能力群体，通过多种方式承担支付能力不足部分的医疗费用，所要解决的问题只是用哪种途径或方式组合才能以最小的成本实现该目标，而普惠金融则是其中的一个有效选择。

3.1.4 健康储蓄存在的主要问题及形成机制

（1）健康储蓄数量不足问题成因

健康储蓄是个人所支配全部财富的一部分，是专项用于应对健康风险的储备资金，因而必然会与人们的其他资金需要产生冲突。由于健康风险发生和造成损失的不确定性，当人们的资金需要在其他方面增加用途时，面对一个确定的消费需要和不确定性的未来支出，必然会导致现实需要对未来不确定需要的矛盾冲突，进而容易导致健康储蓄额度的不足。相反，如果人们的累积财富只有一个固定的、明确的目标指向时，则不会存在所谓的有限意志力或完全意志力的冲突。健康储蓄额度不足或者在不同时间内的较大波动性，关键在于在实现财富累积的过程中，总是存在当期的或者短期的财富使用目标，当面对一个确定性的消费需求，与不确定性的医疗费用支出时，也自然容易导致健康储蓄不足，或者将健康储蓄挪作他用的现象。因而，健康储蓄额度偏小，归根结底在于健康风险不确定性和可支配资金的投入方向上的矛盾冲突问题。

而从健康储蓄与长期投资之间的矛盾性来看，健康储蓄主要是用来应对随时可能发生的健康风险的，因而难以作为长期资产进行配置，如果健康储蓄的额度过大，则存在相对于其他长期资产投入或者银行储蓄上的相对收益性损失。一方面，人们总是追求财富的总量最大化的，实现既有财富的最大投资回报，是人们的一种基本追求；另一方面，如果健康储蓄能够在风险未发生之前获得更大的投资回报，那这种博弈性的投资是非常值得的。然而，投资与风险并存，资产配置长短和投资回报率也存在一定的关联性。这样，就容易导致专门用于健康储蓄的固定的财富数量较少，同时也可能会在需要现金支付医疗费用时，无法及时将投资资产贴现成现金的形式。

一方面，从我国投资资产的结构上看，也就是在家庭持有的金融资产上，房地产投资占据绝对优势，其次是资本市场上的证券和股票等投资。以家庭形式持有的财富，也很少以活期存款的方式留在银行卡里面，越来越多的家庭购买了银行理财产品。显然，人们面对未来不确定性的健康风险，除了留有少量的现金应对日常消费开支以外，一般都没有将其作为闲钱放在家里或者银行。另一方面，医疗救助是建立在家庭资产调查的基础上的，并不是以现金的多寡为依据的。因而，在健康储蓄资金上的数量不足，是由于健康储蓄账户的保值增值能力较弱，难以形成有效的健康储蓄经济激励。

（2）健康储蓄不足应对机制

虽然根据行为经济学的观点，人们在应对长期性风险和储备上，往往是缺乏完全意志力的，但并不一定是对某个决策方案的执行。行为经济学用幼稚自我和老练自我，来区分对执行某种方案的长期坚持情况。在这里更应该看作长期坚持的理性问题，是一个稳定的或确定的目标，还是随机的在不同时间节点实现财富收益最大化的问题。与可变的决策方案的实施环境不同，健康储蓄是一种确定性的需求，而不是随着社会环境变化而调整的。但即便是一种确定性的要求，人们也很难坚持下去。

因而，对于一个确定性的没有和不须选择的目标，也自然需要采取强制性的计划，同时对那些具有多元化选择途径的人员，实施必要的经济激励措施。当这些措施涉及公平性问题时，就有必要实施普惠性的激励措施。我国当前实施的个人税收优惠健康保险，实际上是缺乏公平机制的，为什么高收入者在购买商业健康保险时，还有第二层次的税收优惠，而为什么低收入者购买相同的健康保险，反而没有税收优惠政策呢？

要解决这个问题，一方面实行无差异等额激励措施，也就是按照购买保险额度的大小，提供固定比例的经济激励，即财政补贴措施，这个方面在美国的健康储蓄账户上，是可以用来借鉴的。因而，对于个人健康储蓄账户的理念同样如此，任何存入健康储蓄的账户资金，都应该按照存入额度实施对等补贴，而不是与原来的收入，也就是缴纳保费的来源挂钩。与保费来源的任何挂钩，都会加剧社会不公平性问题。最终结果就是高收入者获得越来越高的健康保障，而低收入者则面临日益下降的保障水平问题，从而加大了健康保险的均等化水平和公平性问题。更大负面影响是高收入者由此造成的对健康服务资源过度利用，导致优质健康服务越来越集中于高收入者那里。显然这是极端不公平的，损害了从保费缴纳到健康服务利用上的多个维度的公平性问题。

因此，在有健康普惠金融支持健康储蓄保值增值路径下，未来应该按照等比例补贴的方式激励全民性的个人健康储蓄计划，而不是以税收优惠激励的方式，不断拉大健康保障资源筹资额度，面向高收入者的更高补贴激励，背离了健康保险的公平性要求，更像是一种使保险公司受益的市场游戏规则。在改善筹资公平的基础上，将优质健康服务优先向公共健康保障范围倾斜，加大对高端优质健康服务管制，借鉴加拿大高价格医疗服务的管制模式，禁止部分高价格高附加值的健康服务供给，从而将有限的优质健康资源，尽可能地用于解决人们治疗疾病的需要。

3.2

普惠金融优化健康储蓄的主要路径

无论人们的收入水平多高，未来的收入增长水平如何变化，在全生命周期上的特定时点，相对于财富的需求而言，能够支配的实际累积财富数量总是相对有限的。因而，人们总是需要调整消费和储蓄之间的关系，以实现消费效用和全生命周期财富的最大化。健康普惠金融对健康储蓄的影响，主要是通过医疗消费信贷支持调整优化可实际使用的财富，为健康保险和健康储蓄提供了更大的调整空间，从而使健康资源跨期配置更加合理，并且具有在全生命周期平滑健康资源配置的作用。因而，健康普惠金融的医疗消费信贷资金，可以使更多的资金从健康保险中转入健康储蓄中，同时用更高收益的资产配置平台，激励更多的健康储蓄，从而实现健康储蓄资金的良性发展。

3.2.1　优化调整健康储蓄的规模和时机

如果只依赖健康储蓄和健康保险应对健康风险损失，那么人们就必须时刻保持健康风险预备资金的规模，始终要具备应对健康风险损失或支付医疗费用的能力，这样就必然会增加累积财富的利用机会成本，从而可能无法充分发挥储蓄的更大作用，甚至影响发展性消费或者投资需求的满足。

（1）健康普惠金融信贷支持使健康储蓄规模和时机变得可调整

如果人们在全生命周期上的所有财富是可以自由调节的，那么就可以根据需要安排对全部财富进行重新调整，而调整的结果不仅使全生命周期上全部可支配财富，最大限度地满足各个时间的消费需要，而且也能够最大限度地实现财富总规模。贷款的本质是对未来可支配财富的提前使用，或者将既有财富的临时变现，但最终目的还是财富的进一步增长，尽管这种增长可能会面临一定的收益不确定性问题。健康普惠金融支持的医疗消费信贷和资产配置服务，不仅能够调整优化全生命周期可以用于健康保障的资源，而且也可以实现保障资源的最大化，从而可以最大限度地防止健康保障资金需求与实际可支配财富在时间上的不一致问题，以及由此造成的未来潜在财富因为当前健康风险而引发的损失。

假设按照传统的健康资源向后配置的方式，人们能够积累使用的资金在某时刻的总使用数量是相对固定的，那么其使用的规模与累积水平密切相关。而如果能够对未来特定时间的财富贴现为当期的贷款，那么就可以调整储蓄额度，进而使其能够用于其他更迫切的消费。如图 3－12 所示，如果在 t_1 点上，需要储蓄 D 规模的健康保障资金，那么这部分资金是不具备调整能力的，否则健康服务消费需要就得不到满足。

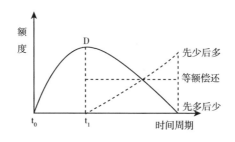

图 3－12　医疗消费信贷偿还与储蓄规模调整

如果从财富累积开始的 t_0 点上开始累积财富，需要储备额度为 D 的资金，能够满足在 t_1 时刻的医疗消费支出，那么在该周期内同等额度的其他消费或投资需求就被遏制了，如在早年时期的教育支出等。但如果不进行足额储蓄，而是优先满足其他发展性或成长性的消费需要，并且恰巧在 t_1 时刻显著改善收入能力和水平，那么在此刻发生的医疗费用可以通过健康普惠金融的信贷支持得到满足。

不仅如此，还可以根据在未来的医疗消费信贷偿还能力，分别选择三种途径：一是差额本息方法，即先少后多的方式，随着累积财富的增加而不断提高还款额度；二是等额本金的方法，即先多后少，随着财富收入的减少而减少；三是等额本息方法，即等额偿还贷款及利息。显然，第一种方法适用于成长期的青年阶段，开始时能够获得收入较少，能够累积的财富规模不大，但随着收入水平的提高偿还能力也在提高。第二种方法则适用于老年人阶段，即面临退休或者退休前后阶段的医疗消费信贷偿还，特别是由就业收入转为退休收入阶段。第三种方法比较适用于中年人，此时收入和消费较为稳定，具有更加稳定的偿还能力。

（2）健康储蓄规模和时机可调整的家庭与社会意义

显然，有了普惠金融支持的低息或免息医疗消费信贷的支持，使人们不必在经济收入紧张阶段疲于应对健康风险资金需要，从而使累积财富用在更加重要的用途。同时，也可以灵活调整还款的额度和时间长度，使其保持在与收入水平相适应的水平上。各种消费需求和财富累积都较为平衡，减少全生命周期财富使用的机会成本或潜在损失。

健康保障资源的跨期配置目的，不仅仅是要应对健康风险损失，人活着的价值在于实现人的全面发展，在于为家庭和社会创造更多的财富与社会价值。健康普惠金融本身也不会使个体的健康保障成为一种社会负担，反而能够更好地提高个人自我健康保障责任，以及医疗费用支出的合理控制意识，而不是像健康保险的医疗费用预付费方式那样，由于保费支出而导致日益严重的道德风险、保险欺诈和过度医疗消费等问题。同时也因为控制这些不合理的消费，而不得不增加额外的监管成本。

只有当整个社会能够更加轻松地应对健康风险损失，更加自由和更好地支配财富的使用，才能够实现人们在健康风险面前的更加自由。整个社会财富累积的规模越大，越需要一个更加理性的消化出口，而不是一部分高收入累积者与低收入累积者在消费需求上实现恶性竞争，从而导致社会总财富的购买力下降。更加平衡的财富使用方式调整，才能够更好地发挥财富的使用价值。相对于19世纪时缺乏充足社会资本而建立起来的社会医疗保险，在当代社会金融资产日益丰富的情况下，大力发展健康普惠金融支持的医疗消费信贷，已经具备了社会财富累积和金融资本的坚实基础。

3.2.2　强制性健康储蓄计划的有力支持

健康普惠金融对健康储蓄的支持具备坚实的基础，不仅在于社会可筹集资金规模较大，而且金融服务市场的竞争，也使较低的利息成本成为一种可能。有了较低的贷款利息的支持，则在一定程度上能够更好地提供健康储蓄支持。同时，通过对健康储蓄资产配置优化，能够更有效地冲抵贷款利息和健康储蓄之间的收支平衡。当健康储蓄的资产配置收入能够弥补或接近医疗消费信贷利息支出时，人们无论是选择健康储蓄还是医疗消费信贷，两者是等价的，也没有必要一定储备与健康风险损失相一致的资金。

实际上，在住房公积金领域，这种情况是已经较为普遍的。住房公积金较低的贷款利息和较长的还款周期，不仅能够灵活调整人们的贷款与还款计划，而且金融理财产品能够在一定程度上使人们不再将贷款利息作为一种经济负担。在此背景下，人们也自然可以将更多的结余累积财富，用于健康储蓄资金，并在健康储蓄行为中获得一定的较大投资收益回报，这就是健康普惠金融具有强制性健康储蓄计划的支持能力的基本逻辑。

（1）缺乏有效健康储蓄的健康保险补偿比例假象

健康保险无论是政府主导的公共健康保险，还是保险公司主导的商业健康保险，为了控制健康保险可能存在的道德风险和过度医疗消费问题，都设置了自我保障范围，或者通过设置免赔额的方式，或者通过设置覆盖范围的方式。如果没有强有力的健康储蓄应对个人承担的医疗费用支出，那么可能就无法形成有效的治疗。按照现行的卫生统计方法，尚未合理确定到底还有哪些人存在应诊未诊的问题，也难以确定到底有多少患者是不完全治疗出院，总之，一定还在健康保险的保障方式下，存在一部分因为缺乏自负医疗费用支付能力的不充分治疗或者没有接受治疗的现象。

如果简单地从健康保险的补偿人次来看待健康保险的保障效果，或者健康保险基金对医疗费用补偿效果的话，可能就是那些具有自负费用支付能力的人员获得的，而不是那些没有自负能力的人员。当设定自负医疗费用或者有限覆盖范围时，那些缺乏完全自负能力的人，例如超过 10 万元大额医疗费用的患者，如果需要自己承担 30% ~ 40% 的医疗费用的话，也就意味着他需要支付 3 万 ~ 4 万元的医疗费用，那对低收入者来说是非常困难的事情，所以就干脆选择不去治疗，而这种情况会集中发生在贫困的老年人身上。如果因为疾病治疗而花费几万元的费用，并且不能保证治愈的话，那么他们必然不会花费任何医疗费用，自然也就没有纳入医疗保险基金补偿的统计口径，这样，医疗保险补偿比例的口径就是不完整的，或者是虚假的保障效果。

从农村地区来说，尤其是那些经济落后地区的农村，面临两个极端悖论的情况，而且这种情况甚至会影响到健康普惠金融信贷的使用，即经济落后导致可以筹集的医疗救助资金数量较少，从而缺乏更广范围和更高额度的医疗救助。反过来，如果没有医疗救助作为支撑，那么又无法从健康普惠金融商业可持续角度提供医疗消费信贷支持。后果最终还是放弃治疗，依然不在医疗保险的补偿使用统计范围之内。

即便是英国这些实施免费医疗的经济发达国家，基本医疗覆盖范围依然是常规性医疗，如牙医等医疗费用支出和高费用医疗项目也没有纳入覆盖范围。如果缺乏必要的医疗救助，那么所谓的免费医疗的保障作用也依然是不真实的，或者不完整的统计。因而，无论如何应该建立起更有效的健康储蓄计划，提升个体在自付费的医疗服务上的满足，以及更充分地利用健康保险获得所需要的优质医疗服务。除了新加坡实施的典型个人健康储蓄计划，美国等商业健康保险发达的国家，依然通过税收优惠等措施，鼓励人们建立健康储蓄账户，并提高储蓄资金的储备额度，这既是一种补充健康保障的需要，也是增强个体自我健康保障责任和意识的重要内容。尽管美国和新加坡都建立了健康储蓄计划，但由于两者的功能定位不同，造成的医疗费用支出的基本趋势也不同，新加坡是将健康储蓄作为基本保障手段，而美国则作为补充性手段，自然也就存在美国医疗费用增长显著快于新加坡的现象。

（2）强制性推动健康储蓄的路径

有了健康普惠金融的医疗消费信贷的稳定支持以后，健康保险的部分资金筹集可以转由医疗信贷替代，从而减轻健康保险对不断增长的医疗费用的补偿压力。在大力推动医疗消费信贷的同时，在不减少与基本医疗保险相关的个人福利性待遇情况下，就可以将原本应作为健康保险保费的一部分资金转到个人健康储蓄账户，这种模式比较典型的是新加坡的医疗储蓄计划。但新加坡的医疗储蓄计划并不是完全依赖家庭储蓄，同时还设有健保双全计划作为大病保障的协同手段，大病风险的费用补偿主要是健保双全计划提供补偿，个人健康储蓄账户资金可以用来应对常规性疾病治疗费用的支出。

推动实施由健康普惠金融平台支持的强制性储蓄支持计划，可以分为三个途径：一是个人存入健康储蓄的资金提供税收减免或者递延政策，以形成有效的储蓄激励；二是由第三方共同存入特定比例的资金，如城乡居民医疗保险的政府分担保费资金、城镇职工基本医疗保险的用人单位分担的保费；三是必要的储蓄收益保障计划，即待遇确定型的储蓄计划安排，该种途径一般通过健康普惠金融平台提供的健康储蓄资产配置实现。

关于个人健康储蓄计划的重要性，即便在商业健康保险较为发达的美国，依然也采取了较为优惠的税收政策和比较宽松的储蓄资金的使用条件，以激励人们不断提高健康储蓄水平。因而，在健康普惠金融发展较为成熟的现代社会，更应该强调普惠金融对健康储蓄的支持作用，甚至在必要的情况下进一步调整健康保险政策，在完善基本医疗保险制度和大病保险政策的基础上，不断提高人们的健康储蓄水平和保障能力。这也符合人们全生命周期财富累积的一般规律，只是由于健康储蓄缺乏更有效的保值增值途径，没有从人们的家庭储蓄中单独分出来成为健康储蓄资金。

在没有专门设置个人健康储蓄计划之前，我国实际上已经在 2015 年开始实施了面向较高收入群体的个人税收优惠健康保险计划，其中就设有用来应对老年健康保障的个人账户。随着健康普惠金融业务的发展，应该将个人账户计划实现全民覆盖，当然税收优惠的方式并不能激励中低收入者，尤其是随着个人税收起征点的提高，使更多的中等收入者也不再具备税收激励效应。这里强调的是，为了实现健康保障的更加公平，应该在用税收优惠政策激励中高收入者加大健康储蓄的同时，对中低收入者提供直接的个人账户储蓄补贴，正如前面所提到的第二种路径，设置一个额外的健康储蓄激励计划补贴政策。

另外，尽管我国城镇职工基本医疗保险设有个人账户，但是这些账户目前面临被边缘化和功能定位不清晰的问题，因而可以借鉴美国等发达国家的经验，允许将职工基本医疗保险的个人账户转为个人健康储蓄账户。同时可以参考美国等国家养老金资产配置的办法，允许个人账户储蓄资金在健康普惠金融平台上自主选择资产配置管理机构，管理机构本着审慎人监管原则，以默认选项方式为普通民众提供保障其利益最大化的资产配置。

在用人单位履行职工基本医疗保险保费分担责任的情况下，进一步鼓励用人单位将补充健康保险的部分资金纳入健康储蓄账户。而居民医疗保险保费财政补贴也可以作为储蓄激励，按一定比例纳入储蓄账户，以提高个人健康保障责任和主动控制医疗费用等意识，提高健康保险自负医疗费用的支付能力。这样，借助个人税收优惠健康保险、职工基本医疗保险和城乡居民医疗保险账户，可以构建起覆盖全民的个人健康储蓄支持计划，从而最大限度地降低健康保险带来的道德风险、保险欺诈和过度医疗等负面影响，最大限度地提高人们积极主动地控制医疗费用的意识，增强人们加强健康风险治理和培养更加健康生活方式的责任。

3.2.3　优化健康储蓄账户资金的资产配置

人们缺乏健康储蓄动机的原因，除了储蓄需求冲突和缺乏储蓄能力以外，风险储备型健康储蓄资金缺乏保值增值渠道也是非常重要的原因，从而导致"长钱短配"造成的间接损失较为突出。而医疗消费信贷支持和面临健康风险损失时作为过渡形式，可以使健康储蓄的资产配置选择更加灵活，因而可以选择配置周期较长的高收益类资产。

（1）充分实现健康储蓄账户资金投资回报的最大化

人们倾向于选择低风险或者无风险的资产保值增值方式，因而，在传统的储蓄资金的保值增值方式的选择上，更加偏好于对大型国有银行的存单。这些年来，投资公司出现的一些乱象，也在一定程度上困扰着人们的资产配置，即便是在股票市场上，也因为市场规范的完善性问题，导致很多的普通民众选择股票市场的动机不大。相对于美国等发达国家的股票和债券资产的持有率，中国的大量家庭资产被配置到房地产领域，并在资产收益率上形成恶性的参考对照，也就是炒房资产的比例越来越高。

根据行为经济学前景理论中参考点依赖理论，这种非正常的房地产高额投资回报率，都将所有其他收益率低于房地产的投资收益，看作一种所谓的"损失"。而人们又是厌恶损失和不确定性的，从两个方面限制了人们的资产配置行为选择。显然，要将资产从房地产炒作领域中退出来，就有必要在遏制房价过快增长的同时，不断优化其他方式的资产配置收益水平。

如果个人储蓄账户资金，能够获得与较长时期的金融理财或投资产品的对等收入，并且不会影响在疾病治疗时的费用支出，那么就可以对健康储蓄形成有效的经济激励。一方面，在有健康普惠金融信贷的支持下，在必要的情况下，可以先由医疗信贷资金作为支持，避免撤回投资资金造成的利息收入，尤其是在一个投资周期临近结束时。另一方面，则是由健康普惠金融平台提供资金投资服务，通过优化健康储蓄资金的资产配置，提高健康储蓄资金的投资回报，这样也能对健康储蓄形成经济激励。健康普惠金融平台的搭建，为人们选择更好的资产投资收益提供了更多的选项。

因此，有了健康普惠金融提供的消费信贷支持，就可以最大可能地实现家庭储蓄或者健康储蓄专项计划资金，进行较长时间的跨期配置，并且选择也具有了更多的途径。从当前银行无风险储蓄的角度，5年期的银行储蓄的利率在5%以上，如果留出一笔5万元左右的健康储蓄资金，用5年期银行存款的方式实现保值增值，那么就可以对当前大部分疾病、大部分年龄段的医疗费用支出提供充分保障。这类存款单在银行的政策是：如果提前汇兑，无论距离到期时间长短，都按照最低的利率兑现利息收益。这相对于健康风险的不确定性而言，人们显然难以真正从健康储蓄中实现保值增值的最大化。

解决这类问题的具体措施有：一是如果金融机构能够按照实际存款时间兑

现利息收益，那么可以形成有效的经济激励，普通商业金融机构一般不会提供这种服务；二是健康普惠金融机构提供目标日期保障型的理财产品，按照实际存款或者资产配置日期兑现收益，可以提供较好的经济激励。所以仅从个人理财产品的角度，健康普惠金融可以从两个方面提供优化，即资产配置和目标日期收益稳定机制。

如果通过优化公共健康保险，甚至是私人健康保险的措施，将健康保险的保障能力保持在全民平均水平，而不是最大限额保障时，就可以节省很多的保费支出，将其转入个人健康储蓄账户，形成一种可以长期配置的金融资产，显然是能够改善健康储蓄的保值增值能力的。而在全民医疗费用的平均支出水平以下部分，实现全部病种、全部费用和全民保障，那么既可以提高健康保障社会福利，也可以有效遏制道德风险、保险欺诈和过度医疗问题。

只有做大做强了个人健康储蓄账户，才能够提高人们的自我健康保障能力、责任和控制医疗费用的意识等。如果只是为了解决最大额度的医疗费用支出的话，那么随着医疗保险水平的提高，也就是人们医疗保险费用支出的增加，将会相应引发更大的道德风险激励等问题。当保险水平越高，道德风险和保险欺诈等违规问题也等比例增加时，那么人们实际获得的健康保障水平并不会得到显著的改善，增加的保费投入被增加的支出所抵消。

（2）健康储蓄账户资金待遇计划选择

健康储蓄账户资金的基本目的在于改善健康保障能力和待遇水平，而获得必要的优质医疗服务的基本前提是更加充足的现金储备，以及稳定的储蓄投资待遇。因而在待遇保障的计划选择上，可以借鉴养老金的待遇保障计划等方案。虽然健康储蓄需要应对随时可能发生的健康风险损失，但如果借助医疗救助的短期支持，也可以在一定程度上做出多种资产配置选择，包括目标日期资金和目标风险资金，前者更加强调对老年阶段的健康储蓄，而后者则更加强调在有效控制风险的情况下改善资产配置收益。在健康储蓄账户资金资产配置回报上，可以选择待遇确定型、缴费确定型和资金平衡计划三种方案。

一是待遇确定型（defined benefit plan）。在养老金的待遇确定型计划中，在雇员承担缴费义务或责任以后，雇主或资产配置管理机构，负责保证退休后的待遇的稳定，当然这种待遇并不是固定在某一个额度上，而是通过约定的某个公式计算出来的。一般采取的是固定参数，乘以雇员的工作年限。该种计划的缺陷在于没有考虑通货膨胀的风险，在通货膨胀率较大的情况下，将会影响到实际的待遇水平。

同样，对于健康储蓄而言，由于近年来医疗费用增长过快，也难以最终保证对所需要优质健康服务的购买能力。待遇确定型的资产配置计划，实际上是资产配置公司承担了较大的投资风险，在一定程度上不利于对资产配置机构的激励。而且在资本市场波动较大的情况下，也可能会导致资产配置公司故意压低待遇而套利问题。因而，借鉴待遇确定型的资产配置方式，一般适用于资本市场较为稳定的情况。

二是缴费确定型（defined contribution plan）。个人或单位或政府，向健康储蓄账户中存入的资金是相对固定的，通常是通过预先确定的方式，固定存入。这种固定投入的储蓄相当于一种缴费义务，资产配置公司负责投资，回报数量依赖于投资资产配置效果，账户资金的所有权人承担最终风险。投资回报越大，账户累积的资金越多，应对健康风险的能力越强。这种计划，一般是除了在支付医疗费用以外，所有权人不能自由支配存入资金的使用，除非应对其他特殊风险，如永久性残疾或者遭遇重大家庭变故等。此时的资金调配，必须经得账户计划管理部门和资产配置机构的同意。因此，缴费确定型的健康储蓄计划，具有目标日期基金或全生命周期基金的特点。当然，缺陷也较为明显，就是并不能明确未来的资产配置收益，从而不能完全消除对健康风险损失担忧的有效应对。同时也会影响到对所需要优质医疗服务的支付能力的稳定性。

三是资金平衡计划或者现金余额计划（cash balance plan）。也就是在缴费一定和待遇一定的前提下，将超额收益部分用于再投资的计划。资金平衡计划是一种近年来发展起来的混合型待遇计划，从计划发起人的角度具有待遇确定型的特点，而从受益人的角度则具有缴费确定型的特点。如果将健康储蓄计划的主体分为资产配置公司和个人，那么资产配置公司负责一个较为稳定的收益，而个人负责一个较为稳定的缴费，如果亏损由资产公司负责，超额盈利则折算为个人的缴费资金，这样在下个周期就可以显著地减少储蓄额度。

资金平衡计划，对有健康保险提供基本保障的情况下是比较适用的。因为在较短时间的特定年度内，健康保险的起付线、封顶线和共保条款是相对稳定的。如果再采取单病种限价措施，那么就可以形成非常稳定的预期，同时也可以降低在年老阶段的缴费压力，也就是不会随着年龄的增加而提高收入的存入数量。相反，则应不断提高投资盈余的增加水平，进而降低了未来在接近老年时的储蓄压力。这意味着只要有较为充足的前期储蓄，就可以提高后期资金的自我运转能力，当然，这对资产配置公司和医疗费用控制带来的压力较大。

3.3

普惠金融优化健康储蓄的内在机制

人们总是追求经济利益最大化的，无论是基于利他性角度还是私利性驱动，总是会最大限度地实现既有储蓄的资金安排。如果从一笔财富的最大效用角度，一方面购买健康保险可以在一定程度上保全既有的财富，因而健康保险才具有存在的价值；另一方面，在各种竞争性消费中，个体对消费者剩余最大化的追求，也需要考虑资金的合理安排。如果有健康普惠金融支持下的更多个人健康储蓄，就可以有效规避所谓的健康保险基金的逆向照顾现象，从而获得从健康保险中的应得权益，本身也是实现全生命周期财富最大化的表现之一。逆向照顾和缺乏充足健康储蓄造成的"冰山"现象，导致的不仅仅是直接的保险待遇损失，还包括由于较低的生存质量和工作能力的损害而导致的间接经济损失。

3.3.1　实现财富效用最大化的优化机制

财富本身并不存在直接的消费效用，因为财富本身的效用是通过其使用价值体现的，人们在利用货币衡量其他商品的使用价值的同时，也必须通过所要消费的对象体现出来。因而，如果财富能够用来交换更大消费效用的物品时，它所体现出来的效用也就相应实现了最大化。一般情况下，低质量吉芬品的消费效用很低。当财富用来购买疾病治疗或健康促进的服务产品时，获得的产品质量越大，财富能够交换来的消费效用也就最大。除此以外，优质健康服务能够最大限度地提高健康质量，从而也就能够最大限度地实现未来的财富的总量。因此，要实现财富效用的最大化，一是消费的健康服务产品质量最优，或者财富的消费效用达到相对于财富的最优边际点；二是实现未来的财富总量最大，健康储蓄购买健康服务的目的之一在于实现未来财富规模最大。

（1）财富数量增加规模最大化

对既有财富的优化配置，在能够保证财富最大化的途径上配置既有财富，而未必就一定以健康储蓄的方式，应对未来不确定的健康风险损失，可以作为家庭资产寻求更好的财富累积增长途径。一是既有财富作为未来生命价值蕴含财富的投资，二是直接作为货币本身的保值增值性投资。由于生命价值是人们物质财富的因，因而最有效地保障生命价值免于遭受疾病等健康风险损害，就是最大限度地实现全生命周期的财富数量增长规模的最大化。当货币财富尚未直接用于购买健康服务时，这些暂时性的储备起来的资金应该作为一种投资品，从金融资本市场实现最大限度的投资回报，闲置是健康储蓄资金的直接浪费。

健康普惠金融的直接作用就是作为一种财富的资产配置管理平台，能够最有效率地实现健康储蓄资金在资本市场上的短期投资，从而综合平衡好资金闲置与健康保障之间的矛盾性问题，并使这种矛盾冲突造成的资金闲置成本最小。而当健康储蓄资金能够作为一种抵押资产时，还可以进一步解决"长钱短配"

的问题，这在健康保险资金中存在的问题最为明显。由于健康风险发生的不确定性，人们无法像养老金那样确定一个相对稳定的目标日期，不得不随时应对可能发生的健康风险。如果健康储蓄资金能够像寿险的保单那样具有可抵押的作用，那么可以配置相对比较均衡的投资周期，如一年期投资。如果一年期的投资收益，大于不到一年期的利息支出，那么在这个投资周期内，就可以用健康普惠金融提供的医疗消费贷款作为过渡形式，从而实现投资收益的最大化。

如果没有健康普惠金融的支持，那么人们应对随时可能发生的健康风险的资金，只能以银行活期存款的方式获得最低额度的利息收益。而当金融机构将健康储蓄的资产作为抵押物，提供利息小于一年期存款利息收益的消费信贷，那么就可以以一年期存款的方式增加收益。同样，如果能够继续延长健康储蓄的资产配置周期，那将会增加更多的投资收益，这就是在健康资源配置中，所谓的现金筹资健康保障资金的最有效方式之一。

因而将这两种方式加以融合，健康普惠金融提供资产配置并获取服务收费，同时提供一笔替代性的过渡性医疗消费信贷资金，那么也可以实现双重获益。显然，这是一种健康储蓄资金的社会福利帕累托改进模式。人们也因此不必为时刻可能发生的健康风险而选择活期存款，或者更短投资周期的投资工具，如股票等方式，在增加资金收益的同时降低投资风险。

关于健康储蓄对未来生命价值的投资收益，主要是面对未来财富收益最大化的健康保障，这是防止因病过早死亡或者提前经济死亡等方面的损失。通过健康普惠金融提供的保险、医疗消费信贷和健康储蓄支持计划，能够解决暂时性资金短缺可能造成的"冰山"现象，最大限度地保障未来就业收入水平。因而，这也是一种实现全生命周期财富最大化的有效保障途径，这种途径相比较直接的现金投资收益，具有更加深远和广泛的影响。

（2）用于健康服务消费的消费效用最大化

如果将个体可支配财产都看作是一种财富的话，那么健康普惠金融提供的医疗消费信贷支持，可以从财富的获取上，以及未来获取财富的能力上，实现全生命周期财富的最大化。这个作用机制，已经在健康资源跨期配置一般平衡机制中进行了充分论证。

对于健康储蓄本身而言，对既有财富的消费在不同的使用方向上，具有不同的效用数量和结构。即便是在相同的消费效用的情况下，由于消费效用还存在期待效用和剩余效用等更复杂的效用结构。医疗消费信贷在一定意义上可以承担起改善消费效用选择的杠杆作用，这也是信贷消费效用最基本的方式之一。相对于所需要的消费品的效用而言，显然要显著高于那些相对劣质的不愿意接受的消费品的效用。通过普惠金融提供的医疗消费信贷支持，患者在更充足资金的基础上获得了所需要的优质医疗服务，并且不会因为支付这些医疗费用而陷入短期的经济困境医疗服务消费效用自然也就会显著增加。

另一个财富效用则是由医疗消费信贷和健康保险所节省的用于其他方面的投资收益，通过医疗消费信贷资金支持，使原本更加迫切的消费需求通过较小的信贷利息支出而获得满足，那么财富就可以实现更加明显的投资回报。当然，这种投资回报并不是对医疗信贷资金的套利行为，而且健康普惠金融在这方面具有相对严格的审核制度。但是，如果将健康普惠金融对投资的社会福利改善价值加入评估审核体系后，则有助于同步推动个体财富和社会福利的增加，符合社会福利帕累托改进的基本条件。

健康普惠金融的第三条途径，就是优化健康储蓄的资产配置收益。相对来说，人们专项用于健康储蓄的资金总额不会太大，因而普通金融服务机构难以提供具有较高回报率的金融服务。健康普惠金融平台则直接通过资产配置的方式，取代其他普通金融机构，直接为个体健康储蓄提供资产配置服务，并且不存在所谓的金融服务歧视问题，自然也有助于最大限度地提高健康储蓄的经济回报水平。

人们获取物质财富的最终目的在于满足各种消费需要，除了自我健康生产以外，还需要向健康产品和服务生产厂商购买必要的服务产品，从而确保自己能够免于因病陷入经济困境。有了医疗消费信贷的支持，一部分竞争性或者矛盾性的现实消费需要得到更加充分的满足。尤其是那些发展性的消费，如教育和迁移就业等行为，都可以得到更加有效的保障。根据 Huebner（1927）的生命价值影响因素角度，一个人未来财富的大小，不仅与健康状况有关，同时还与教育、技能培训和阅历以及实现远大理想的耐力等因素有关。

要实现这个目标，就必然需要改善既有财富的消费结构。如果从个人实现自我保障的角度，在全生命周期上，越是在需要大规模的教育和技能投入的时期，财富的累积数量和能力也越偏低，因而在各种产品消费上的竞争性矛盾越加突出。有了健康普惠金融消费信贷支持，这种冲突可以得到更有效的缓解，从而能够在保障消费效用的最大化上提供资金支持。在通常情况下，教育与技能培训的支出能力，对全生命周期的财富规模具有决定性作用，如果仅仅因为更加迫切的基本消费和疾病治疗支出，而导致教育程度偏低或者缺乏较高水平的技能培训，往往会导致全生命周期收入水平显著减少，或者处于较低的收入水平状态。

3.3.2　消除健康风险担忧的内在优化机制

（1）健康保险的风险担忧消除能力和储蓄的补充机制

健康风险损失的不确定性，必然需要人们预先储备与所应对健康风险相匹配的资金。但要完全消除人们关于健康风险的担忧问题，往往会导致健康保险的严重过度投保问题，不但包揽了各种常见疾病，甚至包括极为罕见的重特大疾病的重复保险等。根据 Kunreuther et al.（2013）的观点，人们购买保险的目的主要包括四个方面，即转嫁健康风险损失的投资、消除担忧或免于后悔、遵守政府或法律规范要求、满足社会或者认知规范等。因而，尽管为了消除担忧而出现非理性的保险行为异象问题，但人们对未来不确定性风险的担忧一直影响着人们的健康资源配置行为。

为了消除担忧，在传统方式下，人们主要是通过大量的储蓄提供基本保障，当储蓄规模大于所能预见的健康风险损失以后，人们对健康风险的经济支付能力的担忧才会彻底消除。健康保险一般能够提供相对于特定财富水平更大的保障能力，因而人们会选择健康保险的方式转嫁风险损失。但是如果仅仅选择健康保险方式的话，将会导致较为严重的过度保险和重复保险问题，甚至因为对健康保险合同条款理解不清，难以准确把握健康保险的覆盖范围，在过度保险和重复保险的同时，还存在部分疾病和健康服务的保险缺失问题。并且为了应对健康保险中存在的道德风险、保险欺诈和过度医疗问题，健康保险不可能全部覆盖医疗费用支出，必然在医疗费用上采取分担的方式，这样就需要健康储蓄作为必要的补充。

相对于健康保险复杂的保险合同条款对保障范围的模糊性和特定覆盖领域，健康储蓄可以实现全方位的健康保障，并且不需要理解复杂的健康保险合同条款，因而健康储蓄在消除健康风险担忧上具有更好的内在优化机制。但是如果只采取健康储蓄的方式应对健康风险损失，显然缺乏健康保险所具有的风险汇聚的优势，需要在可能的最高风险损失额度或医疗费用上储备大额资金，这对处于生命周期早期阶段收入和储蓄相对较低的青年人是极为不利的，因为在该年龄阶段收入具有更多样化的使用用途，并且各种用途之间往往是具有竞争性的。健康保障储蓄的额度过大，必然会抑制其他改善劳动技能的消费投资。

因而，要借助健康储蓄方式消除对健康风险的担忧，必须借助大病保险的方式。无论是从商业健康保险还是政府提供的公共健康保险角度，大病保险都是以疾病种类列举的方式提供保障范围的，这样健康保险必然会形成一定的交叉和覆盖缺口。如果全部补齐健康保险的大病保障缺口，显然对那些低收入者来说是缺乏收入承受能力的。通过健康普惠金融的介入，可以提供面向中低收入者的普惠型大病保险，同时还可以随着年龄增加而不断提高健康储蓄规模，并且通过合理调整健康储蓄的使用方向，不断优化大病保险覆盖范围，从而形成与年龄特征相匹配的健康保险保障范围，不断提高消除健康风险担忧的能力。

因此，健康普惠金融通过更加全面的面向中低收入者的健康保障服务，在完善健康保险防范风险策略的基础上，不断提高个人应对健康风险的资金储备能力，显然可以在最有效的健康资源配置上解决对健康风险的担忧问题。有了健康普惠金融支持，人们不但能够利用既有累积财富和健康保险提供保障，也可以在必要情况下通过医疗信贷提高保障能力。而当人们有了更多应对健康风险损失手段时，将使健康保险和健康储蓄的准备更加理性。

（2）健康风险损失担忧的多维度性

人们对健康风险的担忧并不是某一个方面，在担忧健康风险经济损失和健康损害的同时，还要考虑对代际的影响，尤其是遗产动机的影响。这意味着消除健康风险损失的担忧，不仅要保证人们具有充足的财富用于疾病治疗的费用，还在满足医疗需求的同时，具有一定规模的可代际转移的累积财富。项目组的调查问卷设置了四个选项，即担忧看不起病、担忧看不好病、担忧增加子女负担和以其他选项表示的代际财富转移。调查数据显示（见图 3 - 13 和图 3 - 14），有一半以上的人员对健康状况担忧，其中非常担忧的人员为 85 人，占总调查人数 519 人的 16.38％，从不担忧的人员只有 154 人。从担忧的具体内容来看，仅担忧看不起病的为 89 人，占 17.15％。其他选项均为复合性选择，尤其是对两者同时担忧的现象比较突出。

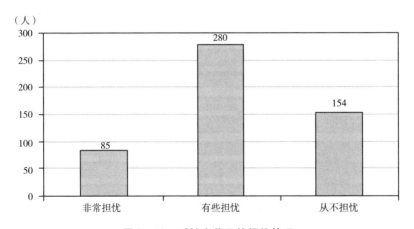

图 3 - 13　对健康状况的担忧情况

随着重特大疾病谱改变，尤其是造成不可逆健康损害的癌症等，使人们开始更多地担忧看不好病的问题，现代的医学技术"瓶颈"问题随着人们财富水平的提高开始凸显出来，调查数据显示大约有 27.75％的人员担忧有钱未必能看好病问题。即便是人们能够看得起病或看好病，也不愿意将所有储蓄都花光，甚至给子女增加经济负担，分别占 18.84％和 19.27％。而对以上四种担忧同时存在的有 84 人，占比 16.18％。不对健康担忧或担忧其他方面问题的人员为 192人，仅占总调查人员的 36.99％。未来如何通过更加完善的健康保障措施，最大程度地消除人们对健康的过度担忧，是优化健康保障政策的重要内容之一。

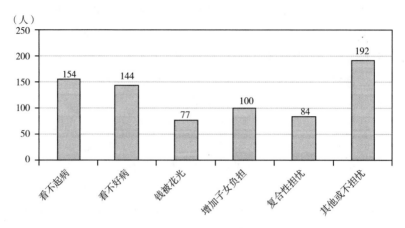

图 3 - 14　对健康担忧的主要原因和表现

对健康状况担忧的可能来源，根据 Kunreuther et al.（2013）的健康保险行为的研究，认为当对身边病人的感知数量增加，或者患有严重疾病时，往往会因为加重对健康风险的担忧而过度购买健康保险，因而这种担忧可能来自对周边人群患病情况的直接感知。如图 3 - 15 所示，当人们感知到周边人群的患有大病的人数显著增加时往往会增加担忧程度，有 307 人感觉到周边患有较为严重疾病的人数在明显增加，没有明显增加的仅有 71 人，而感觉增加不明显的为 141 人。因此，这一方面反映了担忧的来源问题，另一方面反映出患病人员在数量上可能真实存在增加趋势。

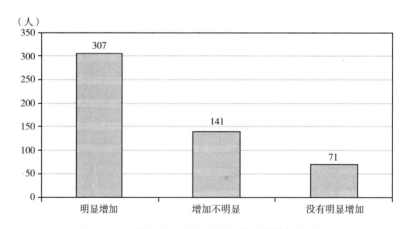

图 3 - 15　周围人群患有疾病数量改变情况的感知

而患病人数的增加，除了受环境和生活行为方式改变等因素影响以外，还可能与人们实际寿命的增加也有关系。也就是说，当人们的预期寿命较短时，可能很多重大疾病还没有显露出来时就已经去世了，或者因为某种大病自身而过早死亡。现代医学技术的发展，虽然没有能够彻底解决所谓的疑难杂症的治疗问题，但可以延长人们患病后的生存时间，或者一些疾病已经随着医学技术和药物的研发，而转化为慢性疾病，从而使人们感觉到人群实际患病数量的显著增加。

当然，这虽然没有达到所谓的"死得快"的生存质量的一个方面，但至少也在延长着人们的实际寿命，避免因病过早生理死亡，当然也对医疗保障资金的筹集也会带来一定的压力，因而更需要进一步优化生命周期和健康风险周期的资源配置，尽可能使人们在活得长的前提下，将全生命周期不可避免的疾病风险努力后延，以达到"病得晚"或"晚得病"的高水平生存质量要求，促进全民健康水平不断提高。延长人们的期望寿命必须与提高健康水平或改善生存质量相一致，否则就不是真正的全民健康，只是低质量的生存时间的增加而已。

3.3.3　满足代际间财富转移的内在优化机制

人们很少以健康储蓄累积方式转移代际财富，反而是更多地类似以寿险有价保单的方式转移财富，以有效规避遗产税支出。即便是新加坡的强制性健康储蓄账户，也随着年龄增长和累积数量大小进行动态调整，超过一定限额的个人账户资金可以用于购买健康保险、子女教育和住房保障等支出，但最低限额必须保持以应对老年后的医疗费用支出。这个额度尽管不高，但由于能够伴随老年人的最后生命阶段，进而能够有力支持老年后的医疗服务需求。因而，新加坡的健康储蓄账户资金的代际转移能力有限，主要是为了应对老年后的医疗费用支出。但这给我们的健康储蓄计划带来一定的借鉴意义，即保持一定额度的储蓄资金，在老年人身故后可以作为代际转移财富，从而发挥健康保障和代际财富转移的双重作用。

人们在家庭内部总是具有高度利他性的，尤其是父辈对于子辈来说，希望能够向子代转移更多的收入，以减轻子女经济压力和提高生活质量水平。图3-16显示，愿意将部分财富转移给子女的比例高达88.63%，明确要求子女提供赡养费的仅占5.97%。因而，在传统的代际财富转移上，父辈除了在生存期间通过承担抚养责任，以资本化价值的方式向子代进行转移，并提供各种生活和学习消费支持。同时，还希望通过人寿保险和其他现金或资产继承的方式，向子代转移更多的累积财富。这样，可能导致父辈在有生之年极力抑制各种消费支出，以最大限度地向子代转移财富，从而导致本人健康资源储备不足。

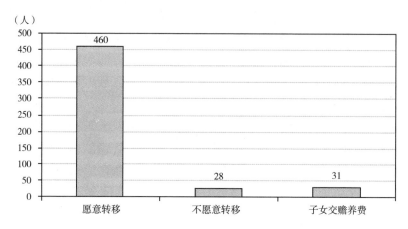

图 3 – 16　人们的代际财富转移意愿

　　在所有跨期配置的健康资源中，只有个人账户资金可以在代际之间转移。当前职工基本医疗保险的个人账户资金储备不足，主要是因为个人账户的使用功能定位尚不明确，人们不能对个人账户资金使用做出多元化的使用安排。如果能够借助医疗信贷支持，降低健康保险的过高水平，使其回归到对正常医疗服务消费资金的支持，那么就可以将更多的资金转移到个人账户。当个体的储蓄账户做到足够大时，个体必然会珍惜个人储蓄账户资金的使用。随着个体在全生命周期财富累积的增加，就可以作为遗产动机下的资产替代方式，从而也能够减少在其他消费上为了资产代际转移动机的抑制性现象。

　　在新加坡和美国等设有个人健康储蓄账户的国家，并没有限制个人账户资金的累积规模。同样，我国在职工基本医疗保险中附加的个人账户，也没有累积的上限问题。但是，相对于新加坡的个人账户可以在满足一定额度以后提取的措施，我国和美国的个人账户并没有设置该条款。因而，在我国的职工个人医疗保险账户资金上，就没有形成稳定的未来预期。如果借鉴新加坡的模式，当个人累积账户达到一定额度以后，被允许提取出来用于购买住房等用途，那么健康储蓄资金就可以在一定程度上具有了代际转移资产的激励机制。人们总是倾向于为子女积累一部分财富，用于子女的教育、婚姻和住房等的帮助。当这部分资金暂时以健康储蓄的方式，由健康普惠金融机构提供有效的保值增值时，那么就会形成多个维度的经济激励作用。

第4章

健康普惠金融对医疗救助的优化机制

医疗救助资金的使用，一般是按照两个最基本的标准实施的，一方面是个体本身的收入缺乏对医疗费用的支付能力，另一方面是支付医疗费用以后，家庭基本消费难以得到合理满足。接受医疗救助的对象通常是家庭人居收入低于贫困线以下的群体，但并不包括稍高于贫困线之上的边缘群体。而边缘群体通常是潜在因病致贫的困难群体，严格的救助资格线分割，往往会困扰家庭其他方面必要的消费支出，如子女教育支出和必要技能培训支出等。这种非直接经济贫困引发的问题，可能会潜在地隐藏着未来更大的相对贫困问题。

尽管医疗救助能够使人们有效地摆脱暂时性的经济困境，但依然面临两个主要困境问题：一是医疗救助违规使用问题，二是医疗救助的非偿还性的济贫帮助往往会形成救助依赖，从而不能充分挖掘劳动力潜在的能力。英国高福利的社会救助的历史教训，就是造成了较为严重的家庭代际之间的自愿性失业问题。与健康保险面临的问题相似，医疗救助同属于第三方付费机制，资金违规和过度利用等问题也存在于医疗救助领域。健康普惠金融对医疗救助的优化机制，主要是利用利息替代直接的足额医疗救助，可以最大限度地覆盖需要暂时性医疗救助的人群，覆盖大小取决于可用医疗信贷资金数量。当然，由于医疗救助还必须资助缺乏医疗信贷偿还能力的群体，在医疗救助资金的总额中还需要留出部分资金，用于直接救助缺乏信贷偿还能力的群体。

4.1

推动医疗救助传统理念的深刻转变

传统的医疗救助被视为因病致贫的表现，因而医疗救助是完全面向贫困群体的，而领取医疗救助的人员，也同样被看作贫困者。这样，人们在获取医疗救助资金时，只能根据有限的医疗救助资金数量，按照轻重缓急优先救助那些最困难的群体，相当一部分低收入者事实上无法获得足额医疗救助，而处于贫困边缘的其他群体更难申请到医疗救助资金。而这些人员往往都会因为医疗救助资金规模不足，而无法获得充分有效治疗，必要的优质医疗服务的实际缺口比较大。

我们的调查数据显示，江苏苏北和山东鲁南等地区的出院患者的实际医疗费用，与患者期待的支出之间的实际缺口在 25% ~ 200%，即愿意支付的医疗费用与实际支付的医疗费用最大缺口是 2 倍以上。就必要的优质医疗服务而言，任何医疗服务需求得不到满足的缺口，都可能导致疾病的不充分治疗，何况这是相对于数额较大的住院医疗费用而言的，存在较大的费用基数。而这部分缺口的形成，一方面受限于当前的基本医疗保险制度安排，有一些患者想获得的优质医疗服务或药品并不在基本医疗保险的补偿范围；另一方面则是受限于患者既有的累积财富水平，或者受诸如医疗借债或亲朋经济支持能力的限制。

因而，从确保人人都能够获得必要的高质量健康服务，并且不会因为医疗费用支付而陷入经济困境的角度，必须转变传统医疗救助时低收入者只能获得基本医疗保障的观念，根据患者所需要的有政府提供担保的低息医疗借款的愿望，在更大范围和更高水平上，提供医疗救助支持，在实现全民健康覆盖水平的基础上，不断提高全民健康保障水平。

4.1.1 医疗救助不是人们经济贫困的社会标签

随着健康保险和社会福利的改善，人们往往将接受医疗救助看作为因病致贫的后果，因而通常会将医疗救助和经济贫困两者等同起来，将接受医疗救助人员看作为社会贫困群体，从而打上非理性的社会人群身份认知标签。但事实上，医疗救助是针对某个特定时点的医疗服务需求的满足，而不是针对特定的人群。然而，贫困户建档立卡的医疗救助措施，却将医疗救助当作贫困者的一项特殊权利，而那些暂时面临经济困难的中高收入者，或者高于建档立卡标准人员，则被排除在医疗救助范围之外。

这种逻辑认知或许也可以推导出一个医疗救助悖论，也就是只有当健康遭受严重损害而陷入经济贫困以后，才有资格接受医疗救助，而不是用来防范因为缺乏必要的优质医疗的费用而可能陷入经济贫困。或许，社会还会要求那些全部财富没有低于贫困线的人员，变卖非货币财富资产用来治疗疾病，或者将其他更具发展性的消费支出取消，如教育和技能培训等支出，用牺牲长远的发展机会的费用转用于疾病治疗。显然，这种逻辑关系并不会有助于帮助他们在疾病治疗后的收入增长，牺牲的是实现经济富裕和未来人的全面发展机会，显然这并不是中国特色社会主义社会能够接受的，也与进入新时代后的全民共同富裕和人人都具有通过辛勤劳动实现更多自我发展机会相背离。因而，医疗救助还需要将其覆盖范围向其他群体扩大，甚至包括那些只是由于投资资金暂时无法兑现为疾病治疗的资金的人。

Huebner（1927）认为，一个人的存在只有相对于家庭和社会其他人员有价值，才有真正的生命价值，"在任何时刻，生命的延续都应该有利于他人、家庭后代、商业团体或教育慈善机构。"如果将其他正好有利于家庭和社会其他成员的资产，兑现为用于自己的疾病治疗费用，那么不仅仅只是完成疾病治疗这么简单，那些投资资金撤离后造成家庭其他成员消费需求得不到满足，职工失业和收入终止，都将会造成更大的经济损失和社会福利损失。因而，从这层意义上，只要个体在筹集医疗费用的成本代价，显著大于医疗救助支出，就应该提供必要的医疗救助支持，而不局限于他本人可以支配的财富数量，差别在于用什么样的方式提供必要的医疗救助。

如果采取健康普惠金融的方式提供，显然并不消耗任何额外的他人健康资源，也不会造成显著的社会福利损失。普通医疗消费信贷和健康普惠金融支持的医疗消费信贷，主要的差别在于医疗消费信贷支持的稳定预期。相比低收入者，那些暂时性经济困难群体反而在医疗消费信贷利率水平和资金偿还周期上，都更有利于普惠金融的商业可持续性。

因此，不能将医疗救助简单地看作一种经济贫困的社会标签，更不能仅仅根据既有的财富水平决定是否提供医疗救助，而且医疗救助也不能局限于直接的大额医疗费用补贴，而应该进一步向为面临医疗费用筹集困难者提供利息补贴和信贷担保等领域发展。从这种角度来讲，医疗救助有时是为了应对或者防范因为疾病而陷入经济贫困，从而提供暂时性外部资金支持，医疗救助反而应该秉承民间"救急不救贫"的相互帮助理念，而这也是医疗救助不同于提供生活帮助的社会救助的关键之处。

4.1.2　不是只有经济贫困者才有资格接受医疗救助

医疗救助并不是一种特殊的社会待遇资格，如果人们都追求医疗救助，并且能够得到完全解决的话，整个社会将可能会转入懒散的社会，正像英国《贝弗里奇》报告指出的那样，整个社会存在大量的懒惰现象，最终也就丧失了医疗救助资金的来源。医疗救助是一种临时性的健康保障应急措施，至少是帮助人们获得必要的优质医疗服务的补充手段，而不是主流手段。马克思在六项扣除理论中，将"官办济贫"部分作为最后一项扣除的内容，显然这只是针对那些遭受意外重大风险损失，以及年老后缺乏经济收入来源群体的政府保障方式。

因而，只要医疗救助资金能够在必要的前提下，有助于改善患者所必要的优质健康服务的需求满足，就应该给予必要的医疗救助利息补贴支持。在扩大医疗救助利息补贴的过程中，要严格监管可能由此带来的资金套利行为。但由于健康普惠金融具有严格的审核平台，以及具有治疗机构的住院病案，加上中国高水平医院大部分是公立性医院，本身具有政府担保背景，因而，人们通过住院费用套取少量的利息补贴的可能性比较小。

如果从这层含义上，健康普惠金融专项信贷资金应该像住房公积金一样，具有普遍的社会福利性，可以参考住房公积金的贷款利率和资金保证，提供必要的金融资金支持和设定相近的费率。与住房公积金不同的是，医疗消费信贷往往缺乏充足的资产抵押，因而可能面临较大的坏账风险。但相对于普惠金融信贷资金的社会福利改善效益而言，这种坏账如果从作为社会成本角度，一般不会带来较大的坏账额度。

在推动健康普惠金融信贷的过程中，我们要深入思考健康保险，尤其是社会医疗保险制度本身的内在作用，那就是为人们的未来健康保障提供更加稳定的社会预期，并且没有显著增加人们的经济负担。同样，只要是医疗消费信贷不会大于缴纳保费带来的经济负担，医疗消费信贷就具有向全民敞开的必要性。长期以来，通过健康保险、健康储蓄和医疗救助三种基本保障方式形成的思维惯性，已经使人们选择性忽略了医疗消费信贷的积极效应。同时也将医疗救助打上了面向社会贫困人员的资格标签。

向后配置健康资源或者累积财富，尤其是以预付费的方式建立远离原所有人控制的健康保障基金，容易受到利益距离和损失厌恶效应等因素的影响，不利于有效控制医疗费用的合理支出，并且相对于健康保险的合同条款而言，医疗消费信贷的条款更加简单，甚至都不存在任何专业知识理解上的偏差，并且是直接针对患者提供的资金支持。因而，改变传统医疗救助只向贫困者提供与医疗费用对等的现金救助方式，应该随着当前金融服务业，尤其是普惠金融的发展和推进力度，开始实施健康普惠金融支持的医疗消费信贷新措施，这不仅有助于提高医疗救助的总规模，也有助于扩大医疗服务或项目的扶持范围，并且显著改善医疗救助效率。

4.1.3 暂时性经济困难不是持久性经济贫困

有消费需求竞争和投资计划，对有限的财富累积规模来说，人们就不可能没有暂时性的经济困难，即便是拥有大规模资产的企业家，也可能面临暂时性的资金周转困难。这不仅说明，人们在特定的资金周转困难情况下，需要第三方力量的帮助以渡过暂时性的经济困难，只是对于那些收入较高的人员，既可以通过金融机构寻求商业贷款支持，也有更多的其他筹资渠道，而低收入者或贫困人员，通常既缺乏民间借贷的途径，也缺乏从金融机构的正规贷款途径，因而需要面向中低收入者提供有效的普惠性金融服务支持。

也正是由于这个原因，英国政府提供了一项面向暂时经济困难者的经济支持计划，可以向政府申请一笔没有利息的信贷资金，只需要在规定的时间内偿还本金即可。因病致贫的一个典型表现，就是并非所有遭受健康风险损失的个体，在支付医疗费用以后会长期陷入经济贫困，可能只是由于暂时性缺少足够医疗费用支付能力的资金缺口。

（1）疾病治疗费用不确定性和风险转嫁匹配性偏差

人们在生命初期最终都是经济贫困的，正是由于人们在生命周期上的这种贫困特征，才有了家庭抚养责任。同样，人们在生命晚期也是经济贫困的，为了应对经济贫困，人们才通过必要的财富储蓄，无论是以强制性社会养老保险的方式，还是以私人养老金的方式，都是对未来收入终止后满足维持生存和健康的一种资金准备。但除了生命周期早晚两个阶段的自然贫困不同，在生命周期的任何时点上，由于不确定性风险损失的可能性，都会导致暂时性的经济困难，而这种经济困难并不能像早期依赖家庭经济支柱成员提供抚养资金，以及在晚期依靠养老金储备和代际转移支付那样具有稳定的解决机制，往往需要通过社会的力量提供必要的经济支持。或者简单地讲，暂时性经济贫困是某个时点被动的必然性消费支出，高于当时实现的累积财富总量。如果将这个时点扩大到未来某个时期或未来期望寿命区间，不但可能不是贫困的，甚至是富裕的，或者那个时点上的支出只占用了未来财富的很小部分。

尽管人们可以通过健康保险转嫁风险损失、筹集必要的医疗费用，但作为专业性较强的健康保险而言，并不是所有的人都能够购买到恰如其分的最优健康保险，受到损失厌恶和风险偏好的影响，健康保险与所需要的医疗费用之间不可避免地存在一定数量的资金缺口，只是小额缺口很容易通过资金调剂或亲朋好友得到解决。因而，面对大额医疗费用支出，相当多的中低收入者往往缺乏即时性的支付能力。或许，因病致贫只是在个人全生命周期上暂时面临的一个经济困难，并不意味着这个经济困难就会决定他的全生命周期贫困。但如果他既有的财富确实无法保障他获得恢复健康所需要的资金时，如果因为健康风险对健康损害的跳跃扩散效应，还真有可能因病致残而陷入持久性经济困难。

（2）疾病治疗与经济贫困之间的关系

疾病并不是造成永久性经济贫困的直接原因，而事实上因病致贫的内在原因在于应该得到的疾病治疗服务没有得到充分的满足。同时，也可以这样认为，是贫困导致了疾病未愈，而不是可愈疾病导致了贫困。疾病能够导致的长期贫困，只是在完全残疾的状态，这种疾病存在的数量实际上是不多的。其他方面的原因，在于相对竞争激烈的劳动力市场选择的结果。近年来国家也在积极推进实施残疾人就业政策，而如果因病致残的人员获得与他们相同的就业机会，那么也不会导致长期性贫困。

另外值得注意的是，相当一部分因病致残的人员，主要是在怀孕期间或者幼年时缺乏合理有效的疾病预防或治疗措施造成的。在人们的全生命周期上，重大疾病发生的时间越早，可能造成的重大残疾的风险越大，反之，越是接近成年人时期，因病导致的全部残疾的可能性越小。这同样提示我们，应该进一步优化当前的健康资源配置，将健康风险干预的时间尽可能提前，而这恰恰是健康普惠金融的优势所在。

相对于疾病治疗或者治疗后的医疗救助，以及覆盖范围显著偏窄的问题，并不利于有效应对因为疾病造成的永久性残疾或者大额医疗费用。当前除了部分罕见病以外，大部分疾病，包括癌症等一些难以治愈的重大疾病，如果能够在更早的阶段提供科学的医疗干预，也是可以治愈或者显著改善生存质量的。因而，医疗救助不能等到疾病不能挽回时再介入进去，而是介入的越早越好，更不能按照疾病的严重程度确定医疗救助的顺序资格。相反，无论是从经济效益还是从社会效益上，越早的疾病干预带来的效益越大。

（3）采用健康普惠金融有效应对经济贫困的要求

为了缓解这种医疗费用筹集上的矛盾，在改善健康保险保障和风险治理的同时，应该进一步放宽医疗救助的使用门槛。当健康普惠金融医疗信贷提供了更多的可用资金来源时，对应的使用门槛必然会越来越低。只有当医疗救助资金严重短缺时，才会设置非常高的救助资格门槛。而越是有竞争性，申请资格门槛越高，审批的过程也越长，由此产生的审核成本，以及医疗救助成本也越大。最大限度地通过健康普惠金融利息补贴的方式，不断提高医疗救助资金的规模和覆盖范围，那么由此带来的疾病治疗和健康促进的效应也就越大。

随着我国经济发展水平的提高，以及家庭储蓄数量的快速增加，为全方位筹集健康普惠金融资金提供了更多的途径。如果在3%～5%的利率水平上，相信只要有政府对资金安全提供担保，或者必要的保险保障机制，那么大量的社会储蓄资金，也愿意在健康普惠金融平台上，用来支持其他低收入者的医疗消费信贷支持。我国当前的社会医疗救助正在呈逐年上升趋势，而且越来越多的人员能够通过网络平台的众人筹款等方式，获得一部分社会捐助资金。

我们在积极肯定和鼓励支持民间社会捐助的同时，也要关注由此引发的一些问题。如果将所有的社会捐助，都能够建立在健康普惠金融平台上，并且由慈善机构作为责任主体进行监管和保值增值时，必将进一步规范和激励人们的社会捐助行为。相比较用于健康普惠金融信贷资金的风险，这种捐助的期望支出数额应该是偏大的。人们不计报酬地对遭受疾病风险的人，提供足够使其治愈疾病的目的，最终还不是使其从疾病中康复吗？因而，无论何时都不能将医疗救助局限于在长期性因病致贫的理念下，而是共同帮助人们渡过暂时性的经济困难理念，这才能够体现医疗救助的真正价值。

4.1.4　全面建成小康社会以后的医疗救助功能定位

随着中国特色社会主义进入新时代，在完成了全民脱贫任务以后，面向贫困人口提供医疗费用帮扶的医疗救助基本使命已经完成。但这并不意味着医疗救助资金将在中国退出历史舞台，相反，在新时代具有更大的历史责任和更广泛的高层次覆盖范围。医疗救助不但要充分解决健康保险和自负医疗费用之间的缺口问题，还要在新的时代使命上发挥巩固全面建成小康社会的功能，不断提高全民健康保障水平。

（1）充分解决健康服务利用的不平衡问题

在全面建成小康社会以后，社会主要矛盾已经从相对落后的社会生产力同人民日益增长的物质文化产品需要的矛盾，转化为经济发展的不平衡不充分同人民日益增长的美好生活向往的需要之间的矛盾。在逐渐改善健康保险公平性的基础上，应该充分利用医疗救助资金重点解决优质健康服务利用的不平衡问题，确保人人都能够在全生命周期上获得所需要的、有质量的、可负担的预防、治疗、康复和健康促进等全方位的服务，推动疾病的早筛检、早诊断、早治疗和早康复，努力减少因病造成的过早生理死亡和经济死亡等各种损失。同时针对优质医疗服务利用中的不公平性问题，不断提高人们获得必要优质医疗服务的均等化水平。

相对于世界卫生组织提出的全民健康覆盖基本目标，新时代面临的健康保障问题，则是将保证不至于因为医疗费用支付陷入经济困难，提高到不至于低于全民小康水平。因此，必须稳定保证全民在遭受健康风险损失以后，依然能够将可支配收入保持在小康社会的最低收入水平之上。这样，医疗救助资金在新时代将起到三个方面的作用：一是用于帮助经济收入边缘群体的医疗费用补贴，使其疾病治疗后的收入水平保持在小康社会标准上；二是确保人人都能够获得必要的优质医疗服务；三是继续为那些因为人民利益而做出牺牲的优抚对象，提供因为工伤而致残后的医疗帮助，或者在其家属因病而陷入经济困境时提供必要的医疗帮助。

另外，针对因为既有累积财富不足而应诊未诊，及其引发的生存质量较低的"冰山"现象，提供必要的医疗费用支持。因而，医疗救助资金的功能定位，应该确保人们在患病的第一时间能够获得必要的有效治疗，从而将疾病的"应诊未诊"造成的直接经济损失和间接社会福利损失降到最低程度。传统的医疗救助主要是解决疾病治疗后的经济困难，而未来的医疗救助则应该更加关注应诊未诊造成的潜在经济损失和生存质量偏低问题。

（2）协同健康普惠金融提供高水平全面健康

全面建成小康社会和健康中国战略是一体的。在进入新时代以后，社会发展的主要目标在于满足人民日益增长的对美好生活的向往。显然，健康在美好生活向往目标体系中处于核心位置，甚至处于基础性的决定性地位。"没有全民健康，就没有全面小康""人民健康是民族繁荣昌盛和国家富强的重要标志。"没有对人民健康建立起一种有效的"托底"机制，就难以确保人人都能够获得所需要的高质量健康服务，进而也难以实现在全面建成小康社会标准上的高水平全民健康。因而，未来医疗救助的功能定位，应该将防止因病致贫的功能，提升到全面保障实现建成稳固的小康社会的功能上。以保障全面小康为目标，不断优化健康资源配置，不断完善国民健康政策，最终为人民群众获得全方位全周期健康服务提供有力保障。

尽管健康普惠金融医疗消费信贷极大地缓解了医疗救助压力，改善了医疗救助资金的保障范围和保障效率，但医疗救助依然是保障人民获得必要的优质医疗服务、防止因病致贫的最后一道防线，因而医疗救助依然应该逐步加强，并且医疗救助的底线要从当前的扶贫和防贫的功能，进一步提升到保障人人都能够过上小康生活，都能够满足对美好生活向往的需要，都能够在有力的健康保障下获得通过辛勤劳动实现自身全面发展的更大机会。

（3）应对老龄化社会老年人健康保障能力脆弱性问题

我国已经进入面临严峻挑战的老龄化社会，对于老年人来说，他们在退休后的主要生活来源是养老保险金，因而可能会因为养老保险水平偏低，而面临较大的健康保障能力脆弱性压力，而医疗救助和优抚制度，则能够有效改善低收入者的健康保障能力，有效应对保障能力脆弱性可能带来的各种问题。

当前老年人健康保障的脆弱性主要体现在三个方面：一是我国老年人口将在未来出现显著增长的趋势，部分老年人尚未形成充足的健康保障储蓄；二是家庭保障能力相对较为脆弱，独生子女家庭的代际赡养压力较大；三是经济增长面临较大的放缓压力，现收现付的健康保险统筹基金对老年人的医疗费用支付压力较大。因而，未来医疗救助的对象将更加倾斜于老年人口，积极应对人口老龄化社会的健康保障压力。

医疗救助为应对人口老龄化问题，提供一个较为平稳的过渡时期，这样我们就没有必要在短时间内集中提高基本医疗保险水平。在过渡期内，一是要进一步加强个人健康储蓄累积规模，尽量达到具有应对退休后老年医疗的需要；二是完善医疗保险基金的资产配置途径，寻求结余保险基金的更好保值增值途径；三是构建起面向老年后的长期护理资金，优化社会保障水平。纵观新加坡、英国、美国、德国等高收入水平国家的医疗保障制度，应对老年后的医疗服务需要都是通过全生命周期的有效财富积累实现的，无论是通过个人储蓄账户积累，还是通过面向老年后的专项医疗保险，都是在就业阶段完成必要的累积。如果短期内骤然增加应对老龄人口的医疗保障资金，将给社会经济的可持续健康发展带来很大的不利影响。

4.2

健康普惠金融信贷支持下的医疗救助能力

假设一个人在支付所需要的优质医疗服务费用时面临的困难只是暂时性的，而不是因为因病致残或其他健康原因而属于长期贫困的人，那么就可以将医疗救助资金分解为两个部分：一是用于保障那些长期确定性贫困者的直接扶贫资金；二是用于暂时性渡过经济困难的信贷资金补贴，那么就会直接减少医疗救助的压力。这不但有效克服了医疗救助资金总量不足和可能引起的救助依赖及懒惰问题，而且还能够有效激励人们主动控制医疗费用的责任与意识，并不断提高医疗救助的范围和作为引导资金的合理医疗消费信贷的有效性。

4.2.1　医疗救助功能定位及其局限性

医疗救助资金来源于国家财政，或者由社会成员提供的无偿捐助，而医疗救助在一般情况下被默认为政府提供的官办济贫。由于免费提供的救助资金不仅数量有限，而且很容易形成救助依赖，为了惩戒救助依赖，往往会伤及真正需要医疗救助的人员。因而，医疗救助只能是诸多健康资源配置方式的最后"兜底"作用，而不能作为最基本的医疗保障方式。而且社会救助本身，从国家层面上，并不是面向全体国民的免费救助，救助资金最终来源于以税收方式征缴的社会创造的价值，在这一点上与社会医疗保险并没有本质性的差别。

在没有社会医疗保险之前，国家为国民提供的医疗帮助，是以居家获得官办救助为主，最有代表性的是英国 1601 年旧《济贫法》。该济贫法授权治安法官负责所在教区的济贫事务的管理，通过设置和征收"济贫税"作为救助金的来源，并由治安法官负责核发济贫资金。尽管救济办法因为救助对象类型而有所不同，但基本以居家救助为主，那些年老和丧失劳动力的人员，在家领取救济，而贫穷儿童则由指定的家庭寄养，当达到一定年龄后通过作学徒培养劳动技能，流浪者则被关进监狱或送入教养院，进而获得事实上的国家救助。

但后来1834年的新《济贫法》进行了修改，替代为以劳动换取政府救助的方式。新《济贫法》取消了旧《济贫法》"斯皮纳姆兰制"的家庭救济方式，改成收容习艺所用劳动换取救助的方式，但生活和劳动条件非常恶劣，是贫困者极力逃避的一种救济方式。尽管后来有所改善，但习艺所的惩治原则都没有改变。这在惩治救助依赖引发的懒惰现象尽管起到一定作用，但事实上是另一种廉价劳动换取基本生活条件的低水平救助，体现的是资本主义制度下的非人性化的救助性质。这种情况直到20世纪以后，英国引入德国俾斯麦政府实施的社会保险法，用社会保险替代官办济贫，应对和防范贫困问题才真正得到改观，并在第二次世界大战以后，通过高福利社会保险和社会福利措施，使英国成为现代社会福利国家。

而对于来自社会捐助提供的社会医疗救助资金，则会受限于社会经济发展水平和社会捐助的意识。如果社会经济发展水平较低，人们不但无法提供较为充足的医疗救助资金，而且也在道德和精神上缺乏捐助意识。因而，社会救助很难成为人们获取医疗帮助资金的主要来源途径，即便是当前由福利彩票事业支撑的社会救助，也依然无法成为稳定而有效的医疗救助资金来源，最多只是一种补缺型的救助方式。而随着社会经济发展，当前在很多地方出现的由特定机构组织的或者自发的民间众筹现象，逐渐成为一种新兴的医疗互助形式，对健康保险形成了一定补充作用。

也正是由于医疗救助资金规模的有限性，以及人们捐助行为的自发性，从而导致医疗救助在额度和时间上具有很大的不确定性。而健康风险或者疾病发生本身又具有很大的不确定性，显然，难以用一种不确定性应对另一种不确定性。人们购买健康保险或者储备一定规模医疗资金的目的之一，就是消除健康风险不确定性造成的财务上的不稳定性。然而，即便是试图通过购买健康保险消除风险损失的不确定性，当健康保险不是足额保险，而且健康保险保额与疾病治疗所需费用存在较大缺口时，这种不确定性问题依然无法得到彻底解决，健康保险只是将原来全部医疗费用筹集的不确定性，转为医疗费用共付条款下的个人支付自负部分的不确定性。

因此，当其他各种健康保障方式都不能满足疾病治疗或健康保健的资金需要时，政府将有责任为那些无法获得必要的高质量医疗服务的人，提供一笔必要的医疗救助资金，而这部分医疗救助资金一般来自国家以税收方式筹集的公共财政资金。但由于公共财政资金的有限性，因而政府只能按照预算预先向医疗救助机构拨付一部分资金，并按照特定的标准提供医疗救助。这样，就无法在数量和时间上提供足额和及时性保证，要将这种不确定性彻底消除，自然需要用来应对不确定性的再补充保障方式，这种方式就是暂时性的医疗消费信贷资金，也就是健康普惠金融最基本的职能或作用。

4.2.2　普惠金融支持下医疗救助金的最大资助规模

令医疗救助资金为 Ma，在直接提供医疗费用救助的情况下，财政年度结算余额为 0。现在我们转变一种视角，就是根据全民健康覆盖（UHC）要求承担两个基本的任务：一是保证低收入者获得必要的优质健康服务，二是保证他们不会因为医疗费用支付而陷入经济困难。如果医疗救助资金能够承担好这两个基本职能，那么就先搁置采取什么样的具体方式。如果将无论是暂时性的经济困难，还是未来在医疗救助范围内的因病致贫问题，都纳入救助范围，那么就可以将医疗救助资金分解为两个部分，即用于直接医疗费用支付的传统医疗救助资金，以及新型的由健康普惠金融支持的医疗消费信贷资金的利息补贴部分。

对此，进一步设定直接医疗救助资金额度为 Mad，由此可以用于医疗消费信贷利息补贴的资金为（Ma − Mad），假设常规利率 r_1，利息补贴后的利率为 r_2，这样消费者从普惠金融医疗消费信贷中的利率补贴为（$r_1 − r_2$），通过分解（Ma − Mad）作为资金来源。那么，传统医疗救助的可筹集资金总额为：

$$MI = Mad + \frac{Ma - Mad}{r_1 - r_2} \tag{4.1}$$

假设普通金融的正常贷款利率为 10%，医疗救助资金补贴 50%，即普惠金融医疗信贷利率为 5%，那么医疗救助资金可以筹集到的信贷资金为原救助资金乘以 20，从而使医疗救助资金用于补贴部分的额度增加了 19 倍。同时使可以保障的人群覆盖范围，也得到显著扩大。而每个人实际上从医疗救助中获得的利息补贴数额并不是很大，以贷款 1 万元为标准，承担的利息仅为 500 元。有关资料证明，面向中低收入者的普惠金融的信贷利率一般都很低，如果能够控制在普通消费品 5% 的利率范围之内，大部分人员都具有承担这笔信贷利息的能力。即便是从改善正常消费的角度，这额外增加的 500 元利息支出，相对于获得更好的优质医疗服务而言，也不会带来明显的额外负担。

现在要评估的问题在于，什么样的人员能够在疾病治疗结束后，具备偿还信贷资金的能力。如果按照 10 万元的医疗费用支出，根据调查数据来看，基本上能够覆盖绝大多数疾病的有效治疗，而且再超出部分还有大病保险的补偿。按照自负比例 40% 的上限来算，个体需要承担的信贷资金为 4 万元，利息支出按 3% 计算。我们现在需要测算不同还款周期下的年度还款总额，按照最高 10 年换算，结果见表 4 – 1。

表 4 – 1　　　　不同贷款周期下按总贷款 4 万元的月均还款额度　　　　单位：元

贷款年度	1	2	3	4	5	6	7	8	9	10
月初偿还	3387.75	1719.25	1163.25	885.37	718.75	607.75	528.53	469.18	423.08	386.24
月末偿还	3379.30	1714.96	1160.35	883.17	716.96	606.23	527.21	468.01	422.02	385.28

显然，中低收入者按月偿还的承受力在 5 年之上，即在 600 元的月度还款额度上是比较适合的。如果按照 2% 的利息补贴额度，医疗救助资助的总利息补贴额度为 6249 元，相对于向某个人直接支付 4 万元的医疗救助资金，显然能够同样资助 6 人以上，使医疗救助的范围得到显著增加，并且不但保证了必要的优质医疗服务的可及性，还免于使消费者陷入因为医疗费用支付的经济困境。同时，还能够显著降低医疗救助依赖，以及医疗救助资金发放过程中可能存在的违规挪用等问题。

而如果按照当前江苏省人均 1000 元的医疗救助资金来说，则可以提供相当于 6400 元左右的医疗救助，必然能够显著提高大部分患者的就医服务质量，而 6400 元的医疗信贷均摊到个人的消费支出上，也就相当于一般人员的电话费用的日常支出。

根据表 4 – 1 的模拟结果，即便是领取养老金的退休人员，只要治疗后期望寿命大于 6 年，都可以从养老金收入中加以扣除，并且也不会显著影响其退休后的生活。由此可见，当江苏省每年提供 30 多亿元的医疗救助资金时，如果转为医疗消费信贷的方式，就能够为绝大多数低收入人群提供最广泛的医疗费用支持，即便是按照江苏省 5% 的最低收入家庭需求，也基本能够实现全覆盖。当然，这其中有一部分优抚资金，因而根据江苏省的优抚政策，真正能够用于医疗信贷利息补贴的医疗救助资金在 10 亿元左右，即便按照最低 20 倍的信贷资金的筹集能力，也能够筹集到高达 200 亿元的优质医疗服务保障资金。江苏省 2017 年全省金融机构存款余额为 129942.89 亿元，家庭储蓄型的存款为 46088 亿元，按照 0.15% 的专项存款准备金降准，也能够满足 200 亿元医疗信贷资金的需要。

4.2.3　普惠金融支持下医疗救助的可持续性

如果我们只是从商业可持续发展的角度分析医疗救助资金的可持续保障能力，那么就可以对既有医疗救助资金的可持续性做出长期判断。在健康普惠金融支持下，医疗救助从事后救助直接前置到早期疾病干预和临床治疗阶段，从而最大限度地降低了医疗费用支付数量，进而能够缓解医疗费用数量偏大和增长过快等问题。从这个含义上，在有健康普惠金融支持下的医疗救助资金，就只是相当于中低收入者健康保障的一种启动资金。如果在理想的状态下，医疗救助资金的资产配置和利息收入，不小于直接的医疗救助资金支出，那么就完全可以将医疗救助资金看作为健康保障启动资金。

如果以年度预算的形式，持续投入医疗救助资金，那么在医疗救助有偿使用和有资产配置的情况下，健康普惠金融所支持的医疗救助最终保障能力，可以通过简单的资产配置公式进行测算。财务管理上常用的内部收益率（internal rate of return，IRR）方法，是用于测算现金流或资金流收支平衡的基本方法，评估资金或现金流入的现值总额，与资金或现金流出现值总额相等，并且净现价值等于零时的折现率。当现金流入的数量大于现金流出时，可以在财务平衡上保持医疗救助资金的总额不减。因而，在普惠金融服务医疗救助资金的资产配置时，可以测算出本金的资产配置收益，同时根据资产配置收益合理测算出适度的医疗补贴额度。前者是医疗救助资金的总量，而后者只是用于利息补贴的资金支出。只要资产配置的收益额度大于利息补贴，那么专项救助资金就不会在账面上减少。

为了防范医疗消费信贷使用风险，尤其是那些在治疗过程中，面临较大手术风险的治疗方案，应该借鉴新加坡住房信贷保障办法，为信贷资金申请人提供一份意外死亡人寿保险，以避免因为手术失败而无法偿还信贷资金，或者将其转嫁为家庭更加严重的经济负担。人寿保险保费可以通过两个途径提供：一是健康普惠金融平台，利用利息收入部分的资金用于保费支出，并且保险额度不超过信贷资金数量；二是直接由医疗救助资金购买，保额同样也是等同于医疗消费信贷资金。也可以由信贷资金申请人自己购买，但由于本身就担负医疗信贷资金偿付压力，并不是一种理想的方式。更为重要的是，由健康普惠金融平台购买，平台机构本身就是金融机构，能够获得与其他行为主体更加对称的保险信息。当金融机构也同时兼容保险业务时，就可以提供一份没有附加保费的低价保单，有效减轻保费支付负担，并且能够有效改善医疗救助资金的可持续性能力，降低治疗过程中的不确定性风险。但具体风险大小应该由医疗机构给出建议，保险机构利用保险精算技术确定保费数量。

4.2.4　医疗救助资金的优化调整措施

（1）全面脱贫后边缘群体健康保障能力的脆弱性

医疗救助资金的有偿使用，以及健康普惠金融信贷审核平台对医疗方案的优化调整，有助于显著降低医疗费用支出总额，或者是政府财政资金的补贴规模，这样就可以将结余资金进一步向普惠金融信贷资金转移。因此，医疗救助资金就不再是以前简单的单向给付的形式，而是带有利息回报的一种部分累积性的健康保障资本。这种医疗救助资本不但具有医疗救助的属性，同时也具有改善低收入者医疗费用支付能力的垫支资本属性。医疗救助资本与人力资源资本相统一，进而能够为更大的人力资本的生产提供有效的经济投资支持。

在全面建成小康社会的大背景下，在2020年将彻底消除在现有贫困水平下的绝对贫困现象。这也有必要将医疗救助的理念和功能定位进行新的调整，一是防止因病返贫问题，毕竟在我国的早期贫困中，因病致贫的发生比例在40%以上，对于那些刚刚摆脱贫困的低收入者或者边缘群体，在应对疾病的经济能力上还是非常脆弱的；二是医疗救助并不能因为全部脱贫而取消，应该重新将其定位于防止因病返贫或者新出现贫困的资金扶持作用。

在人们都已经全部摆脱绝对贫困的背景下，未来的医疗救助对象应该是面对相对贫困群体。而相对贫困群体的特征，在于缺乏优质医疗服务购买的经济竞争能力，同时还要保持未来相对稳定的收入。因而，优化医疗救助资金的使用，核心问题在于如何与健康普惠金融信贷资金进行对接，同时协同多层次全民健康保险体系，共同推动向全面建成小康标准上的高水平全民健康保障目标发展。或许，在当前全民都已经脱贫的大背景下，人们不会再因为医疗费用的支付而陷入经济贫困，但却未必就能够确保每个人所得到的健康服务，尤其是医疗服务，就是必要的高质量健康服务。因此，假定在其他健康保障资金不变的情况下，要想应对更大的医疗费用支出，保证人们都能够获得必要的优质医疗服务，就需要通过适度向下调整利息补贴额度的方式，不断提高对必要的优质医疗服务的可及性程度。

（2）优化调整医疗救助资金来源和公平性

如果按照传统的健康保障方式，人们获得的医疗资金的支持，只局限于社会已经实现的累积财富所分离出来的健康保障资源，即健康保险、健康储蓄和医疗救助等。尽管医疗消费信贷资金的直接来源是社会已经累积的财富，但最终来源还是消费者未来将要实现的财富，属于全生命周期创造全部财富的一部分。因而，对于微观个体来说，实际上是能够扩展可筹集健康资源的时间范围，从而提高个人的自我健康保障能力。因而，医疗救助资金的优化调整，也需要根据金融市场上的资金数量，适度调整中央银行的存款准备金额度，将更多社会累积储蓄，释放为应对当前健康风险损失的资金，并在改善健康水平的基础上实现更大累积。

以医疗消费信贷方式筹集健康资源，可能会导致另一个问题，也就是可以使用资金数量的增加，与优质健康服务供给增长数量不对称的矛盾。要有效解决这个问题，医疗救助资金的调整和使用约束，必须与现实中优质医疗服务的供给能力相匹配，这显然是一个优质医疗服务的供给能力问题。因此，医疗救助资金在一定范围内，应该转向改善中低收入者的优质医疗服务均等化水平上。当医疗救助资金的直接使用，因为普惠金融信贷利息的收入而使压力减轻时，更多的财政资金应该转向改善基层医疗服务，以及重点人群的优质医疗服务的可及性的保障。此时，健康保障财政资金能够使基层医疗机构的就医条件得到显著改善，以及用作推动健康产业发展的经济激励。

　　总之，无论是从医疗救助的观念转变，还是从全面建成小康社会以后的人们已摆脱经济贫困角度，未来医疗救助资金的来源和使用方向都应该进一步优化调整。医疗救助在已经没有所谓绝对贫困的救助对象时，就应该转向防止因病致贫的经济脆弱群体，无论是直接给付型救助，还是利息补贴型救助，最终都是要解决现有累积财富与必要的优质医疗服务费用支出的缺口问题，否则，在这个缺口上如果低于小康水平收入，依然可以看作新的因病致贫。在全面建成小康社会以后，因为经济脆弱性造成的新经济贫困，必须通过医疗救助等方式消除，因而未来医疗救助面向的对象是基于收入最低水平向上顺延保障，应以普惠金融支持的医疗救助方式提供保障。

4.3

健康普惠金融优化医疗救助的基本路径

　　健康普惠金融与医疗救助之间的关系，主要在两个层面：一是如何将医疗救助转为医疗信贷利息补贴，二是如何实现医疗信贷向医疗救助转移。同时，对部分暂时未使用的医疗救助资金提供最有效的资产配置管理，从而不断提高医疗救助的健康保障水平。尽管对于贫困人员来说，对医疗救助资金的使用反而是更加复杂地绕了一个圈，甚至有人会认为这是一种效率上的损失和成本增加，但其现实意义却是：一方面缩短了医疗救助资金的申请时间，相比较医疗救助资金的严格审批，医疗消费信贷更加便捷，审批过程相对更加简单高效；另一方面也是最为关键的作用，就是可以有效防止医疗救助资金的违规申请使用，以及由此可能造成的医疗救助依赖，医疗救助资格审核不再简单局限于即期财富水平，同时更加关注医疗信贷资金的偿付能力，只有未来一段时间确实缺乏偿还能力的人员，才会纳入非偿还性医疗救助范围，并且救助资金也是直接以冲账方式支付的，不再经过使用者的支配环节。除了医疗消费信贷机构和医院以外，其他任何个体都不再接触医疗救助资金，而是直接获得所需要的高质量医疗服务支持，进而可以降低监管成本和可能的违规挪用成本。

4.3.1 医疗救助支付医疗费用的方式转变

原来的医疗救助有两种途径：一是与基本医疗保险基金一起直接用于医疗费用结算，二是通过受资助对象所在基层政府机构转交现金。在第一种支付方式下，医疗救助资金面临与健康保险类似的第三方支付相似的过度医疗问题。而在第二种支付方式下，则面临医疗救助资金被违规使用问题，包括医疗救助资格违规和救助资金违规挪用或违法侵占等问题。在健康普惠金融的支持下，原来的医疗救助不再直接以给付型资金救助的方式，而是全部转为医疗消费信贷资金。如果在疾病治疗过程中，存在医疗费用减少，也就是医疗消费信贷资金使用与申请额度更小，则应该将申请基金原渠道退回到普惠金融中心，用于直接冲减医疗消费信贷资金。在整个过程中，不再经过任何第三方机构的转账，进而也可以有效避免医疗信贷资金被违规挪用或者套取的问题。

这样，对于任何有需求个体虽然都有权力申报医疗信贷和医疗救助，但申请额度首先要经过健康普惠金融平台的审核，包括民政部门和普惠金融服务机构的联合审核，并且对疾病治疗方案的合理性也进行审核。这样，患者在住院期间和结算时，获得的只是有利息补贴或减免的普惠金融信贷资金，从而任何人都不再将有偿使用的信贷资金作为纯粹的福利资金。当患者治疗结束以后，在开始偿还医疗信贷资金之前，民政部门和医疗机构将对患者的预后和生存质量，尤其是未来的就业与收入能力进行全方位评估，然后根据评估结果确认是否需要将医疗信贷转为医疗救助，并确定救助的额度。在健康普惠金融消费信贷的支持下，医疗救助形式和救助流程如图4-1所示。

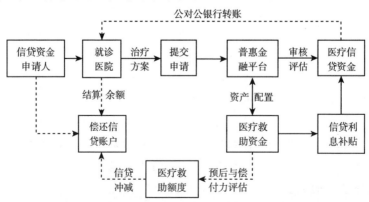

图4-1　普惠金融平台支持下的医疗救助形式

这意味着健康普惠金融医疗消费信贷，在最终表现形式上未必就是贷款，也可能只是获得最终医疗救助的过渡形式，或者为了保障患者在患病后在第一时间获得足额医疗费用的暂时性资金帮扶形式。在这个方面，在完善健康普惠金融管理办法时，应该以管理制度或者政策规定的方式明确下来，打消低收入者对医疗消费信贷资金申请的顾虑，同时也防止相关机构和民众对健康普惠金融消费信贷产生误解。

为了减少救助评估的时间，可以要求主治医生根据治疗过程和结果，在住院病案中事前填写有关预后和生存质量的相关指标，并上传至健康普惠金融审核平台。通过具体的审核评估结果，一方面决定是否提供医疗救助和救助的额度，另一方面也可以作为医疗信贷利息减免和最终偿还周期的参考标准。与医疗消费信贷资金的转账方式相似，由于医疗救助资金也不再经过第三方机构，因而在冲减医疗信贷资金时，同样也不会存在任何违规截留和挪用问题，这样，就可以避免基层政府部门的违规问题，同时也可以减少诸如审计监督和民政监管等方面的成本支出。

显然，这是一种较低违规风险的医疗救助方式。可能的问题在于手续相对烦琐一些，也就是增加了一些医疗救助评估和信贷资金的冲减手续。但在一般情况下，这些手续都是以线上审批方式在系统上自动完成的，并不存在任何现金支取和转移问题，而且医生已提供了专业意见。因而，相对来说，与直接的现金支付方式相比更加便捷和安全，符合普惠金融使用更加便捷等一般性要求。

对于医疗救助资金的资产配置方向选择，从年度结算平衡的角度，显然不能配置到债券类的长期资产，而主要是权益类短期金融产品，包括银行提供的低风险、高收益的理财产品，以及银行之间资金拆借的手续费等，这关键在于资本市场的成熟程度。相对于英国的金融市场成熟度而言，中国的资本市场还存在一些亟待完善监管的领域，因而在权益类资金的选择上，应该向国有企业背景的资本市场主体配置，例如投资于国有企业股票等。

4.3.2　医疗信贷转成医疗救助的评估方法

在健康普惠金融的支持下，在患者完成治疗出院之前，医疗救助资金始终都是以医疗消费信贷的形式存在的，因而还需要根据患者的预后情况，将那些真正需要医疗救助人员的医疗信贷，转变为由政府医疗救助财政资金或者社会捐助或慈善资金承担的医疗救助，从而不影响医疗救助原来的作用。是否具备医疗消费信贷的偿还能力，评估方法有生命价值评估法和持久性收入评估法。通过对未来收入能力和生命质量的合理评价，科学评估疾病干预或治疗的预后情况，是医疗消费信贷转成医疗救助的核心内容。对未来收入水平和信贷偿还能力的评估，在本质上是对患者生命价值隐含未来财富的估算，不同方法得到的结论也存在一定差异，因而应该同时结合多种方法，进行全方位科学评估。

（1）生命价值条件评估法

当前对生命价值评估的方法有很多种，在人寿保险和工伤保险等方面，一般采取风险回避法（willing to pay，WTP）和风险接受法（willing to acceptance，WTA）等条件估值法（contingent valuation method，CVM），前者是 Schelling 在 1968 年提出的，后者由 Rosen 在 1974 年提出。但由于风险信息的不确定性和选择的多样性，以及受到人们不确定性厌恶心理的影响，WTA 和 WTP 的差值非常大，前者明显大于后者。因而，在预后价值的评估上，应该采取持久性收入方法（Friedman，1956）和生命周期假说方法（Modigliani，1954，1979），综合估计未来的信贷实际偿还能力，用金融的信贷评估体系进行科学合理估算。尤其是那些在医疗费用偿还能力边界的群体，应该谨慎采取评估方法，并且设置相应的缓冲区间和灵活调整措施。

WTA 和 WTP 的方法在形式上是基本相同的，是接受或支付资金的数量，与改变相应某种特定风险大小的比值，即：

$$WTA = \frac{A}{\Delta \pi_A} \tag{4.2}$$

或者：

$$WTP = \frac{P}{\Delta \pi_P} \tag{4.3}$$

其中 A 和 P 分别为接受和规避特定风险对应的资金数量，分母对应着由此对应的风险概率的改变值。两者都很容易受到对某个风险事件的损失厌恶影响，因而，在概率的边际上，人们倾向于将小概率事件赋予较大的权重，使风险的主观概率增加，进而使分母数值变小，从而使条件估计法测算出来的价值差异较大，尤其是在面对某种风险时，WTA 的数值明显大于 WTP 的数值。而相对于某种收益时，结果恰好相反。因而，生命价值条件估值法并不适合用于偿付能力估算，而是寿险保额测算和意外伤害赔偿时的参考值，一般会与个体购买寿险或者意外险的保费支付意愿有关。

（2）家计调查法或耐用资产评估法

受到就业稳定性和收入稳定性的影响，谁都无法充分保证未来的个体收入状态能够长期保持，因而，在医疗信贷转成医疗救助的评估方法体系中，还应该考虑如何保持在最稳定的还款能力上，而不是仅仅根据特定时点或区间的收入。另外，家庭成员之间因为具有抚养、扶养和赡养等法律义务，医疗消费信贷属于家庭负债，而不是简单的个体负债，因而，在医疗消费信贷偿付能力上，还需要综合评价整个家庭收入水平。对家庭收入能力的评估，可以采取英国和澳大利亚等国家采用的家计调查（means - test）方法，将未来收入和家庭资产情况结合起来。由于医疗救助和医疗消费信贷还可能覆盖一部分老年人，而老年人退休后相对稳定的收入来源一般是养老金。因而，在偿付能力上还应该考虑养老金规模、当地物价水平和变动趋势，以及养老金隐性债务风险等。

（3）持久性工薪收入评估方法

对于就业人员来说，医疗消费信贷的偿还一般是通过工资扣除的方式，因而工薪收入水平和维持特定工薪收入水平的时间，对医疗消费信贷的偿还能力更具有现实意义和可操作。一方面，生命价值评估方法是与个人风险偏好密切相关的主观价值，在现实中未必就能真正实现那么高的价值；另一方面，建立在家庭资产性财富基础上的家计调查，往往会加剧人们的损失厌恶心理，尤其是家庭资产的贴现容易受到"禀赋效应"的影响，会进一步放大损失厌恶效应，人们通常很难接受因为医疗消费信贷要变卖家庭必需的资产，如住房和高价值耐用消费品。工薪收入本身就具有一定的财富累积性，并且也具有承担一部分健康保障资金支出的功能，人们更愿意从工薪收入中对负债进行扣除。当前的消费信贷和住房信贷都是通过收入扣除的方式，而健康保障资金也是以工资税的方式进行扣除的，如果将医疗消费信贷资金作为税前扣除项目，同时还具有间接利息补贴或本金补贴的作用。

用持久性工薪收入评估方法，重点关注四个方面的内容：一是疾病治疗后的职业收入能力残疾程度，职业收入与职业能力残疾程度密切相关；二是行业收入水平和稳定性，重点关注行业平均收入水平，以及与消费者特征相关的收入水平；三是行业的未来发展前景，以及与其他行业转换的对接关系，对接行业的收入水平及其稳定性；四是是否设有失业保险作为保障，以及失业后的失业金领取水平，失业后再就业的等待期长短等。另外，还需要根据医疗消费信贷的偿还周期，科学评估在贷款偿还期内的各种经济波动风险，从整体上考虑收入水平的持久性和稳定性，将经济波动与物价上涨指数相结合，避免因为信贷偿还而影响必要的基本生活消费水平和质量。

（4）疾病治疗后的收入能力变化情况调查分析

从预后康复的调查数据来看（见图 4-2），人们在患病接受治疗以后，大部分人员都能够完全康复或经过一段时间休养后完全康复，分别为 222 人和 206 人，占总调查人数的 42.77% 和 39.69%，这意味着人们在接受治疗后并不会对其收入产生显著影响。但也有 73 人需要长期休养，18 人需要卧床休养。如果这部分人员属于再就业人员，显然收入将会显著减少，而如果是退休人员则与持久性收入水平变动没有关系。根据调查数据，这部分人员中仅有 33 人属于在职人员，占总人数的 6.36%，如果转向医疗救助，则不会显著增加医疗救助压力。而对于长期卧床休养的人员，主要是已达到退休年龄的老年人。

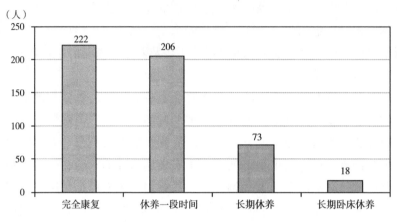

图 4 - 2　疾病治疗后的康复情况

　　图 4 - 3 的数据进一步证明，只有 36 人的收入将会显著减少 70% 以上，主要以长期卧床休息和农村务农人口为主。显然，这部分人口如果提供医疗消费信贷支持，可能需要提供必要的医疗救助帮扶。有 26 人的收入会减少 50% 左右，通常属于接近贫困的边缘群体，但一般具有小额医疗信贷的偿付能力，因而可能需要部分减免消费信贷债务，显然，即便是将这部分人员也纳入考虑范围，也不会使医疗消费信贷的压力过大。

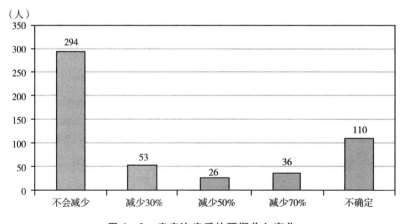

图 4 - 3　疾病治疗后的预期收入变化

　　综合图 4 - 2 和图 4 - 3 的分析结果，由于必要的优质健康服务的使用不足，人们在健康恢复和收入能力保持上存在显著差异，如果按照这个比例将所有的投入和损失加以汇总，将意味着因为医疗救助规模限制而导致了较为显著的社会总福利损失，而这部分福利损失又往往是通过不增加社会负担的自身努力就可以避免的，社会只须提供一种渡过暂时性经济困难的临时经济支持，而不是无偿的经济帮助。

虽然有 110 人给出了不确定的选项，但可以肯定的是，并不会减少 50% 以上，反而可能是尚未达到减少到 30% 的水平，而减少 30% 的人员数量也只有 53 人，占总调查人员的 10.21%。有 294 人明确表示不会减少治疗后的收入水平，如果他们的收入水平足以承担起医疗消费信贷偿还能力，那么就不需要将其转入直接医疗救助的保障范围。

再进一步的结果证实（见图 4-4），患病对人们当前岗位的胜任能力，总体上的影响并不是非常明显，但也有 101 人明确表示不再适合继续从事当前的工作，占总人数的 19.46%。如果能够给其提供与治疗后的工作能力相匹配的新的岗位，虽然可能会导致收入的显著减少，但依然应该具备小额医疗消费信贷的分期偿还能力。在其他能够继续胜任工作的人员中，有 293 人没有任何影响，125 人是部分胜任原来的工作。

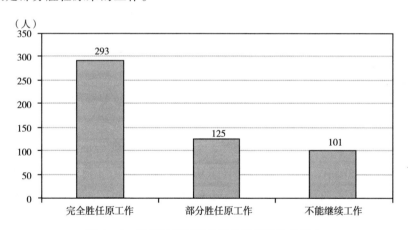

图 4-4　患病对当前就业岗位的继续胜任能力

综合来看，医疗消费信贷是否转为医疗救助，取决于消费者及其家庭的偿付能力，但这并不能影响是否提供医疗消费信贷支持，同时也不应该受到既有医疗救助资金规模的制约。在全民健康覆盖目标约束下，为了不断提高全民健康水平，政府有责任适度调整医疗救助资金的规模，不能将增加医疗救助的财政负担作为理由，更不能用医疗消费信贷资金完全取代医疗救助责任。相比医疗救助资金的年度预算较为固定而言，医疗消费信贷可以灵活调整还款周期和利息补贴额度，从而使消费者保持在适度的医疗信贷偿付能力范围之内。

4.3.3　普惠金融改善医疗救助的资产配置方式

医疗消费信贷的健康普惠金融支持，使医疗救助资金可以在资产配置上赢得了一个相对稳定的时间。但医疗救助资金本身并不属于可以长期配置的资产范畴，因为它具有一个相对封闭的年度预算结算周期。如果将医疗救助支持下的普惠金融信贷看作一项国家贷款资金的话，就可以通过借鉴英国用于社会保障补贴的统一基金和国家信贷基金的日清结算方法，为医疗救助资金提供短期的无风险资产配置，从而将年度内原本以银行存款方式获得短期利息收益的方式，转为有安全保证的相对更高收益的配置方式。

（1）英国统一基金资产配置经验借鉴

为分别记录英国政府的收支和政府借贷，根据英国 1968 年国家贷款法案（National Loans Act 1968），在 1968 年 4 月 1 日建立了国家贷款基金（National Loans Funds，NLF），用来核算政府借款与贷款，将原本在统一基金内的核算，转为两个相对独立的公开统一基金和国家贷款基金账户。统一基金和国家贷款基金都是由财政部管理的，账户设在英格兰银行。统一基金被看作中央政府的经常性账户，而国家贷款基金可看作中央政府的资本账户。根据 1968 年的国家贷款法案，国家贷款基金的净负债是统一基金的负债。如果将健康普惠金融的医疗信贷资金看作国家储备金降准资金的话，那么健康普惠金融资产也同样可以看作国家资本账户，所以要首先明确健康普惠金融资金的来源和所有权人的属性。

英国统一基金的来源是税收和其他政府收入，基金的用途主要是为公共服务业务提供资金支持，直接对法律规定的常规服务进行资助，以及补偿国家贷款基金的净利息费用。统一基金每日保持零余额，因为任何盈余或赤字都会被NLF 中的资金转入或转出所抵消，如图 4 - 5 所示。通过图 4 - 5 可以看出，英国统一基金起到承担整个社会保障资金拨款的功能，也是国家财政收入的主要汇聚中心，但统一基金并不保持账户资金余额，而是将余额全部转入国家贷款基金，从而避免了统一基金可能的间接资产配置收益损失。这主要得益于英国的世界金融中心的优势，可以充分获得每一笔资金的最大投资收益，也符合英国Value For Money（价值绩效）的理念。

统一基金和国家贷款基金的两种关系，也同样适用于健康普惠金融资金和医疗救助资金的关系，如果保持医疗救助资金的每日零余额，那么就可以最大限度地增加医疗救助资金的资产配置收益，因为医疗救助的任何支出，都可以通过日结算方式及时贴现为医疗救助资金，没有必要较大额度地保持医疗救助资金余额，这样始终能够从健康普惠金融及时划拨所需资金。

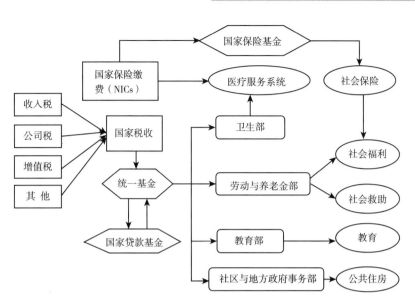

图 4-5　英国国家贷款基金和统一基金的关系及职能

同时，为了保证统一基金的及时性和安全性，同时也要求统一基金和国家贷款基金之间采取日清结算制度，尽管不是实质性全部转入统一基金账户，因而，统一基金实际上就是承担了一个账户查询、管理和随时提取的作用，资金本身主要存在国家贷款基金账户中，统一基金本身并不实质性存放。

而从社会保障基金的资产配置监管的角度，统一基金的查询端口可以实时了解资产配置的方向和数量，也有助于实施谨慎人监管和数量监管将结合的原则，更好地应对社会保障基金的风险，并及时向资产配置公司提供风险预警，避免造成不可挽回的投资风险损失。也正是由于健康保障资金使用的不确定性，因而保持短期内的资金安全比获得更高的风险性收益更加重要。

（2）我国优化医疗救助资金资产配置办法

我国的医疗救助资金总体规模较大，而且主要是由政府预算预先拨付的由民政部门管理的资金，这样就可能会有一部分待支付资金处于较长时间的闲置状态。医疗救助资金使用一般采取严格监管的办法，只能以银行存款形式存放在指定在某些银行机构。当健康普惠金融也由国家降准资金主导时，尤其是以国有银行经营普惠金融业务时，在本质上也具有国家资产的性质，因而两者之间可以通过普惠金融机构提供更加有效的资产配置，改善医疗救助资金的资产配置收益。

而实际上，如果将个人健康储蓄资金，特别将现实中已经存在的个人账户基金，统一纳入健康普惠金融资产配置平台，不但能够增加个人账户资金的资产配置收益，同时也能够有效防范当前较为严重的医保卡套现、冒名使用和他人违规借用等问题。随着健康普惠金融业务的发展，通过必要的税收优惠和补贴等方式，将健康储蓄账户坐实做大，也有助于提高个体的自我保障能力，以及控制保险基金使用和医疗费用的主动性。

当前我国对社会保障基金的统一资产配置，主要局限于全国社会保障基金，各个地区的养老基金和医疗保险基金等各种社会保障基金，大部分以银行存款的方式进行保值增值，而银行从中获得的大量投资收益，却不能成为参保人员的真正收益，显然需要进一步改进收益分配机制。因而，借鉴美国和新加坡等国家的社会保障资金的资产配置办法，不断提高社会保障基金的增值收益水平，已经显得极为迫切。

（3）调节社会宏观经济景气的资产配置

由于健康普惠金融消费信贷具有调节健康资源跨期配置盈余的功能，因而也可以用作调节不同经济景气状况下的企业健康保险压力的调节器。作为调节器的基本原理是在社会宏观经济不景气时，将社会闲余资金用于替代医疗保险基金支付医疗费用，而在经济步入快速发展阶段则加大健康保险的缴费力度，从而提高健康保险的补偿水平。一般情况下，当经济不景气时，社会具有大量的闲余资金或者社会资本，同时企业的法定医疗保险的缴费压力也相对增加。同时，由于企业缴纳税收的减少，也导致国家公共财政资金盈余变小，如果继续保持在高水平上资助健康保险，则可能带来较大的相对财政负担。

当社会资本盈余较大时，根据金融资本市场的供需理论，货币的使用价格相对较低，大量闲置资本在寻求保值增值的机会。增加消费显然是消化这些闲置资本的有效途径之一，这也是宏观经济调控和消费刺激的基本原理。如果将其用来支付健康保险基金，或者以医疗消费信贷的方式提供就医支持，就可以在充分保障人们的必要优质服务可及性的前提下取得为企业减负和保证医疗保险待遇不降低的效果，从而起到逆经济周期调节健康保险基金和稳定医疗保障待遇等作用。

即便是从政府公共健康保障责任角度，也可以将医疗消费信贷资金用于调节统筹健康保险基金，实际上就相当于国家为被保险人提供的健康保障。问题在于，如果从社会宏观经济效益角度追求社会总成本最低的话，就需要考虑到底是健康保险减负带来的经济激励的经济性大，还是由此国家支付的医疗消费信贷的利息支出大。即便是仅仅从国家财政收支的角度，也可以测算出企业减负增加的税收收入，与支付的医疗消费信贷的利息差值，如果后者小于前者，就说明用国家医疗消费信贷临时性保障国民健康是合算的。

对于健康普惠金融平台而言，对健康保障资产的配置，实际上就是将传统的投资型的配置渠道，扩展到政府公共负债领域。当然，政府负债也是当前较大的一项负债形式，只不过目前或者以前还没有将公共负债用于短期的过渡性的健康保障。在微观领域论证的健康普惠金融消费信贷，调节的是个体在全生命周期的资源配置，已经证明在特定的情况下既有助于物质财富的保障，也有助于生命本身的生存质量的改善。在宏观领域论证健康普惠金融公共医疗负债，原理、内容和形式也都是基本相同的，只不过可能会只局限于政府财政收支平衡，以及由此带来的对财政结余的影响。

当政府承担起确保人人都能够在全生命周期上获得必要的优质健康服务时，微观和宏观领域也是相同的。更为重要的是，政府担保的个体医疗消费信贷通常含有财政补贴资金，而政府自己承担的用于保障国民健康的公共健康负债，通常不能够自己给自己免息，因而利息负担主要是根据资本市场利率确定。

与微观个体的医疗消费信贷不同的是，政府的公共健康保障负债，是为了调节企业压力以保持经济的可持续健康发展，因而利息支出的补偿是由企业在经济景气时增加缴纳的税收承担的。显然，无论是微观负债还是宏观负债，都首先考虑的未来利息的负担转嫁问题。因此，无论是从经济景气指数提升以后补缴健康保险保费，还是从企业负担调节带来的税收效应上，医疗消费信贷都对社会经济的发展具有重要的现实意义。

即便是从健康保障资产的配置角度，在社会经济不景气时，资产配置机构也难以从资本市场获得较大的投资收益。将健康普惠金融资本以资产配置收益水平相匹配的利率，借给政府用来保障国民的健康服务产品消费，此时的利息压力也比经济景气时相对较小。由于政府具有较强的公信力保证，资产配置公司贷给政府的资金风险也相对较小，比从资本市场或者生产企业层面寻求保值增值的风险要小。作为贴现未来财富的消费信贷资金，显然无论如何都能够在微观和宏观上实现合理的跨期配置调节，进而能够最大限度地从微观和宏观两个层面，切实保障国民的健康保障待遇不会因为经济波动而受到明显影响。

这也意味着公共健康保险确定的法定费率，能够以跨期调节的方式得到长期坚持，进而保证了公共健康保险的可持续发展，切实维护人们获得长期稳定健康保障的基本权利。实现社会医疗保险与社会经济发展水平相适应，而不是以减少被保险人的利益为代价的，相反这种利益的保障能够在社会经济发展的调节中，发挥更大的微观调节和宏观调控功能。

第5章

健康普惠金融对健康保险的优化机制

　　健康保险既是一种应对常规医疗费用支出的保障方式，同时也是提高人们对未来社会预期的社会管理方法。自从德国俾斯麦政府将健康保险引入社会保障领域，在世界上第一个建立起社会医疗保险制度以来，由于它所具有的稳定社会预期和缓解劳资矛盾的作用，在世界很多国家迅速建立起来。由政府主导的公共健康保险或者国民健康保障体系，已经成为人们共同接受的一种常规性健康保障模式。但这并不意味着健康保险的保障水平越高越好，一是健康保险的保费在本质上依然是劳动者创造的社会财富的一部分，并且很容易通过降低工资水平转嫁给劳动者购买健康保险是需要一定的经济成本的；二是受制于当前人们的道德素质和精神水平等因素影响，健康保险尚无法完全克服道德风险、保险欺诈和医疗服务的过度利用问题，甚至是导致医疗费用过快增长的重要因素。

　　也正因为如此，现阶段的健康保险应该保持在与社会成员和经济发展相适应的适度承受能力水平上，并通过医疗费用或者疾病风险损失共担机制，对健康保险基金的使用进行合理控制。而从累积财富和健康风险损失的应对能力上，健康保险的最优水平应该是财富和保险损失的动态协同函数，并且具有一个规范性的保险参数动态调整过程，尤其是健康保险水平偏离规范性的保险参数时，应该进行必要的优化调整，既不能累及既有财富的其他更重要需求的满足，也不能使健康保障缺乏基本的资金支持。

　　通过普惠金融提供的医疗消费信贷和健康储蓄资产配置等服务，有助于进一步优化健康保险适度水平，改善应对不断增长的医疗费用的承受能力。从应对健康风险和医疗费用支付能力上，健康普惠金融和日益增长的储蓄数量在一定程度上对健康保险具有替代作用，同时也能够充分发挥对健康保险能力范围之外的补充作用。之所以不能用健康储蓄计划和医疗消费信贷完全替代健康保险，主要是基于两个方面的原因：一是个体的全生命周期累积财富不具备应对全部健康风险损失的能力，或者短期内的可筹集资金不能用于应对大额医疗费用；二是诸如社会医疗保险是存在一定保费免缴责任年龄的连续性保险，具有应对长寿风险的作用，即存在一段健康保险的免费使用时间。因而，只有将健康保险与普惠金融消费信贷、个人健康储蓄计划等有效结合起来，才能够从更加经济的角度确保人人都能够获得必要的优质医疗服务，从而能够不断提高全民健康保障能力和健康水平。

5.1

健康保险的最优保障边界

传统的健康保险最优投保策略，主要是针对个体既有财富保障假设为前提的，也就是从个体利己性角度，给出健康保险的最优保障边界，其中典型代表是 Arrow（1963）提出的最优健康保险理论模型和 Mossin（1968）提出的保险理性购买理论模型。但保险在本质上是一种社会风险的汇聚机制，即在不减少社会总风险损失的情况下，按照大数法则和中心极限定理，通过大量投保人之间的损失分摊，使每个个体的最终损失都相对固定在期望损失的水平上。

也就是说，就健康保险本身而言，只是将个体的风险不确定性平滑为稳定在期望损失的水平上，并不会减少整个社会的健康风险损失。因而，健康保险在风险损失转嫁或者分摊机制上，只是使个体用来应对健康风险损失的资金准备更加稳定，而不必按照最大损失额度储备资金，使投保人或被保险人能够将更多的资金用于其他方面的用途上，进而在全社会宏观层面从可用资金上实现了福利改进。这也是健康保险的社会价值，同时也决定了健康保险的最优保障能力的边界。

5.1.1　健康保险的功能定位和局限性

健康保险的本质功能，在于将健康风险的波动性，通过大量同质风险的汇聚安排，使人们能够用较为稳定的较低额度的保费，有效应对健康风险和医疗费用支出的不确定性。因而，如果不考虑健康保险保费的多方分担机制的社会福利性，健康保险并不能真正降低被保险人的经济负担，只是将这种经济负担在更长的时间周期上进行分散。同时，健康保险的资金流转特征在于将个人私有财产，转变为由第三方控制和运营的公共基金，进而不可避免地导致道德风险和保险欺诈，以及对优质医疗服务的过度利用等问题，因而具有一定的局限性。

（1）健康保险的功能定位与现实保障能力

健康保险主要存在三个核心问题：一是道德风险引发的更大经济损失；二是保险欺诈引发的保险基金被违规套取问题；三是过度医疗导致的保险基金补

偿能力降低，这在本质上属于保险欺诈范围。当前，围绕着这三个问题，人们在理论和实际业务中都试图穷尽各种监管措施，既包括依法强监管，也包括审计介入监管等措施。但无论采取什么措施，因监管投入的成本，必须小于因此而遭受的额外支出或损失，因而健康保险合规性监管存在经济效益边界。

现在的问题在于是否能够形成一种自我限制或约束机制，就是即便不存在严格监管的情况下，也不会发生道德风险、保险欺诈和医疗服务过度利用问题。显然这种途径也是存在的，当然不是健康保险方式，而是提高健康储蓄或者提供消费信贷支持。对应的道德风险问题，主要是健康风险管理或者疾病预防的投入成本增加，或者对疾病发生及其产生的医疗费用不灵敏的情况，此时，无论是否存在道德风险问题，都不会影响到最终医疗费用的支出，甚至有一部分治疗费用在不增加经济负担的情况下，可以用风险自留方式解决。也就是说，健康保险覆盖范围应局限于不管是否存在道德风险，都不会对治疗费用的支出形成显著影响的领域，避免因为道德风险而导致医疗费用过快增长和放松健康风险治理积极性。

保险欺诈问题产生的途径主要有两种：一是故意制造疾病假象套取健康保险基金，这在医药购买方面最为典型，而在临床治疗阶段则是过度治疗问题；二是夸大疾病损失程度，通过伪造治疗费用证据额外套取保险基金，而票证获取又往往会得到违规医疗机构的支持。当健康保险所保障的疾病风险不存在保险欺诈的基础条件时，也就难以实施保险欺诈行为，例如，对那些是否患病难以伪造的重大疾病。因而要消除保险欺诈问题，关键在于两个方面：一是伪造病例的各种成本逼近获得的所谓违法收益；二是无法制造虚假的病例证明。

健康保险表面合法的医疗服务过度利用行为动机，从行为经济学的角度，主要是由于患者缴纳保险费用的损失厌恶效应引起的，以及医疗产品或者技术同时存在正负效用引起的疗效不确定性，而人们在面对生命健康风险时又是厌恶不确定性的。如果提供的医疗措施是严格限制并且是成熟的治疗方案，也就是患者缺乏非理性选择空间时，就可以有效避免过度利用问题，同时也不会损害患者的真正利益，如面对常规疾病的单病种限价方案。

健康保险的三个核心问题，一般发生在收入水平较高和保险的补偿比例接近免费医疗的情况，而对于那些缺乏自负医疗费用支付能力的低收入者而言，显然不具备实施以上行为的经济能力。而其造成的另一个后果，就是无法获得治愈疾病所需要的治疗措施，从而导致疾病无法充分治疗和健康损害无法及时修复等问题，也就是健康保险的逆向照顾问题。逆向照顾问题导致患者遭受双重性损失，即直接的健康保险保费支出和间接的应得保险基金补偿，根源在于健康保险设有医疗费用共付条款，而被保险人缺乏两阶段的完整支付能力。

健康普惠金融的消费信贷支持，既可以有效弥补患者医疗费用的自负能力不足的问题，也可以将容易实施保险违规行为的领域纳入个人自负范围，从而提供一种确保人们获得必要的优质健康服务保证，而不是人们对医疗费用是否发生和发生大小的博弈。如果要完成对医疗消费信贷的替代，还需要通过加强个人健康账户资金的保障能力，提供更加有效的提升健康储蓄水平的支持计划。总之，就是人们购买了健康保险以后，既不能因为自负能力不足而无法获取所需要的优质健康服务，也不能因此丧失应得的保险基金补偿待遇。

（2）消除健康风险担忧的健康保险过度消费问题

人们购买健康保险存在一个最优的边界，就是必须确保将既有全部财富分解成为两个部分，并达到购买所需要的优质医疗服务的水平：一是用于应对自留风险或支付自负医疗费用的财富；二是用于转嫁风险的保费支出，即购买得起健康保险。不同于补偿财产损失的普通传统财产保险，健康保险是用来购买治疗疾病和促进健康的服务的，因而财产保险只需要支付得起保费就可以，而健康保险在非全额保险时还应该具有自负医疗费用的支付能力。这样就需要调整应对自留风险的财富和保额之间的关系，以使保留财富与健康保险基金补偿的总额，能够大于购买所需要的优质健康服务的必要支出。然而，不同于对特定财产损失在最优水平上挽回不同比例的损失，健康保险在挽回健康损害造成的损失方面，具有相对固定的医疗服务消费需求数量。如果患者不能够承担医疗费用总额与保险基金补偿数额之间的差值，那么在一般情况下就无法购买全部所需健康服务，从而也无法获得保险基金最优补偿。

消除对健康风险的担忧，与损失厌恶效应下的疾病治疗方案选择，不同之处在于前者体现在风险储备金的数量上，而后者则主要是对医疗服务的过度利用，面对任何可能的潜在生命损害风险而在极力规避。当健康保险设有医疗费用共付比例条款而不是起付线时，就无法真正消除人们的担忧问题，因为起付线是一个相对固定的标准，容易形成较为稳定的健康保障资金准备预期，而共付条款的设置却因为医疗费用的不确定性而使自负医疗费用不稳定。

而封顶线的设置却往往与那些需要支付高额医疗费用才可以治愈的疾病产生冲突，此时患者往往面临两个极端结果，有钱就能治愈疾病，而没有钱则可能面临病残或者死亡，因而关注的重点问题开始从看得起病转向看得好病，由此伴随着更大的健康风险担忧。

人们对健康风险的担忧往往不是那些可治愈的常规疾病，而是那些小概率的但容易致死的疾病，随着医学技术进步而使所谓的不可治愈疾病，转变为只要有足够的钱就能够治愈时，风险担忧的程度就必然会进一步加重。因而，消除健康风险担忧的行为似乎转化成了"杞人忧天"式的非理性担忧，如果因此通过购买健康保险进行保障时，就必然会增加保费负担，甚至使家庭财务陷入困境（Kunreuther et al.，2013），也就是所谓过度保险行为。因此，设有医疗费用补偿封顶线的健康保险，往往难以真正消除或者缓解大病医疗支出的担忧，而人们对大病风险体验观察又在增加的情况下，更会加重这种担忧程度。如图5－1所示，被调查对象中有141人感觉到周边人群患有大病人员的数量近年来在显著增加，占比为27%，增加不明显的有71人，占比14%，只有一半多点的人员感觉没有明显增加。

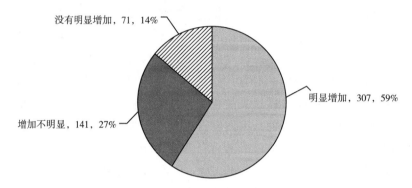

图5－1　人们对周边人群患病数量的感知情况

因此，对健康风险过度担忧情况下的健康保险保费支出，应该被归属于财富浪费范畴，而不是健康保险有没有经济投资回报的问题，尽管从理论上任何保险对于投保前的财富都遵循"没有回报的回报是最好的回报"保险理念。作为保险的保费支出，在本意上就是一种风险保障的服务，与普通消费品的货币商品交换行为存在本质上的不同。除了直接的保费支出上的浪费，过度担忧下的健康保险保费支出，还会抑制其他必要的财富使用需求。即便通过健康储蓄方式消除风险担忧，从机会成本上也面临较大的"损失"，尽管这种损失并没有表现为本金的减少，甚至还获得了一部分利息收益，但却导致在其他方面更大的机会成本，例如更高回报的财富投资或者发展性消费支出，甚至是立即享乐的消费效用损失。

尽管近年来社会医疗保险的疾病覆盖范围和医疗费用补偿额度在显著提高，但是并没有明显消除人们对疾病风险的担忧。如图5－2所示，参加社会医疗保险以后不再担忧疾病风险的仅有10人，占比约为2.73%，依然非常担忧的人数为128人，占比35.07%。感觉社会医疗保险能够减轻疾病风险担忧的为227人，占62.19%。由于疾病带来的直接经济损失和间接的生命价值损失，具有很大的不确定性，尤其是生命价值的估值因人而异，大部分人都赋予自己生命价值非常高的经济估值，甚至都不愿意用金钱来衡量自身存在的价值。这样，就无法通过现有的健康保险或者有限治愈水平的医疗技术，达到完全控制疾病风险损失，进而也就难以完全消除人们对健康风险，尤其是会造成不可逆健康损害的大病风险带来的各种担忧。

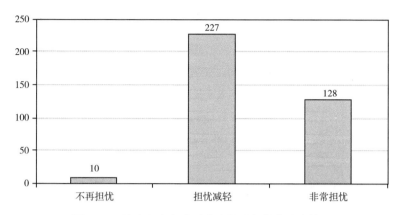

图 5 - 2　社会医疗保险对疾病风险担忧的消除情况

更为重要的是，经济发展水平越高，人们的生命价值非理性估值的问题也就越加严重，由此引起的疾病风险的担忧也自然难以从经济和医疗技术等角度得到根本消除，进而导致人们对健康保险的非理性需求，造成过度保险和重复保险等行为异象问题。显然，作为保障基本医疗需求的社会医疗保险自然也就无法起到完全消除人们担忧的功能，因而要对社会医疗保险进行理性定位，避免作为基本医疗保险的社会医疗保险水平，非理性偏离社会经济发展水平，尤其是要防范在吉芬商品属性作用机制下的不断提高医疗保险水平而诱导的医疗费用过快增长问题。

而从商业健康保险的缓解健康风险的担忧情况看，见图 5 - 3，尚未购买商业健康保险的人数为 333 人，购买了商业健康保险的只有 10 人不再担忧，有 78 人依然非常担忧，担忧减轻的为 99 人。也就是说，在参加社会基本医疗保险以后，即便是又购买了商业健康保险，也不能完全消除人们对大病治疗费用的担忧问题。当然，这种担忧背后的原因在于是否能治好病，而不只是能否看得起病的经济问题，持有这种观点的人数为 154 人，接近总调查人数的 1/3。

由此可见，随着疾病谱的改变，重特大疾病治疗费用和治愈难度成为人们特别担忧的事情。就健康保险而言，主要的功能在于为医疗费用提供必要的补偿，而不是承担全部医疗费用，也往往缺乏加强健康风险的激励机制，反而还容易诱发道德风险和保险欺诈等背离健康风险有效治理的问题。这就意味着，如果没有将健康保险基金有效用于健康风险治理，那么仅仅从医疗费用补偿角度，就应该按照风险损失补偿的原则，确定适度的保险水平，将节约的其它资金用于加强健康风险治理，以及推动疾病的早筛查、早诊断和早治疗上。而当通过健康普惠金融消费信贷提供支持时，不但能够提高健康风险的治理力度，而且也能够形成显著的内在自我激励机制，而不是更加偏好于对保险基金的过度利用。

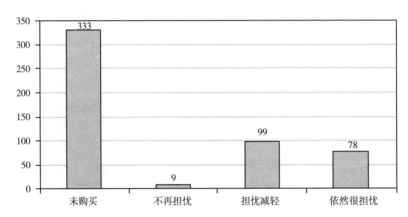

图 5 - 3　商业健康保险对健康风险担忧的消除情况

因此，相对于给付型大病医疗保险的定额保障，医疗费用补偿型的健康保险提供基金补偿的前提，不仅是健康风险造成的损害要实际发生，而且还必须产生补偿额度范围内的医疗费用，因为保险基金只对实际医疗费用中纳入保障范围的支出部分提供限额补偿。显然，当一个人购买了健康保险以后，如果在患病以后真正获得健康保险的医疗费用补偿，就必须有充足的支付能力，而当支付能力不足时，提供医疗消费信贷支持，不仅能够获得保险基金补偿权益，而且能够获得所需要的优质健康服务，从而真正实现对生命价值的保障。这相对于自负医疗费用能力明显不足的被保险人而言，提供健康普惠金融的医疗信贷支持具有三重获益性，即保险基金补偿待遇获取、优质健康服务满足和生命价值蕴含的未来潜在财富的更有力保障支持等。

5.1.2　健康普惠金融对健康保险的优化思路

任何一种健康保障资金的筹集方式都有其适用条件，同样也有其受到限制的短板因素，健康普惠金融对健康保险的优化，就是充分发挥健康普惠金融的优势，对传统健康保险的缺点进行弥补，从而使健康保险能够充分有效地发挥健康保障作用，同时实现多维度多种方式的有效组合，以减少非理性健康保险购买造成的潜在保障效率损失。

（1）健康保险提供健康服务保障的多阶段多主体弊端

在健康保险定位功能实现的过程中，存在的道德风险、保险欺诈和过度医疗的诱导机制，以及因为对健康风险过度担忧造成的过度保险消费，使保险水平和投保策略总是偏离健康保险的真正功能。由于健康保险无法直接针对风险损失进行补偿，而是在健康风险发生以后，还需要通过第三方的医疗服务机构提供治愈疾病所需要的服务，并且由此产生医疗费用以后才能够获得相应的基金补偿。也就是说，在部分保险的情况下，遭受健康风险损失的被保险人，在之前支付保费以后，还需要再次承担部分风险损失以后才能够获得基金补偿，因而需要具有自负医疗费用的支付能力，这与财产保险直接获得风险损失补偿的保险机理不同。

此外，健康保险与财产保险都有助于缓解人们对风险损失的担忧，但财产保险的损失担忧具有最大限度，即财产的原始现金价值，而健康保险保障的对象是人的生命及其体现出来的经济价值，同时渗透着生命本身的伦理价值和经济价值等。因此，健康保险既需要在保费支出或者保额的最优水平上进行优化，同时也需要对健康风险的合理担忧程度进行优化，以期望用最少的财富支出获得最有效的健康保障效果。

也正是由于健康保险提供的健康保障是由两个阶段完成的，即从保费支付到获得必要的高质量健康服务之间，还存在部分保险设置的医疗费用共付条款而另外支付一部分自负医疗费用。个体缺乏两个阶段的任何费用支出能力，或者在任何一个阶段出现承担能力的制约"瓶颈"，就无法获得所需要的高质量健康服务，当然还同时受到医疗服务提供者的医疗技术水平等因素的影响。为了消除人们对健康风险的担忧，并且在患病以后获得疾病治疗所需要的高质量健康服务，传统方式上对健康保险的优化途径是构建多层次健康保险体系。但是，如果多层次健康保险依然不能实现无缝对接，或实现诊疗项目全覆盖，依然不能满足健康服务需求。而普惠金融的最大优势，在于能够弥补各种健康保险覆盖项目与所需医疗费用间的缺口，从而能够最大限度地克服健康保险多阶段多主体保障方式弊端。

（2）从多层次多种类健康保险到普惠金融全覆盖

也正是由于健康普惠金融的无缝对接功能，与其猜测和博弈健康风险因素的作用规律，不如简单地回归到健康普惠金融支持下的健康储蓄以及配套的医疗消费信贷。当基本医疗保险实现常见疾病的常规治疗措施以后，剩余的部分交给具有长期保障作用的健康储蓄和暂时性经济困难时的医疗消费信贷。在当前医疗技术条件下，大部分疾病的治疗费用不超过 2 万元，如果一个个体能够筹集到 2 万元并能够长期保持，那么就可以足够应对大部分疾病治疗需要。反过来，即便是 4 万元的医疗费用，根据之前测算的结果，在 5 年的时间内以医疗消费信贷的方式筹集资金，大部分人员的贷款和本金偿付压力也不大。

显然，相比较健康保险尤其是大病保险的概率性捕捉式的保障方式，健康储蓄和医疗消费信贷支持计划，实际上是用一种确定性的保障资金，应对全部不确定性的疾病风险，进而实现了更加稳定的健康保障作用。而健康保险的最大缺点，不但设有疾病风险的覆盖范围，而且还设有补偿项目目录，实际上是用一种确定性的消费支出，博弈性地应对部分医疗费用补偿，最终无法有效消除人们对健康风险的担忧，也无法实际上实现疾病和诊疗项目的全覆盖。

多层次多种类的健康保险导致的另一个问题就是健康保险体系的碎片化，而碎片化问题不仅会加重健康保险保费支出的损失厌恶效应，即 v(− a − b) > v(− a) + v(− b)，往往会同时造成保额不足和更严重的保险违规问题，甚至还会导致重复保险或补偿范围交叉等问题，而最终承担这部分额外费用的主体是投保人或被保险人。

新加坡健康保障体系只有两个简单的模块，即覆盖基本医疗服务的强制性健康储蓄计划和保障大病的强制性健保双全计划，通过这两个健康保障计划，实现了对普通民众的健康保障尤其是疾病治疗需求的满足。对于更加富有的人来说，购买商业健康保险的目的在于特殊性的财富保全需求，而普通民众通常不会存在有病不能就医的问题。与此类似，英国的国民健康服务体系（NHS）的最大优势在于基本医疗服务免费提供，个人只需要支付部分挂号费用等小额医疗支出，大部分基本医疗服务都可以得到充分满足，而商业健康保险则主要是用来应对特殊医疗服务需求。

因此，新加坡的健康储蓄计划和英国的免费医疗的保障方式在本质上是相同的，只不过前者更加强调家庭负担责任，而后者强调社会统筹支付。也正是得益于非碎片化的健康保障方式，新加坡的医疗费用在经济发达国家中是最低的，而英国的医疗费用也得到了较为有效的控制，不像美国等商业健康保险发达国家存在着医疗费用过快增长等问题。

与健康保险相同之处在于，普惠金融支持下的健康储蓄同样属于医疗费用支出的预先准备，而不同之处在于健康保险资金缺乏长期资产配置能力，进而可以借助暂时性的医疗消费信贷支持而实现更大的资产配置收益。当有了健康储蓄和医疗消费信贷支持以后，健康保险的最优投保策略也就有了更多的选项，包括保额、补偿比例和险种选择，进而为既有累积财富的配置或使用提供了更大的回旋余地。而当健康储蓄资金以寿险保单的形式存在时，还同时具备了健康保险、人寿保险、健康储蓄和医疗消费信贷等综合人身保障功能，从而为健康保险资金的资产配置优化提供有力支撑。

健康普惠金融对保险基金的损失补偿优化机制，就是在非全额保险策略下，由于健康储蓄和医疗消费信贷的支持，使任何疾病都可以在第一时间得到有效干预或治疗，从而降低了医疗费用的支出。这部分额外福利的增加，与道德风险行为无关，只是由于健康保险的医疗费用共付条款的设置，使一部分人必须具备较为充足的自负医疗费用的支付能力，在筹集资金的过程中造成的延误，以及有健康保险的情况下，对一些疾病干预或治疗的延迟而额外增加的一笔医疗费用支出。该优化机制的基本原理，在于疾病治疗费用的支出与疾病持续时间长度一般具有正相关性有关，健康储蓄和医疗消费信贷可以使人们能够尽快治疗，减少疾病治疗延迟而额外支出的医疗费用。

5.1.3　健康保险利己性与最优保险策略

对健康保险是否具备利己性的判断主要分析两个方面：一是缴纳保费的收入来源；二是保障对象标的物是否属于自我利益范围，但并不能只根据是否来自当期累积财富，还应该涵盖生命价值隐含的未来潜在财富。根据 Huebner（1927）的生命价值学说，人的生命价值分为两个部分：一是已经实现的用于自我消费的累积财富和未来收入，二是作为家庭或社会成员等其他人员财富来源的资本化价值。显然，凡是用于自我消费和健康保障的资金都属于利己性范围，而保障这些消费和自我健康的保险因而属于利己性保险。但同时还应该做出明确区分的问题，在于虽然从健康保险的购买上是为了保障自我财富和其他消费需求的满足，但如果自己的财富总量因为风险损失而无法实现自我财富独立，从而需要他人提供经济援助时，那么对避免占用他人财富的自我保障也具有一定的利他性成分，而未必都属于利己性的范畴。

（1）利己性健康保险的保障范围

不同于普通金融产品的投资收益是投资人与受益人的同一性，保险由于投保人、保险人和受益人可以分离，进而使保险具有了利己性保障和利他性保障两种不同的风险损失保障类型。在通常情况下，只要是受益人与投保人分离，保险一般就具有了利他性成分，相反，如果投保人和直接或间接受益人没有分离，则具有利己性成分。

在大多数情况下，基于意外或提前生理死亡的寿险具有高度的利他性，而健康保险则同时具有利己性和利他性的双重保障功能。从图 5-4 可以看出，人们购买非强制的商业健康保险的目的，除了补充基本医疗保险以外，也包括家庭其他成员购买的保险，占到全部参保人员的 31.67%。这部分健康保险是直接来自他人的可支配收入，但这种可支配收入如果来自法定赡养或者抚养责任，也不能将其归属于利他性的范畴，依然属于利己的，从而避免被抚赡养对象在遭受严重疾病侵害时，再提供大额医疗费用支出。因而这种为他人购买健康保险的行为只是有限利他，或者表现形式上的利他。

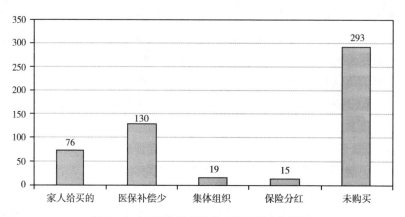

图 5 - 4 人们购买商业健康保险的主要原因

但存在国家对国民健康保障责任，以及家庭支柱成员对家人具有法定的抚养、赡养和扶养责任时，健康保险本身又是利己的，实际上就是未来直接支付医疗费用的替代形式。而资本化价值部分属于利他性财富，无论是给付给别人的，还是从别人那里获取的。因此，无论财富是从谁那里支出，在本质上都是非创造者本人消费使用的财富。

在通常情况下，对健康保险利己性的判断，以及最优保险边界和保险策略都是建立在健康保险的保费来源基础上的，如果保障风险损失和保费来源都属于同一个体，则属于利己性的保险范围。也就是说，通过将健康风险向保险机构和其他投保人转移，无论其他个体是否遭受健康风险损失，都必须为其提供确定性的经济支持，即承担保费缴纳责任。通过强制性途径提供的公共健康保险，主要是建立在机会均等的基础上的，也并不属于利己性的责任边界。利己性主要体现在对个体私人财产的保障，以及个体生命价值的保障上，也就是投保人、被保险人和受益人高度一致的情况。

（2）利己性健康保险的最优保险策略

Arrow（1963）认为，如果保险公司愿意按照保险精算价值确定的保费，向投保人提供用于其规避风险损失的需求的保单，那么，具有风险厌恶的投保人将在最低免赔额之上选择覆盖全部损失的保单。在一般情况下保费将超过保险精算价值；它只要求保险公司按照相同的保险费用，提供两个具有相同精算价值的保单。

Arrow 最优保单的基本思想是个体的最终财富效应最大。令 W 为初始个人财富，X 是他的损失，是一个随机变量，I(X) 是当损失发生时保险赔付的额度，P 是保险费，Y(X) 是个体支付保费以后的个人财富，在遭受损失时，收到保险理赔收益。此时，保险与个体财富之间的关系满足：

$$Y(X) = W - P - X + I(X) \tag{5.1}$$

个体通过他最终财富情况，利用期望效用评价其可选择的保单 $Y(X)$。另外，$U(Y)$ 为最后财富 Y 的效用值，那么，他的目标是最大化 $E\{U[Y(X)]\}$。其中，符号（函数）E 表示数学的期望值。保险支付必须是非负的，所以保单必须满足 $I(X) \geqslant 0$，对于所有的 X 都是成立的。

如果一个保单是最优的，相对于任何其他具有相同精算期望 $E[I(X)]$ 的保单，它能够满足 $\max[Y(X)]$ 的标准要求。假定一个保单在一个损失标准 X_1 上支付一定正的数量的保费，但是它允许最后财富在其他损失水平上，并令其为 X_2，要低于相应的 X_1。这样，一个风险厌恶的人，将很明显会偏好一个具有相同精算价值的保单，并提供更大损失保障，相邻损失 X_1 的可选保单，以及稍微高的保障毗邻 X_2 的保单。因为风险厌恶意味着当 $Y(X)$ 是较小时，$Y(X)$ 的边际效用是较大的，因此原始保单不能是最优的。

Arrow 认为，人们将最关心的非市场性的例子是风险承受力问题，而风险承受力则直接决定了健康保险的风险转嫁动机。疾病是广泛存在的不可预知的现象，要消除担忧只能将这种不确定性转嫁出去，而转嫁疾病风险给其他人的能力，等价于很多人愿意共同支付的保费价格。

相对于 Arrow 关注于最优保单的选择问题，Mossin（1968）则更加关注保险的理性购买问题，基于特定财富损失的保险，最优保额是在有附加保费时的部分保险，将其转变为针对特定医疗费用补偿的最优差额健康保险保额 ME 为：

$$M_e - C = \frac{\lambda}{1 + \lambda}(W_0 + M_e) \tag{5.2}$$

其中，C 为全额保险的保额，p 为保险费率，$\lambda = (p - \pi)/\pi$，在有附加费用为 $\alpha\pi$ 的情况下，保险费率通常高于健康风险概率。$M_e - C$ 为储蓄或其他资金渠道获得的、应对健康风险损失的全部资金，需要具备一定的自负医疗费用的支付能力，由初始财富 W_0 提供。

Mossin 关于保险的理性购买结论是：当健康保险达到最优水平时，随着财富累积的增长，健康保险应该转向累积财富的储蓄，而不是再继续购买健康保险或提高健康保险水平，因为那是无效的，或者说是不经济的。财富累积增长对健康保险的替代性主要有三个途径：一是保额或封顶线降低，二是免赔额或自负比例增加，三是减少保费支出。通过与累积财富数量相匹配地动态调整最优健康保险水平，保证在健康风险损失相对确定的情况下，实现财富的最大化。所以说，从利己性上判断是否属于最优保单，关键在于是否实现了自己的财富最大化，以及是否在自己的风险承受力范围之内。而利他性则更加强调被保险人或者受益人的财富收益本身，而不是财富边际效用最小，同时将被保险人的风险承受力降到最低点。

在利己性的最优健康保险边界上，个体用最小的经济代价获得了最有效的健康保障。显然，这种利己性的最优保障边界，至少使个体无论在什么情况下，都能够从健康保险中获得所需要的优质健康服务，或者保险合同中约定的基金补偿金额。但现在的问题是，健康保险在强制性实施情况下，保费筹集是按照保险精算标准实施的，或者是依据投保人工资水平或者社会平均工资水平，在特定的限额范围内实施的，与个体实际累积的财富数量无关。因而，这就会导致那些累积财富不足的人员，无法充分获得保险基金的最优补偿额度。从高收入者角度，对保险基金补偿的放弃属于利他性范畴，或者接受保险基金补偿的治疗效果，或者由此支付的间接成本都显著大于保险基金的补偿收益。

而从低收入者角度，那些在遭受健康风险损失以后，如果缺乏支付自留风险的医疗费用支付能力，就意味着无法从健康保险中真正获得所需要的优质健康服务，进而不仅导致保费支出上的直接经济损失，同时还在患病以后缺乏筹够的资金购买所需要的优质医疗服务，不得不放弃原本能够从保险基金得到的经济补偿权益。对健康保险的依赖程度越高和依赖性越单一，造成这种问题的情况也就可能会越严重。因而，健康保险在人群保障上并不适合那些缺乏自费支付能力的低收入群体，除非有医疗救助或者其他途径，将这个缺口弥补起来，在社会现实中一般是由医疗救助承担的。

（3）基于 BSM 模型的最优保费支付

延续生命和保持健康是人们的最基本的需求，因此，人们为了筹集到足以疾病治疗的资金，就不得不提高健康保险的补偿水平，包括更低的起付线、更高的补偿比例和封顶线，以及更广泛的覆盖范围。这样，人们就不得不大量购买更多种类的具有相互补充作用的健康保险。事实上，相对于保证既有财富的最大化，用既有财富筹集未来医疗费用的途径有很多，如果从一个期权的角度，那么对于一笔财富，人们既可以用健康保费筹集，也可以通过其他市场投资收益的角度进行筹集，如银行储蓄和资本市场投资等。因而，健康保险在事实上就是多种可筹集途径中的一种。从多维度的资金筹集角度，购买健康保险应该有一个理性的保费缴纳标准，至少在投资阶段的健康资本投入能够获得可见的直接经济预期。

而 Black – Scholes 期权定价模型（BSM）的基本原理在于，如果是为了追求私人经济利益的最大化，那么购买健康保险的保费，应该小于未来遭受风险损失后获得的期望补偿收益。也就是通过购买健康保险能够在风险损失补偿上实现一部分套利性收益，而且这种套利不是违规套利，而是基于期权思想的合法收益。如果保险公司利用期权定价原理确定的保费，能够保证其获得一定的期望利润，那么保险公司就愿意承接保险风险。

而如果被保险人也同样能够获得额外的收益，也愿意投保健康保险，这两者的差值在于他们的风险偏好是不同的。BSM 模型的假设前提，一是金融资产价格服从对数正态分布，而金融资产收益率服从正态分布；二是在期权有效期内，无风险利率和金融资产收益变量是恒定的；三是不存在市场摩擦，即不存在税收和交易成本；四是金融资产在期权有效期内无红利及其他所得（该假设后被放弃）；五是在期权到期前不可实施，显然更适合于大病保险的保单。

$$C = S \times N(d_1) - Xe^{r_cT} \times N(d_2) \tag{5.3}$$

$$d_1 = \frac{\ln\dfrac{S}{X} + (r_c + 0.5 \times \sigma^2) \times T}{\sigma\sqrt{T}} \tag{5.4}$$

$$d_2 = d_1 - \sigma\sqrt{T} \tag{5.5}$$

其中，C 为期权初始合理价格即保费，X 为期权交割价格即损失补偿额度，S 为所交易金融资产限价，T 为期权有效期，r_c 为初期连续复利无风险利率，σ^2 为年度利率方差，N（ ）为正态变量的累积概率分布函数。从 BSM 模型角度确定最优保险保单，是相对于投资和储蓄比较后的相对优势选择。只有当用 BSM 模型测算的期权费小于现实保费支出时，购买健康保险的保费支出才是合算的，即 P < C，此时投保人获得 C – P 的套利收益。

从健康保险利己性的角度，用 BSM 模型辅助选择最优健康保险，是当既有累积财富投资于资本市场筹集更多健康保障资金，而不是购买健康保险时，通过 BSM 确定保费的水平，再与保险公司给出的保费额度进行比较，然后对保险公司保费价格是否能够套利做出判断。因而，用 BSM 模型比较最优保险水平，主要是基于跨期套利的思维，而基于大数法则和中心极限定理或期望效用函数的思维，则主要是为了转嫁风险损失以保障财富安全，以及避免储备大额资金用于应对风险损失的大幅度波动问题。

5.1.4　健康保险利他性与最优保险策略

（1）健康保险的利他性成分

健康保险的利他性，并不是说健康保险的慈善性或者捐助，最终目的还是保障自己奉献的资本化价值的最大化，或者用于健康保障的效率是最优的。从个体的家庭角度，资本化价值是用来保障家庭成员基本生活和教育需求的资金，而当家庭成员遭受健康风险损失以后，必须通过资本化价值缴纳医疗费用。而从社会角度，当一个人因为健康风险损失而陷入经济困境时，需要直接以社会捐助的方式，将资本化价值的一部分用于救助贫困人员，或者以税收等方式，在转为公共财政资金以后提供医疗救助。

因而，所谓健康保险的利他性，最终还是资本化价值用于为他人购买健康保险，而不是直接的现金资助。利他性健康保险形式，通常分为三种情况：一是保费缴纳主体和受益人分离；二是为他人提供非强制性的补充健康保险；三是应该设置较低的附加保费。这是由于利他性保险并不会诱发投保人的道德风险激励，被保险人是从他人那里获得的保费支持，因而也不会诱发损失厌恶效应下的保险欺诈等问题。而自己为自己购买健康保险，则表现为当医疗费用存在支付能力缺口时，不至于占用他人的资本化价值，避免因本人遭受的健康风险损失累及他人的既有累积财富。也就是说，判断为自己投保的健康保险是否具有利他性，主要是看健康保险的作用是否能够避免家庭和社会成员遭受到关联性损失。Huebner（1927）的生命价值学说中关于健康保险和寿险的价值，是从家庭支柱成员的视角，分析购买健康保险对家庭和社会的必要性和重要性的。

如果是基于利他性的目的提供健康保险，除了关联性损失的转嫁机制以外，就需要在一个不会增加被保险人或者受益人负担层面，提供适度的健康保险保障。这是由于，即便是从生命价值或者资本化价值角度，个体对被保险人提供的资金或者财富保障，本身也具有竞争性。这种竞争性在被保险人的生命周期的早期来讲，他还需要获得教育机会，以及更好的生活质量的机会。如果将原本更需要用于其他途径的资金用于被保险人，则可能在全生命周期上，并不利于使被保险人的总财富水平最大化。

当前健康保险的保费实际来源有三个途径：一是来自父母提供的生命早期阶段的保险费用，这个阶段的保费容易与教育投入产生冲突；二是来自子辈的在生命后期阶段提供的保险费用，这个阶段容易与被保险人的养老服务需求产生冲突；三是来自用人单位提供的保费，无论是直接来自企业还是间接来自政府，最终都以税费的方式从企业征收。我们知道，企业的发展需要一定规模的再生产要素的安排，在企业的生产能力一定的情况下，更高的保费支出意味着可用于再生产的资本数量在减少。因而，在必要的情况下，应该通过适度调整企业的健康保险负担，实现企业生产能力最大化，并在实现生产能力最大化的前提下将更多的企业收入分配给劳动者。

通过西方国家的健康保险保费负担上看，当前不仅保费负担低于我国，而且并不是像我国当前采取的健康保障主要依赖健康保险和医疗救助的途径，而是具有非常充分的个人健康储蓄的支持。尽管我国的职工医疗保险中设有个人账户，但个人账户基金的使用功能定位不是非常清晰，而且面临很大的碎片化问题。因而，有必要通过健康普惠金融的资产配置平台，进一步优化个人健康保障资金账户，提高个体的自我健康保障能力和控制医疗费用的责任意识。

（2）健康保险的利他性最优保险策略

在利他性视角下的健康保险最优投保策略，实际上应该适用的策略是两种资金使用的边际效用相等，或者是保险边际效用大于其他途径的边际效用。但由于利他性角度的健康保险选择，并不涉及自己的财富效用问题，因而相比较用期望效用方法界定保费，用 BSM 模型更加适合。因为，资助一个人有效应对健康风险的途径是多元性的，既可以通过社会救助或者医疗救助方式提供医疗费用补贴，也可以通过财富累积直接支付医疗费用，当然也可以通过购买保险的方式资助其转嫁一部分医疗费用支出。如果除了被保险人从投保人那里获得保险的途径之外，还具有其他方面的更加经济的支持途径，那么购买健康保险显然并不是最合算的。

BSM 模型的使用参数主要包括五个要素：一是健康保险保费；二是未来的损失补偿；三是金融资产限价；四是连续性无风险利率；五是收益和损失的波动方差。是否购买一个期权获得未来期权交割价格收益，在于是否具有比其他途径能够获得更经济的收益回报。因而，在利他性的健康保险上，保额应该恰好等于奉献给该个体的资本化价值，根据资本化价值总额测算保费的缴纳水平，如果超过这个数额而使用资本化价值实现的财富，在本质上可能并不再是利他性的保险，可能会占用其他用于被保险人的其他消费需要的资金，尤其是在子女需要更多的教育投入时。调查数据显示，在 519 名被调查人员中，有 34 人愿意在子女上完学后再给自己购买健康保险，显然是在最大化保障子女的教育费用支出，它排在为自己购买健康保险需求的前面。

利他性的另一个水平，还在于不直接追求经济回报的保险行为。商业健康保险通常不属于利他性的范畴，尤其是当保费可以通过直接减少工资收入进行转嫁时。但是当用人单位主动提供一份商业补充健康保险时，此时的用人单位就具有了利他性的成分，因为商业补充健康保险并不属于政府的强制性责任范围。当然，补充商业健康保险的另一个功能在于工作锁定效应，此时补充商业健康保险具有互惠的性质，用人单位在提供一份补充商业健康保险时，也能够锁定所需要的优质人力资源，避免因为招募新职工而额外增加培训成本。与此相似的还包括用人单位组织的职工互助保险，企业一般会给予一定的启动资金支持，因而也属于利他性的范畴。

补充商业健康保险和职工互助保险的最优保险策略，在于能够较好地弥补基本医疗保险补偿与医疗费用之间的缺口，从而有效缓解职工对大病医疗费用的担忧。商业补充健康保险的水平，应该使企业负担适度，尤其是不能因为缴纳补充健康保险保费而损害企业的盈利能力，否则将会导致职工实际可支配收入的减少，此时反而损害了保险的利他性。

（3）健康保险的扶贫效应

既然健康保险具有扶贫作用，那意味着健康保险的保费来源未必就是由被保险人缴纳的，或者说保险公司因为某种政策激励，使被保险人实际保费负担或者保额获得了额外福利。在医疗救助制度中，政府将原来的直接医疗救助，部分地转变为资助贫困者参保的形式，本身就具有用较低的保费替代大额医疗救助资金的替代作用，不但扩大了医疗救助的覆盖面，同时也提高了医疗救助效率。在这种以小博大的救助方式上，与健康普惠金融消费信贷的利息补贴的理念实际上是相同的。但由于健康保险设有医疗费用的共付条款，因而用医疗救助资金资助参保的方式，往往会因为缺乏自负医疗费用而失效，但医疗消费信贷资金却不存在这个问题，因而能够最终实现必要的高质量健康服务需求的有效满足。

健康保险与医疗消费信贷支持计划的不同之处，还包括风险汇聚安排机制的不同。当医疗救助资金规模足够大，而且救助的人员数量足够多时，医疗救助资金本身就已经具备了自我健康风险汇聚安排的作用机制，此时与是否提供健康保险的作用是基本等同的。资金规模越大，保障对象数量越多，风险汇聚安排的平稳性就越高。如果不考虑被救助对象也承担一部分医疗费用的话，与其提供健康保险资助，不如直接提供医疗费用补贴或者全部资助。

基于扶贫理念下的健康保险保费分担机制，是社会群体之间优势群体对弱势群体的整体扶持，是家庭利他性的外化形式。在利他性健康保险的扶贫作用中，低收入者或贫困人员在尚未遭受健康风险实际损失之前，就已经获得了一笔保障资金，从而使其累积的自有财富能够满足其他基本消费需要。因而，健康保险扶贫不能够增加低收入者的保费负担，同时与其医疗费用支出要求相匹配。在保险额度的设置上，投保额度应该保证其既有的收入，在支付自负医疗费用之后，依然保持在贫困线水平之上或者更高的水平，例如，在全面建成小康社会的背景下，应保持在达到小康收入水平的基本线之上。

健康保险扶贫同时具有两个基本作用：一是保证累积财富不会因为自负医疗费用和保费支出而直接陷入经济贫困；二是通过健康保险的医疗费用补偿机制，使其可以有效防范健康损害造成的收入能力不足问题，通过改善健康水平提高收入能力，或者防止其因为必要的优质医疗服务费用的支出而陷入经济困境，解决应诊未诊的潜在财富收入损失的"冰山"现象。因此，健康保险扶贫效应，不但要应对既有财富的损失风险问题，还要改善生命价值的财富转化能力。

5.1.5　健康保险的风险治理能力最优边界

（1）健康保险的风险汇聚机制与风险治理激励

如果健康保险只是作为风险汇聚的集中安排，那么从健康保险本身来讲并不会使被保人保费负担降低，也不会降低医疗费用支出负担。但健康保险公司会基于自己的利润最大化的追求动机，通过加强对被保险人的健康风险管理，减少健康保险基金的损失补偿额度，从而在一定程度上减少健康风险的实际发生概率和减少医疗费用支出，从而也能够在一定程度上惠及被保险人。但这种风险管理是在投保人缴纳了保险费之后的，因而实质上依然没有减少投保人的保费额度，增加的主要是保险公司的营业利润。Borch（1962）证明了社会风险的不可转嫁性，如果单纯依赖健康保险转嫁风险损失，在社会福利水平上不具备显著的改善效应。

健康保险的风险治理能力最优边界在于保险人的产品设计。一是如果健康风险治理是在保费缴纳之后的，则健康风险治理的最大边界在补偿额度减少数额与健康风险治理的投入相等的那个点上，保险公司只在收益大于投入的情况下，才会选择健康风险治理。否则，健康保险公司缺乏经济激励；二是健康风险治理在保险合同的约定条款中，如果实施健康风险治理获得额外的收益部分，可以降低未来周期的保费支付，那么减少的额度与投保人的风险治理投入相等时为最优点；三是在保费缴纳以后，如果采取分红的措施，并且约定在保险合同中，也就是根据各自风险治理投入成本或者减少效果，将健康风险治理的盈余增加部分进行分红，那么也可以形成有效治理的积极效应。

所以说，要形成健康风险治理的协同效应，必须从保险人和被保险人双方合作的角度进行判断，这样治理边界就非常清楚了。用 BSM 模型，可以测算未来的 X，进而确定新的期权关系。如果当前的医疗费用与未来的医疗费用差异变小，那么超额的盈余部分应该在被保险人和保险人之间按投入分摊。例如，一个人投入 300 元治理健康风险或者提高健康水平，而保险公司积极协同，平均投入为 200 元，那么健康风险治理收益必须大于 500 元，并且按照 3∶2 的比例分摊风险治理收益，如果背离这种机制，尽管可能在信息不对称的情况下不会遭受厌恶不公平影响，但至少没有实现公平的互惠机制。当然，这些数据只有在年度公报时才被发现，被保险人能够发现的难度更大。

（2）健康风险治理经济效益的最优边界

受到健康保险公司对利润追求，以及社会保险基金收支平衡和必要结余的限制，健康保险对健康风险治理的边界必然是投入小于产出。也就是说，按照边际投入变化的规律，在健康风险治理的早期，较小的风险治理投入就能带来较为明显的治理效果，但随着治理投入的增加，边际投入的产出逐渐减少，因而具有一个边际先增后减的变化规律。

如图 5 - 5 所示，在一开始阶段，健康风险治理的投入对收益的边际贡献是快速增加的，之后呈现边际递减，在达到最优点 H2 以后，治理投入产出开始下降，直到 G4 点回归到收益数量等于 0。因而，健康风险治理的最优点在于 G2，而投入产出平衡点在 He 点，即治理的投入等于产出。如果继续增加投入，虽然依然能够获得治理效益的增加，但此时已经没有经济上的价值，虽然具有生命健康促进上的意义。

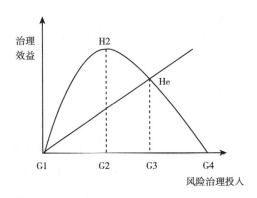

图 5 - 5 健康风险治理投入产出关系

因而，此时是否继续增加投入，在于消费者的财富边际效用。如果说在 E 点的财富效用 U(G3) 大于由此产生的健康促进效用 V(He)，那么消费者会继续增加投入，但健康保险机构则不会继续投入，而是在 H2 点终止投入。因此，在健康风险治理投入上，被保险人与保险机构之间存在不同的平衡点。这也是健康保险与个人健康储蓄之间在风险治理上的投入产出不同。显然，那些具有较高财富储蓄的个体将选择更多的健康风险治理，而低收入者可能会在 H2 之前选择风险治理投入终止。与此相反，那些极端担忧健康风险，而且收入水平较高的人员，则可能会在缺乏经济性的 He 后继续选择更多的健康风险治理投入，从而影响健康风险治理的经济性，除非两者的货币财富的边际效用存在很大差别，从而导致健康风险治理投入的心理感知效用向 H2 方向迁移。

由此我们可以分析健康风险道德风险对健康保险保障能力的损失。在正常情况下，个体对健康风险治理的投入在 He 点，但有了健康保险以后，选择将其降为 G1 点。健康保险公司如果为了实现利润最大化，而选择 G2 点的治理投入，那么健康风险损失减少可以调整到 H2 的水平。如果健康保险公司不选择风险治理，而直接转嫁给投保人缴纳的保费，那么将会导致保费相应增加，其增加的额度可以用保险的期望效用定价公式求出，并加上附加保费。

而事实上，在道德风险损失转嫁的情况下，这部分附加保费是不应该加入的。因而，选择健康风险治理对社会福利的改进是非常显著的。尤其如果能够寻找到一种有效的激励或者约束机制，在不增加相应的监管成本的情况下，则可以显著增加健康风险治理的社会福利水平。显然，这种最有效的治理方式，在于将健康保险转为个人自负医疗费用。

当然，自我支付医疗费用并不等于资金来源一定是个体的自己收入，也可以包括来自用人单位分担的保费，以及国家的财政补贴等。只有将这些保费转为个体在心理上归属于个人收入的层面，即在内心里认同为个人可支配财富，才能够有效治理健康风险，并且将风险治理的水平移动到 G3 上，显然，比保险公司或机构的风险治理动机更大。尽管相对于 G2 点，在 G3 点上的治理缺乏相对经济性，但从整个社会的健康风险治理角度，则有助于形成更加积极的健康风险治理氛围。如果再通过科学的指导措施和健康教育，则最终使健康风险治理回归到合理的 G2 点的水平，避免了在健康风险治理上的非理性投入，从而实现社会福利的最优。健康风险治理过度投入造成的福利损失，在一定意义上小于因为缺乏健康风险治理而导致的更多医疗费用。

健康保险机构有必要将投入的健康保险基金的一部分用于健康风险治理，其中拿出的总额度可以在 G2 和 G1 点选择。在健康风险治理投入区间（G1，G2）上，任何风险治理投入带来的效益都是显著性大于相应的投入的，健康风险干预在风险周期上越早，由此产生的健康福利也越大，这是疾病应早筛查、早诊断和早治疗的基本原理。随着人们财富的增加，健康保障的社会价值越来越大，尤其是在人口老龄化背景下，应该更加关注对健康风险的有效治理，并且在必要的情况下，可以在个人账户资金中专门设置激励健康风险治理和健康促进的资金。江苏省南通市在 2018 年允许职工将个人账户资金，用于健康锻炼的费用支出，也符合健康中国战略的基本指导思想。如果从健康风险的跳跃扩散效应角度，只要健康风险治理的投入产出不低于 He 点，就应该属于被鼓励范畴。健康保健或者健康保险机构的职责，在于将其合理引导到 G2 的水平。

5.2

普惠金融医疗信贷对健康保险的替代效应

当完全从医疗费用筹集角度，用普惠金融支持的低息医疗消费信贷提供保障支持时，在特定范围内能够对健康保险的保障作用具有一定的可替代性，尤其是在特定时间长度上，对具有医疗费用支付能力的疾病保险，具有完全的可替代性，但对连续性产生医疗费用的健康风险缺乏替代性，此时往往属于慢性病保险或者护理保险的范畴，此时两者之间是相互补充的关系。

5.2.1 普惠金融医疗消费信贷替代健康保险的适用前提

应对健康风险损失是人们全生命周期必然面临的问题，因而无论采取哪种方式，都要保证可以筹集到的健康资源，足够具有应对健康风险损失的能力。从全生命周期财富的变动情况看，在生命的早期阶段，不具有独立的财富累积能力，因而需要来自代际财富转移的扶持方式。因而，在这个阶段，无论是健康保险还是健康储蓄，都无法提供独立的保障能力。因而，健康普惠金融对健康保险的替代效应的适用阶段，是个体具有保费支付能力或医疗消费信贷的偿还能力阶段，显然，这个阶段是全生命周期上比较长的时期。要在这个阶段用健康普惠金融替代或者部分替代健康保险，必须具备三个基本条件：一是稳定的及时足额信贷资金获取条件；二是具有稳定的信贷偿付能力；三是从替代效应中获得额外的提升个人或家庭发展能力的回报。

如果在一个足够长的周期内，健康风险的发生能够允许消费者获得充足的收入，用来支付应对健康风险损失所需要的全部治疗费用，那么无论是采取健康保险还是健康储蓄或者普惠金融信贷等方式，在所需要的本金的数量上都是等价的。然而，健康风险全生命周期上，往往是在消费者累积够财富之前就发生了，并且具体发生在什么年龄和收入水平上是不确定的。这样，人们就需要寻求一种应对不确定性和支付医疗费用的稳定机制。于是，人们开始在收入水平较低时寻求健康保险，以期望使用健康保险的风险汇聚机制来应对大额医疗费用对财富的需求，以在承受能力范围之内的筹资方式，稳定地应对不确定性的大额医疗费用支出。

但反过来，如果在大额医疗费用发生以后依然能够寻找到分散大额医疗费用的稳定机制，那么就可以用另一种方式在一定额度内替代健康保险。显然，如果能够提供低息的具有稳定预期的健康普惠金融信贷支持，就能够形成这种替代效应。当然，最理想的替代效应就是分散到可以承受的范围之内，并且预期是稳定的，这对较长周期内只发生一次医疗费用的情况具有最理想的替代效应。当然，这种替代效应也可以在较少的次数内实现，只不过可能相对于健康保险来说，缺乏经济效益上的比较优势。如图5-6所示，在全生命周期上，如果人们在任何时刻对健康保险和医疗消费信贷都具有稳定的获取预期，并且在保费和信贷偿还上都具有充分的经济能力，那么是无论选择医疗消费信贷还是健康保险，两者在应对健康风险损失的能力上都是等效的。

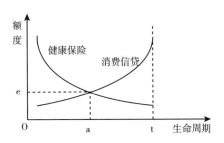

图 5 - 6　稳定预期下的医疗消费信贷与健康保险替代关系

随着保费在生命周期上不断增加，并且个人累积财富也在持续增长的情况下，根据 Mossin（1968）保险理性购买的观点，针对额度相对固定的医疗费用需求，健康保险水平应该显著下降，在 a 年龄时，消费信贷或者健康储蓄的额度，与健康保险提供的实际补偿额度相等，即保持在 e 水平上。在 a 点之前，健康保险的保费对医疗费用具有较为明显的杠杆效应，在 a 点已经不再具备对健康储蓄的替代效应。财富积累越多，健康保险应对额度固定的医疗费用的价值越小。而当人们的健康储蓄存在竞争性消费需求时，可以用医疗消费信贷的方式，暂时替代健康储蓄的持续累积，因而，还需要支付少量的保费应对因为消费需求竞争造成的医疗费用支付缺口。但这些选择能够成立的前提是在退出劳动年龄的时间节点 t 之前，超过这个时间节点，人们就难以通过医疗消费信贷筹集到足够的医疗费用，也难以在未来的收入上分担医疗消费信贷支出，或者说不具备医疗信贷的稳定偿还能力，除非有稳定的高水平养老金预期。

但是，如果累积财富的增加趋势不明朗，并且获取健康保险和医疗消费信贷的预期也都不稳定的话，那么人们选择由政府托底的社会医疗保险则更好。相对于通过医疗消费信贷在患病后再筹集医疗费用的后付费方式，健康保险和医疗储蓄的预付费方式则能够改善应对健康风险的预期，从而能够更好地消除或者缓解对健康风险和医疗费用筹集的担忧问题。

5.2.2　单次医疗费用支出的现金流均衡性

对于单次发生的医疗费用的支出，如果在消费者的正常能力范围之内，通常不会选择采取健康保险的方式支付医疗费用。显然，选择健康保险的主要原因在于，遭遇健康风险会显著改变其当前的生活状况，或者大额医疗费用储备的资金占用，使其难以充分发挥储备资金的更大价值。或者说，只要在消费者的医疗费用或健康保障费用的支付能力范围之内，未必总是会寻求健康保险作为支付医疗费用的手段。只有在个体的财富水平难以实现必要的及时支付医疗费用的情况下，才会寻求健康保险提供治疗费用保障。这关键在于所保障的财富，在边际效用的规模上，是否值得采用健康保险的方式。

如果用禀赋效应看待财产保险的保险标的，那么主要动因在于用较小的经济代价保障保险标的灭失以后的经济损失。而健康风险不是生命价值直接灭失，而是通过健康保险，努力使生命价值恢复到没有遭受健康风险损害之前的水平，甚至更高的生存质量，与财产保险寻求最大化的剩余价值的性质不同，即便是一些财产保险也提供保险标重购的经济补偿功能。在提供生命价值保障过程中，在任意时点上都需要充足的储备资金与其相对应，以满足最大限度地修复健康或者疾病治疗需要。

对健康保险的保障标的来说，需要始终提供与保障生命价值相对应的保额，并支付与保额及其理赔概率相对应的保费。这样，如果通过健康储蓄的方式提供现金准备，就需要在任意时点上都保持匹配现金额度，而在健康保险上则是保费与之匹配。唯一不同的是，健康储蓄的额度应该与医疗费用支出额度相同，并且在提供储备的过程中同时获得灵活贴现或者兑付金融产品所对应的利息收入，而健康保险的保费则是一种消费性支出，每一个保险承保周期内的保费并不再归消费者所占有，但从医疗费用的概率性补偿上，保险公司此时收取的保费依然是对被保险人的一种负债。

因而，在这种意义上，被保险人或投保人缴纳的保费，只是保险公司对医疗费用补偿的一种或然性交易的负债。反过来，如果这种负债关系转化为消费者对金融机构的信贷借债，转换的只是债权人和债务人的关系，同时，风险汇聚的安排本身并没有发生改变。因为，从单个已经遭受覆盖范围内的疾病风险损失的被保险人，保险公司需要按照等同于保额的费用，支付给医疗机构为其购买所需要的有质量的医疗服务，当前这种服务是保险合同中约定的。也就是消费者从保险公司那里用保费购买了一个代支医疗费用的期权。如果用同样的手段，也向金融机构用利息购买一个稳定的期权，在遭受灾难性患病事件时，也能够代为支付医疗费用，并且形成稳定的合约关系，那么医疗信贷就可以在一定范围内替代健康保险。

5.2.3　保费保持不变时的替代效应

现假设个体在足够长的时间内，只发生一次较为严重的疾病，而且疾病治疗费用大于现有累积财富的支付能力。为不失一般性，假设在这个足够长的时间内，患者持续缴纳保险费用，即便是疾病治疗结束以后依然继续持有原来的健康保险，同时假设医疗费用不在这个周期内因为年龄而发生变化，这意味着在该周期内每次保费的支付都是相等的，社会医疗保险通常满足该假设前提。现在建立一个有限时间长度的保费序列 A_i 和信贷序列 D_j，如图 5 - 7 所示。

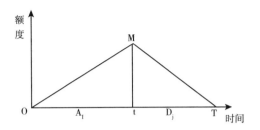

图 5 - 7　消费信贷对不变保费健康保险的替代效应

　　假设在时间周期 T 内，在 t 时刻发生医疗费用 M，而且 M 大于单次保费额度 A_i，那么在（0，t）区间内，投保人缴纳的保费 A 等于 $\sum A_i$，当保险提供全部医疗费用的补偿时，即全额保险，只要 A≤M，那么保险在直接经济回报上就是划算的，反之就是不划算的。在有附加保费的情况下，有一部分保费以附加保费形式转为保险公司的营业收入和利润。事实上，只要健康保险由第三方机构负责组织运营，每一笔保费都需要额外增加一个附加保费，无论是由投保人以附加保费直接负担，还是由政府通过税收筹集的财政资金来间接承担。

　　现在我们要比较的是，医疗信贷的总额 D 是否小于 A，因为在 D 部分需要以利息的方式为金融机构提供经营利润。在常规附加保费的情况下，只要利息小于保费附加，从经济性上就是划算的。保险公司通常收取的附加保费在 5% 以上，而银行的存款利息大多小于 2%，此时对金融机构来说，即便按照附加保费的水平，医疗信贷利息支出依然具备优于保费支出的经济优势，关键在于金融机构是否愿意在附加保费内，提供相应利息的医疗消费信贷资金。

　　对于被保险人或投保人而言，随着财富累积额度的增加，更多的之前缺乏支付能力的医疗费用，转变为相对较小的健康保障消费支出，从而能够使健康保险提供的医疗费用补偿，转变为一般性可负担消费支出，从而使健康保险对这部分小额财富的保障失去经济性和现实意义。人们通常不会在财富收入显著高于保额情况下，选择购买保额占较小财富比例的保险，而是更加关注既有累积财富支付能力之外的医疗费用支付，显然，这是现实生活中的常见现象，除非一个人不够理性，而且对健康风险过度担忧。

　　健康保险保额与财富累积之间变动关系的政策含义是：随着人们财富增加，应该显著提高健康保险的起付线和封顶线，并显著降低保费分担比例。前者是与 Mossin（1968）的理性购买理论相一致，而后者则是将人们对健康风险损失的担忧纳入投保动机，同时考虑健康保险与财产保险的不同之处，因为健康保险强调对医疗费用无缝隙满足，而财产保险只是追求经济利益最大化。

从健康保险一般都设有附加保费的角度，只要对医疗费用的支付能力在个体可承受的财富支付能力范围之内，个体就没有必要通过健康保险方式分散医疗费用。如果通过风险自留的方式，消费者不但不需要支付附加保费，而且还能够将保费转化为银行存款，并获得相应的存款利息收益。也就是说，消费者不但减少了附加保费支出，而且还额外获得了源于保费的利息收益，此时的收益总额等于附加保费和利息收益。

现在要考虑的问题是当 M 大于个体的支付能力时，也就是保费总额 A 小于 M 的情况，显然，通过预先支付保费方式能够跳过财富的支付能力缺口，获得更高的医疗费用补偿能力。而如果用医疗信贷的方式，只要消费者在（0，T）的区间内具有支付医疗费用 M 的能力，那么在理论上就可以用医疗信贷部分地替代健康保险。从个体追求财富最大化和实现自我健康保障能力的目标函数上，要用医疗消费信贷替代健康保险，应该同时满足三个条件，即：

$$\max\left(\sum_{t=t_0}^{T}(W_t - M_t)\right)$$

$$s.t. \begin{cases} D \leqslant A \\ D + A \geqslant M \\ M \leqslant F \end{cases} \tag{5.6}$$

如果保险在（0，T）的区间上是连续的，而不仅仅是在（0，t）区间内连续，那么医疗信贷的优势就更加明显，而且在设有医疗费用补偿比例条款时，还要求消费者同时具备自负医疗费用的能力。这往往会形成一个医疗费用支付能力缺口。当资金急于用在其他用途，进而与健康保险需求产生冲突时，医疗信贷方式的经济性更加明显。因而，这直接取决于金融机构是否愿意，以及按照多高的利息提供贷款，以及贷款的预期是否稳定。如果以普惠金融的方式由政府组织并提供担保，显然会在 D + A ≥ M 的条件下，普惠金融具有更大的比较优势。当然，在极端的情况下，就是消费者在（0，t）的区间内，不进行财富 F 准备，即完全采取信贷的方式，那么医疗信贷的适用条件是 D ≥ M。

5.2.4 保费呈递增趋势时的替代效应

现在我们放开第二个假设，保费随着年龄的增加而增长，也就是保费年金或月均保费支出是递增的。显然，$A_j > A_i$，$j > i$，而对应的医疗信贷的偿还是按照利息和本金等额偿还的，即 $D_n = D_m$，$n > m$，那么此时的保费计算显然大于保费额定不变的情况。但这种情况，无论是在社会医疗保险领域还是在商业健康保险领域，是都可以采用的最基本方法。现在我们要分析的问题是，如果初始保费小于第一种情况时的初始保费，那么实际累积的保费额度为 AL，即 AL < M，显然利用保险筹集医疗费用 M 是划算的，每一期的相对储蓄 F 的存款利息额度也相对较小（见图 5 - 8）。当初始保费等于第一种情况的初始保费时，随着年龄的增加而使累积的总保费 AH 大于实际医疗费用支出，那么采用健康保险的方式则是不划算的。从全生命周期角度，这种判断未必就是真实的，而只是作为是否发生健康风险损失的时间阶段进行判断的，只有当所有的时间阶段都具有这种趋势或者规律时，购买健康保险的不经济性才真正体现出来。而这种情况也是导致人们在年轻时缺乏较为充足健康保险的主要原因，进而导致"柠檬市场"法则下老年人健康保险也不充足的恶性循环。当然，我们在此只讨论第一种情况成立时的医疗消费信贷优势，以及健康保险购买的不经济性问题，从而探寻如何通过医疗消费信贷优化健康保险的合理购买。

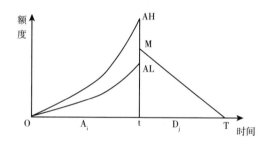

图 5 - 8　消费信贷对不变保费健康保险的替代效应

由于通过医疗消费信贷的方式替代健康保险，还涉及贷款利息和存款利息的差额问题，在初始保费相对较低的 AL 情况下，其利息总收入要小于信贷利息总支出，此时用医疗消费信贷的方式依然是划算的。但当初始保费相同时，如果采取等本息还款的方式，就需要做出具体的判断，如果采用差额本息偿还时，即先偿还较高的本金和利息，然后逐年减少，那么医疗消费信贷的方式则是合算的。结合健康保险保费不变时的情形，由此可以判断，无论健康保险保费是否逐期变动，医疗消费信贷支持计划总是在一定程度上对健康保险具有一定的替代效应，健康保险更加侧重于借助没有发生健康风险群体提供的保费支持，因而相比较医疗消费信贷而言，通常具有更大的保障能力，而且强调的是集体相互帮助作用。

保费呈现递增的趋势，一般分为两种情况：一是基于工资收入的工资税，如果投保人的收入是递增的，那么保险费用在工资税率一定的情况下，也相应增加；二是商业健康保险根据与年龄相对应的健康风险收取保费，这种情况是符合保险的风险汇聚原则和期望风险损失规则的，而对应的情况则是医疗信贷利息假设不发生相应的变化，但随着年龄的增加，可用来偿还信贷资金的还款周期在缩短，这意味着在每个还款周期内的年度还款额度变大，由此起到很好的全生命周期健康保障资源的平滑作用。

当个体未来收入不具有充分的还款能力时，用医疗消费信贷资金替代健康保险，就失去了可行性基础，或者转入医疗救助，或者转入面向老年人的社会医疗福利。如果只是从就业收入层面认为缺乏偿付能力还是不够全面的，因为就业收入的终止并不等于全部收入的终止，还可以按照退休后的期望生存时间，即 60 岁或 65 岁以后的期望寿命进行计算，因为此时还可以使用养老金或退休金偿还贷款。从经济性角度，此时的保障对象是养老金及领取时间，两者是相互改善和相互保障的作用，如果因为缺乏健康保障资金而导致提前生理死亡，那么就不会继续获得养老金收入，而养老金收入在一定程度上包含健康保障资金的作用，因而对于老年人来说并不是完全丧失了继续购买健康保险的经济能力。如果从这个角度来说，当社会医疗保险等公共健康保险基金陷入较大的承受压力时，老年人用较高水平的养老金支付健康保险保费也是可行的。

但总体来看，当健康保险考虑到应对老年后的医疗保障作用时，大部分国家都对老年后的健康保险保费支付提供了免责条款。诸如美国的商业健康保险模式，也从就业期间的收入中预先缴纳了老年后的医疗保险保费，作为一项老年后的医疗保障专项资金，并且不允许在就业期间或者没有达到法定退休年龄之前使用，这相当于在老年后继续缴纳的保险费用，只不过是在就业期间预支并且享受税收优惠。而英国等国家福利模式则对老年人提供免费医疗，不再需要继续缴纳保险费用。中国的职工医疗保险允许有一个免缴保费的时间，即累积缴费满 25 年后就可以不再继续缴纳保费，而城乡居民医疗保险尚未设置这个条款，但在年龄超过 70 岁以后可以免缴。这两个条款的设置，在一定程度上体现了公共健康保险具有应对长寿风险的功能，显然在免缴保费期间的健康保险是一种社会福利，而不再是一种健康风险损失转嫁或者汇聚安排机制，这是医疗消费信贷和健康储蓄计划所不能比拟的优势。

5.2.5 普惠金融支持下的健康保险替代服务产品

健康保险只是风险损失的一种风险汇聚安排，解决的只是应对风险损失最大额度的过度资金准备问题，以及准备金在储备期间的各种相关收益性损失。因而，当某种健康风险的损失全部在闲置或者可支配的财富规模之内时，健康保险的风险汇聚安排也就失去了其现实意义。在健康普惠金融的支持下，一方面人们能够储备越来越多的健康储蓄，另一方面可以用医疗消费信贷资金应对暂时性的短缺，因而在最大风险损失范围内具备充足的低成本的其他保障资金时，健康保险则可以被健康储蓄或医疗消费信贷所代替。

（1）可转移综合型补充健康保险支持计划

健康保险也属于普惠金融的支持方式之一，是为了更好地解决健康服务需求的医疗费用补偿方式。当前的健康保险更多地依赖公共健康保险，除了对政府公信力的依赖以外，还包括补充健康保险的供给不足问题，尤其是针对低收入群体的健康保险尚须进一步改善。当前对健康保险公司参与的补充健康保险服务，主要激励手段是给予税收优惠，但这只对收入超过起征点的中高收入者具有经济激励作用。随着国家提高收入所得税的起征点，此类健康保险覆盖人群将会显著减少。除此以外，自愿性个人商业健康保险主要是基于财富效用边际递减理论，面向收入较高群体时，才满足购买更多健康保险的理论条件。但由此形成的悖论在于，高收入者的累积财富抵御常见健康风险的能力比较高，或者说对健康风险的承受能力较大，未必会选择健康保险转嫁风险损失，或者用作筹集较小额度医疗费用的手段。

如果简单地从市场供给角度，商业健康保险无法充分覆盖低收入群体，即便是健康普惠金融开发面向中低收入者的普惠性健康保险产品。一方面是由于商业健康保险在此类保险的获利水平较低；另一方面则是保障对象的保费缴纳额度较小，保险机构的相对管理成本较大，因而保险市场一般也不会提供此类特殊健康保险产品，普惠金融机构也缺乏激励性。

基于生命价值学说理论，从健康保险的保障标的物来说，反而是收入越低的青年人，越应该购买大额健康保险。因为他们尽管风险相对较低，但风险损失的扩散程度也越大。因而，补充商业健康保险应该侧重于与寿险相关联的健康保障，这有利于财富累进式的保障。借鉴国外的经验，寿险关联性健康保险应该采取政策性保险形式，由政府和保险机构共同分担承保风险，并且要侧重于青年人常见的一些重大疾病，而不是全生命周期的全部大病。

寿险关联性保单的好处是可以用保单作为抵押，用以筹集暂时性的治疗费用，也具有助力实现财富累积和健康保障能力持续增长的作用。因而，寿险保单应该建立在风险脱敏机制基础上，即不与健康风险的年龄分布相一致的保障方式，只要保单数额足以支撑医疗借债的能力就可以了。这种全新的健康保障理念，更加强调不只针对风险损失的保险理赔部分的保额，该保额应该主要依据未来的筹资能力作为基本策略。因而，如图 5 - 9 所示，此类健康保险保额应具有顺延递减的变动趋势，保费在一定程度上依靠家庭代际之间的财富转移。

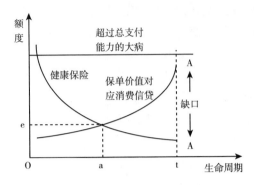

图 5 - 9   医疗消费信贷充当保单价值中介的保障机制

在子女早期阶段教育支出压力较小的情况下，为子女筹集一部分健康保障资金，同时允许由保单持有人作为受益人，也就是将最终受益人作为投保人，而不一定是被保险人。这意味着，如果被保险人遭受健康风险损失，既可以获得保险基金经济补偿，也可以用保单作为抵押筹集贷款。而当达到承保期限以后，如果没有发生理赔，这部分资金可以转向为投保人提供保险的保费来源，从而确保受益人实现健康保障资金来源的连续性和平稳性。

可转移综合型补充健康保险本身就符合寿险保单的性质，只是附加了健康保险和保单价值累积的综合功能。而保单价值累积过程中的价值与大病治疗费用的缺口，始终能够利用健康保险的保额作为补充，也就是如果将图 5 - 9 中的 A 值作为保额的话，应该始终能够补齐保单价值与医疗费用的缺口。在 a 点时保额与保单价值相等，在 t 点时保单价值缺口由保额补齐。这样，就可以在全生命周期上，通过保单价值作为抵押物筹集医疗费用，再用健康保险保额补齐缺口，符合人们在全生命周期上的财富累积基本规律。这里需要区分的问题是，健康保险保额在降低，但并不意味着保费也在降低，因为健康保险保费整体上随着人的年龄增加而增加，但同样累积财富也在不断增加，进而可以冲抵保费增加带来的经济压力。

当然，采取可转移综合型健康保险的策略，往往会增加健康保险的精算难度，但对人寿保险公司而言也是一种市场机会。当被保险人的收入财富足以购买新的健康保险产品时，寿险账户资金和保单价值，既可以随账户转移，也可以更改被保险人和受益人，因而既可以完成代际之间财富转移的作用，还可以用来满足遗产动机需求。实际上，在存在法定抚养责任的情况下，作为投保人的父母依然是最终受益人，这可以从健康风险的跳跃扩散效应角度得到合理解释，因为未成年子女的医疗费用的实际承担者为家庭支柱成员的父母。

由此可见，当父母能够为子女提供一份附加健康保险作用的寿险保单时，除了为子女提供一份健康保障，同时也等于为子女储备了一份未来保障自己和赡养父母的储蓄资金，只不过这份储蓄资金是以保单价值的形式存在。这份保单既融合了法定的子女抚养责任，也融合了法定的父母赡养责任，受益人可以通过医疗消费信贷作为杠杆，实现了从父母向子女，然后再从子女向父母的转移，而且转移的时机完全可以依据到底是子女还是父母需要医疗消费信贷资金的支持。实际转移的只是寿险保单价值，并不是健康保险的保额，因为保额是不能转移的。当寿险保单没有转移时，综合型健康保险保障的是子女；而当保单价值转移时，保障对象实际上是父母；如果都没有用到保单价值时，则是一笔父辈留给子辈的累积储蓄财富。显然，如果离开了健康普惠金融医疗消费信贷的支持，这种功能是无法实现的。

（2）数字互助保险对传统健康保障模式的影响

数字互助保险是数字普惠金融在保险领域中的一种特殊形式，其最大的特点是没有保险中介参与，甚至不需要缴纳保费。纵观人类医疗保障的方式，从最早的家庭或家族成员（含各种亲属关系）之间的相互扶持，到后来发展到官办的医疗济贫，再到民间的互助组织和行会互助形式，最后发展到是商业健康保险和社会医疗保险，直到当前出现的数字互助保险形式，围绕着没有保险中介到有保险中介再到去保险中介的路径发展。由诸如保险公司和政府机构作为承办保险业务的中介部门，无论是否直接缴纳附加保费，实际上都需要在社会总财富中增加一笔保险运营管理支出，只是政府提供的公共健康保障不存在业务利润问题。

数字互助保险形式起源于股份制公司的传统保险组织，其特色是没有保险公司介入，为有同样健康保障需求的人，相互提供类似于保险的保障方式，会员之间共同分担健康风险损失，不以追求利润为目标，共同获得健康保障服务。当前数字互助保险的类型主要分为会员资格型、缴费型、注册登记捐助型等，不同类型会员所承担的责任和救助义务及权益也都不尽相同。互助保险的最大特点是以诚信为前提，主要用于大病医疗费用支出保障，因而主要还是属于重特大疾病的医疗费用保障范畴，广泛分布在高风险领域和低风险领域的人群中，是互联网普惠金融在保险领域中的一项实践活动，尤其适用于活跃在互联网上的青年群体。当然，互助保险依然遵循大数法则和中心极限定理等风险汇聚安排规则。

随着互联网和数字科技的创新发展，以及共享理念的形成和深入人心，当代青年人之间形成了越来越便捷的通信联系，并在互联网公开平台上形成了很好的自律意识，从而大大缩短了人与人之间的信息交换距离，降低了交易成本，更大范围地汇聚了具有相同健康保障需求的人群，为相互保险提供了更加便捷稳定的基础条件。

除互助保险以外，国内还有一些开展类似数字保险的互助计划。尽管该模式具有相互提供健康保障资金支持的特点，但并不是现代意义上的保险，当然也不以营利为最终目的。例如，以癌症等大病保障为目的，通过网络社区汇集大量会员参加，按照"一人出事众人出力"的互助精神，满足彼此之间的共同诉求，实现在遭遇健康损害或重大疾病时的抱团取暖。如果某位成员出现了之前承诺保证的癌症等大病或家庭困难等情形，经过互助平台认定以后，其他成员都应该提供资金支持。这种互助计划是以大量成员的资金交付管理和公正透明的操作为基础的，数字技术在这种保障形式的推广中发挥了非常重要的作用。

表 5-1 为我国 2017 年数字互助保险的发展情况。如果建立一个有政府参与和支持甚至是主导的健康普惠金融平台，将当前健康保障业务或者其他相关服务平台整合进来，显然更具公信力和风险保障能力。从各种民间医疗费用互助平台的数据看，不仅具有互助保险的形式，而且也容纳了社会捐助资金。但这些保障方式的资金来源，依然是累积财富的后置保障方式，并且有明确的限额和严格的审核机制，具有很高健康风险的人员通常也难以入会。另一个问题是主要以大病相互支持为主，与国家实施的大病保险部分存在冲突，在一定程度上可能会引发资金配置的偏离问题，而且是依然无法通过贴现生命价值提供保障的方式，依然是用既有财富提供相互帮助。当然其优势在于可以弥补治疗资金不足部分，并且不设置特定的资助范围，与医疗消费信贷资金的作用较为一致。

表 5-1 数字互助保险发展状况

公司	成立时间	发展情况	保险产品特点
e 互助	2014.10	会员 65 万，互助资金 1400 万元，已资助 22 例	入会缴纳 9 元互助金，每人次捐助 3 元，最高资助 60 万元，设有独立的第三方审核委员会和评估机构，每月定期信息披露，每个案例都公开
抗癌公社	2011.05	会员规模 23 万，已资助 4 例	无入会费，在成员患有癌症（心肌梗死、瘫痪等 30 种大病）时，会员需捐助 2～10 元，最高 35 万元；目前已拓展出大学生互助社、女性关爱社等
夸克联盟	2014.07	会员 17.8 万，互助金 165 万元	入会缴纳 9 元互助资金，每人次捐助 3 元，最高资助 30 万元，受律师事务所和公证机构监督
信美互助	2016.06	经保监会批准，由蚂蚁金服等多家机构联合设立	专注健康和养老长期保障型产品，禁止短期理财型高价保险产品，核心模式为"互助+保险"，包括"科技+社区"经营形式。

资料来源：北大数字金融研究中心课题组. 数字普惠金融的中国实践［M］. 北京：中国人民大学出版社，2017：118.

　　当然，这些互助保险也具有先获得救助支持然后再以自愿方式捐助他人的性质，需要彼此之间秉持较强的互惠互利的理念，同时还要具备稳定的未来收入预期等条件，因而它们在本质上依然属于互助互济的民间保障方式。同时，资产配置收益也缺乏一种稳健机制，风险控制能力相对较弱，甚至普惠金融"最后一公里"的问题难以得到真正解决。由于是一种完全的民间互助行为，在缺乏有效征信体系支撑，尤其是缺乏政府公信力的担保机制时，往往难以得到人们的充分信任，而且保障周期一般都也比较短，尚未进入到产业化或稳定供给阶段。

　　（3）向管理式健康保险模式转型

　　我们都习惯性认为美国商业健康保险属于政府不管的市场模式，但实际上这种保险模式远不是健康保险公司只提供医疗费用补偿的单一化模式，而是保险公司与健康服务融为一体的综合型健康保障模式，尤其是强调对健康管理或者健康风险治理的作用。因而，美国的商业健康保险模式的特点在于：一旦保险公司按照某个精算标准筹集到特定额度的保费以后，保险公司就会在不损害被保险人利益的前提下，通过健康风险治理而不断降低健康风险损失，进而减少医疗费用的保险基金补偿额度。降低保险基金对医疗费用的补偿支出路径，不在于压低医疗费用补偿额度，而是努力降低健康风险发生，以及健康风险发生后的损失。美国发达的市场化高水平医疗服务体系和管理式医疗的兴起，为管理式健康保险的发展提供了有力的前提条件，从而使美国的健康保险从传统的医疗费用补偿型转向健康管理模式。

　　所谓的健康管理模式，实际上就是将健康风险周期的资源进行有效的整合，更多地融合了中国的"治未病"的思想，至少两者在应对健康风险损失的理念上是一致的，那就是尽可能减少疾病发生的可能性，而在疾病发生以后尽可能降低健康损害和对应的医疗费用。也正是基于这个理念，不但是美国的商业健康保险公司，将健康保障的业务以健康保险基金运营为中心，向前延伸到预防保健和健康风险治理，向后延伸到提供给医疗服务并进行必要的服务管制，并且在互联网和金融科技的支持下，逐渐发展出来一些新的衍生模式，诸如"健康保险＋医疗""健康保险＋健康管理""健康保险＋医疗福利管理""健康保险＋互联网"等模式。从而围绕着健康保险基金管理，形成了综合性的健康保障模式。当然，健康管理模式并不都是由健康保险公司独自经营的，一些大型的医院集团也开始采取健康管理模式，将健康保障的服务向前延伸到健康保障资金筹集，以及在保障资金的使用过程中，充分利用自己的医疗资源优势，向前也同样延伸到预防保健和健康保险业务，而不再是简单地提供疾病治疗服务。

　　在商业健康保险公司向医疗服务领域延伸，以及医院集团向健康保险业务延伸的过程中，两类机构之间的内部集团化趋势非常明显。相比我国不允许健康保险公司持有医院经营权，美国既允许保险公司直接经营医院，也允许医院直接经营健康保险业务。这可能是由于我国医疗机构主要以公立医院为主，而美国则主要是民营医院，几乎不存在政府直接举办的公立医院。这就为保险公司与医疗机构融合提供了市场基础，从而可以自由打通健康保险与医疗服务之间的一体化经营渠道。随着我国大力推进市场资本参与社会办医，尤其是通过普惠金融加大社会办医支持力度，这种模式极有可能成为未来基本发展趋势。

美国健康管理模式主要有两种组织形式，即由健康保险公司主导的健康管理组织 HMO，以及由医院主导的优先提供者组织 PPO。但不管是哪种组织，其基本的运营模式和内容是相同的，都在健康服务供给的规模上逐渐扩张，甚至在特定区域存在垄断性。当前尽管美国一直受到医疗费用过快增长的困扰，但大多数观点都认为，HMO 和 PPO 等健康管理模式，在一定程度上抑制了医疗费用的过快增长趋势，至少在保险公司或医院集团内部具有控制医疗费用支出的经济动力。总体来看，健康管理模式的运营框架如图 5 – 10 所示，以健康保险公司或者医疗机构为中心，通过整合一系列健康服务，构建起为被保险人提供保健、医疗、康复和养老等覆盖全生命周期的大健康产业链。

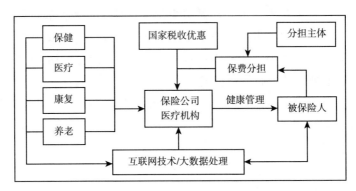

图 5 – 10　美国管理式健康保障服务模式

在服务内容上，实际是类似于我国当前正在发展的医联体或医共体的模式，实现了医疗服务内部机构的集团化运营。因而对我国的启示就是在实现医疗机构联合的情况下，利用数字普惠金融技术完善健康保障资金的进一步管理。此外，通过大数据信息技术手段，实现对需求方、供给方数据的掌握，能更好地实现对服务环节的管理。

因此我们也可以在此设想，是否也可以建立以健康普惠金融平台为中心的综合型健康保障体系？如果得到政府允许的话，那么就可以以健康普惠金融平台作为医疗保障基金和服务的信托机构，而不是诸如当前在上海和北京等地区出现的健康服务管理机构。成立于 2005 年的上海申康医院发展中心，是由政府批准的非营利性国有事业法人单位，负责市级医疗机构国有资产投资、管理、运营等业务，也就是类似于英国的医疗信托机构的性质。如果将健康服务机构与健康普惠金融平台相融合，那么不但可以提供健康服务管理，同时也为更好地筹集医疗服务资金，提供更全面的健康服务管理具有重要的现实意义。

打造中国的管理式健康服务和医疗保障的途径，应该在现有已经实现医联体和医共体的服务模式下，充分利用市场经济竞争机制和市场在资源配置中起决定性作用的资源配置优势，最大限度地实现医疗信息和医疗优质资源共享，共同打造以共同利益为中心切实提高健康保障效率的综合健康服务体系。将健康普惠金融服务平台与医疗机构实现有机联合，可以再次打破健康资源筹集的制约"瓶颈"，不但从患者角度能够提供有效的医疗消费信贷支持，而且还可以从医院发展角度提供更加充足的大健康产业发展资金，从而实现社会健康保障福利的优化和改进，包括在医联体或医共体内解决重复检查问题，推动双向逐级转诊制度真正贯彻落实，以及通过医联体提供纵向和横向相关联的全方位健康保障服务等。

具体途径包括：一是由当前公立医院主导的医联体和医共体为中心，由健康普惠金融平台联合健康保险公司、普惠金融机构和资本投资机构，共同打造从医疗服务供给到健康保障资金筹集的全方位服务，充分利用优质医疗服务的供给优势，进一步完善当前的医院托管制度，然后再进一步与医疗大数据服务机构对接，更好地实现针对性的健康服务管理。二是由健康保险公司主导的综合健康保障服务为中心，充分利用我国当前鼓励社会办医的政策，允许部分收购或参股民营医疗机构，提供全方位的健康保障管理服务，甚至在必要的情况下，允许参股公立医院，以更好发挥优质医疗服务的核心竞争力的带动作用，即便受到公立医院产权关系的影响，也可以尝试通过建立服务外包合同方式，由公立医院参与健康服务管理。

另外，还可以由商业健康管理公司为主导，做好健康风险治理和健康促进服务，至少承担起类似于全科医生角色的健康管理和为患者就医提供导引性咨询服务。在推动健康保险的理性购买方面，健康管理公司还可以充分利用自己的医疗大数据优势，帮助人们实现更适合健康保险产品的购买。此外，也可以帮助健康保险公司实现产品创新、精准营销和合理定价等，打造起完善的健康服务网络中介体系，进而更好完善"互联网 + 大数据 + 健康保险 + 医疗服务 + 健康管理"的全方位健康保障模式和健康促进生态体系。

当然，要借鉴美国的健康管理模式的关键问题，在以医联体或医共体为中心时，必须进一步明确如何规范使用健康普惠金融资金问题，尤其是提供有效医疗消费信贷问题。在健康普惠金融平台参与合作医院建设时，如果存在与医疗机构的违规合谋等问题，将会最终极大损害患者的利益。因此，在参股医疗机构建设的过程中，或者在治疗方案的审核上，应该聘用其他非利益关联医疗机构或者其他地区的医疗专家，因为普惠金融平台审核的就是收治医院的治疗方案，显然不能再由收治医院的专家再审核治疗方案。为了最大限度地防范金融机构与收治医院之间可能合谋信贷问题，还是建议将健康普惠金融平台作为独立的第三方平台，负责资金的审核、评估和资产配置服务，至少不能直接参与收治医院的股份。同时，提供大数据技术支持下的精准服务，以及优化治疗方案的参照性病例服务。在此过程中，对医疗服务的供给既要强调市场内部竞争，也要加强对优质医疗服务资源利用的合理管制。

5.3

普惠金融对健康保险的补充效应与协同机制

健康普惠金融信贷资金的基本功能定位，是补齐健康保险和健康储蓄等传统健康保障方式提供的资金，与获得必要的优质健康服务资金需求的缺口。当这个资金需求缺口是建立在人们的储蓄水平和最优健康保险补偿额度的基础上时，那么普惠金融对传统保障方式的协同补充效应就可以充分显现出来。因而，健康普惠金融消费信贷不仅能够通过替代效应，将健康保险水平重新回归到最优保额上，同时也能够起到更好的补充作用和协同功能。

5.3.1 健康服务与健康保险的吉芬商品属性

传统的健康服务产品一般是作为正常品来看待的。因此，在我国早期的健康保障改革过程中，普遍将健康产品和健康服务提供倾向于市场化改革，但经过一段时间的运营以后，中央政府意识到市场主导健康服务生产容易引发大量的社会问题，进而从 2005 年以后开始转向政府主导基本医疗服务的保障模式，政府承担起更多的全民健康保障责任。之所以健康产品和健康服务不能像普通商品那样，完全由市场决定健康资源配置和产品消费供需关系，主要是因为健康服务和保障健康服务的健康保险都具有作为生活必需品的吉芬商品属性。

健康服务和提供服务购买资金保障的健康保险的吉芬商品属性，意味着人们无论在什么情况下，只要患有需要治疗的疾病，就必然需要消耗一定的健康服务产品并接受医务人员的专业指导，从而确保能够最大程度地治愈疾病和促进健康水平，而且不能存在影响疾病治疗的任何资金缺口问题，否则带来的后果不但难以治愈疾病，而且只会造成未来持续的医疗消费支出。当健康服务和健康保险都具有吉芬商品的属性时，卫生经济的中心问题在于如何提高治疗资金筹集和提供优质医疗服务的能力。

（1）社会产品属性与社会经济发展的中心问题

经济学上根据产品的消费数量与市场价格变动关系，将产品分为正常品和劣质品或吉芬商品。正常品通常是指产品消费数量与市场价格具有同向变动关系的产品，而吉芬商品的购买数量恰好相反，劣质品则是随财富购买力增加而相应减少的产品，一般与产品质量密切相关。产品的这种分类方式存在明显缺陷，首先，人们总在追求与财富和身份相对应的高质量产品，市场价格只是暂时约束了实际购买力，从长期动态发展角度，大部分正常品终将会转变为低质量的劣质品。其次，经济的中心问题在于人们的产品需求总是不断超越现存生产能力，当市场供给不能满足人们正常品的需要时，将不得不选择保证基本生存的吉芬商品。因而，吉芬商品本质上只是保证人们基本生存需要的生活刚性必需品，应不断提高产品质量以提高生活消费质量，这正是人们推动经济发展的基本任务。只有不断提高吉芬商品质量和实现劣质品的更快替换速度，才能从根本上解决经济发展的中心问题，否则就将会导致那些低收入者只能停留在较低质量产品的消费层次上。

（2）健康服务产品属性与卫生经济的中心问题

解决社会产品中心问题的原理和规则，也应该充分体现在健康服务产品的生产上。就健康服务产品属性而言，首先，以健康保障刚性必需品形式显示出明显的吉芬商品属性，既不能因为价格下降而显著增加消费数量，更不能因为价格上涨而显著降低质量。其次，医学技术进步对疾病治疗能力的提高，也不能因患者财富多寡和社会身份而表现出歧视性。"健康所系，性命相托"，治疗方案和健康服务供给不应该掺杂非理性的或歧视性的财富和社会身份标签。因而，卫生经济和健康保障的中心问题，在于如何超越患者现有医疗费用支付能力，以确保患者能够获得所需要的有质量的健康服务。

然而现实中，人们对优质健康服务的需求，总是超越现实健康资源和医学技术的服务能力，实际获得的健康服务也无法完全避免收入和社会身份的影响。高质量服务被严重的社会标签化，造成高收入者与低收入者对优质健康服务的竞争。要确保人们都能够获得所需要的优质健康服务，必须改善医疗费用支付能力和需方竞争。

（3）健康保险吉芬商品属性与保险资源错配效率损失

在全民健康保险覆盖背景下，大量的财政资金被投入健康保险领域，以提高国民的医疗费用支付能力，避免因病致贫或返贫问题。但是，健康保险吉芬商品属性问题却没有引起足够的重视，导致健康保障的效率损失问题较为严重。Mossin（1968）利用期望效用函数模型和 Arrow（1963）健康保险最优购买理论范式，对最优保费、最优保额和最优免赔额进行了严谨数理推导。在假设被保险人风险相互独立、风险厌恶和财富保障效应最大化投保动机下，证实当风险损失或理赔额度一定时，财富保障保险具有吉芬商品属性。

Mossin 假定个体初始财富由损失概率为 π 的风险资产 L 和非风险资产 A 构成，利用财富期望效用函数 $E(U) = \pi U(A) + (1-\pi)U(A+L)$ 和保费为 P 的全额保险确定财富 $Y_2 = A + L - P$ 公式，推导出个体愿意支付的最大保费的决定公式：

$$U(A+L-P) = \pi U(A) + (1-\pi)U(A+L) \tag{5.7}$$

对式（5.7）进行微分，推导出保费与非风险财富的关系：

$$\frac{dP}{dA} = \frac{\pi U'(A) + (1-\pi)U'(A+L) - U'(A+L-P)}{U'(A+L-P)} \tag{5.8}$$

在财富边际效用递减和风险厌恶偏好下，Mossin 推导出 $dP/dA < 0$，即个体财富越多，可接受的保费也越少。同理还推导出保险金额 C 和风险损失 X 的随机收入 Y 的微分方程：

$$\frac{dC}{dA} = \frac{E\left[U''(Y)\left(\dfrac{X}{L}-P\right)\right]}{E\left[U''(Y)\left(\dfrac{X}{L}-P\right)^2\right]}$$

在相同假设下，可以推导出 $dC/dA < 0$，即个人财富越多，保险的购买量也越少。

当设有最低起付线或免赔额 S 等共保条款时，假设损失 X 始终有密度函数 f(x)，可以得到保障财富 A 的最优免赔额决定方程：

$$\frac{dS}{dA} = -\frac{1}{1-(1+\lambda)\displaystyle\int_S^\infty f(x)dx}\left\{(1+\lambda)\int_0^S U''(A-P-x)f(x)dx - U''(A-p-\right.$$

$$\left. S)\left[1-(1+\lambda)\int_S^\infty f(x)dx\right]\right\}$$

同理可以推导出 $dS/dA > 0$，进而证明最优免赔额 S 也是随着财富 A 的增加而增加。这样，从保费支付、保额和免赔额角度，都证明作为财富保障效应的保险具有吉芬商品属性，即随着累积财富增加而日益增强的风险应对能力，保险的财富保障效应是递减的。如图 5-11 所示，当个体必要的高质量医疗服务需求为 BC、财富水平为 OEC 时，单纯用于转嫁 OEC 以下部分财富损失的健康保险，具有明显的财富保障效应，因而具有吉芬商品属性。因为无论个体的水平如何，都能够利用已经累积的财富支付低于 OEC 的医疗费用，而且这部分财富损失特征基本满足 Mossin（1968）的吉芬商品属性推论条件。

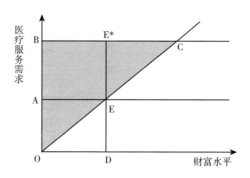

图 5 – 11　医疗保险吉芬商品属性与政府责任边界

Mossin 推导出的结论，对优化健康保险具有三个重要的现实意义：一是健康保险和治疗疾病所需要的优质医疗服务是必需品，不能完全按照市场的供需关系正常交易，政府有责任保证人人都能够获得治疗疾病所需要的优质医疗服务；二是必要的优质医疗服务的满足不应该与服务价格和支付能力绝对相关，政府有责任寻求更好的办法，满足人们疾病治疗对优质医疗服务的需要；三是人们所需要的与健康风险相匹配的健康服务资源，目的并不是简单地转嫁风险损失问题，而是最终获得必要的优质医疗服务，转嫁健康风险损失是在满足这个前提之后的财富保全需要，关键还是在于获得治疗疾病所需要的优质健康服务。

如图 5 – 11 所示，OEC 以上部分是个体既有财富水平所不能达到的医疗服务需要，是受预算约束而无法满足的部分，必须通过健康保险作为支付杠杆得以实现。如果这部分的需求得不到满足，将会导致疾病得不到有效治疗而引发因病致贫等问题。因而，相对于 OEC 以下的部分所具有的吉芬商品属性，大于 OEC 的部分则具有非吉芬商品属性。

政府主导的基本医疗保险，应该优先满足 OBC 部分的需求，其中财富与必要的医疗服务需求之间的均衡点为 E。如果财政资金过度投入 AE 以下的部分，将会导致现有财富较高的群体对医疗服务的过度利用，并引发医疗费用的过快上涨问题，以及与贫困者产生对优质医疗资源的竞争。在医疗服务需求竞争中，贫困者获得的健康保险基金补偿，很快被过快上涨的医疗费用所抵消，必然造成对必要的医疗服务的购买能力不足问题。

根据 Mossin（1968）的吉芬商品属性推论，健康保险在财富保障效应上不应该逼近免费医疗水平，而是应该随着个人累积财富的增加，相应减少购买用于保障财富的健康保险。而事实上，公共健康保险和商业保险都没能做到这一点，而是努力使保险理赔不断逼近医疗费用的支出全额。全额保险的低效率和助推医疗费用过快上涨等问题，也没有引起足够的重视，从而造成保费负担压力过大、医疗费用增长过快等诸多负面问题。在有限的医疗资源约束下，健康保险对全民性的医疗服务支付能力的改善作用，最终被过快增长的医疗费用所抵消，削弱了应对因病致贫风险的防范能力。

5.3.2 应对连续性健康风险损失的相互补充效应

（1）连续性健康风险损失特征与健康普惠金融消费信贷作用

除了可能的出生缺陷外，人们不可能一出生就面临连续性的健康风险损失。因而，从健康保险的角度，要应对连续性健康风险损失，必须在没有遭受风险损失之前购买健康保险。与相对独立的大病风险不同，连续性健康风险主要属于慢性病的范畴，每次的费用额度不是非常高，但是累积起来的医疗费用很高。同时，连续性健康风险又不同于老年后的医疗护理需求，也可能只是在某个时间段内存在连续性的风险损失。当某种疾病随着医学科技进步而能够治愈时，这种连续性风险损失也就不存在了。在现实中，有很多连续性的疾病未必不能一次性解决，但要一次性解决的费用支出很高，可能对于一些收入水平较低的老年人来说，通常会放弃较高医疗费用的治疗方案，也不愿意承担其相对较高的治疗风险，因而会选择常规性的保守治疗方式。但相对来说，无论是什么样的健康风险，如果是可保风险，就都应该在风险损失发生之前投保。

这样我们就可以假设在全生命周期上，存在个体将会发生多次连续性疾病的情况。首先对连续性疾病的损失额度做出区分，如果发生的医疗费用支出小于保费，如感冒等常规小病，就没有必要通过健康保险的形式提供保障，显然也不需要所谓的医疗消费信贷支持。而健康保险则主要针对保费小于常规性连续医疗支出的情况，尽管有保险套利的嫌疑，但至少符合经济性原则和疾病发生具有概率性前提。现实中存在的情况包括老年人健康保险和慢性病保险等，通过健康保险的医疗费用补偿，使被保险人能够具备承担连续性自负医疗费用的能力。

如果此时采取医疗消费信贷方式的话，就有可能会在医疗消费信贷偿还过程中，存在消费信贷资金的连续性累积问题，从而导致负债偿付压力的不断累积，以至于持续性收入难以支撑起医疗消费信贷的偿还能力。此时，健康普惠金融消费信贷显然只能处于辅助的地位，需要连续性的累积或者消耗之前的累积财富。当然，如果在此之前购买了健康保险话，那么就可以借助健康保险的续保机制，继续从保险基金中获得医疗费用补偿，这一般适用于连续性的税收优惠健康保险和覆盖全民的社会医疗保险。

（2）连续性健康风险损失的医疗费用筹集渠道

如果要具备应对连续性健康风险损失的能力，人们就必须寻求连续性的可支配健康保障资金，无论是以健康保险方式，还是以医疗储蓄或者医疗救助方式。由于连续性医疗费用支出，在承保周期为一个年度时属于不可保风险，除非这种保险内容属于在连续性健康风险发生之前，如慢性病保险或者长期护理保险。如果是长期持续性的健康风险损失，并在后续依然提供保险保障的话，则属于社会福利或医疗救助的性质，只不过是以全民共同参保的形式作为保障手段。另外，无论是哪种保险形式，健康保险都需要设置一个免赔额和免于补偿的覆盖范围，因而，此时健康保险不可能覆盖连续性风险损失。除了慢性病造成连续性的大额医疗费用，还有一种额度较小，但发生概率几乎逼近 1 的常规性小病，如感冒等，也属于连续性健康风险损失的范畴，但这种健康风险损失用较小的可持续收入或储蓄就可以解决，因而没有必要纳入健康保险的保障范围。

因此，当个体在全生命周期上发生连续性的健康风险损失以后，采用健康保险或医疗消费信贷等单一方式都是不可行的，此时必须综合起来共同使用，协同保障患者能够获得所需要的持续性医疗费用，或者直接获得所需要的优质医疗服务。如果连续性医疗费用支出总是大于健康保险保费，对被保险人而言就相当于获得一笔额外的医疗费用补偿资金，显然这对商业健康保险来说一般不会承保此类情况，除非是诸如护理保险等连续性的长期保险。但即便是长期护理保险，在投保时也不能患有所投保的慢性疾病。因而，对于连续性的较大额度的疾病，通常是由政府经办的公共健康保险提供保险保障的。

但由于包括社会医疗保险在内的大多数健康保险都设有免赔额，因而依然需要被保险人承担一部分医疗费用。如果患者不具备支付自负部分医疗费用的能力，依然无法获得健康保险的充分保障。相反，在连续性健康风险的影响下，反而导致更加严重的经济问题。因此，对于连续性疾病的治疗，关键在于具有持续性的自负费用支付能力，而一旦陷入严重的经济困难，那么健康普惠金融的信贷也就失去了最终的保障作用，应该转入直接的医疗救助范围。显然，这对医疗救助资金的使用压力更大。

（3）建立面向老年人的长期护理保险的必要性

为了应对老年阶段的长期连续性健康风险损失，人们应该在参加传统的健康保险的同时，还应该附加长期护理保险。长期护理保险在我国尚未从政府制度安排上展开，主要是通过基本医疗保险提供医药和疾病治疗方面的资金保障，而不是家庭医疗照看和护理服务。也可能是受到该因素的影响，医疗保险保费费率相对较高，老年人的住院时间显著大于中年人和青年人，并且超过其他国家老年人住院利用水平。但未来应该将长期护理保险从传统医疗保险中分离出来，否则将会导致那些非慢性病参保人员的逆向选择问题。随着人口老龄化问题的日趋严重，护理保险的脆弱性问题也更加严重（刘晓梅等，2019）。

在应对医疗费用负担较重的慢性病方面，必须综合健康保险、养老保险、护理保险和家庭储蓄等联合途径，才能够得到有效解决，否则将可能会加重任何一种保障方式的承受压力。从当前的实际负担上看，如图5-12所示，被调查对象的整体养老负担还比较小，大部分人员的养老负担在0.5以下，尚未进入到全国性的负担水平过高的阶段。但从全国养老负担趋势上看（见图5-13），未来养老负担将会显著增加，一方面受益于健康期望寿命的增加，另一方面则受到独生子女生育意愿的影响。将两组数据结合起来分析，得到的启示在于，当前在人口结构上还具备及早实施健康储蓄计划时间的基础，应该及早谋划如何尽快实施健康储蓄计划，而不是在完全进入老年人口赡养压力较高的阶段，那时不但难以形成有效的健康储蓄，而且对当前中青年群体的养老压力也会显著增加。

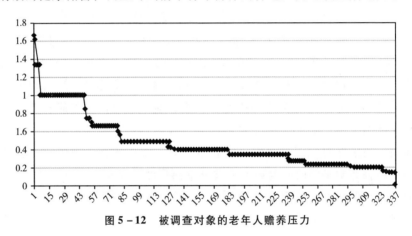

图 5-12 被调查对象的老年人赡养压力

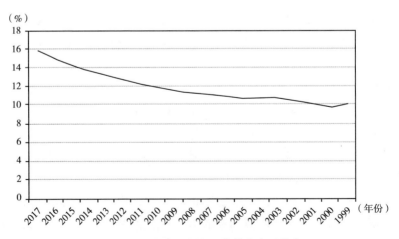

图 5-13 我国老年人口赡养比发展趋势

要想有效应对人口老龄化负担问题，采取现行的现收现付的基本医疗保险基金统筹支付模式，显然面临较大的保障能力的脆弱性问题。当前亟待解决的不是健康保险或者多层次健康保险体系的建设问题，而是尽快在新成为老年人口之前，实现较大的个人账户累积能力，当然不能仅局限于现有的职工基本医疗保险中的个人账户，那个账户的人口覆盖面太小，而是要在全民范围内都建立起具有激励性的健康储蓄计划。因而，除了直接建立个人健康储蓄计划以外，还要综合利用商业保险公司的寿险保单的财富累积性的综合作用，协同健康储蓄计划和个人税收优惠型健康保险，共同提高每个人的自我健康保障能力。

5.3.3 与多层次健康保险协同实现高水平全民健康

全面建成小康社会背景下的全民健康至少包括两层含义：一是所有人员都能够获得所需要的优质医疗服务，并且不会因为医疗费用支付而陷入经济困境，一般不应低于全面建成小康的收入标准；二是有效健康风险治理措施下以最小健康风险损失为前提，实现更高水平国民健康保障。在健康普惠金融从医疗消费信贷、个人健康储蓄计划和健康保险等角度提供保障支持的情况下，首先，要解决现有的历史累积的健康问题，包括既有病人都能够得到有效的治疗，因病致贫人员得到充分的医疗救助，因病致残人员得到必要的就业支持和最低收入保障。其次，加强基本医疗服务需求保障，实现基本医疗服务的全病种、全人群覆盖，保障基本药物的全面有效供给，显著降低基本医疗费用的自负比例，甚至当患者的医疗费用客观支出大于基本医疗保险补偿限额时，有必要采取定额保障的方式，以便于继续寻求所需要的更高质量的医疗服务。最后，根据实际医疗需要，通过构建补充健康保险和寻求医疗消费信贷支持，不断提高人们的健康保障水平。其最终目的就是要通过多维度的健康资金筹集渠道，保证人们"都能够在全生命周期享受所需要的、有质量的、可负担的预防、治疗、康复、健康促进等全方位健康服务"。有了医疗消费信贷和大病保险的支持，人们对那些高额医疗费用支出具有了更多更经济的可选途径，不能将所有的健康保障压力全部转移到健康保险，尤其是公共健康保险，否则将背离保险水平与经济社会发展水平相适应的基本要求。

（1）多层次全民健康保险与损失厌恶效应的影响

随着个人财富累积水平的提高以及商业健康保险的发展，公共健康保险的保障水平和覆盖范围，应该向广覆盖和保基本方向转移，进一步完善"强基本、全覆盖"公共健康保险体系。公共健康保险是中低收入者健康保障的主要方式，应该显著降低自负费用比例，实现基本医疗服务的全病种、全人群覆盖，使人人都能够在全生命周期享受所需要的、有质量的、可负担的预防、治疗、康复、健康促进等全方位健康服务。如果公共健康保险给所有的更高层次的健康保障服务提供宽广的发展平台，那么就为商业健康保险和医疗消费信贷留出较大的发展空间。公共健康保险的病种和人群覆盖范围越广泛，提供的健康保障越扁平，那么对改善健康服务保障的公平性越有力，同时也最大限度地缓解广泛存在的道德风险和保险欺诈问题，而过度医疗也就失去了现实基础。从而，能够最大程度地发挥健康保险的全民覆盖作用。

这里需要反复澄清的另一个概念，就是构建宽基础的普惠型扁平公共健康保障体系，并不代表降低人们的健康保障水平，或者削减人们的健康保障福利。将随着经济社会发展而提升的医疗福利资金，转入个人健康储蓄账户，这在大数法则上依然是成立的，也就是在每个人的账户中转入的资金，与纳入统筹的基金具有直接的关联关系。尽管在一定程度上削减了公共筹资保障能力，但还存在另一个极不容易诱发道德风险和保险欺诈的大病保险。

将大病保险从普通医疗保险中分离出来，使医疗保险费用减少，关键是将医疗费用降下来。将基本医疗费用限制在可以有效控制的范围内，人们就失去了过度医疗的资金来源和依据。因而，从控制医疗费用角度，对医疗保险体系进行分割是一项非常有效的措施，也可以减少在同一层次上的碎片化，使健康保险的层次更加分明，大病保险、商业健康保险和普惠金融信贷支持范围更加明确。

当然，从行为经济学角度，可能会因为多层次健康保险的保费分解，而加大保费支出的损失厌恶效应，因为 $V(-a-b) > V(-a) + V(-b)$。但由于因损失厌恶而采取道德风险和保险欺诈的空间被严格限制，损失厌恶心理并不会成为现实的负面效应。再加上基本医疗保险和大病保险采取的是强制措施，也不会因为损失厌恶而导致大病保险的缺失。而商业健康保险本来就是与社会医疗保险分离的，保费分开支付的损失厌恶效应早就存在的。当辅助以健康普惠金融医疗消费信贷支持时，这种损失厌恶效应造成的保额不足问题也可以得到合理解决，因为在有保费支付能力的情况下，或者具有较高收入的情况下，医疗消费信贷对大病保险具有同等的替代效应。用一笔钱购买健康保险和用来支付信贷资金，对于特定的某次大病医疗费用支出的效应是等同的。

（2）加大健康保险基金违规使用治理的反思

人们总是想规避低质量的医疗服务，既不愿意接受治疗效果较差的治疗方案，也不愿意使用可能带来二次伤害的治疗手段。因此，当健康保险设有一定的服务项目范围时，人们就不可避免地寻求一些违规的方式，努力从保险基金中获得最大的补偿，而医院等机构也为了自身利益的最大化，对作为第三方支付的健康保险基金的使用也缺乏主动控制意愿。最终导致在社会医疗保险审核报销内容时，往往存在相互博弈的问题，当然那些不属于补偿范围的项目，一旦被医疗保险部门发现，则不可能提供任何补偿，即便因为没有发现而提供了补偿，事后也具有向医疗机构追索的权力。这种现象的背后原因，依然在于基本医疗保险补偿范围内的项目，往往使患者无法得到充分治疗，接受治疗后的生存质量较低，或者健康满意度不高，最终还是较大的必要的优质医疗服务的缺口问题。而有了健康普惠金融医疗消费信贷的支持，需求缺口问题能够得到有效弥补，同时有健康储蓄和医疗救助资金的参与，则能够进一步弥补高质量健康服务与支付能力的缺口问题。

我们一般认为健康保险基金对医疗费用的补偿问题，主要是道德风险、保险欺诈和过度医疗三类问题。但事实上，还存在住院过程中的住院次数分解问题，主要是为了规避社会医疗保险的封顶线的限制。在对部分县市的城乡居民医疗保险住院费用结算行为的观察中，就发现很多医院存在住院过程分解问题，存在时间连续的多次住院和出院结算问题。从具体原因上看，人们在接受住院治疗的过程中，由于社会基本医疗保险的保障水平较低，如果严格按照医疗保险基金补偿条款，很多疾病难以得到有效的治疗，一些原本能够一次性住院就可以治愈的疾病，却因为治疗措施和药品达不到优质水平，治疗结束一段时间后又会复发，不得不再次住院。也正是由于这个原因，使基层医疗机构具有了办理多次入院和出院的经济激励。尽管从保险基金管理上是违规行为，但是对于患者来说可能也只有采取此类办法才能够获得所需要的治疗。

在加大健康保险基金违规使用的过程中，我们更应该关注违规使用后的动机是什么，如果是为了获得所需要的优质医疗服务，那么我们应该反过来思考，是否是我们的健康保险的覆盖范围和保障水平问题。既然是为了确保人人都能够获得所需要的优质医疗服务，那么在健康保险没有能够实现时，又应该采取什么样的措施进行有效应对？住院治疗疾病并不是一种让人愉快的体验，而当被动地需要多次违规住院时，就意味着还有待改进健康保险政策。同样，当健康保险存在很多违规或者欺诈行为时，也同样应该考虑到人们是不会轻易选择违法行为的，而当面临被惩罚风险时还依然发生违规问题，就应审视我们的健康保险水平是否确实没有达到全民健康覆盖水平。

即便是医保卡套现问题，也同样是此类问题，人们为什么会将本来为自己提供健康保障的救命钱违规套取出来，甚至存在被非法人员赚取高额收益时，也依然不惜牺牲自己的利益而套取出来。如果从健康普惠金融角度看，至少有三个理由可以进行解释：一是医保卡基金缺乏保值增值渠道，并不能真正提供有效的健康保障；二是依规住院治疗并不能保证自己获得所需要的优质健康服务；三是其他家庭成员缺乏有效的健康保障，家庭成员之间的健康保障待遇存在显著差异，尤其是职工基本医疗保险和城乡居民医疗保险之间最为明显。

（3）损失厌恶导致基本医疗保险杠杆效应的扭曲

通过到一些高水平医院的走访调查看，损失厌恶效应已经导致较为严重的进口药物和人体植入类医疗器械的严重依赖，而在高水平医院专家看来，这些药物和医疗器械完全可以使用国产的。而这种现象甚至已经向中低收入者延伸，不但无法充分利用基本医疗保险的补偿政策，同时也严重增加了家庭经济负担，损失厌恶或治疗中的不确定性厌恶，正在超越患者的支付能力而成为一种基本趋势。患者选择如北京等高级别医院，并不利于对高耗值医疗器械理性控制，基本医疗保险对覆盖范围的约束限制，难以真正改善人们的医疗方案选择，尤其是摆脱损失厌恶或者不确定性厌恶的影响，而基本医疗保险覆盖范围内的基本药物和器械，则被当作廉价和低质量的代名词。

医疗保险对医疗费用的补偿作用改善了患者的支付能力，但医疗保险基金在发挥医疗服务购买能力的积极杠杆效应的同时，撬动医疗服务过度利用的负面效应也在高值耗材消费方面开始显现，使患者对国外高值耗材的价格不再非常敏感。加上患者对国产品牌的不够充分信任，近年来的高值耗材使用呈现较高的增长趋势。而且事实上，那些体内植入型的高值耗材，一旦植入体内后出现质量问题，不仅使患者再次面临手术风险，而且也对健康乃至生病造成严重的伤害。因而，受"易得性"风险事件概率夸大效应的影响，导致患者对国内高值耗材质量的过度担忧，甚至是对国产品牌的极度不信任，使目前在高值耗材方面的费用居高不下，这对 2015 年 10 月颁布的《关于控制公立医院医疗费用不合理增长的若干意见》中提出的"实施高值医用耗材阳光采购，在保证质量的前提下鼓励采购国产高值医用耗材"，将是非常不利的。

在国产高值耗材占不了主流的情况下，提高国产高值耗材质量和增加患者的信任同等重要，这首先取决于医生的信任，否则单纯依靠医疗保险政策控制医疗费用支出，很容易引发医患纠纷，医生出于自身安全问题一般遵从病人的意见。而病人只要在能力范围之内，就宁可自费掏钱购买个质量放心。强制推行国产高值耗材将会导致医生较为被动，甚至增加患者的经济与心理负担。从某医院的高耗值材料的年度数据看，相对于 2014 年的高值耗材支出，2015 年的增长率为 16.2%，相比 2012 年增加了 51.2%。而同期药品所对应的增幅分别为 2.06% 和 27%。尽管低值耗材比 2014 年增长 17.41%，但总增长率为 37.3%，也低于高值耗材增长规模。

如果高值耗材增长过快问题得不到有效地控制，将对未来控制医疗费用增幅并显著下降的目标带来不利影响。高值耗材与低值耗材加成率差异也是诱导因素，对应的加成率分别是单价低于 500 元的 10% 和高于 500 元的 5%，由此导致高值耗材与低值耗材的敞口自 2012 年以来正在明显加大，如图 5-14 所示。未来不但要合理控制高附加值耗材的使用，而且还需要取消较高的加成问题，由此彻底解决医疗机构非理性的以药养医和以耗材养医问题。这项制度已经于 2019 年 6 月在北京开始实施，未来将根据北京的实施情况在全国范围内展开。而我们这里使用的这个医院的案例也正是来自北京的某大型医院的数据资料，对北京采取取消医用耗材加成制度的必要性进行了较好的说明和解释。

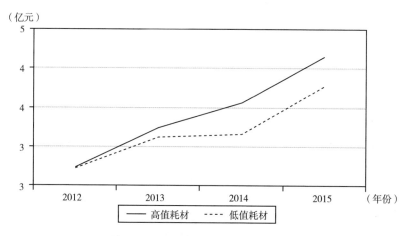

图 5-14 某医院 2012~2015 年高值耗材与低值耗材支出

在低值耗材与高值耗材的加成收入方面（见图 5-15），2015 年住院卫生材料收入为 6.42 亿元，比较 2014 年的 5.35 亿元，增加幅度为 20.03%，门诊卫生材料收入增幅为 14.90%。门诊耗材不同于住院耗材的特征之一，就是门诊耗材主要是外用的，而住院卫生耗材有些是要植入人体体内的，因而受损失厌恶和不确定性厌恶效应的影响，住院阶段的高值耗材过度利用的问题更加严重，占医院耗材消费的比重相对偏大。

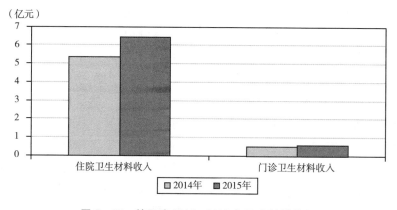

图 5-15 某医院 2014~2015 年卫生材料收入

尽管卫生材料费呈现逐年增长的趋势,但是由于高值耗材缺乏阳光采购平台和第三方联合价格评价与谈判机制,当前北京的一些医院通常采取参照比价的方式,相互比照确定采购高值耗材的价格,不仅造成采购时间的滞后性,也依然缺乏一个科学合理的依据,特别是对新的进口高值耗材,医院往往处于被动的地位。此外,有时高耗值材料的招标也有误区,通过低价招标而不断降低采购价格,最终将导致企业再生产或发展受限,"买的精永远没有卖的精",招标采购应该基于质量换取数量的原则,避免招标厂商之间的恶性竞争。一旦事关人们健康的医用耗材采购出现问题,将会直接对人们的健康和医疗保险基金使用带来不利影响。

(4)待遇确定型基本医疗保险政策调整问题

由于人们收入水平存在差距,而且疾病治疗所需要的医疗费用额度也参差不齐,因而也就无法完全避免健康保险领域的逆向照顾问题。逆向照顾造成的福利损失是多重性的,保费支出不能带来真正的健康保障,真正的医疗服务需求得不到满足,优质医疗资源的过度集中进一步破坏了基层医疗资源的不合理配置,进而加剧了基本医疗服务供给的不平衡问题,最终就是优质健康服务利用不公平问题的加剧。

如果从期权角度看待健康保险,那么如果以支出保费的方式,购买了一个基于未来遭受健康风险损失获得基金补偿的期权,就应该对应着一个期权收益。显然,在基本医疗保险的精算模型或者方法体系中,并没有设置一个人在患病后缺乏医疗费用支付能力的选项。这意味着一个人缴纳了保费以后,就对应着一个未来平均医疗费用的补偿待遇,不能因为患者缺乏自负医疗费用支付能力而剥夺其基金补偿的应得权利。相反,政府部门在人们缺乏自负医疗费用支付能力时,应该提供必要的经济支持,正如我们一直讨论的健康普惠金融消费信贷支持,或者直接的医疗救治资金支持一样。如果我们没有提供这份支持,然后又剥了他们应得的健康保险基金补偿权益,那显然是双重性的不公平问题。

如果这种悖论或政府责任缺位是成立的,就应为其兑现健康保险的法定权益,显然,在大病保险中这个原则是适用的,而且也是按照该原则设置补偿条款的。即便从疾病治疗需要视角,公共健康保险提供的医疗服务缺乏必要的治疗效果,那么就应该作为一种应得权益提供等额资金,然后再允许其以自费或者其他保障途径获得资金支持,以满足疾病治疗的需要。这显然符合基本医疗保险的大数法则规则,也是属于应该获得的正当权益。实施这种办法的基本政策也是存在的,那就是单病种限价。也就是说,如果一个人患有基本医疗保险覆盖范围内的疾病,无论治疗效果如何,都预设了用于疾病治疗的套餐。

现在的问题是,这个预设套餐并不能真正治愈患者的疾病,患者可以通过在套餐基础上再额外增加一部分自费项目,现行医疗保险政策是允许的。而如果不利用该套餐服务但享受对等补偿待遇是否被允许呢?显然,现在的政策是不允许的。这样就推导出一个极为荒谬的悖论,就是患者先按照套餐要求浪费掉,然后再自费购买真正需要的健康服务,对整个社会的各种福利又有什么改进呢?显然,除了医院赚取了这笔资金外,保险机构和被保险人都没有任何获益,甚至还占用了一部分医疗资源。

反思这个问题的另一个角度,就是当这种套餐式的治疗方案虽然能够覆盖病种,但却没有覆盖真正所需的服务项目时,就应该进行必要调整。在没有调整时,就应该作为一种应得待遇,然后再通过健康普惠金融提供的消费信贷资金,帮助那些低收入者获得所需要的优质健康服务,而不是浪费医疗资源和耽误疾病治疗。当基本医疗保险也能够像大病保险那样打包提供给付型保障资金时,有了医疗消费信贷的支持,就必然能够显著提高人们的健康保障水平。看似一种为了控制医疗费用的行为,反过来却可能会浪费了医疗资源,甚至加剧了健康损害程度,这不是我们发展健康保险和改善医疗服务质量的初衷。显然,通过必要的待遇确定型的给付方式,可以最大限度地化解筹资能力和必要的优质医疗服务的缺口问题。由此导致的健康保险基金被违规利用问题,也可以得到更好地解决。

更为重要的是,基本医疗保险覆盖的服务项目提供的作为慢性病治疗的保守措施,可能随着获得更加有效的健康服务而一次性治愈疾病,显然这是一种典型的社会福利的帕累托改进,保证了不会影响到就业收入和职业能力等一系列问题。而在实际医疗费用的补偿上,既没有额外增加基本医疗保险基金的补偿负担和支出,也没有增加社会负担,而是基本权益保障和社会福利改进过程。同时,也有助于推动健康风险治理和控制道德风险与保险欺诈等一系列问题。此时,需要解决的只是提供更优质的健康服务,并且推动提高均等化水平,这是健康普惠金融产业信贷资金所要解决的问题。

随着健康普惠金融产业信贷资金的支持,还可以充分解决大医院人满为患和基层医疗机构冷冷清清的极端性问题。这个问题在发达国家的医疗服务中是几乎不存在的,尤其是英国实施的近似免费医疗的办法,通过逐级转诊和双向转诊措施,极大地改善了基本医疗服务的公平性。

因此,基本医疗保险根据患者疾病治疗的真正需要,在保障基本就医权益的前提下,通过健康普惠金融信贷资金等措施的支持,必然将能够扭转不同级别医疗机构治疗水平和就诊人员差距过大问题,将非理性的就医和非理性的健康资源配置的恶性循环,转变为在健康普惠金融与健康保险协同作用下的良性发展,与普惠金融资助低收入者所获得的效果是类似的。

（5）构建多层次健康保险体系的时间节点演变

构建多层次健康保险是为了应对全生命周期不同时间节点健康风险的主要方式，同时也能够更好地解决健康保险的纵向公平问题。然而并不是人们总是能够根据财富收入水平，以及风险大小理性地购买和调整健康保险水平。在建成覆盖全民的基本医疗保险体系以后，面临的任务就是如何在公共健康保险内部建立起有效的大病医疗保险保障，以及引入商业健康保险提供公共健康保险之外的补充保障。这必然需要有效的经济激励政策，以及必要的强制性的推动措施，避免人们由于选择偏好或者保险专业知识缺乏导致的非理性购买问题。

公共健康保险具有强制性和保基本的作用，因而与人们的收入水平无关，具有保费支付能力的应该强制参保，对缺乏支付能力的，通过医疗救助资金补贴保费。对收入水平尚未达到自愿购买商业健康保险时，应该继续通过必要的医疗消费信贷和健康储蓄的方式推动，并在健康储蓄资金达到一定额度后，鼓励购买商业健康保险，尤其是大病医疗保险，同时随着年龄增加而优化调整。

如图 5 - 16 所示，如果仅仅通过完全自愿的方式购买商业健康保险，那么就会出现商业保险缺失问题。在调查的 519 户家庭中，购买了商业健康保险的家庭只有 226 户，尚有 293 户没有购买任何商业健康保险，占一半以上。根据调查结果，购买健康保险的累积财富时机，只有"子女读书结束后"这个时间节点是较为明确的，而"衣食无忧以后"和"有钱以后"两个标准是非常模糊的。

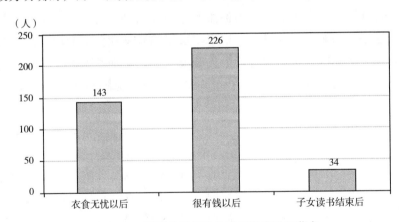

图 5 - 16　购买健康保险的累积财富时间节点

相对于人们必须在累积财富达到一定规模，或者其他支出或者消费需求得到满足后的时间节点，健康风险损失并不会容忍这个人们主观上基于美好愿望设置的等待期，健康风险损失总是会在全生命周期的任何时间节点上发生，这必然会与人们的全生命周期的财富安排产生冲突。从较为极端的情况看，人们在追求衣食无忧或获取足够多的钱财之前，可能已经因为健康缺乏保障而部分或全部丧失了实现目标的机会，毕竟健康损害和大病通常是导致人们收入终止或者过早死亡的主要威胁。

因而，有必要通过健康普惠金融支持下的医疗消费信贷和健康储蓄计划的支持，既可以临时应对健康保障资金配置不足，而且也可以为激励购买健康保险提供资金储蓄准备。但最终的有效全民健康保障，依然需要构建起预期稳定和保障充分的全民健康保障体系。没有明确的预期就无法充分发挥健康保障的社会功能，也无法真正满足人们的高水平健康保障需要。在我国全面建成小康社会以后，未来的健康保险的责任更大，提供的健康保障服务不但质量水平更高，而且保障内容也更加全面。未雨绸缪是健康储蓄的基本功能，没有较为理性的充足的健康保障财富储备，在疾病真正发生以后再去进行医疗费用筹集，不但会显得非常被动，而且也难以从及时性和额度充足性上得到充分满足。

第6章

健康普惠金融对健康风险治理的
优化机制

如果健康风险在整个致病周期上造成的经济损失和健康损害都是相同的，那么在经济性上也就失去了健康风险治理的逻辑依据。但现在的问题是，健康风险在全风险周期上的损失通常是快速高速率递增的。相当多的健康风险治理的单位投入产出在数倍或数十倍，甚至是数百倍之上。因而，无论是从经济性上还是健康保障目标上，都有必要加强合理的健康风险治理。健康风险治理的途径，就是将健康资源适度向风险周期前置，加强健康风险干预和经济激励。从而显著性降低各个风险周期乃至全生命周期的疾病风险损失和健康损害。在全生命周期和风险周期的两个维度下，健康风险损失具有数量增加的跳跃性和对社会其他成员影响的扩散效应，健康风险治理至少应该使健康风险损失的跳跃扩散效应得到最有效的遏制，使其回归到一般性风险损失水平，即在客观上已不可有效治理水平上的医疗费用支出。

6.1

健康风险损失跳跃扩散效应

疾病本身能够自愈的情况并不多见，相反，大多数都是随着病情的发展而日益严重，不仅使健康损害日趋加重，而且治愈疾病所需要的医疗费用支出也不断增加。医疗费用增加的后果是显而易见的，就是增加了家庭的经济负担，抑制了在有限累积财富下的其他消费需求。而健康损害程度的增加造成的不仅仅是医疗费用的增长，还包括由此导致的因病致残和家庭贫困陷阱问题，尤其是当一种疾病严重到成为慢性疾病或者不可逆的健康损害以后，还需要占用家庭其他劳动力成员进行看护，造成患者自己和占用劳动力的就业收入损失。因此，所谓的健康风险损失的跳跃扩散效应，就是健康风险带来的经济损失不仅是逐渐增加的，而且还是向家庭其他成员，乃至社会成员在劳动力占用上在不断扩散的。因此，健康风险造成的经济损失在不同的临床表现阶段，带来的损失往往是由缓慢的渐进式发展，到瞬间跳跃上升的过程。

根据 Huebner（1927；1982）的生命价值理论，健康风险损失的跳跃扩散效应导致的不利后果，就是由最早的医疗费用损失，发展到暂时性的因病致残，再到全部残疾或因病过早生理死亡。期间伴随着失业、因病提前退休和过早经济死亡等一系列风险。而从中国的中医治未病思想角度，对疾病风险的有效干预分为三个阶段，即未病先防、既病防变和愈后防复。中医强调"不治已病治未病"，显然是为了有效遏制疾病可能造成的经济损失和健康损害的跳跃扩散效应。

但现在的问题是，当人们缺乏有效的累积财富用于疾病治疗时，伴随着有效解决既病防变和愈后防复的应对能力不足、健康风险防控缺乏激励性动机，如何才能够形成有效的干预措施？在传统的健康保障方式下，当人们患病以后，首先是寻求健康保险的基金补偿，而当基金补偿不够时就会寻求家庭储蓄，再不够时则只能寻求医疗救助。而当这些途径都无法实现时，疾病治疗的干预资金也就成为制约"瓶颈"，不得不向亲朋好友借债看病。调查数据和文献资料都已经证明，这种途径依然不能完全满足全部合理需求，因而，就需要通过健康普惠金融提供的信贷支持，使人们能够在患病后第一时间寻求医疗帮助，由此达到既病防变的作用。这也是健康普惠金融消费信贷、健康储蓄支持计划和补充健康保险等，用作健康风险治理的基本路径之一。这无论是从经济效益还是医学伦理等角度，都是一种社会福利改进机制。

6.1.1　健康风险损失的跳跃扩散效应形成机制

（1）健康风险治理投入资源错配的理论解释

健康风险所导致的经济贫困，不仅包括健康风险造成的既有财富的较大损失，还包括因为健康损害导致的收入能力下降或者严重的疾病残疾。但无论是既有财富的损失，还是收入能力的健康损害，导致的最终贫困形式是个体在全生命周期上的财富，无法满足必要的生活消费支出。由于经济贫困分为相对于贫困线的绝对经济贫困（Sen，1983）和经济收入位次低于社会平均水平的相对贫困（Fuchs，1967；Townsend，1979），因而健康资源跨期错配造成的贫困，也可以分为相对贫困和绝对贫困两种情况。Kunreuther et al.（2013）发现，那些对健康风险和重大疾病过于担忧的个体，往往会购买超额保险并过度储蓄购买医疗服务的资金，不仅造成家庭财务负担过重，而且也影响了个体及家庭对现有财富的合理配置，进而引发相对贫困和起点能力贫困等潜在的贫困问题。

Banberjee & Duflo（2011）从经济贫困成因角度，发现贫困者倾向于将健康资源配置在疾病发生以后的治疗阶段，不愿意在健康时加大疾病预防和健康生活方式培养等方面的经济投入，也没有购买足额健康保险筹集必要的医疗费用和转嫁风险损失，更没有将资金充分用于家庭子女教育和自己的劳动技能培训，而是将额外获得的收入用于"口感好"但没有营养的快餐。从健康资源在健康风险周期配置的角度，如果早期的预防性资源投入不足，或者缺乏对疾病的早期干预投入，尽管能够满足决策当期的即期消费带来的"立即享乐"（Wilkinson & Klaes，2012），但将会为未来疾病的治疗付出更多的财富，不仅加剧因病致贫和因病致残风险，甚至还可能造成不可逆健康损害而引发的严重贫困陷阱问题。

（2）健康风险损失跳跃扩散效应的表现

从健康风险造成的健康损害角度，在超越依靠人体自身免疫能力自愈的情况下，将随病情加重而产生"跳跃扩散"致贫效应。如图 6－1 所示，在健康风险的初始阶段 OA，不仅医疗费用花费较小，也没有造成显著的器质性身体健康损害，因而也不会影响就业能力和就业收入。但如果没有接受干预式治疗措施，将可能会在短时间内经过 AB 阶段的病情突变，进而发展到造成显著财富损失的 BC 阶段。如果在 BC 阶段依然没有采取有效治疗，则可能发展到不可逆健康损害的 C 阶段，这时不仅会造成严重的财富损失，还可能会因为严重的器质性病变或不可逆健康损害，而导致持续性医疗费用支出，以及因病卧床而占用家庭劳动力，导致家庭长期陷入"贫困陷阱"，不但是家庭负担，也是沉重的社会负担。因而，健康风险损失跳跃扩散效应，是从较少的物质财富的损失，向严重的生命价值损失的延伸过程，而生命价值是任何财产性财富的根源，当生命价值遭受严重的不可逆健康损害以后，再想逃离经济贫困或贫困陷阱的难度就非常大了。

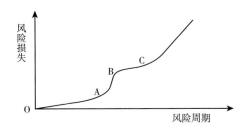

图 6－1　健康风险损失的跳跃扩散致贫效应形成机制

从健康风险周期的财富损失演化角度，早期的疾病治疗通常只需要较小的费用，就能够实现疾病的治愈。除可自愈性疾病以外，疾病干预的时间越晚，治疗疾病所需要的花费也就越大。疾病治疗的财富消耗也由原来的几乎没有明显影响，逐渐扩大到显著影响家庭正常的消费支出，以至于最后因为大额医疗费用支出而陷入经济贫困。从健康风险的生命价值损害角度，随着健康损害程度的加大，健康风险损失由单纯的财富消耗，扩展到因病致残而丧失未来收入能力，不仅最终造成因为生活不能自理而需要占用家庭劳动力进行专门的医疗看护，而且也因为持续的医疗费用支出使家庭陷入贫困"陷阱"。

由此可见，健康风险的"跳跃扩散"致贫效应，是由于健康风险在财富损失、健康损害和家庭劳动力占用上的跳跃扩散突变而造成的，健康风险损失不是平缓的呈线性逐渐增加的形态。因此需要在每个跳跃阶段出现之前，对健康风险进行及时的有效干预治疗和疾病筛检，以避免健康风险造成更大的财富损失和健康损害。而从家庭健康风险损失的扩散效应看，不仅在财富上因为风险损失而影响其他成员的正常消费和教育投入，并消耗家庭其他成员创造的财富，而且会因为健康损害而不能再为家庭提供充分的资本化价值。因病致残后因为医疗照看而对家庭劳动力的占用，使承担照看责任的劳动力难以再全职提供足额的资本化价值，最终将整个家庭拖入因病致贫"陷阱"。尤其是作为与贫困具有重要内在关系的教育，如果子女教育无法获得来自家庭的充分的资金支持，将会导致跨越代际的长期家庭贫困，并由此造成长期恶性循环。

（2）抑制健康风险跳跃扩散效应的普惠金融需求

从全生命周期健康风险致贫角度，根据 Huebner 的生命价值学说，个体创造的终生财富根源于个体的生命价值，而在全生命周期上个体的生命价值随着累积财富的实现而递减，如图 6-2 所示。生命价值递减与累积财富先增后降的生命周期分布特征，必然会产生健康保障资源需求与财富累积能力的相悖之处。为了保障全生命周期财富，就需要在任意时点上保持筹集的健康资源与健康风险损失相匹配。

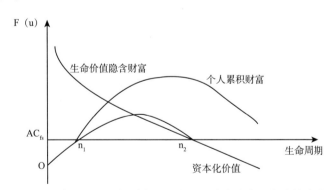

图 6-2　资本化价值与财富累积关系及其在生命周期内的变化

但是在生命的早期，大量的财富蕴含于生命价值，既不能用作充分健康储蓄以购买医疗服务，也难以购买与生命价值相匹配的等额健康保险，并且也没有大量的累积财富需要通过健康保险进行保障。因而此时如果没有来自父辈或外部的资金支持，个体无法通过财富的向后配置满足应对未来风险损失的需求。同样，当蕴含有较大的潜在财富，但个体与家庭的累积财富不足以购买健康保险，或者在健康损害后缺乏治疗资金时，还需要通过金融机构的融资贴现未来生命价值。但由于缺乏可用于借款抵押的财产性财富，难以从商业金融机构获得及时的足额医疗借款，因而需要政府给予利息补贴与政策支持，也就是由政府担保和提供利息补贴的健康普惠金融医疗消费信贷。

根据第六次全国人口普查数据（见图 6-3），在 40 岁以下人口中，0~4 岁、5~9 岁和 10~14 岁年龄段的人口死亡率分别为 1.32‰、0.30‰和 0.31‰，与之后年龄段的死亡风险具有一个明显的拐点。在拐点之前的死亡风险明显高于 10~40 岁之间的死亡率，与图 6-2 的生命价值蕴含的财富最高的阶段恰好吻合，因而因病致死的生命价值损失最大。但尽管从全生命周期财富角度，在青少年阶段所蕴含的生命价值最大，他们却是没有实现任何财富累积的阶段，因而也无法自己购买与保障生命价值等量的健康保险保额，而是依靠父辈已经实现的累积财富，以抚养责任的形式提供健康保障支持。

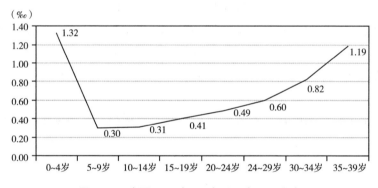

图 6-3　我国 2010 年 40 岁以下人口死亡率

从健康保险的保额上，理应也是在全生命周期上最大的，但现实往往相反，人们实际购买的保额往往是随着累积财富的增加而不断增长的。其中可能的一个原因在于老年阶段疾病发生的频率更大，却忽视了最大医疗费用在年龄间并无显著差异的事实，更是忽视了生命价值蕴含的财富总量随年龄下降的规律。根据累积财富确定保额实际上并不适用于健康保险，尤其是大病保险。

因而在该阶段不仅需要来自父辈或社会的资金支持提供保障，而且也没有显性财富需要健康保险进行保障，因而也不存在传统意义上的财富保障效应，而是为了获得必要的高质量医疗服务。此时的健康保障投入，从全生命周期的家庭支柱成员的抚赡养责任角度，未成年个体获得的由父辈提供的资金支持，属于未来在父辈年老后需要偿还的"负债"。如果没有代际之间的所谓"负债"与

"偿债"关系，既会导致未成年子女得不到健康保障资源，也在老年人收入终止以后缺乏充足的子代资金扶持。因而可以将"负债"与"偿债"行为，看作是个体在全生命周期的健康资源跨期配置，以修匀全生命周期配置不均衡问题。

（3）双重损失厌恶效应造成的健康资源错配与社会负担

在全生命周期资源配置上，处于健康状态的个体很容易受到即期消费的影响，通常不愿意通过健康储蓄或者购买健康保险等方式，对既有财富进行必要的合理储备，以应对未来不确定的健康风险损失。导致患病以后既缺乏购买必要的高质量医疗服务的资金，也无法通过足额保险将风险损失充分转嫁出去。而当健康风险实际发生以后，对健康损害的"损失厌恶"和恢复健康的强烈渴望，又难以通过理性的医疗借债"贴现"未来财富。要么因为疾病得不到充分治疗而因病致残，要么因为过度借债治疗而使家庭背负沉重经济负担。

因而，从全生命周期贫困角度，因病致贫主要是由两个根本性原因造成的：一是现有财富的健康风险损失致贫，即财富累积规模已经超过贫困线的个体，因遭受重大疾病风险损失而使累积财富低于贫困线；二是健康风险造成收入获得能力不足致贫，表现起点能力贫困和健康损害能力贫困。起点能力贫困是因为健康风险造成的财富损失，使个体无法获得劳动技能培训所需要的资金，表现为失去就业机会或就业薪酬收入较低；健康损害能力贫困是人们的身体或健康遭受意外伤害或疾病损害后，因为身体或智力残疾而失去部分或全部收入能力而致贫。能力贫困越是接近生命周期的早期阶段，造成的社会福利损失和负担越大。

相对于可重新创造或得到补偿的财富风险损失，收入获得能力不足或遭受健康损害，通常是导致家庭贫困的根本原因。而健康风险导致的严重能力损害，不仅是家庭贫困陷阱的根源，也对社会经济可持续发展带来很多问题。当健康损害产生诸如"癌症村""艾滋村""自杀村"等区域性效应时，对该地区社会经济发展的破坏性将是非常严重的。也正是由于健康风险既会造成严重的财富损失而致贫，也会造成劳动能力不足而导致收入获得性能力贫困，如果没有充足的财富准备或损失转嫁方式，很容易引发代际之间贫困的家庭贫困"陷阱"。

Huebner（1927）基于生命价值与累积财富之间的关联性，归纳了生命价值的四种基本风险，即医疗费用支出或暂时性残疾导致的财富损失致贫、永久性残疾引发的"生存死亡"致贫、基于期望寿命的"提前死亡"和强制退休造成的"经济死亡"。尽管最严重的健康损害是基于期望寿命的"提前死亡"，但相对于"生存死亡"可能造成的严重经济贫困，"提前死亡"反而在经济负担上相对较小。严重的慢性病对家庭财富消耗和劳动力占用，已经成为家庭因病导致绝对贫困的主要原因。慢性病带来的生命价值损失，一方面是用于医疗费用支出的部分显著增加；另一方面则是收入显著减少，或者两者同时存在，导致未来可供自己消费和家庭成员消费的收入都明显不足。

6.1.2 抑制健康风险跳跃扩散效应的经济性

（1）抑制健康风险损失的经济性时间节点

健康风险导致的财富损失和健康损害程度，具有随时间延迟而被放大的"跳跃扩散效应"，造成的贫困风险也由最初的单一财富损失致贫，跳跃性扩展为对子女教育投入抑制而导致的起点能力贫困、个体健康损害导致的获得性收入能力贫困、"生存死亡"家庭贫困"陷阱"，甚至影响社会经济的可持续。如果通过在健康风险周期上有效资源配置，则可以使健康风险在各阶段得到最大程度的控制、客观上无法控制的剩余风险最小，进而使健康风险总损失最小。

如图6-4所示，在达到健康风险最后有效干预时点的 G_3 之间，健康风险治理投入经济性的最佳时点是 G_2 之前的阶段，如果采取有效的疫苗接种等早期疾病预防措施，则可以有效抑制较大健康风险损失的发生，风险治理的边际投入在不断提高，直到在 H_2 点达到最优。即便是继续增加投入会降低单位投入的治疗效益，但依然在逼近健康风险治理经济性边界之前，采取疾病早期干预措施，依然小于健康风险带来的经济损失，但由于疾病预防措施已经基本失效，因而应该采取早期的疾病筛查和必要临床干预，防止疾病继续发展而造成器质性病变或者不可逆健康损害。而一旦进入 G_3 与 G_4 阶段，此时健康风险治理就已经不具备经济价值，因而需要通过购买健康保险等方式转嫁风险损失，或者筹集疾病临床治疗阶段获得必要的优质医疗服务所需要的医疗费用。

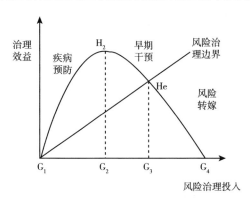

图6-4　健康风险周期治理投入与风险转嫁时点选择

健康风险治理的生命价值或者生存质量的意义在于，保证人们能够"生得好、活得长、病得晚和死得快"的高水平生存质量。然而，即便能够通过健康保险转嫁临床治疗阶段医疗费用带来的经济损失，但却难以有效挽回生命价值造成的潜在的巨大财富损失，以及由此导致的低水平生存质量或者因病致残的问题。因而，对有效的健康风险治理来说，在防止或挽回生命价值的损失上，健康风险治理似乎并没有像经济收益那样的明确边界。其中，最主要的原因在于，健康保障和生命价值总是伴随着医学伦理学和社会伦理学等一系列问题，人们往往难以从道德和医学伦理学上非常理性或者坦然地面对生命价值或生命本身的损失。

（2）抑制健康风险跳跃扩散效应的经济性边界

如果单纯从健康风险治理的经济性角度，那么总是能够找到资本投入产出视角的健康风险治理经济边界。如图 6 – 5 所示，假设在没有采取有效健康风险治理措施之前的风险总损失为 d，如果 OA 阶段的剩余风险最小化为 a，AB 阶段的风险被控制为 b，BC 阶段的风险被控制为 c，则健康风险造成的经济总损失 a + b + c 将远小于 d，d –（a + b + c）为健康风险有效控制后的剩余风险。尽管如果能够采取某种有效干预机制，确保在 c 到 d 阶段使疾病可以得到有效治疗，那么投入产出的经济性就是最大的，并且也是人们健康风险担忧最集中的区域。

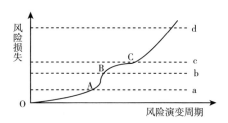

图 6 – 5 抑制健康风险跳跃扩散效应的风险治理经济性边界

但问题是，假设在之前任何阶段采取有效措施后，之后各阶段损失不再发生，那么在逐步采取亡羊补牢措施的过程中，阻止健康风险损失继续发展的经济代价也在逐渐增加，甚至在 c 到 d 阶段已经造成了不可逆的器质性健康损害。因而，在确定健康风险治理投入产出边界时，应该确保非不可逆伤害的常规性疾病治疗各阶段投入，恰好满足健康风险治理的需求，投入过多将会导致控制风险效果缺乏经济性，投入偏少则会导致剩余风险过大，难以最终实现有效的风险治理。但对于不可逆的健康风险损害，越是处于生命周期的早期阶段，越需要尽可能地阻止风险的继续发展，而不仅仅是当前的所谓累积财富的投入产出效益问题。

实现健康资源在风险周期上的最优配置，不仅是一个技术性很强的复杂决策过程，也是容易受到风险认知与决策偏好等因素影响。因而，无论是个体自有资金，还是政府公共财政资金，通常都难以对 OA 阶段进行适度地配置，导致疾病预防和风险治理投入严重不足。在健康风险损失不确定与损失厌恶框架效应下，更多的健康资源通常以医疗保险和医疗费用的形式，被大量投入财富损失保障和疾病治疗的 AB 或 BC 阶段。而传统医疗救助通常被用于补贴大额治疗费用，集中于 C 点之后的严重损害阶段，此时已经难以获得很理想的预后结果。

（3）健康普惠金融治理健康风险的作用

如果健康普惠金融医疗消费信贷能够及早提供医疗费用支持，就可以确保患者能够获得更加及时的充足资金，将健康资源向风险发生早期的 OA 阶段合理配置，使健康风险得到充分的管控、治理和早期干预，避免造成严重的财富损失和健康损害而引发家庭或群体性贫困。尤其是当健康普惠金融消费信贷资金的筹资成本，并不会让人们感觉到负担的显著增加时，人们必然会第一时间选择就医看病，疾病造成的身体上的病痛和不适是任何个体都愿意在第一时间摆脱的，这也是人的本能驱动而无须额外经济激励，而且大多数疾病的延误都主要是由于缺乏足够的医疗费用造成的。从这个角度来说，健康普惠金融的医疗消费信贷支持，并不能秉持医疗救助的理念，而是用来弥补实际支付能力与健康风险干预资金缺口，无论健康风险损失或者疾病严重到什么程度，哪怕是疾病尚未严重到 BC 阶段以后，反而是应该越是前置越好。当然，在 OA 阶段的政府公共卫生资金的介入程度较大。

因而，要充分发挥健康普惠金融对健康风险的治理作用，在从经济性上评价健康风险跳跃扩散效应的控制措施时，应该重点关注在健康风险不同阶段的资金投入结构是否合理，治理健康风险的资源是否进行了充分合理的前置，以及健康教育、公共卫生资金和健康风险治理的资金投入是否显著降低了健康风险损失，进而确定健康普惠金融介入的必要节点。在遭受严重健康损害的阶段，要评估治疗方案在保障病人选择权的前提下，是否能够确保患者具有获得必要的优质医疗服务资源的经济能力，并对患者的过度举债治疗决策进行充分地合理性评价。同时，从积极推动治疗支持的保险基金补偿角度，要评估诸如医疗救助等政府财政资金提供的必要性，以确保遭受健康损害但尚未发展到不可逆阶段的患者，能够得到充分有效治疗，更好防范和避免因病致残或者因病陷入家庭贫困"陷阱"的风险。

6.1.3 健康风险跳跃扩散效应的治理路径选择

作为一个理性的人，基于对既有财富的保障和未来收入能力的维护动机驱动，使其具有在患病后的第一时间内接受必要的优质医疗服务倾向，然而受限于经济收入水平和优质医疗服务的可及性，对健康风险损失跳跃扩散效应的治理路径选择，往往难以取得所期望结果，最终导致人们不愿见到的较为严重的疾病问题。当然，健康风险跳跃扩散效应治理并不等于疾病的完全治愈，相对于疾病治疗，健康风险治理更加强调使人们的风险损失趋于一般性或更低。

（1）健康风险跳跃扩散效应的现实应对情况

人们患病后未必总是在第一时间就诊，通常会自行采取一些基本治疗措施，即要在患病后延迟一段时间才到医疗机构看病。图 6 - 6 的调查数据显示，519 名被调查对象只有 178 人会在一有身体不适就看病；253 人选择先自己先吃药，在不见好转后才会选择就医；有 93 人是能扛就扛，最后扛不住了才采取治疗措施，更极端情况是家人采取强制措施以后才入院治疗，人们的非理性认知和经济条件的限制对疾病治疗的及时性的影响是显而易见的。

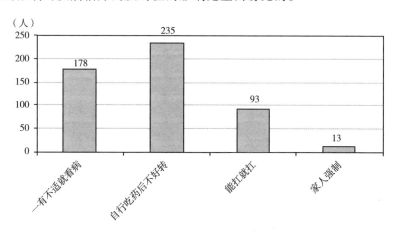

图 6 - 6　患者就医的及时性情况

由此可见，在应对疾病风险和就医过程中，由于就医偏好和经济等问题，往往会进一步加重疾病的严重程度，从而导致更多的医疗费用支出，甚至疾病严重到需要家人医疗照看的程度。通过图 6 - 7 可以看出，在入院治疗的人员中，有 86 例患者的病情已经达到非常严重的程度，98 例患者需要有人照看才能生活。而能够独立照顾自己的患者为 167 例，很快康复的为 168 例。这在一定程度上反映了人们在疾病治疗上的拖拉性倾向，同时也受到可能的潜在医疗费用支付能力不足问题的影响。而支付能力不足导致的就医延迟，又反过来导致更大的医疗费用支出和健康损害程度。在人们获得充足的、对其他消费需求没有竞争性的累积财富之前，未来的累积财富可能就已经因病残而显著减少或终止，往往因此而陷入全生命周期上的恶性贫困循环，甚至导致家庭代际间持续贫困的家庭贫困"陷阱"问题。

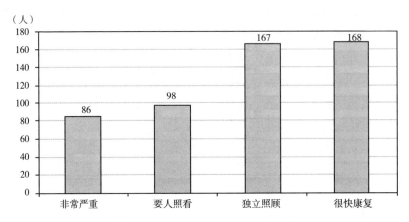

图 6 - 7　患病入院治疗时的疾病严重情况

从疾病风险损失上看，可以归纳出来两个基本特征：一是医疗费用通常会随着疾病的拖延而增加；二是需要占用他人的劳动时间在增加。我们将前者称为疾病风险损失的跳跃性，后者称为向其他家庭或社会成员的扩散性。由此可以构建健康风险损失跳跃扩散效应函数模型，探寻跳跃扩散效应的形成机制和相应的有效抑制措施等。

（2）健康风险损失跳跃扩散效应特征函数

健康风险损失跳跃扩散效应累及既有累积财富和未来的生命价值，而生命价值又与奉献给家庭和社会的资本化价值密切相关。我们知道，健康风险损失跳跃扩散效应中的跳跃性是指累积财富的减少，而扩散性是对家庭和社会劳动力资源的占用。因而，在健康风险损失存在跳跃扩散效应时，风险周期的经济总损失分布的一般特征函数可以表示为：

$$Y_{t+j} = k_t me_t^\alpha + \beta_t lcv_t \qquad (6.1)$$

其中，Y_{t+j} 为 $t+j$ 时刻的医疗费用，me_t 为风险周期上 t 时刻病情所对应的合理医疗费用，在未治疗干预时只是一种名义费用，或者那些在 t 时刻治疗者的合理费用。k_t 为病情由 t 至 $t+j$ 区间医疗费用变动的线性系数，α 为 t 至 $t+j$ 区间 me_t 的变化率，即医疗费用曲线斜率。k_t 体现的是危险因子致病性的时间变化，α 是致病因子的健康损害程度，是器质性生理损害在经济损失上的反映，表现为医疗费用在特定时点的跳跃性。lcv_t 为相关人员的资本化价值损失，既包括与患者病残后因收入减少与医疗消费增加而造成的潜在财富减少或丧失，也包括家庭乃至社会医疗照看劳动力占用造成的收入减少。健康风险在全社会层面造成的总经济损失为：

$$Y_{t+j} = k_t me_t^\alpha + \beta_1 pcv_t + \beta_2 fcv_t + \beta_3 scv_t \qquad (6.2)$$

其中，Y_{t+j} 为特定健康风险周期上疾病经过跳跃扩散以后在 $t+j$ 时刻的总经济损失，由医疗费用、个体资本化价值和家庭成员资本化价值损失，以及社会成员以国家或社会救助形式转移的资本化价值。$k_t me_t^{\alpha}$ 是在 $t+j$ 时刻医疗费用的跳跃情况，由健康风险时间变化参数 k_t 和健康损害程度参数 α 共同决定。$\beta_1 pcv_t$ 为个体在 $t+j$ 时刻的资本化价值损失，$\beta_2 fcv_t$ 为 $t+j$ 时刻家庭其他成员因医疗照看而损失的资本化价值，均为在 t 时刻正常劳动力资本化价值的某种比例，因而 β_1 和 β_2 的数值通常位于（0，1）区间之内。$\beta_3 scv_t$ 为个体因病致贫后从国家或社会获得的经济救助，scv_t 可以表示为社会平均劳动工资，因而 β_3 并非一定满足 $0 \leqslant \beta_3 \leqslant 1$。显然，患者主要关注医疗费用和病残程度，家庭还关注病残后的自理能力，而社会则关注与活动劳动相对应的劳动资源损失总量和病残后的社会救助等。

当 $k \leqslant 0$ 时，在 $t+j$ 时刻的医疗费用是递减的或者是自愈的，少量干预可能有助于缩减健康风险影响周期，不加以干预也不会造成明显经济损失和健康损害。现在需要考虑的是在风险周期上，不施加干预时疾病损害随时间变化而递增的 $k > 0$ 时的情况。在 $me_t > 1$ 恒成立的基本前提下，如果病情发展不会造成严重的器质性损害，则疾病损失只与时间变化有关，此时 $\alpha = 1$，医疗费用与时间变量之间只表现为线性关系。如果健康损害程度持续增加，最终将会导致器质性健康损害而使 $\alpha > 1$，进而使风险损失呈现向上跳跃的指数特征。

（3）健康风险的有效治理效应

如果通过有效早期干预，则健康损害会在治疗时点上呈现向下跳跃或者损害程度得到有效控制的指数关系，即 $\alpha < 1$。在 $\alpha < 1$ 的情况下，又分为两种情况，即 $0 < \alpha < 1$ 和 $\alpha < 0$，前者表现为相对于时间线性关系的平缓增加的对数函数曲线形式，而后者则是向下跳跃减少的指数曲线形式，显然这是疾病有效治疗后的理想结果。因此，健康风险损失的演化趋势由参数 k 和 α 共同决定，不同取值对应着不同的健康风险演化趋势。当 $k \leqslant 0$ 或者 $\alpha < 0$ 时为医疗费用递减趋势；在 $k > 0$ 时，$\alpha = 1$ 为医疗费用表现为与外部风险因子线性关系趋势，而 $0 < \alpha < 1$ 意味着风险的时间趋势得到有效控制。只有当 $\alpha > 1$ 时，在进入下一个病情平稳期之前，医疗费用表现为斜率大于 1 的增长趋势，此时个体与家庭的资本化价值损失才会显著地表现出来。

虽然健康风险治理并不一定能够彻底消除疾病，但可以从发病概率、医疗费用和机体病理性损害程度等方面起到一定的抑制作用，从而有效抑制健康风险的跳跃扩散效应，使大额医疗费用和不可逆健康损害不发生或延迟发生。如果健康风险跳跃扩散效应在医学上是可以有效抑制的，那么在健康风险周期上的治理投入至少能够在某个时刻使 $\alpha \leqslant 1$，或者 $k \leqslant 1$，甚至 $\alpha < 0$ 且 $k < 0$。即使医疗费用得不到根本性控制，至少应该使 $\beta_{tj} \leqslant 0$，$\beta_{tj} = 0$ 意味着不会因为健康损

害而导致未来收入的减少，而 $\beta_{tj} < 0$ 则意味着对个体的健康具有促进作用，从而使资本化价值能力或收入能力得到改善或提高。

由于健康风险治理经济性存在有效边界问题，因而投入风险治理的资金并不是越多越好，任何一种风险治理投入都存在最优边界。在风险周期上健康资源的合理跨期配置，应与风险可控制性和损失减少数量相匹配，而不是全部集中在疾病出现临床症状的治疗阶段或大病住院治疗阶段。

（4）健康风险有效治理路径选择

在健康风险治理路径选择上，有限健康资源配置必须遵守效益最大化原则。当健康风险造成的医疗费用和资本化价值在风险周期上随机游走时，健康风险治理投入的最终目标在于抑制医疗费用的进一步增长和降低不可逆健康损害的严重程度。即便在医疗费用可以通过健康保险进行转嫁的情况下，不可逆健康损害造成的经济损失也通常缺乏补偿资金来源，而只能依赖家庭其他成员收入或社会救助。在健康风险损失跳跃扩散模型中，加入健康风险治理变量以后能够修匀风险损失，使其按照正常生理年龄在全生命周期上平滑变动，也就是所谓的"病得晚"的生存质量理念。大病风险经济损失函数优化为平滑曲线后，可以用变分法欧姆方程表示健康风险损失治理目标函数，即：

$$Y_t = \min \int_0^s F[t, m(t), g(t)] dt \tag{6.3}$$

s. t. $\quad t(0) = 0, \quad me_t = me_{t-1} + k_t m'_{t-1}, \quad lcv_t = scv_{t-1} + \beta_t ncv'_{t-1}$

其中，$m(t)$ 为医疗费用的随机游走变量，$g(t)$ 为健康风险治理投入的产出变量。在风险治理作用下，$m(t)$ 为前期医疗费用 me_{t-1} 加上因生理机能变化而合理新增或减少数量，在全生命周期上为先降后增的特征。与此相反，资本化价值的变化则是由负值转化为正值，然后因为正常退休而再次由正值转化为负值，ncv_{t-1} 为正常资本化价值波动量。

通过合理配置健康风险周期健康资源，实现健康风险经济总损失 $F[t, m(t), g(t)]$ 最小，也就是在全生命周期上既不存在风险周期的医疗费用跳跃性，也不存在资本化价值在年龄上的提前扩散效应，这是全生命周期上合理配置风险周期健康资源的基本要求。但由于健康风险具有不确定的走向，因而健康风险治理投入最终表现为一种期望结果。相对于 t 时刻的健康风险，其随机游走结果分别表现为概率性的 γ_1、γ_2、γ_3 和 γ_4 四种情况，即：

$$\begin{cases} \gamma_1 : Y_{t+j} = k_t me_t^\alpha & \alpha < 1, \text{or } k_t \leq 0 \\ \gamma_2 : Y_{t+j} = k_t me_t^\alpha & \alpha \geq 1, k_t \geq 0 \\ \gamma_3 : Y_{t+j} = k_t me_t^\alpha + \beta_1 pcv_t & \alpha \geq 1, k_t \geq 0 \\ \gamma_4 : Y_{t+j} = k_t me_t^\alpha + \beta_1 pcv_t + \beta_2 fcv_t + \beta_3 scv_t & \alpha \geq 1, k_t \geq 0 \end{cases} \tag{6.4}$$

此时健康风险治理的期望产出为：

$$E[g(t)] = \sum \gamma_n Y_{t+j} \tag{6.5}$$

由于健康风险治理投入是在实际损失发生之前，因而治理对象主要是针对 γ_2、γ_3 和 γ_4 三种可能损失，而对 γ_1 情况的治理投入通常缺乏经济性。在风险周期上跨期配置的治理资源，首先要解决或避免 γ_4 情况下的严重健康损害问题，不仅几乎使患者的资本化价值全部丧失，而且还需要家庭成员的医疗照看，至少应该满足 γ_3 时能够实现生活基本自理。由于 γ_2 情形通常只是医疗费用支出而不影响就业收入，因而不是治理健康风险跳跃扩散效应的主要目标。但由于健康风险治理能够有效抑制大病的发生概率和经济损失，因而有效的健康风险治理不仅对健康储蓄具有替代效应，而且对大病商业健康保险的保费也具有收入效应，即缴纳与更低风险相对应的更低保费。即便健康风险治理最终不能完全抑制跳跃扩散效应，也通常能延迟大病发生年龄，增加实现潜在财富的健康劳动时间，从而形成了对潜在财富的保障效应。

6.1.4　推动健康风险有效治理的现实障碍与政策选择

如果将医疗费用看作是直接经济损失，而将资本化价值看作为获取收入能力的间接损失，那么任何健康风险可能带来的损失就分为两个部分，而不是卫生经济学传统意义上的基于医疗过程中财富支出的直接损失和间接损失。传统意义上的分类方法，是没有考虑健康风险演变过程的经济损失的演化特征，而是从特定的时点或时段，尤其是疾病治疗前后的时段进行划分的。在健康风险损失具有跳跃扩散效应时，抑制健康风险损失跳跃扩散效应的任何投入都是广义上的医疗费用支出，只是在疾病没有出现临床症状时，我们将医疗费用归属于健康保健支出，或者预防性费用支出。而健康风险治理的支出，在很多情况下是在人们表面上的健康状况，或者疾病风险因子尚未发生作用的阶段，由此导致在健康状态下支出应对风险的费用的心理接受度障碍问题。

要实现对健康风险的有效治理，除了从心理上愿意支付一部分财富以外，还必须具有风险治理的基本条件，包括经济支持条件和专业性技术指导，以及优质服务的有效供给等。与此同时，人们还需要对健康风险治理的责任和意识具有科学的认知，因为有时健康风险损失跳跃扩散后，受到影响的不只是自己的健康和财富损失，而且还需要来自家庭其他成员、社会和政府的转移性资金支持与劳动力占用。另外，人们很容易受到跨期时间偏好不一致的影响，用当期收入应对未来可能发生的风险损失，往往存在健康风险治理投入严重不足等问题。

（1）推动健康风险治理的现实障碍

如果人们是完全健康的，或者能够保持这种完全的健康状态而不存在任何风险隐患，那么就无须对健康风险治理进行任何干预。然而，健康风险的形成不仅受到生理因素的影响，而在发生器质性病变之前具有较长时间的隐蔽性，而且也容易受到各种外部性的突发因素的影响，因而需要对生理因素和外部环境因素进行必要的有效干预，以防止最终造成健康损害。但由于生理因素和外部环境因素的影响都是隐性的，甚至是潜移默化式的逐步发展的过程，因而，从健康风险显性的和隐性的角度，任何对健康风险治理的投入都属于对健康风险损失的弥补，或者是对直接可见的疾病损失的弥补，或者是对潜在的健康风险损失的弥补。任何对健康风险和风险损失的有效干预措施，反而都可以看作为一种必要的健康保障支出，唯一不同的地方就是健康保障支出的额度不同，由此带来的抑制风险损失的回报也不同。

推动健康风险治理的最大障碍在于用健康换取更健康，造成健康风险治理缺乏经济性的幻觉，进而容易形成投入不划算或者没有必要的错误理念，即从理论上并没有获得直接的经济收益，反而需要花费更多时间和消耗累积财富。这样，人们往往会在健康风险发生以后，或者在身体出现不适后才开始认识到健康风险治理的必要性和重要性，尤其是进入高龄阶段还会造成过度购买保健品等极端行为。当人们能够从健康保险基金中获得医疗费用补偿时，更是容易放松对疾病的预防和风险的早期干预，甚至存在为了弥补所谓的保费支出"损失"，而引发非理性的恶意自我伤害式的放纵风险发展，如生活中吸烟等不健康生活方式等的养成。

另一个障碍就是损失厌恶效应和风险发生概率的非理性主观赋权。很显然，从健康风险损失的跳跃扩散效应角度，在健康风险周期的早期阶段，造成的风险损失往往是不显著的，而投入健康风险治理的资金就显得相对较大，人们治理健康风险的经济回报的参考点在于这种微小的损失，从而对疾病风险的干预动机不强。而当健康风险逐渐演化到临床疾病阶段，健康风险的治理已经缺乏经济上的有效性，按照中医治未病的思想，临床治疗阶段属于"既病防变"，人们往往又缺乏充足的健康保障资金应对医疗费用支出，从而形成恶性循环现象。与此相反的极端情况是，当人们感知到周边人群已经出现较多的病例时，往往又会因为风险损失信息的易得性偏差而导致对预防保健的过度投入，从而又造成非理性的健康风险过度治理问题。

随着健康保险水平的不断提高，健康保险的医疗费用补偿机制又往往会导致逆向激励问题。作为一种预付费机制的健康保险，理论上应该保障人们更早地干预或治疗疾病，但实际上却只对疾病发生以后的治疗费用进行补偿，进而无法积极鼓励人们采取早期的有效干预措施。相反，在私人利益最大化动机的驱动下，在购买了健康保险以后，人们到底是按照"没有回报的回报就是最大回报"的保险理念而持续增加健康风险治理投入，还是显著减少健康风险治理投入而利用已经缴费的健康保险的补偿，显然后者在表面上更具经济上的直接激励性。健康保险的这种预付费补偿机制，必然会从两个方面不利于健康风险的有效治理，即已经支出的保费和新增加风险治理投入的矛盾性问题。

（2）健康风险治理的国家层面政策选择

从国家层面治理健康风险主要集中在两个方面：一是提供一种覆盖全民的健康风险治理措施，更好地体现风险治理的规模经济性；二是在健康风险尚未真实发生的疾病预防阶段，采取有效措施。国家治理健康风险的资金来源，主要是疾病预防资金和覆盖全民的健康保险基金。在疾病预防阶段，当前主要是通过预防接种和控制环境因素进行系统治理，而且这方面的成就也是非常明显的。采取的措施也是强制性的，如法定疫苗注射和公共场所禁止吸烟等措施。但是，健康保险除了开始实施面向城乡居民的健康体检外，尚未在临床早期治疗阶段形成有效的激励。

在一般情况下，保险都应该建立一种及时止损的激励机制，但当前的健康保险制度并没有设置明显的激励机制，未来的健康保险也因此应该设置一个鼓励及时治疗的激励机制。一是要提供健康风险管理服务，必须设置每年的健康体检资金以保障定期健康体检；二是根据疾病住院治疗的分级设定不同的保险参数，包括保费参数和医疗费用补偿参数。该政策的作用在于鼓励更好的住院治疗和及时的门诊治疗。当前我国的健康保险是设置了在不同级别医院的补偿比例，例如，江苏省的几个地区都有明确的向基层医疗机构就医的补偿激励，但这并不是一种理想的办法，而是应该建立健康风险管理中心，并且是相对中立的非营利机构，诸如英国的全科医生制度。但我国当前的全科医生往往不是中立的，因而并不是件很好的事情，因为全科医生具有自己的独立私人利益，往往会过度进行治疗尝试，而不是及时转诊治疗，甚至或造成疾病治疗延迟或者非合理治疗等问题。

（3）健康风险治理的个人与家庭层面政策选择

在健康风险损害中，除了导致严重残疾或者死亡的疾病以外，当前对人们健康损害最大的是慢性病。根据项目组的调查数据（见图6-8），在519名被调查人员中，有155人患有慢性疾病，100人有些不影响日常生活和工作的小毛病，认为没有的为264人。居民的健康状况的政策启示是：一是针对健康人群要积极采取健康促进措施，尤其是健康生活方式的培养和加强职业或生活环境危险因子的治理；二是对有些小毛病的人员，则要采取早期干预的措施，诊断出来到底是否会进一步演化到亚健康或者临床病症阶段。

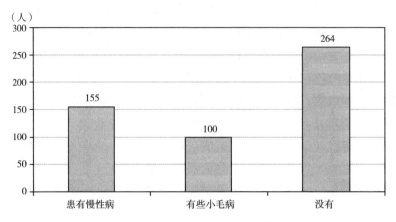

图 6 - 8　居民的慢性病患病情况

　　而对患有慢性病的人员应该及早采取干预措施,如果是那种依靠先进的科学技术能够完全治愈的人员,则应该纳入基本医疗保险的覆盖范围,毕竟基本医疗保险并不是纯粹的商业健康保险,本身就有治疗疾病的社会福利性质,不能完全用所谓的可保风险的理念筛选人群,基本医疗保险强调的是全民覆盖,并且要有效应对因病致贫风险问题。

　　受损失厌恶效应的影响,当健康风险治理的投入缺乏明显的直接经济回报时,人们往往缺乏早期干预疾病风险的经济驱动力。但通过建立强制性健康储蓄计划,就可以将保费支付与风险治理之间进行有效隔离,通过充分利用支付隔离效应推动健康风险的有效治理。按照行为经济学的观点,当直接现金支付和消费隔离后,就不会形成明显的损失厌恶效应,也不会直接评价间接支付的经济回报性问题。

　　这样,利用健康储蓄账户资金,就可以形成现金支付与健康风险治理之间的隔离效应,并且也不会损害人们的实际经济利益。如果在必要的情况下,提供由健康普惠金融提供的医疗信贷支持,使每个人都可以根据未来的收入水平,对新的医学技术进行尝试,以解决在特定阶段基本医疗保险尚未覆盖的慢性病的治疗问题。例如,对于一些诸如白血病等疾病,如果采取常规治疗可能属于慢性病的范畴,而如果采取造血干细胞移植的措施,也可以从根本上一次性治愈疾病,类似的疾病还包括尿毒症等。

　　(4) 健康风险治理的医院层面政策选择

　　临床治疗阶段的健康风险治理,根据中医的治未病的思想,属于“既病防变”的阶段,对已经产生临床症状的疾病及时采取医疗干预措施,以防止健康风险因子对健康的损害进一步加重。因而,医院的责任在于对疾病进行早筛检、早干预和早治疗，以便于实现早康复，而在无法提供必要的优质医疗服务时，应该采取逐级转诊的办法，使其获得与疾病治疗相匹配的医疗服务或者康复治疗。但是，基于医疗机构私人利益的考虑，往往会存在病人截留的问题，主要表现在对逐级转诊制度和双向转诊制度的破坏。一是基层医疗机构在接收了患者以后，在超出自己的能力范围之内采取治疗措施，往往会导致疾病病情的延误，甚至导致误诊。二是高级医疗机构在收治患者以后，采取全程封闭治疗的措施，即便是在疾病治疗的后期完全可以向下转诊到基层医疗机构，也没有提供相关的建议。根据调查数据来看，只有 57 人有医生给出转诊的建议，而没有给出建议的为 492 人，由此可见转诊制度在现实中面临的障碍依然很大，要推动逐级转诊制度的实施，必须打破医院狭隘的私人利益的不利影响。

作为医疗费用补偿手段的健康保险，应该进一步形成健康风险治理的激励机制。在一般情况下，应该将患者在基层医疗机构的诊疗费用实现全覆盖，而不是像高级别医疗机构那样设置起付线、补偿比例和封顶线等限制条款。对诸如社区门诊和村卫生室来说，根本就不会涉及封顶线的问题，关键在于起付线或补偿比例的问题。在此基础上，将基层医疗机构的用药范围进一步放宽，而不是那些久远的具有较大副作用的药品，或者治疗效果不是非常好的药品。在用药方面，城镇职工基本医疗保险设有个人账户并配有医保卡，在购药上并没有什么种类和数量的严格限制，反而是那些收入水平相对更低的农村居民经常面临缺医少药的问题，这不利于改善健康保障服务的公平性和均等化水平的提高。

有效的医疗保险政策重在加强医疗服务水平，通过医生来控制合理用药和检查手段，而不是采取现行的直接通过药品控制的措施，造成城乡居民用药出现短缺或者保持在低质量水平上。控制医疗费用的支出，以及合理用药，不能由此伤害了医疗服务利用的公平性。药品和基层医疗机构的检查诊断是健康风险止损的基本手段，也是实现健康风险早期筛检的主要途径。对此，要打通优质药品在不同级别医疗机构的渠道，确保每个人都能够得到所需要的药品或者治疗手段。

在政策选择上，要建立相应的信息互通机制，充分发挥互联网信息交换桥梁作用，在必要时建立一个中立的医疗信息共享中心。这个中心在其服务半径内，起到分型诊疗的作用，也就是该机构只负责诊断和初步治疗，但并不负责住院治疗，从而建立起常规性疾病的合理治疗流程。一般情况下，可以由社区卫生服务中心承担分类诊疗职能，从利益关联主体那里分离出来，然后对分类诊疗的患者建立跟踪机制，继续评估患者在不同医疗机构的治疗情况，同时给出相应的转诊意见和积极配合转诊的方案。

6.2

疾病早诊断早治疗的福利改进机制

世界上最宝贵的东西是生命，人们一旦遭受健康风险侵害而感觉身体不适后，如果具有充足的资金支持，以保障其及时获得所要的医疗服务或者健康保健服务，那么通常会在第一时间内选择就医，包括疾病诊断、治疗和康复等。因此，通过健康普惠金融提供的资金支持，实现对疾病的早诊断和早治疗，不仅体现在经济上的显著回报，还体现在更健康生活的满意程度，以及相关的更多体验效用，这些都属于社会总福利改善的范畴。由于健康风险在全社会层面造成的总经济损失，不仅包括个体直接和间接的经济损失，还包括家庭和社会为之付出的经济和劳动力占用，即：

$$Y_{t+j} = k_t me_t^{\alpha} + \beta_1 pcv_t + \beta_2 fcv_t + \beta_3 scv_t \tag{6.6}$$

如果任何疾病都能够实现早诊断和早治疗，并且治疗措施符合必要的高质量健康服务的要求，那么就可以最大限度地减少健康风险带来的损失，尤其是如果能将健康资源充分合理地向健康风险早期进行有效配置，那么健康风险损失将会缩减为：

$$Y_{t+j} = k_t me_t^{\alpha} \tag{6.7}$$

此时剩下的只是少量的医疗费用支出，不再存在任何生命价值或资本化价值能力上的损失，家庭不但获得了健康的成员而提高了家庭生活满足度，而且社会也同时获得了更加健康的劳动力资源，这就是从资本化价值能力上的社会福利总贡献。除此之外，如果健康风险得以实现有效治理，那么即便是医疗费用的支出也会相应转变为线性趋势，即：

$$Y_{t+j} = k_t me_t \tag{6.8}$$

或者在更加有效的早期干预机制下，医疗费用的演化趋势将进一步缩减为缓慢增长或者下降的趋势，即：

$$Y_{t+j} = k_t me_t^{\alpha} \tag{6.9}$$

此时，$k_t \leq 1$，$\alpha \leq 1$。显然，人们对任何疾病的期望都是此类情况，而实现这种效果的主要贡献得益于健康普惠金融在最短的时间内提供必要的医疗服务支持，以及对健康风险治理形成的有效激励机制。

6.2.1 医疗费用控制的福利改进机制

健康风险对家庭财富的消耗和对身体造成的不可逆的健康损害，都是一种社会福利的净损失，不仅消耗的医疗费用需要社会超额生产进行弥补，而且对生命价值造成的"提前死亡"和"经济死亡"，既是家庭陷入严重经济贫困的主要风险，也会影响高素质劳动力充分供给而造成社会生产效率损失。因而作为医疗服务费用筹集手段的健康保险，不仅要对健康风险既定损失进行补偿，更应该积极参与疾病风险治理，采取疾病预防和早期临床干预等措施，降低疾病造成的经济损失和外部性不利影响。

医学典籍《黄帝内经》中"上医治未病，中医治欲病，下医治已病"的治未病的思想和 John B. Grant 提出的"一盎司预防胜过一磅治疗"的疾病预防经济性观点，都强调了疾病风险防治的重要性和经济价值。从健康风险与医疗费用的关联性上，有效的健康风险治理既能够以较小的预防性投入 G_t 避免小病转化为大病后的大额治疗费用 M_L，也可以避免不可逆身体损害造成的资本化价值 lcv_t 损失，以及免除大病医疗照看对家庭或社会劳动力的占用 aH 等。因而，疾病风险治理在减少对既有累积财富的占用，或保障未来潜在收入上，都具有显著的社会福利改善作用。

（1）健康保险参与健康风险治理的费用控制效应

在传统的观点中，比较重视如何从健康保险基金中分离出来一部分风险治理费用，以实现保险公司的期望利润最大化，从而减少道德风险对保险基金的影响。健康保险通过分解保费 P 的一部分，即 $P = \alpha P$，$\alpha \in (0, 1)$，用于健康风险治理，在理赔减少比例为 β 时，保险机构的期望利润优化为：

$$E(V_g) = (1 - \alpha)P - \pi(1 - \beta)A \tag{6.10}$$

假定 Grant 的观点正确，即 $\alpha P = A/100$，那么可以推导出保险机构利润增加值为：

$$\Delta E(V) = E(V_g) - E(V) = (P - \pi A) - [(1 - \alpha)P - \pi(A - 100\alpha P)]$$
$$= \alpha P(1 + 100\pi) \tag{6.11}$$

在健康风险治理的有效边界内，每个被保险人贡献的利润增加值明显大于风险治理投入，疾病风险越大，利润回报率越高。因而，针对那些高风险损失的疾病，只要在 $G_t < \alpha P(1 + \beta\pi)$ 的有效边界内，保险机构都应该积极参与健康风险的治理。同样，在家庭劳动力占用改善为 â 时，被保险人参与健康风险治理的期望效用优化为：

$$V(P, A, G_t) = (1 - \pi) \times V(F_t - P - G_t) + \pi$$
$$\times V[F_t - P - G_t - \hat{a}H + A - (M_L - 100G_t)] \tag{6.12}$$

同样假定 Grant 的观点正确，即 $G_t = M_L/100$，那么可以推导出被保险人效用增加值为：

$$\Delta V = \pi \times V \left[(a - \hat{a}) H + \left(100 - \frac{1}{\pi} \right) G_t \right] \qquad (6.13)$$

在健康风险治理边界内，只要家庭劳动力占用节省的人力成本能够大于健康风险治理投入，健康风险治理就是有效的。式（6.13）中右边第一部分一般大于0，第二部分取决于治理产出与风险概率，在一般情况下，只要风险治理产出率大于风险降低率，风险治理也是有效的，即风险治理效率系数 $\beta > 1/\pi$。在健康保险多方筹集机制下，风险治理费用一般是由政府、用人单位、承保机构和被保险人共同承担的，因而可以有效减轻单方承担治理费用压力和外部性影响。如果通过健康风险治理，使被保险人的保费负担与治理费用之和，以及对财富消耗的减少，低于家庭消费总支出，家庭就可以在该时间段内有效避免因病致贫风险，即：

$$P_{st} = \frac{F_t - P + (a - \hat{a}) H + \frac{1}{\pi} G_t}{AC_t (1 + fs)} \geq 1 \qquad (6.14)$$

从式（6.14）中可以看出，健康风险有效治理是一种净社会福利改进，并没有额外增加被保险人经济负担。如果没有健康风险治理的财富增加效应，家庭可能因为医疗费用支出和劳动力占用而陷入暂时或长期的经济困境。当健康风险治理存在外部性时，风险治理行为应该以保险机构为主导，通过有差别的保险费率激励被保险人及其利益相关者，共同参与健康风险治理并获得更经济的回报，特别是政府的公共卫生资金要合理分担并提供科学的技术支持。因此，从资本化价值能力保障和避免大额医疗费用支出等方面，健康风险治理都是扶贫开发和实现家庭财富累积增长的有效路径，尤其是在生产资料联合占有和按劳分配的社会主义生产方式下，实现劳动者生产能力的有效保障最为关键。

（2）普惠金融参与健康风险治理的费用控制效应

如果患者在疾病发生且需要入院治疗的时刻，缺乏足够数量的资金用来购买所需要的优质医疗服务，那么在传统筹资方式上，通常只能采取两种基本途径：一是继续积累当前的收入使其满足未来入院治疗的费用；二是通过向其他主体寻求医疗帮助以即期入院治疗。如果疾病在其继续积攒治疗费用的过程中，没有进一步恶化或者加重，那么这对未来治疗费用支出并无显著影响，同时对健康损害也没有显著影响。但是大部分疾病病情的发展特点是日趋严重，甚至具有跳跃式发展的特征，治疗的时间越晚，不仅疾病治疗的直接医疗费用在显著增加，而且由此导致的健康损害程度也在加重，甚至会转变为不可逆损害而造成因病致残。

如果有健康普惠金融的信贷资金支持，那么患者就可以既不用向亲戚朋友借款而延误病情，也无须向医疗救助机构申请直接医疗救助而等待较长的审批时间，从而能够根据医生的诊断结论和治疗方案，在最短的时间内筹集到所需要的充足资金，根据疾病治疗的需要及时就医。因此无论如何，健康普惠金融提供的医疗消费信贷在健康风险损失的止损上是最有效的经济投资方式，尤其是在健康资源配置存在显著的资金缺口的前提下。就生命本身而言，无论是防止生命的过早死亡或者持续健康损害，都是难以用金钱来精准衡量的。

更为重要的是，健康普惠金融消费信贷并不意味着就是最终的贷款和利息负担，这是由于健康普惠金融医疗消费信贷与未来的医疗救助相挂钩，当患者既缺乏充足的财富累积，又缺乏未来的信贷偿付能力时，医疗救助将承担起全部缺乏偿付能力部分的信贷，不至于使其因为疾病的治疗费用支出而陷入经济困境。因而，医疗消费信用资金只与疾病治疗所客观需要的资金有关，而与未来的信贷资金的偿付能力没有直接关系。

当然，医疗消费信贷转化为医疗救助并不是随意的。如果缺乏信贷资金的偿付能力，可以在根据健康保险补偿条款获得医疗费用补偿的基础上，根据未来的偿付能力的专业评估，将不具备偿付能力的部分转为医疗救助。这样，不但能够直接减少在疾病诊断以后可能因为治疗延迟增加的额外费用，而且也使人们感觉到身体不适时，不再担忧自负医疗费用的支付能力，而在第一时间内到医疗机构检查病情，及早做出疾病诊断和治疗。因而，仅仅从健康普惠金融消费信贷的角度，就可以较好地承担疾病的早诊断、早干预和早治疗的作用。何况健康普惠金融的作用不只局限于消费信贷支持，还包括个人健康储蓄计划、补充健康保险和健康服务管理等综合性健康保障服务。

因此，有了包括医疗消费信贷在内的健康普惠金的全面支持，人们的疾病诊断和治疗都能够在健康风险发生以后的第一时间内完成，而疾病干预和治疗的时间越早，疾病造成的健康损害和医疗费用支出也越小，因而无论是从经济性上还是从身心健康上，都有助于提高健康保障的福利水平，有效防范疾病过早死亡或永久性残疾风险及其造成的财富损失。与疾病早治疗不同的是，可能一些关于身体不适的早诊断未必就一定会对应着需要治疗的疾病，那些低收入者可能会因为诊断费用而不去就诊，此时需要社会医疗保险部门，从医疗保险结余基金中专门列出一部分体检资金，每个年度为参保人员提供健康体检，或者政府专门拨付一部分资金用于特定疾病的筛查。从现行政策来看，尽管城乡居民在年度不发生医疗费用的情况下提供一次免费健康体检，但尚未作为普惠性的健康风险治理政策而全面实施。

6.2.2　防范过早"死亡"的福利改进机制

（1）过早死亡表现与福利损失

生命价值意义上的死亡分为三种风险，即生理死亡、生存死亡和经济死亡。

过早死亡造成的经济损失，主要包括三种经济损失：一是直接获取的财富损失，也就是潜在的劳动就业收入；二是由社会保障机构纳入社会统筹的养老保险基金，这部分养老基金只与个体的生存时间直接相关；三是各种不确定的偶然所得，包括个体各种非工资性和非社会保障基金收入等。过早死亡的主要原因除了意外死亡以外，疾病方面的原因在于没有获得所需要的优质健康服务，甚至无法对先进的医学技术进行尝试。从确定性角度，对于那些常规性疾病和较为成熟的治疗技术，如果有购买所需要优质健康服务的财富，就可以有效避免因为疾病治疗不够充分造成的过早死亡。从不确定性或者治疗机会上，对于那些尽管治疗技术尚不成熟，但已经初步从理论上和药理学机理上论证具有治愈可能的药物，对那些具备未来偿付能力的个体来说，也是值得一试的。这种观点的理论依据可以用行为经济学的损失厌恶效应进行解释，同时也可以用医学伦理学和社会伦理学，以及累积前景理论的期望价值模型等做出解释，符合经济性和医学伦理学与社会伦理学的基本要求。

显然，人们在健康资源配置不足的情况下，健康普惠金融提供的医疗消费信贷支持，在一定程度上能够解决资金支持问题。这不仅是一种非预备性的不确定性风险损失支持资金，同时也是在早期或者前期缺乏充足的资金储备能力的应对措施，经过实践的检验以后，人们再通过公共健康保险、补充健康保险和更好的资金调剂优化之后的健康资源配置。或者说是对健康保障累积财富储备不足的警示和弥补认知错误后的改正机会。

与过早死亡相对应的医学伦理问题，就是是否应该用尽全部财富和先进医疗技术，保障那些在经济上缺乏支付能力的人，获得所需要的优质医疗服务。这种谁将生存的难题，既来自社会优质健康服务的供给能力不足，同时也与个体的收入水平密切相关。当人们获得了利用全生命周期财富，而不仅仅是前期累积财富，对医疗服务进行了最大能力的尝试，以及在社会层面最大限度地尝试了各种健康资源支持和可能的优质医疗服务以后，就可以最大限度地缓解所谓谁将生存的医学伦理和社会伦理的矛盾冲突问题，人们也不会再遗憾疾病没有得到最大能力的治疗。面对用最大能力设法挽回人的生存机会后，谁将生存之问也不再是社会伦理和医学伦理问题，而是转化为医学技术本身的问题。

也正是由于健康普惠金融可以在任何必要的环节提供充分的医疗费用支持，因而能够使干预疾病的时间不断提前，进而造成的过早死亡风险也就越小。当医疗消费信贷对个体全生命周期任何时点都能够提供充足资金支持时，也有助于推动优质健康资源向健康风险周期前端合理配置。在健康资源配置的各种手段中，只有医疗消费信贷才具备前置未来健康资源的能力，如果缺少了这种配置方式，人们就无法充分实现健康资源的跨期配置均衡，也无法最大限度地挽回健康风险损失，自然也无法实现全生命周期财富的最大化。也正因为如此，在整个健康资源配置方式中，有了健康普惠金融消费信贷的支持，疾病的早发现、早诊断、早治疗和早康复才可能真正得到实现，显然有助于显著改善健康福利水平，并且包括经济性、社会伦理和医学伦理等各个方面的改进。

（2）健康普惠金融对优质医疗服务的改善效应

事实上，所谓的优质医疗服务只是一个相对概念，那些与疾病治疗需要相匹配的医疗服务就是优质医疗服务，不是价格越高或者所谓的质量越好，才可以被称为优质医疗服务，这个概念必须进行澄清。与此相对应的问题在于，低收入者尤其是经济上暂时陷入经济贫困的人员，所利用的医疗服务往往只是所谓的"劣质品"，甚至尚未达到所谓的吉芬商品的水平，因而既无法获得所需要的优质医疗服务，也无法从医疗服务产品的数量上得到满足，由此导致从质量和数量上的治疗不充分问题。相反，高收入者凭借自己的高水平财富和社会身份，在过度利用优质医疗服务，无论是从质量上还是从数量上。

高质量医疗服务对患病贫困者的保障机制，在于最大限度地修复健康以保障未来资本化价值能力，有效防范生存死亡风险。健康保险的损失补偿功能侧重于保障累积财富，而必要的高质量医疗服务杠杆作用则是保障未来潜在财富，即未来生命价值。一般情况下，个体患病以后的医疗费用来自既有累积财富 F_t，也就是在没有健康保险时，患者只能够购买不大于 F_t 的医疗服务。根据马斯洛需求层次理论，患者在购买医疗服务之前还必须扣除用来维持基本生存所需要的食品等消费支出 AC_F，因而会导致有病不就诊的问题。虽然不就诊能够暂时避免立即陷入经济贫困，但会导致未来疾病对健康的持续伤害，其后果就是患者因病残而面临"生存死亡"风险，引发整个家庭陷入长期贫困。健康保险对更高质量医疗服务的杠杆作用，主要体现为保险保费与保额所对应的医疗服务购买能力的差距。令 Mp 和 aH 为未来治疗费用和劳动力占用损失，如果疾病治疗所必要的高质量医疗为 M_n，既有财富最大购买量为 $F_t - AC_F$，由此造成的即期医疗服务需求缺口 ΔM 和未来财富剩余 ΔF_D 分别为：

$$\Delta M = M_n - (F_t - AC_F) \tag{6.15}$$

$$\Delta F_D = F_t - \left(M_P + \lambda \int_t^T lcv_t dt + aH \right) \tag{6.16}$$

假定服务需求缺口导致未来资本化价值能力的损害程度为 λ，作为一种长期性健康损害，意味着在患病之后的生命周期内，生命价值遭受的损失 Δlv 为：

$$\Delta lv = \lambda \int_t^e (lcv_t - M_t) dt \tag{6.17}$$

其中 M_t 为疾病不能完全治愈后的药物维持或作为慢性病的医疗支出，在全生命周期内，患病年龄越小、期望寿命越短，生命价值损失也越大。如果早于期望寿命或退休年龄，还将面临退休后社会保障转移性收入损失，以及来自代际赡养的偿还财富，此时总财富损失为：

$$\Delta lzv = \lambda \int_{t}^{e} (lcv_{t} - M_{t}) dt - \gamma FV_{t}(C_{h} + S_{z}) \qquad (6.18)$$

其中右边 γ 为"提前死亡"程度的系数，它是期望寿命和退休年龄的一个函数。而通过健康保险保费对保额的杠杆作用，个体只要在其累积财富 F_{t} 中支付较少的保费 P，在全额保险下，就可以购买最大为 $F_{t} - P + A - AC_{F}$ 的医疗服务，这不仅能够保证其获得基本医疗服务，还能够改善必要的更高质量医疗服务的可及性，使损失补偿 A 在扣除保费 P 支出后结余的部分，弥补医疗服务缺口，使 $\Delta M = 0$，就能够避免因为就医不及时造成的"小病拖成大病"，以及未来生命价值 lcv_{t} 损失而引发持久性贫困问题。

（3）健康普惠金融对失能者的收入保障效应

健康保险本身并不直接提供因为风险而导致的收入损失，提供的只是减少风险损失的间接收入，以及通过对生命价值的保障而使其免于因病损失。因而健康普惠金融对失能收入的保障，主要是相对永久性残疾"生存死亡"风险的"短期残疾"风险损失。在个体因为疾病伤害而治疗和康复期间，将会因为暂时离岗而导致收入临时减少，加上对医疗费用分担机制而由个人自负一部分医疗费用，将会导致期间的个体财富显著减少，其减少部分 ΔF_{L} 等于：

$$\Delta F_{L} = M_{P} + \lambda \int_{t}^{T} lcv_{t} dt + aH \qquad (6.19)$$

此时，F_{t} 为患病时刻累积的财富值，M_{P} 为个人自负医疗费用，aH 为占用 a 劳动力的费用或者家庭其他成员的务工损失，t 为生病时间，T 为康复时间，lcv_{t} 为当期不患病的正常资本化价值，λ 为患病期间损失比例或病残程度。当 ΔF_{L} 的数值大到使当期财富不足以维持非贫困消费标准时，家庭将陷入贫困。如果失能收入保障在此期间使 $\lambda = 0$，则不会导致当期资本化价值损失，进而缓解累积财富消耗过大造成的贫困问题。相对于失业保险或养老年金的定额给付不同，失能收入保障保险的功能主要定位于填补正常收入与患病康复期间的收入差额，因而在额度给付上也具有不确定性。也正是通过收入减少的不确定性与收入补贴不确定性的相互交错，确保了期间资本化价值水平没有显著降低。

病残程度越高和治疗的时间越长，失能收入保障的扶贫功能越显著，特别是那些非机关事业单位职工，如果患病期间绩效奖励和福利收入损失较大，就医带来的间接收入损失更为明显。如果没有适度的失能收入保障，在承担大额医疗费用花费的同时，还要承受间接收入损失，可能造成家庭暂时性经济困难。而从就医与康复期间家庭劳动力占用的角度，也会使家庭其他主要劳动力面临暂时离岗而减少收入的问题，因而作为提供护理服务的护理保险，在一定程度上也属于避免家庭整体劳动收入减少的一种保障方式。但中国当前的护理保险主要集中于针对老年人的长期护理保险，缺乏应对短期医疗照看的护理保险，需要在此方面制订相应的保险政策或开发相应的商业护理保险产品。

6.2.3　健康普惠金融的生命价值投资回报

（1）健康普惠金融投资生命价值的经济回报性质

从理论上来说，如果某笔健康保障资金的使用对谁的财富有改进作用，那么受益对象就有责任承担这笔资金支出，这是在健康投资回报经济责任上的人与人之间最简单的关系。同样，从健康保障的标的对象上也是如此，如果健康保障的对象是既有的累积财富，那么就应该由累积财富承担健康保障费用支出；如果保障的是生命价值，那么就应该由生命价值隐含的财富来承担，否则就属于彼此借债关系或投资关系。显然，我们已经充分论证了健康保障的对象标的物是人的生命价值，而无论如何也不是既有的累积财富，这是健康保障区别普通财富保障的根本不同之处。当人们用既有累积财富购买健康保险或者直接购买健康服务，以及加强健康风险治理的投入时，这些关于健康保障的投入都属于对生命价值的投资，也就是人们一般说的健康投资。

既然是健康投资就应该有直接的或者间接的经济回报。也正是由于健康保障的对象不是个体的既有累积财富，而是未来的生命价值及其隐含的潜在物质财富，因而用累积财富保障的生命价值应该对财富的积累提供更大的回报，包括直接的物质财富增加的回报和不至于使财富继续减少的回报。如果累积财富缺乏直接的健康保障能力时，那么还应该通过必要的手段实现生命价值的自我回报，因为生命价值不是生命本身的生理价值，而是最终的货币价值以及对他人的经济奉献。这种经济奉献自然也应该得到受益者的经济支持，哪怕是短期的暂时性的经济支持，甚至是最终没有消耗其财富总量的经济支持，有息医疗信贷本身就是没有消耗他人和社会财富的经济支持方式之一。

因而，用生命价值本身的贴现实现自我保障，必然也能够显著改善未来的生命价值水平。用健康普惠金融信贷资金贴现生命价值，并提供最有质量的优质医疗服务保障，不仅能够保障和改善未来的持久性收入，同时也能够从更加长寿中获得来自养老金的经济性回报。从这层含义上讲，任何在未来获得的经济回报都应该属于生命价值保障的内容，尤其是有效解决了因病提前生理死亡和经济死亡的投入。

健康普惠金融医疗消费信贷支持和治疗方案的优化整合，使患者能够摆脱暂时性的经济收入短板的限制，获得最大限度的优质健康服务，能够最大限度地防范疾病风险的损失跳跃扩散规模，从而在个人和家庭的经济收入上提供了更大的回报。如果参考《中国卫生统计年鉴2018》提供的居民两周患病严重程度指标，那么就可以测算健康普惠金融信贷支持带来的潜在经济回报。统计年鉴评价疾病严重程度的指标是以每千人的患病天数、休工天数、休学天数和卧床天数计算的。假设城市和乡村、不同年度之间的指标变动只与收入水平有关，即高收入提高了医疗费用的支付能力，从而能够提高两周就诊率。那么，不同年份之间、城市和乡村之间的指标数据差异就可以用来粗略估计医疗费用支付能力的影响。

（2）生命价值潜在损失现状分析

根据《中国卫生统计年鉴2018》提供的资料，调查地区居民两周患病严重程度和2013年的城乡与地区差异数据，分别见表6－1和表6－2。首先是从表6－1的年度间的数据差异来看，随着疾病谱的改变，人们的患病天数已经由2003年的1093天增加到2237天，两者差额为1144天，如果按照每天的平均工资收入作为直接的收入损失，至少是每个人额外损失了一天的工资收入，即便是用人单位没有扣除其工资，那么在整个社会层面这种损失是不能转嫁的，等于每个人额外占用了一个工作日的他人创造的收入。

表6－1　　　　　　　调查地区每千人居民两周患疾病严重程度

指标	合计			城市			农村		
	2003 年	2008 年	2013 年	2003 年	2008 年	2013 年	2003 年	2008 年	2013 年
患病天数	1093	1537	2237	1238	1842	2628	1043	1428	1865
休工天数	194	90	141	84	59	94	218	97	177
休学天数	50	44	24	35	29	19	54	48	29
卧床天数	170	185	169	175	164	156	169	193	181

表6－2　　　　　　2013 年调查地区每千人居民两周患疾病严重程度

指标	合计	城市				农村			
		小计	东部	中部	西部	小计	东部	中部	西部
患病天数	2237	2628	3065	2520	2297	1865	2406	1786	1435
休工天数	141	94	69	86	125	177	155	214	167
休学天数	24	19	23	13	20	29	37	29	22
卧床天数	169	156	136	164	169	181	168	183	192

从城乡居民之间的差异性比较看，城市额外增加的天数为1390天，如果所有的疾病在城乡居民之间是随机的话，那么城市因病而减少的社会总财富更大，接近农村居民的2倍。与此对应的是另一个有趣现象，就是农村人的休工天数

明显大于城市，在 2013 年接近城市的 2 倍。这两个相反的倍数关系，说明农村人并没有得到较为充分的治疗，有相当多的情况是通过扛病的方式治疗的，一是以休工方式自我治疗，二是以卧床方式自我治疗，这两个指标在城乡之间的差距都非常明显，同时也是影响直接就业收入的关键指标。

农村人采用较低质量水平的治疗手段的代价是直接收入的减少，进而可能会增加其未来获取收入能力的脆弱性，难以在高质量健康水平上满足高素质体能的工作。因而改善城乡居民优质医疗服务的均等化水平，是未来改善农村居民生命价值保障的基础，也是我国实现全民共同富裕的基本要求之一，确保人人都能够通过辛勤劳动获得更多个人发展机会，是党中央对人民做出的庄严承诺。

从 2013 年的地区之间的两周患病程度来看，在东部、中部和西部的城镇与农村都存在显著性差异。在患病天数上，东部地区明显高于中部和西部，而中部和西部的差异并不非常明显。这样给人们形成的一种悖论是：为什么收入水平越高的地区，人们的患病天数会越高呢？甚至在城镇和农村都普遍相差接近1000 天的水平。由此给出的推理性解释就是：收入水平越高，接受住院治疗或正规治疗的时间越长，进而使疾病治疗的效果也就越好。

结合表 6-2 中的患病天数和休工天数来看，显然经济收入较低的人员是通过扛病的方式处理的。越是经济水平高的地区，人们越不需要以休工的方式解决患病的问题，尤其是休工天数上，西部地区的城市居民是东部居民的 2 倍。与此相似，卧床休息的天数也显著高于东部地区。因此，综合表 6-1 和表 6-2的数据，当前亟待解决的是城乡居民在优质医疗服务利用上的公平性和均等化水平，使其疾病能够获得更加正规的临床或医学专业治疗，而不是采取自我治疗方式，更不是用所谓"扛"的方式，低水平地解决疾病治疗问题。

更为严重的是面向青少年的休学天数，每千人中已经达到 24 天，其中农村地区明显高于城市。学习的每一天都非常重要，如果因为疾病而耽误了学习，可能就会由此导致无法跟得上学习进度而影响最终的升学机会，显然这种损失带来的负面影响更大。当人们要额外增加一天的休学时间时，这种损失的放大效应可能是很大的，况且这只是一个平均天数。

即便是不考虑健康普惠金融对城市居民疾病治疗的影响，因为调查数据也显示，城市的居民为了疾病治疗而借债的情况较低，主要集中在农村地区。这样，假设农村地区的居民能够通过医疗信贷和医疗救助、健康保险的协同保障，获得与城市居民相同质量的医疗服务，那么所能带来的医疗费用的减少和直接收入的增加将是非常明显的。表 6-1 的数据给我们的提示说明，人们的患病天数越来越长，无论是城市还是农村，患病天数增长趋势非常明显，但城市居民的卧床天数显著低于农村，这说明健康风险并没有得到较好的治理，而农村居民不充分治疗的情况比城市严重，也可能与疾病谱的改变有关。

（3）医疗借债规模与普惠金融消费信贷政策选择

根据尹志超等（2018）对京津冀地区的家庭分项负债余额及占比情况（见表6-3），家庭住房负债和医疗负债是目前家庭负债的主要构成部分，其中北京和河北的医疗负债占比高于全国平均水平，天津则低于全国水平。从医疗服务的比例上看，北京的医疗负债比例高达44.1%，居全国首位，而北京又是全国收入水平最高的地区之一，这种悖谬现象反映的事实只是一个，那就是人们能够通过有效的医疗负债获得了更充分的治疗。而相反，收入水平越低，人们通过医疗借债筹集充足医疗费用的能力越差。

表6-3 京津冀地区分项负债余额 单位：元

地区	生产性负债	住房负债	汽车负债	教育负债	医疗负债	其他负债
北京	5025	65863	1430	56	58689（44.1%）	2077
天津	18966	51490	1687	344	38200（33.2%）	4358
河北	14335	34465	1506	332	31579（36.2%）	5018
全国	16157	36396	1979	1194	33245（36.0%）	3414

尹志超. 京津冀普惠金融调查报告［M］. 北京：首都经济贸易大学出版社，2018：158.

综合表6-3的家庭负债总体情况看，在整个负债结构中，住房负债不能算作真正的负债，有可能是一种基于房地产的投资。同样，生产性负债也不能属于生活负债的范围，更多的是经营性投资。在所有的负债中，只有教育和医疗负债才能被称为真正的负债，因为教育和医疗都是刚性需求，消费的是维持生存和发展的生活必需品，因而需要通过必要的资金支持得到合理满足，否则，导致的将是巨大的未来生命价值的损失。由此可见，为城乡居民的医疗消费提供普惠金融支持，具有非常重要的现实依据。

当然人们受限于现有的累积财富而无法充分获得必要的优质健康服务时，由此导致的未来收入损失是非常巨大的，这也是生命价值保障的真正意义。根据项目组的调查数据，如图6-9所示，人们在接受治疗后对健康状况很满意的比例仅为52.99%，约占调查对象的一半。如此较低的健康满意度，折射出对潜在的优质医疗服务的巨大需求，也意味着人们尚未实际上获得健康保障所必要的优质医疗服务。如果我们强行采取医疗费用分担和压制基本医疗服务的方式，去控制基本医疗保险基金使用的道德风险、保险欺诈或者过度医疗问题，最后伤及的将是中低收入者的健康和生存质量。

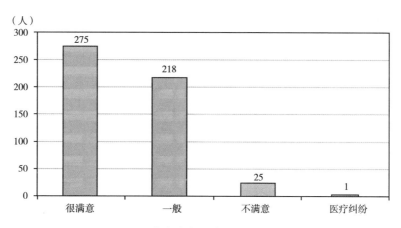

图 6 - 9　疾病治疗后的健康满意度情况

因此，加大健康普惠金融工作，对于改善生命价值尤其是资本化价值能力非常重要，当然健康普惠金融支持医疗消费信贷只是一种应急性的处理方式，或者在人的全部生命历程中的一个历史性阶段方式，最终应该随着累积财富的增加而逐渐减少。这样，健康普惠金融功能定位既要提供应急性医疗消费信贷支持，更要通过有效的健康储蓄计划的有力支持，改善健康保障资金的资产配置收益水平，并且在必要的情况下，针对公共健康保险的保障空白领域提供相应的针对性健康保险，并且充分利用健康保险的风险管理技术，加大对健康风险的治理力度。

与此同时，通过必要的有质量医疗服务的改善计划，提高人们获得优质医疗服务的可及性、公平性和均等化水平。中国特色社会主义进入新时代所面临的人民日益增长的对美好生活向往需要和不平衡不充分的发展的矛盾，也同样存在于优质健康服务的供给领域，而作为保障健康和治疗疾病的优质医疗服务所具有的吉芬商品属性，迫切要求采取必要的健康产业推动措施，加大优质健康服务供给力度，有效改善城乡居民在优质医疗服务利用上的可及性、公平性问题，真正改善城乡居民对优质医疗服务利用的均等化水平，彻底消除由于经济收入水平差距带来的不利影响。

6.3

普惠金融助推构建全民健康风险治理体系

推动健康风险有效治理，尤其是形成全民共同参与的有效治理体系，并不是依靠某一个单一政策就可以实现的。既要对国民的健康风险治理形成有效的经济激励，又要大力培养国民的健康素养和提升健康风险治理的责任意识。虽然有些健康风险治理并不需要经济上的投入，但需要占用人们的闲暇时间。随着人口老龄化趋势的加重，就业人员的抚赡养压力也在增加，由此从就业时间中抽出加强锻炼和了解健康促进知识的有效时间也越来越小。

另外，确定有效的健康风险治理经济性的边界需要做出持续性判断，因而也容易受到决策疲劳的不利影响。因此，要想切实推动全民健康风险治理体系的建立和完善，必然需要更多的主动推动力量，而经济性和专业技术指导或健康教育是非常重要的内容。健康普惠金融服务平台，在提供医疗消费信贷支持和健康资产配置服务的过程中，通过全方位的健康保障服务，能够有效助推全民健康风险治理体系的构建。一方面来自更加充裕的资金支持，减少日常消费或发展性消费与健康风险治理费用的冲突；另一方面，健康普惠金融信贷资金的有偿使用，也在一定程度上激励了人们培养更加健康生活方式的主动性，而不是秉承将健康风险或者通过健康保险，或者通过政府提供的医疗救助转嫁给他人的理念。

6.3.1 健康中国战略与全民健康风险治理

健康中国战略是在服务于全面建成小康社会的背景下，提出了面向 2030 年全民健康水平的一项发展战略，涉及健康水平、健康生活、健康服务、健康环境和健康产业等多个方面。尽管增加了医师数量和降低重大慢性病过早死亡率等医疗相关的内容，但诸如提高居民健康素养水平和提高经常参加体育锻炼人数等指标，与健康服务的内容并无直接关系。如果要实现健康中国战略的规划目标，必须通过有效的经济激励和必要的管制措施，多角度全方位提供健康促进、健康管理和风险治理等优质服务。

（1）健康中国建设的关键指标

健康中国建设的关键指标分为降低死亡率和提高国民体质、改善居民健康素养和锻炼时间的健康生活、优化医疗服务和降低医疗费用负担的健康服务保障、改善生存环境和饮水质量的健康环境和提高健康服务总规模的健康产业发展等六个方面的关键指标（见表 6-4）。

表 6-4 健康中国建设关键指标

建设内容	主要健康相关指标	2015 年	2020 年	2030 年
健康水平	人均预期寿命（岁）	76.34	77.3	79.0
	婴儿死亡率（‰）	8.1	7.5	5.0
	5 岁以下儿童死亡率（‰）	10.7	9.5	6.0
	孕妇、产妇死亡率（1/10 万）	20.1	18.0	12.0
	居民体质测定合格以上人数比例（%）	89.6 2014	90.6	92.2

续表

建设内容	主要健康相关指标	2015 年	2020 年	2030 年
健康 生活	居民健康素养水平（%）	10 （2014 年）	20	30
	经常参加体育锻炼人数（亿人）	3.6	4.35	5.3
健康服务 与保障	重大慢性病过早死亡率（%）	19.1 （2013 年）	比 2015 年 降低 10%	比 2015 年 降低 30%
	每千常住人口执业（助理）医师数（人）	2.2	2.5	3.0
	个人卫生支出占卫生总费用比重（%）	29.3	28	25 左右
健康 环境	地级及以上城市的空气质量优良天数比率（%）	76.7	>80	持续改善
	地表水质达到或好于Ⅲ类水体比（%）	66	>70	持续改善
健康产业	健康服务业总规模（万亿元）		>8	16

从具体指标的规划内容来看，基本是使健康风险和死亡风险的风险概率显著下降，而提供健康保障的资源显著提升。其中推动健康产业发展，使 2030 年达到 2020 年的 2 倍，与健康普惠金融的产业信贷有密切的直接关系。在社会主义市场经济体制下，健康服务业发展不是由政府直接增加财政支出推动的，也不是由政府强制的指令式发展的。要推动健康服务产业发展，生产出更高质量的健康产品和提供更加公平的优质健康服务，既要符合健康产品生产的产业发展基本要求，也必须关注那些难以形成有效市场竞争和规模经济的产品生产，同时要加强健康产品生产的质量监管。

在促进健康水平方面，降低婴幼儿死亡率和孕妇产妇死亡率，更加强调预防保健的作用，尤其是婚前体检和孕前检查等措施。由于此类费用的支出是由生育保险提供的，尽管生育保险已经与医疗保险合并。但在基金使用上，尤其是计划生育福利待遇上是相对独立的。未来应该进一步加强对此类资金的投入力度，实行更加有效的风险早期干预。特别值得注意的是，在健康中国的关键指标中，并未设置残障新生儿的出生干预措施，也需要在提供孕产妇保健支出中，作为一项关键指标同时给予关注。

医疗救助资金的有偿使用推动的健康保障责任意识的提高，应该主要侧重于推动人们更加健康生活方式的培养，包括健康中国关键指标中的三个，即提高居民健康素养水平，推动人们参加更多的体育锻炼和改变城乡居民的体质。从全国公布的有关数据来看，随着健康中国的推进，城镇居民的健康素养水平提高得比较快，尤其是经济较为发达的苏南和上海、北京和杭州等地区，居民健康素养水平已经达到 23% 左右，而且提高速度明显提升。

（2）普惠金融参与全民健康风险治理的核心路径

全民健康风险治理的基本含义就是全民共同参与，保障的对象也是全部国民，覆盖的范围自然也是全方位的健康保障服务。人人都有健康保障和健康促进的显性或隐性需求，但未必都直接表现出来对健康风险治理和健康促进的实际行为。一方面是由于存在健康保险和医疗救助等预先列支的健康保障资金，人们会放松乃至故意减少对健康风险治理的投入；另一方面，健康风险治理不仅仅是行动计划，同时也是一定的现金投入和时间投入，而时间对于就业人员来说又意味着就业时间的占用，无论是直接的资金投入还是间接的时间投入，在本质上都是一种经济成本。因而，要推动全民健康风险治理，必须解决三个核心问题：一是培养人们参与健康风险治理的责任意识和主动性；二是提高人们应对健康风险的资金支付能力，尤其是既有累积财富的储蓄能力和保值增值能力；三是提供机会均等的可及性优质健康服务资源，使人人都具有多种途径参与到健康风险治理中的机会。

按照社会医学的观点，健康风险治理的基本目标在于"生得好""活得长""病得晚"和"死得快"。显然，前三个目标很容易被大家接受，尤其是活得长。也正是因为人们始终在追求活得长，因而讨厌所谓的"死得快"。但不管人们的认知如何，这四个目标是显著改善人们健康状况和生存质量的最基本的目标。健康普惠金融参与健康风险治理的首要核心路径，在于降低重大疾病造成的过早死亡问题，尤其是重大疾病造成的过早死亡。因而健康普惠金融的支持，不仅仅在于通过消费信贷支持，在患有重大疾病以后极力使人们有质量地"死得慢"，还应该将健康普惠金融对健康风险的干预尽力提前，改变传统上人们认知的所谓只有因病陷入贫困以后才能够获得医疗救助的理念，将医疗救助在全面建成小康社会以后，扩展为医疗消费信贷的支持，而且从经济性上应该是越提前越应该提供强有力的支持。

健康普惠金融支持个人健康储蓄计划的最大优势在于，既能够保证人们具有更高的医疗费用支付能力，从而获得所需要的优质医疗服务，同时也能够有效激励人们更加主动地控制医疗费用，加强健康风险的主动干预积极性。在任何情况下，由自己存款缴纳医疗费用对医疗费用控制和健康风险治理永远是最有效的，而且能够内化为人们的主动行为。健康风险的有效治理，也就是在投入产出之前的阶段，获得直接经济回报是大于风险治理投入的，如果按照人们的私利驱动假设，这将会推动所有的人员积极参与健康风险治理，因而会形成内在的全民健康风险治理动力。而与健康储蓄相配套的健康普惠金融服务，在于对储蓄资金和健康保险基金，以及医疗救助资金等各种结余资金，提供实现最大程度的保值增值服务。

　　有了较为充足的健康储蓄以后，就可以对健康储蓄资金的使用进行优化调整。即便是在没有专项个人健康储蓄计划的情况下，诸如江苏省的南通市已经允许职工用个人账户资金购买健身和体育锻炼服务。如果逐渐做大的个人健康储蓄账户，能够更加灵活地允许购买多样化的健康促进或管理服务，那么对形成全民健康风险治理将提供更多的资金支持。从健康中国战略的具体指标来看，包括孕产妇保健支出、健康知识和教育支出、体育锻炼活动消费和体质提升支出等，如果将健康储蓄计划的账户资金，允许在超过特定额度以后自由在这些方面支配，那么必然有助于以上这些指标的改善。如果没有这些充足资金的支持，那么人们就难以通过所谓的支付隔离效应，获得较为充分的健康促进服务。

　　从健康保险多层次体系构建角度，如果在健康普惠金融的支持下构建起完善的全民健康保险体系，那么就可以充分发挥保险基金的作用，加大对健康风险的治理力度。相对于使用个人账户促进健康风险治理，由健康保险公司或者机构提供的健康促进计划，更能够推动人们治理风险的积极性，以及提供更加专业的技术指导。这是由于，健康保险的保费支出很容易受损失厌恶效应的影响，人们在将保费支出在心理上归属于损失账户的情况下，通过连续性的可见的健康体检和健康促进等服务，更好地规避损失厌恶效应导致的道德风险和保险欺诈等问题。对于健康保险应对风险损失本身来说，没有回报的回报是最大回报，但对于很多投保人或者被保险人而言，如果能够见到一部分可见的回报，也会形成显著的经济激励。

　　哪怕健康保险公司采取事实上的"返还式"保费筹集模式，将健康保险的保费分解为应对风险损失的纯保费、附加保费和健康风险治理支出，也会在社会福利上改善健康风险治理的投入产出水平。因为将健康保险保费进行分解以后，就相当于保险公司提供了一项类似于疾病预防部门和卫生保健部门的职能。如果从免于"担忧或者后悔"的角度，按照保险的逆向选择原理，那么购买健康保险的人群相对具有自我认知的较高风险，以从健康保险中获得额外的"套利"，这可以用 BSM 模型的定价原理得到初步解释。此时自愿购买健康保险汇集起来的被保险人，也可以近似地看作为高风险群体，也就相当于对风险的集中治理。因而，从理论上无论是对保险公司还是对被保险人，都是一种社会福利的帕累托改进。

　　现在的问题是如何推动健康保险基金向健康风险治理转变，以及加强管理式健康保障。一般来说，要推动健康保险公司加强健康风险治理，通常采取强制性措施和经济激励性措施。在社会主义市场经济体制下，同时具备了强制性措施和经济激励措施的体制保障，一方面要求国有健康保险公司必须履行健康风险治理责任，不但要成立健康风险治理或者干预机构，也必须强制性留出一部分健康风险治理资金；另一方面，当健康风险治理影响公司的盈利水平时，财政提供必要的经济补贴，包括税收减免或者财政资金的直接补贴。从另一种角度，由健康普惠金融平台提供的补充健康保险，已经获得了资金来源和利息补贴等优惠待遇，自然也应该承担起部分健康风险治理责任。由此，可以形成由健康保险公司和被保险人共同参与的覆盖绝大部分群体的健康风险治理体系。

面对那些缺乏治理健康风险充足资金的群体，应该用医疗救助资金作为辅助，加强对疾病的早诊断、早治疗和早康复，以显著减少各种疾病的过早死亡，以及过早残疾和因病致残后的失业等问题。与此同时，政府应该加强初级卫生保健服务，加强疾病预防措施，将健康风险治理充分前置，才能够最终建立起覆盖全生命周期和全部风险周期的有效治理体系。全民健康风险治理不是某一个部门的事情，而是全社会的共同责任，将健康融入所有政策是健康中国战略实施的基本要求。在此基础上，如果通过健康普惠金融产业资金，进一步优化基层社区的健身设施和健康服务的改善，必将有助于形成更加完善的全民健康风险治理体系。

6.3.2 医疗费用支付隔离效应下的道德风险问题

道德风险总是与健康风险治理的原则和目标相背离，这是由于道德风险导致的问题不仅仅是疾病风险发生概率增加，还可能会导致实际医疗费用支出的增加。人们将道德风险归因为健康保险的第三方支付方式引起的，因而也将道德风险的治理归属于保险公司盈利问题，并不是真正意义上的健康风险治理。

（1）医疗费用支付隔离效应与道德风险形成机制

传统意义上的道德风险，是指由于保险对风险损失提供转嫁作用，使被保险人不再像没有购买保险之前那样，积极主动地应对风险并采取更加积极的止损措施。道德风险的含义还被引申为故意夸大风险损失，以获得更多的保险基金对损失的补偿。另外，由于部分保险欺诈的问题有时也难以被归属于法律制裁的范畴，也被纳入道德风险的范畴。在健康保险领域，狭义上的道德风险主要是指购买健康保险以后，被保险人放松了对疾病风险的预防，导致疾病风险发生概率和损失额度都增加的现象，同时也将部分小额保险欺诈和过度医疗等行为归属于道德风险范畴。道德风险问题一般属于健康保险领域关注的内容，保险公司为了有效应对道德风险对保险精算基础的破坏，不得不提高保费或者加强健康保险基金使用监督管理。而事实上，道德风险问题还广泛存在于医疗救助和免费医疗等方面。

至于道德风险的成因也有多种解释，在传统理论上的观点，认为是由于第三方付费机制导致的，是追求私人利益最大化的过程中，通过减少预防健康风险的经济和时间投入，获取更大的保险回报。将道德风险的发生领域和形成机制进行归纳，发现只要存在第三方没有直接利益关联的付费方式，就容易诱发道德风险问题。如果用行为经济学的观点，一是从损失厌恶效应上的解释，受保费支出的损失厌恶效应影响，人们通过道德风险、保险欺诈和过度医疗等方式获得更多的保险基金补偿，以挽回所谓的保费支出的"损失"；二是支付隔离效应的影响，就是医疗费用支出和医疗消费行为存在支付隔离效应时，就容易诱发过度消费问题，因而行为经济学提出的慎用消费卡消费问题，在本质上就是一种防范支付隔离效应导致的非理性过度消费。而在健康保障领域，显然健康保险、医疗救助和免费医疗属于典型的医疗费用支付隔离现象，因为无论是健康保险基金，还是医疗救助资金或免费医疗服务的资金来源，都是来自国民创造的财富，全部或部分地包含于被保险人创造的一部分收入。

不管出于哪种目的，医疗费用的第三方支付机制的存在，受限于当前人们的经济、道德和精神水平上的原因，就通常会导致道德风险问题是无法完全避免的，人们对健康风险治理关注度下降，缺乏积极治理健康风险的经济激励，无法将风险治理内化为主动行为。而建立在"人性之恶"理念下的商业健康保险的损失转嫁动机下，更容易诱发道德风险和保险欺诈问题，经常面临对保险基金和医疗服务过度利用问题。如果要消除支付隔离效应对医疗费用的不利影响，最直接的办法就是建立自付费方式，由消费者直接在就医时支付医疗费用，这种模式典型的国家是新加坡的医疗储蓄计划。当然，用个体的健康储蓄支付医疗费用，由于缺乏大病保障能力，因而需要提供一份大病保险作为补充。在一般情况下，大病保险尽管依然存在道德风险问题，但保险欺诈和过度医疗问题相对要轻一些，实施起来的门槛也比较高。

生命健康的生产是人类社会中最重要的生产活动，因而人们在患病以后通常会充分利用自己的社会关系，影响医生的治疗方案以获得期望结果。社会身份认同本质上是为了追求治疗过程中的社会效用和努力寻求更高质量的医疗服务，从而放大了过度医疗等道德风险的可能性，加剧对优质医疗服务过度利用。在考虑疾病治疗措施的各种可能风险时，还会刻意选择那些低风险、高质量的高收费项目，在这种情况下，无论是否属于自费项目，都会导致健康保险基金和优质医疗服务的不公平利用问题，不利于提高健康风险治理意识。

（2）道德风险导致的社会福利损失与治理措施

由于道德风险问题只会增加健康风险发生的概率，以及放大医疗费用支出额度，因而并不会带来社会福利改进作用。相反，如果从社会医疗费用的支出上，道德风险反而是相当于在健康保险保费上增加了一个类似于附加保费的额外支出，同时也对健康保险的保障效果打上了一个折扣，毕竟健康风险损失在全社会层面是不可转嫁的，只有通过加大健康风险治理才能够从全社会层面降低风险损失。而对于过度医疗消费问题，则是在生命健康损失的厌恶效应基础上额外增加了一个消费支出系数，也不会带来任何社会福利的改进，反而浪费了原本能够节约下来的健康保障资源。当然，健康风险导致的社会福利损失是可以根据人们的努力程度而实现调整的，并不是特定时点上的健康风险损失的不可转嫁性。

因此，只要存在医疗费用的第三方付费机制，就不可避免地导致医疗消费支出整体上过大，因而道德风险问题不仅发生在健康保险领域，也同样存在于医疗救助和免费医疗等方面。越是接近免费医疗消费水平，如果不加任何控制措施，那么人们越倾向于按照最高价格的途径寻找优质医疗服务。因而，在英国等这些所谓的"免费医疗"的国家，将免费医疗服务范围局限于基本医疗服务范畴，并且还增加了由全科医生主导的强制性逐级转诊制度。显然，这是一种外化的监管力量，而不是患者内心严格控制的问题，这不仅导致监管成本的增加，同时也容易影响必要的优质健康服务资源的获取。

（3）医疗救助引发的医疗救助依赖问题

医疗救助同样也属于从医疗费用支付和医疗服务消费分离出来的第三方付费机制，而且相比较免费医疗和健康保险，具有更加显著的支付隔离效应，此时并没有所谓的损失厌恶效应的不利影响。尽管人们获取医疗救助只有一定的可能性，并且需要满足财富累积能力不足等条件，但是当人们一旦形成对医疗救助的依赖心理，以及缺乏改善收入能力的动机，那么就会形成诸如英国等高福利国家的医疗救助依赖问题。医疗救助依赖在社会层面上是一个国家的社会福利的严重损失，而从个体微观家庭层面，也是容易诱发贫困"陷阱"的长期贫困因素。如果政府对人们的医疗救助的自我承诺责任引起误解，那么即便是具有自我保障能力或者健康保险购买能力的人员，也可能会存在健康保险保额不足问题，甚至是将累积财富过度消费于其他方面，而不是健康储备。

人们的行为选择总是容易受到未来预期的影响，如果认为缺乏来自于政府的强有力支持，那么就会反向鼓励个人加大健康储蓄和风险治理力度，相反则是形成较大的公共健康保障依赖。当然，如果缺乏对政府公共健康保障的预期而加大个人健康储蓄，也会抑制其他必要的合理消费，不利于加大诸如教育和技能培训等发展性消费投入，也不利于生产性资金的增加。因而，无论是政府提供的公共健康保障，还是个人的健康储蓄，都应该保持在适度的水平上。只有将政府责任和个人责任有机统一起来，通过联合加大健康风险治理的力度，才能够最终改善全民健康水平，显著提高健康保障的社会福利水平。

随着健康普惠金融业务的发展，在健康消费信贷和健康储蓄计划的有效支持下，人们可以在全生命周期上进一步优化健康资源配置，从而能够在每个生命阶段都具有相对充足的资金，用于在健康风险周期上的更好配置，进而能够有效加大健康风险的治理力度，从实现全民健康覆盖层面构建起覆盖全民和全部风险的全方位健康风险治理体系。道德风险问题，无论在什么样的健康保障水平和财富累积规模上，都不利于控制医疗费用支出、提高人们的健康水平和提升社会福利水平，因而应该在全部健康资源配置方式上，制订相关的健康风险治理激励措施，才能够真正解决道德风险带来的不利影响。

6.3.3　健康生活方式培养的福利改进机制

（1）行为选择与期望效用目标

如果人们在经济上是理性的，也就是追求个人经济私利的最大化，那么任何财富效用的增长，都可能会改变人们的经济行为选择。贝克尔（1976）认为，人的任何行为背后都存在对某种效用的追求和满足，即人们的任何行为选择，包括自我伤害在内，都可能会包含着某种期望效用的最大化。因而，那些在医学专业人员看来的不健康的生活方式，诸如饮食、行为方式和消费习惯，都可能与特定的效用追求有关。在人们的生活方式的选择中，总是会加总不同时间的效用总和，然后再加以比较，从而选择效用最大的行为。

但由于人们具有时间偏好上的选择，通常缺乏完全意志力，即便是那些确定性预期良好的健康行为，也难以使人们长期坚持下去。而对于健康生活方式培养带来的预期结果，又往往是不确定性的，当确定性的消费需求或行为效用与不确定性的未来健康状况产生冲突时，人们往往会优先选择当期的消费行为，以获得短期效用的最大化。因而，要推动一种稳定的未来健康预期，就必须提供一种连续性的经济激励。显然，健康普惠金融医疗消费信贷的有偿使用，以及提供的科学健康管理服务，将有助于对健康生活方式的培养形成有效的经济激励和更加有效的专业性技术指导，减少了人们的健康生活方式选择上的盲从性。

（2）健康保险预付费的不利影响与扭转机制

当个体对自我健康保障的责任和能力都提高以后，显然会有助于健康生活方式的培养，从而更好防范健康保险引发的道德风险问题。健康保险的最大问题在于预付费机制，而且健康保险基金的使用不再归自己支配。不归自己支配的预付费用，对于投保人或者被保险人而言，并不将其从心理上归属于自己的储备健康资源，反而容易将其归属于一种尚未得到任何经济回报的损失，并且也不同于一般意义上的普通商品的消费，或者一般服务交易时的服务对等关系。健康保险与医疗服务保障之间，是典型的不确定性延迟服务和医疗产品消费。这样，就不可避免会发生对健康保险基金的非理性利用。从而在最短的时间内迅速弥补之前的心理感知上的所谓"损失"，反而会在一定程度上激励消费者尽快通过"治疗"或医药产品消费的方式，从健康保险基金中取回之前缴纳的保费以弥补"损失"，如图6-10所示。这样，积极应对一般疾病的风险激励就被扭转了，从原来的不要患病，到后面的是尽快"生病"，无论这种生病是真实的还是不真实的。

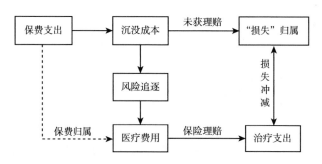

图6-10　保费损失归属与健康风险追逐偏好

　　总之，被保险人会在缴纳了保费以后，通过患病获得健康保险基金补偿的方式，反而使被保险人从心理上将保费"损失"编辑为得到有效弥补后的满足感，而不是疾病发生后的不愉快，这样人们反而在损失厌恶面前形成对患病的某种"期盼"，不但放松了对疾病风险的预防和控制，甚至存在一定的"自我伤害"放大效应。也正是由于遭受疾病风险损失能够弥补之前的保费支出，并且大部分疾病又是能够治疗的，而作为沉没成本的保费损失是无法挽回的。因而，对于那些用常规治疗就能够治愈的疾病，被保险人在预支了保费以后，也就失去了继续培养更加健康生活方式，以及积极防治疾病的内在动力。所以以预付费方式提供保障的健康保险，反而会对人们形成疾病风险追逐的负面驱动力，即通过患病挽回之前的保费损失。

　　由于医疗保险只对实际发生的医疗费用进行补偿，任何人都不可能从医疗费用的保险基金补偿中获得额外的经济收益。因而，人们为了挽回所谓的保费支出损失而对健康风险追逐，属于典型的损失厌恶效应下的"自我伤害"行为，即用一个新的损失挽回之前发生的损失。因而，道德风险不仅仅是对风险治理行为的放松，还可能是对某种疾病风险的加强，显然，无论是由于健康保险的第三方付费造成的道德风险，还是因为对保费支出损失厌恶造成的自我伤害，都不利于健康风险治理和更健康生活行为习惯的培养。

（3）健康风险干预的积极效应实证分析

加强对公众的健康教育是健康风险治理的有效措施，近年来我国一直在加大健康教育投入，加大健康风险因子干预，促进人们的健康保障责任意识。对此，我们使用2015年卫生行政部门组织的健康教育次数等数据资料，探讨健康教育状况对医疗费用变动的影响作用。由于健康教育具有延迟效应，因此我们分别使用2015年和2016年的个体人均医疗费用，然后分析对医疗费用变动的影响，数据见表6-5。

表6-5		公众健康教育对人均医疗费用的影响			
地区	2015年公众健康教育（人次）	2015 医疗费用（元）	2016 医疗费用（元）	两年医疗费用差值（元）	医疗费用增长率（%）
北京	261	8453.14	9429.73	976.59	11.55
天津	398	4866.32	5294.21	427.89	8.79
河北	3225	2507.1	2710.58	203.48	8.12
山西	1228	2518.82	2650.33	131.51	5.22
内蒙古	4941	3302.78	3599.67	296.89	8.99
辽宁	2283	3221.86	3390.89	169.03	5.25
吉林	970	3025.98	3501.19	475.21	15.70
黑龙江	2042	2736.56	3133.43	396.87	14.50
上海	506	6362.02	7595.98	1233.96	19.40
江苏	2475	3729.07	4200.21	471.14	12.63
浙江	2032	4062.49	4603.84	541.35	13.33
安徽	1281	2376.98	2652.17	275.19	11.58
福建	1403	2945.07	3226.83	281.76	9.57
江西	1445	2143.54	2374.79	231.25	10.79
山东	3228	2888.09	3372.7	484.61	16.78
河南	5402	2382.38	2594.03	211.65	8.88
湖北	2093	2818.49	3270.56	452.07	16.04
湖南	3876	2402.06	2820.97	418.91	17.44
广东	2372	3043.29	3812.46	769.17	25.27
广西	658	2103.71	2557.03	453.32	21.55
海南	387	2883.25	3306.78	423.53	14.69
重庆	612	3315.82	3492.19	176.37	5.32
四川	3735	2638.14	3238.64	600.5	22.76
贵州	2129	2136.78	2472.37	335.59	15.71

续表

地区	2015 年公众健康教育（人次）	2015 医疗费用（元）	2016 医疗费用（元）	两年医疗费用差值（元）	医疗费用增长率（%）
云南	2532	2309.65	2754.12	444.47	19.24
西藏	216	3208.66	3780.94	572.28	17.84
陕西	4502	3307.08	3535.66	228.58	6.91
甘肃	3053	2516.1	2889.18	373.08	14.83
青海	1473	3667.8	4043.05	375.25	10.23
宁夏	462	3411.75	3730.5	318.75	9.34
新疆	287	3691	4012.89	321.89	8.72

从表中两年的医疗费用差值来看，医疗费用呈现普遍增长的基本趋势，增长速度在 10% 左右，增长速度最慢的是山西、辽宁和重庆等地区，低于当年的国内生产总值增长速度。而增长最高的广东、四川和广西等地区，增长速度已经超过 20%，远高于经济增长速度。从平均数值（13.13%）的水平上看，增长速度高于国内生产总值的增长速度，医疗费用过快增长问题较为明显。

利用 SPSS 20.0 软件，以 2015 年的公众健康教育次数为自变量，以 2015 年、2016 年及其两年的差值作为因变量，判断公众健康教育对控制医疗费用的影响。从表 6 - 6 来看，公众健康教育有助于降低医疗费用，与 2015 年和 2016 年的回归系数在 0.05 的水平上都显著，并且变量系数的符号为负。但对两年医疗费用的收敛性上并不显著，从趋势上看，随着健康教育次数的增加而收敛。

表 6 - 6　　　　　　　　公众健康教育对医疗费用控制的激励效应

年份	变量	非标准化系数		标准系数	t	显著性
		B	标准错误	β		
2015	常量	3916.692	375.471		10.431	0.000
	自变量	-0.332	0.153	-0.373	-2.166	0.039
2016	常量	4424.372	424.714		10.417	0.000
	自变量	-0.376	0.174	-0.373	-2.165	0.039
差值	常量	507.681	70.075		7.245	0.000
	自变量	-0.043	0.029	-0.271	-1.514	0.141

公众健康教育对医疗费用变动的激励效应，意味着未来要不断提高健康教育的数量，同时要改变突击式的集中教育方式，充分利用各种公众媒体平台，在生活和工作以及医疗卫生机构都设置浅显易懂的张贴画的方式，使健康生活方式培养融入各种生活中。在此基础上，各用人单位和社区部门也要积极组织

各种健康教育活动，并且通过立法严禁公共场所吸烟等行为，全方位推动健康生活方式的培养，并在健康生活方式培养中不断提高全民健康素养水平。

6.3.4　健康风险治理激励与社会成本消化途径

（1）促进健康生活方式培养的激励机制

健康普惠金融不仅能够优化健康保险的保额和保费支出，而且还能够提供适度规模的医疗消费信贷支持，推动更加充分的健康储蓄，因而有助于对培养更健康的生活方式形成连续性的经济激励。在健康保险保费支出和保额优化上，能够使健康保险保费保持在更加适度的规模上，一方面降低了保费支出的损失厌恶效应，另一方面则有效控制了保险基金的补偿额度，医疗费用规模越大，实际医疗费用支出产生的财富损失额度越大，从而抑制了健康保险的道德风险和过度医疗问题，这样人们必然会寻求降低健康风险发生率和风险损失的途径，而这个途径的最为经济的方式就是更健康的生活行为习惯。

医疗消费信贷的有偿使用，也改变了之前医疗救助单一的给付方式，在一定程度上也增加了治疗费用的财富支出，这样人们就必然会更加小心翼翼地控制医疗费用支出，从而对更加健康生活方式的培养形成倒逼机制。而健康普惠金融平台提供的健康储蓄支持计划，本身就是作为家庭财富的一部分，并且健康储蓄资金结余部分或者超额部分，也可以用于家庭的其他消费支持或作为遗产由子女继承。如果人们在家庭和社会上是利他的，那么对家庭或者其他社会成员的任何福利改进，也都会影响人们的行为选择。当健康风险治理能够改善家庭福利水平时，个体将会选择更加积极主动的风险治理措施。在当代社会中，人们的行为往往具有家庭聚集性，也具有家庭成员之间的模仿性，当父辈的生活习惯更加健康时，也会从饮食、日常生活习惯和加强体育锻炼与预防保健上，对其他家庭成员形成示范效应，并在家庭内部乃至社会层面产生模仿激励。健康风险治理和更健康生活方式，对提高个体生存质量和延长健康寿命都是非常重要的，当人们从健康风险治理获得较为长期的、能够外显出来的收益时，也会进一步形成良好的促进作用。

只有人们把健康风险治理转变成为一种生活习惯以后，才能够为家庭和社会带来真正的福利改进。随着健康普惠金融支持下的家庭健康储蓄水平的改善，人们也在一定程度上消除了对健康风险的过度担忧，从而进一步优化家庭财富的消费结构，改善饮食和健康保健消费支出。另外，随着健康储蓄保障能力的提高，还可以允许将储蓄资金用于与健康促进相关的消费，如购买健身俱乐部的门票、到体育场馆参加体育锻炼的进场费等。显然，这对改善人们的日常生活习惯是具有积极的引导机制的。当前，城镇职工基本医疗保险的个人账户功能定位不清，而且整体额度较少，当人们对个人账户缺乏稳定预期时，将会导致医保卡套现或者违规使用问题。而当健康储蓄资金能够像银行存款或者税收优惠型健康保险基金那样，具有明确的个人所有权和支配权的关系时，必然会激励人们更好地加强个人账户资金的使用。

（2）健康风险治理社会成本消化途径

健康风险治理具有很强的外部性，一方面与疾病本身的传染性有关，另一方面则与经济损失的负担转嫁机制有关。假设一个人遭受健康风险损失后，必须保证其获得必要的优质医疗服务，并且要保持其生活水平达到一定的质量，那么这部分费用到底应该由谁承担的问题至关重要。因而，一个人在健康风险最糟糕的假设下，如果通过一个人的健康风险治理的努力，摆脱了那种贫困陷阱的状态，那么除了自己受益外，还会有谁受益呢？这样，就可以逆向查找健康风险治理成本到底应该由谁承担或者分担。

显然，健康风险治理的社会成本负担主体首先是政府部门，政府具有最后兜底保障人人都获得必要的优质医疗服务的责任，并且不会因为医疗费用支付而陷入经济困难，这是我国 2012 年 12 月签署全民健康覆盖联合国决议时的承诺。因而，健康风险治理的主导主体和主要费用分担者，首要责任主体在于国家。而国家也正是通过预防保健、疫苗接种、传染病控制和大病风险筛检等措施，并直接承担大部分费用支出，不断提高健康风险治理的力度，使人们获得充分的健康保障。

其次，根据健康风险损失的跳跃扩散效应，如果疾病最终演化到大额医疗费用，或者因病致残程度，在个体既有累积私人财富无法满足疾病治疗需求时，就必须利用家庭其他成员的资本化价值，甚至要占用家庭劳动力进行医疗照看。因此，健康风险治理成本的承担者包括家庭成员，家庭成员既要分担风险治理投入费用，也要监督其他成员采取有效的积极治理措施，在消费行为和健康素养培养等方面，推动健康风险治理措施的长期实施。

最后，当健康风险损失扩散到社会层面，政府通常会以医疗救助或社会救助的方式提供资金上的支持，以确保患者及其家庭的基本生活消费得到充分满足。但政府并不是社会产品生产部门，医疗救助和社会救助资金的最终来源，是社会成员缴纳的所得税或者其他营业性收入的所得税。因此，健康风险治理成本的消化，自然也包括社会其他成员。为了免于因为医疗救助和社会救助增加社会负担，或者因为医疗照看占用社会劳动力，所有社会成员在分担健康风险治理支出的同时，还要对影响公共健康的行为进行监督，坚决制止危害公共健康的行为。

第 7 章

健康普惠金融对健康服务
利用的优化机制

　　要彻底解决医疗服务利用的公平性问题，在本质上就是根据人们健康保障的需要，跳过由医疗机构主导的分配健康产品的医疗服务阶段，使消费者直接对接医疗市场，从而绕开由于医生偏好和优质健康服务分布的区域性差异，获得疾病治疗和健康促进所需要的优质健康服务产品，这是决定人们是否能够获得满足健康保障需要的基本前提。随着市场经济体制的逐步完善和商品流通方式的改进，作为商品的健康产品的流通"瓶颈"已经逐渐被打破，尤其是电商平台已经具有了提供更加便捷配送服务的物流基础设施与技术条件。但是，健康产品的消费需要专业的医学和健康保健等知识，这就决定了健康产品的最终分配权在医务人员那里，健康产品使用和消费效果都与医生的治疗技术水平、治疗保健方案和药品处方质量具有密切关系。

　　因而，导致健康服务利用公平性取决于三个方面的关键因素，一是对所需要健康消费产品的支付能力，以及从医生那里购买优质健康服务的医疗费用支付能力，没有支付能力就难以获得所需要的健康产品与服务；二是人们所需要的优质健康产品的生产能力和厂商的供给意愿，没有充分的供给能力和供给意愿，个体健康生产就难以得到充分保障；三是优质医疗服务及相关医疗资源在空间分布上的合理性，以及人们获得优质医疗服务机会的均等化程度。这样，健康服务利用公平性的根源，就从健康产品的生产转变为医务人员和医疗卫生资源的配置。健康普惠金融改善健康服务利用的作用机制和优化路径，在于既要改善健康产品的生产能力和供给意愿，也要改善医疗服务机构生命健康生产要素在不同地区和不同人群之间的配置的合理性，优化优质医疗服务资源的区域配置状况。当普通金融资本缺乏优化健康服务利用的投资激励时，有必要通过健康普惠金融激励措施，推动健康服务产品数量、种类和质量的不断改进。

7.1

实现全民健康目标下的健康服务利用问题

为了保障全民健康目标的实现，并对全面小康社会建设提供强有力的支撑，就必须确保人们能够从优质健康服务产品供给和购买能力两个方面获得充分保障。然而，受限于优质健康产品供给和医疗资源分布的不平衡性，以及区域性健康产业发展不充分等问题，难以在可及性和公平性上充分满足人们对优质健康服务的需要，同时受到人们非理性的医疗服务利用行为的影响，导致医疗费用增长过快，医疗资源浪费和过度利用问题尤为突出。所有这些问题的存在和发展，都不利于全民健康覆盖目标的实现，甚至影响到全面建成小康社会的国民健康基础性问题，因而亟待通过大力推进健康普惠金融服务，以有效地改善优质健康服务的均等化水平。

7.1.1 全民健康对优质健康服务供给的基本要求

必要的优质健康服务产品具有吉芬商品的属性，尽管健康服务产品并不像人们的日常消费的食品那样具有吉芬商品的显著特征，但是一旦遭受健康风险损失或者患病，就必然需要获得所必要的优质健康服务，以实现疾病有效治疗或者治愈目的，甚至在必要的情况下，采取有效的健康风险预防和应对措施，通过有效监督管理措施减少医疗服务利用浪费和健康保障基金的过度利用与违规套现等问题，不断提高健康服务利用效率和全民健康的保障水平，为全面建成小康社会和实现健康中国战略目标提供健康保障支持。

（1）保障实现全面小康社会层次的健康服务供给要求

习近平总书记在 2016 年 8 月召开的全国健康与卫生工作大会上强调，"没有全民健康，就没有全面小康""要把人民健康放在优先发展的战略地位"，由此将全民健康摆到了关系全面小康社会建设的高度。对此，习近平进一步强调，要以基层医疗服务建设为重点，通过改革创新，不断提高健康服务质量水平，将健康融入所有政策，全面建成覆盖全民的多层次健康保障体系。由于全民健康保障的根基在于基本医疗卫生事业的公益性，以确保人人都能够享有公平可及、系统连续的预防、治疗、康复和健康促进等优质健康服务，因而必须坚持正确的卫生与健康工作方针，采取预防为主、中西医并重等措施，不断提高医疗卫生服务质量和水平，增强全体人民的健康保障获得感。

在市场决定资源配置的社会主义市场经济体制下，必须正确处理好政府和市场的关系，其中政府承担起面向全民的基本医疗服务保障，而让市场充分参与并在高层次医疗服务领域充分发挥作用，进而充分激发市场活力，满足人们多元化多层次优质健康服务需求。针对市场失灵问题，除了更好发挥政府直接调控作用以外，还需要提供必要的金融政策，推动金融资金更好地服务于医疗卫生服务实体经济发展，尤其是健康产业和社会办医事业的发展。

除了提供面向疾病预防和有效治疗的优质健康服务以外，还需要不断提高个体的自我健康保障责任和意识，通过倡导健康文明的生活方式，加大积极应对健康风险的主动性。在此基础上，通过树立大卫生、大健康的观念，把以疾病治疗为中心的医疗保障模式，转为以人民健康为中心的大健康保障模式，通过建立健全健康教育体系实现全民健康素养的提升，加快推动全民健身和全民健康的深度融合，从而为大健康产业发展带来了更高要求。

（2）实施健康中国战略对健康服务供给提出的要求

党的十九大报告提出实施健康中国战略，将人民健康提升为民族昌盛和国家富强的重要标志的高度。党的十九大提出的健康中国战略，是基于中国特色社会主义进入新时代的大背景，以及全民健康和《"健康中国 2030"规划纲要》的战略规划，对完善国民健康政策的进一步部署，以确保人民群众能够获得全方位全周期优质高效健康服务，满足人民日益增长的美好生活向往中的高质量健康保障需要。

健康中国战略对健康服务的具体要求主要包括四个方面：一是强调了深化医药卫生体制改革的必要性和重要性，要求全面建立中国特色基本医疗卫生制度、医疗保障制度和优质高效的医疗卫生服务体系，以及不断健全完善现代医院管理制度，这是实现全民健康和健康中国建设目标的基本要求；二是充分发挥医疗医药专业人员的作用，既要体现医务人员的劳动价值，加强基层医疗卫生服务体系和全科医生队伍建设，同时必须全面取消以药养医问题，健全药品的供给保障制度；三是更加关注对健康风险的前置治理，具体包括坚持预防为主的方针，深入开展爱国卫生运动，倡导健康文明生活方式，实施食品安全战略，更好预防和控制重大疾病风险；四是坚持多元化的社会办医方向，既要坚持中西医并重，更好发挥传统中医药的作用，同时也通过大力支持社会办医，促进大健康产业发展。

除了直接面对健康服务的有效供给和提升健康风险治理能力外，还强调通过促进生育政策与相关经济社会政策的配套衔接，积极应对人口老龄化，构建起养老、孝老、敬老政策体系和社会环境，不断推进医疗养老的结合力度，加快推动老龄事业和产业的发展。从这个层面上看，党的十九大提出的健康中国战略，对健康服务的发展和利用提出了更高的要求，不但要充分解决疾病治疗阶段的优质医疗服务的公平供给和均等化水平，而且要在更宽广的口径上解决全社会的健康服务需求问题，尤其关注人口老龄化带来的全民健康保障压力问题。

（3）健康服务吉芬商品属性与供给问题

无论健康服务的供给质量如何，对健康服务的需求始终处于人类全部需求层次的底端，也就是马斯洛需求层次理论的第一层级，而在第一层级上的任何产品或者服务需求，都具有典型的吉芬商品属性，都可能会随着价格的提升而不得不支付更多的财富。因此，对优质健康服务的供给不仅要数量充足，质量有保证，而且还要显著改善优质医疗服务的公平性和均等化水平，否则将会因为需求竞争而导致服务价格偏高，以及必要的优质医疗服务无法在全民层面得到真正保障。

人们在应对健康风险和必要的优质健康服务需求满足方面，采取了通过购买健康保险以应对部分低收入者的支付能力不足问题，因而用于改善支付能力的健康保险也就具有了吉芬商品属性，尤其是政府提供的基本医疗保险。由于健康保险无法完全消除道德风险和保险欺诈等短板问题，在一定程度上往往会拉高医疗服务价格和总医疗费用支出，而医疗价格提高和医疗费用增加，又会导致人们不得不消耗更多财富去购买所需要的医疗服务，由此造成医疗费用与健康保险之间的关联性增加，医疗费用增长越快，个体支付医疗费用的能力相对越低，对健康保险的需求也就相应增加，进而再次推动医疗服务价格的提高，并由此形成恶性循环而助推着医疗服务价格和保费的持续增长，使低收入者的医疗服务购买成本不断增加。因此，无论是医疗费用增长过快，还是医疗保险保费不断增加，人们实际上对医疗服务的利用情况并未得到显著改善。

对此，有必要采取有效措施化解吉芬商品属性下的优质健康服务使用问题，一方面降低医疗服务资源浪费问题；另一方面降低健康保障基金过度利用和欺诈骗保数量，从而使医疗服务价格和保费支出保持在适度的水平上。所以无论是通过基本医疗保险还是商业健康保险提供优质健康服务保障，健康保险及其保障的医疗服务都具有明显的准公共品的属性，政府应该对其进行必要的管制，既要加强优质医疗服务的供给，又要对医疗服务的合理利用进行必要合理管制，以更好发挥政府的作用。

与此相关联，承担与基本医疗保险相类似功能的健康普惠金融，也具有了准公共品的属性。因而，相对于市场上那种完全是基于投资需求的普惠金融，健康普惠金融应该具有慈善性、公益性或者非营利性的特征，也是推动健康普惠金融发展的基本原则之一。而承担健康普惠金融业务的机构在一定程度上具有非营利性的性质，并承担起全民健康保障的责任。

7.1.2　医疗服务非理性利用和浪费问题的形成机制

尽管从中央层面制定了一系列推动全民健康和健康中国建设的战略规划，但由于我国在加快推动工业化和城镇化建设过程中，同时面临人口老龄化的压力，以及疾病谱、生态环境和人们生活方式的不断改变，当前仍然面临多重重大疾病风险威胁并存和各种健康影响因素交织的复杂局面，不但面对发达国家之前和当下所面临的诸多卫生健康问题，而且也要面对发展中国家所面临的卫生健康困境。尤其是医疗费用增长过快和优质医疗服务的非理性利用等问题，已经成为影响人民健康、制约经济发展和影响社会和谐稳定的两大重要因素。对此，必须对两个问题的形成机制加以系统分析，采取有针对性的措施加以有效解决，尤其是关注如何通过健康普惠金融，在提升人们对优质医疗服务利用的基础上，不断提高主动控制医疗费用的责任和意识。

医疗行为决策的最大特点是环境的不确定性，也是 Arrow（1963）研究医疗资源配置和最优医疗保险的基本前提。Arrow（1963）尝试把医疗部门的制度解释为对医疗保健和医疗保险专有特征的反应，包括信息不对称和医疗保健的重要性，重点关注道德风险和逆向选择导致的健康保险市场"失灵"，卫生保健中非营利组织的重要性，医疗市场中职业规范、信任和道德的作用。基于 Arrow 的研究结果，依赖于效用最大化和有效市场均衡的传统经济模型，在理论和实证上都有丰富成果，为医疗保健公共政策设计做出了重要贡献（Culyer & New-house，2000）。基于此类假定的微观决策模型认为，所有医疗技术的效果都是不确定的，患者对治疗方法的反应也不同，对治疗程序和方案的偏好也是不同的。因此，医疗市场中绝大多数医生的支付方式都是假定健康结果是不可合约化的，依据治疗结果支付医生报酬是不现实的（Dranove & White，1987）。但在实施传统模型时，经常会遇到导致僵局的难题，由此推动了行为经济学对卫生健康服务市场的研究。

行为经济学的发展为医保基金违规行为的形成动机给出了更多的合理解释，尤其是医生行为，从传统的医生行为模型转向行为经济学视角的医疗行为模型。早期医生行为模型（Pauly，2001）仅用信任和道德等描述医生行为还存在很多缺陷。因而，在医疗服务市场上，人们更多倾向于用计量模型研究医生行为的影响因素（Feldstein，1970；Newhouse，1970；Fuchs & Kramer，1972），这些模型基于传统竞争性模型作为理论基础，研究结果显示，医生数量和价格之间存在正相关，这样就得出了与模型假设相反的或矛盾的结论。为了解决这种解释悖论，人们又在医疗服务中加入了垄断因素（Newhouse，1970；Frech & Ginsburg, 1972), 但后续研究又推翻了该结论。于是, 传统经典模型逐渐地放弃了医生是追求利润最大化的模型假设, 试图从医生行为动机上给出解释, 但除了利润最大化模型以外, 尚未有被大家一致接受的基于传统经典理论的模型 (McGuire, 2000)。

于是人们开始尝试采用早期的行为经济学的观点, 构建了满意度模型 (Simon, 1958)。Newhouse (1970) 和 Evans (1974) 认为在利润最大化不被社会接受时, 医生可能会设定一个达到目标收入的价格。Arrow (1963) 引入集体取向的概念, 解释医生对利润最大化行为的偏离现象。Evans (1974) 认为, 医生会根据当地收入分配状况, 来设定目标收入水平。但目标收入模型也存在很多缺陷, 不仅设定目标基础是模糊的, 而且仅仅是主观决定的 (MacGuire, 2000), 因而目标收入模型只是行为经济学与卫生经济学进行结合的不怎么成功的开始。MacGuire (2000) 在收益函数中加入医生努力程度, 将其引入解决信息不对称问题。由此推动了在传统的效用最大化模型中, 加入了医生引致需求的概念 (Evans, 1974), 由于患者不具有完全信息, 医生会利用自己作为代理人的地位创造需求。也就是医生并不是完美代理人, 因为他们会推荐超出患者最优需求水平的治疗方案来获得收入。因而, 在传统医生行为模型中, 又在引致需求中设置了惩罚成本 (Stano, 1987), 如果医生的代理行为只是为了自己的利益考虑而损害患者利益, 将会通过采取惩罚措施减少医生经济效用, 从而限制对医疗需求水平的过度移动。而导致医生并不是完美代理人的原因, 吴传俭 (2016) 认为这是由于在委托代理关系中, 不仅存在信息不对称问题, 还存在利益距离问题, 如果要缩短或者消除私人利益距离造成的损失, 应该引入审慎人监管原则对医生行为进行约束, 审慎人监管原则的本质就是换位思考, 要求医生设身处地为患者利益考虑。

考虑到患者与医生代理关系的重要性, 对于医生创造引致需求动机的研究还比较少 (MacGuire, 2000; Reinhardt, 1978; Fuchs, 1978), 有关引致需求的绝大多数讨论, 需要考虑医生与患者之间的道德规范和信任、患者信息缺乏和恐惧与焦虑、医疗选择的不确定性。行为经济学文献已经研究了这些情况是如何影响决策与经济行为的 (Rabin, 1988), 但在医疗行为中尚缺乏充分研究。许多行为经济学的概念与引致需求的出现时间节点密切相关, 如自私行为、妄想、避免后悔 (Rabin, 1998; Thaler, 1980), 这些概念使医生决策模型更多地考虑医患互动的性质, 即到底是互惠还是合谋。

行为经济学理论方法在医疗行为研究中的应用, 使对医疗行为的管制从事后惩罚, 转向动机监管和医生努力程度的识别 (Frank, 2007)。医生也是风险规避的, 面对临床治疗结果的不确定性及医患纠纷风险, 医生也可能会选择一些对己有利的行为（OECD，2018）。但医生都是受到良好专业教育和具有熟练专业技能的人员，因而应采取有效激励措施，被鼓励提高努力程度提高患者的医疗和福利水平，并在必要的情况下说服患者提高治疗方案的遵从度并完成临床治疗。研究显示，一是医生具有墨守成规和缺乏积极采用提高治疗质量及患者福利的新方法、新技术的偏好；二是对一些疾病的治疗通常会偏离以证据为基础的临床实践，与基于利润最大化和患者福利与医生收入最大化的假定相偏离（Institute of Medicine，2001）。

实证研究还发现，当采取药品使用管制措施以至于医生不能从处方药中获益时，医生反而会选择那些最符合患者利益的药品，进而从非完美代理人转为好的代理人，这种情况还表现为药品代理商的选择（Hellerstein，1998），但医生也会依赖于通过学习或者药品广告而熟悉的药品，不愿意使用更有效的新药或者成本更低的老药，即便是被广泛证明能够提高患者健康的药品（Institute of Medicine，2001）。这意味着药品使用监管不仅要确定药品目录，同时还要通过有效沟通使医生熟悉诸如广告药品等的性能。

行为经济学对医疗保障基金违规问题的研究，更多是侧重于参保行为和医疗服务过度利用问题。Kahneman & Tversky（1979；1992）建立的前景理论 K‐T 范式，从概率主观加权、损失厌恶、参考点和框架效应等角度解释不确定决策下的行为异象形成原因。Kunreuther et al.（2013）利用 K‐T 范式，将投保动机扩展为转嫁风险、免于遗憾或后悔、遵守国家法律或政府要求、遵守社会规范和（或）社会认知，不仅解释了医疗保险行为异象的原因，还从需求侧和供给侧两个方面提出 12 条修正措施，核心内容在于减少概率决策赋权的负面效应、加强医疗服务管制和保障保险基金安全。

行为经济学实证研究还解答了医疗保险非理性行为的原因，超额保险是为了免于遗憾或后悔（Van Winssen et al.，2015），道德风险与保费沉没成本的归因有关（Bradley &Taylor，2013），过度治疗与生命损失厌恶（Graneromolina et al.，2016）和赋予小概率治疗风险更大权重（Kranendonk，2016）有关，医疗储蓄和风险治理投入不足与立即享乐（Elster，1979）或时间偏好不一致有关（Takagi et al.，2016）。购买保险后更加谨慎的风险规避行为（Meza &Webb，2001）和多元化持有健康保险产品（Buchmeller et al.，2013）等正向选择被归因于传统保险理论的假设缺陷。对生命价值的非理性估值（Pavel et al.，2015；Viscusi，2015）导致保额不足、超额保险和患病后过度治疗，甚至引发病人选择权和医学伦理等问题（Dranove，2009；Barseghyan，2012）。国家医疗保障有助于修正健康资源错配（Folland et al.，2013；Lane et al.，2017），但应避免医疗救助依赖问题，并按照公平原则激励市场提供高层次医疗保险（Dionne，

2014）。国内针对健康保险需求的影响因素（彭晓博、孙祁祥，2012；周坚、申曙光，2010；薛新东、刘国恩，2009）、非理性购买行为（黄枫、甘犁，2010；白重恩，2012）及健康扶贫需要（赵曼，2016；林闽钢，2016），提出优化医保政策和加强医疗服务供给侧改革（黄华波，2016；李真，2016）等措施。

通过设置医疗保险的共付条款和免赔额，虽然有助于控制道德风险（Drèze & Schokkaert，2013）、逆向选择（Akerlof，1970；Tausch et al.，2014）和交易成本（Picard，1996；Martinon et al.，2016）等问题，但缺乏合理共付条款的超额医疗保险，不仅造成医疗服务消费数量和价格的上升（Dormont & Péron，2016），还会导致技术密集型昂贵医疗服务的非理性增长（Feldstein，1973）。Nyman（1999）认为健康者对患者的保险补偿，能够增加患者额外医疗消费和经济福利。Manning & Marquis（1996）测算出有效控制道德风险的最佳共保率为45%，但会使低收入者无法真正获得保险保障（Gollier & Schlesinger，1996；Segel et al.，2017）。共付条款需要医疗储蓄（Moffet，1977；Leive，2016）、自我防护（Boyer &Dionne，1989；Lee，2012）等作为医疗保险的必要替代或补充，但存在医疗储蓄不足（Frank，2007）和不健康生活方式（Kapelios et al.，2017）等问题。在医疗负债和过度医疗方面（黄枫、甘犁，2010；顾昕，2011），侧重于应对因病致贫和加强医疗服务管制等问题。

医院药物滥用动因是复杂的和相互关联的，既有医生和患者受经济激励等系统性原因，也有其他一些诸如缺乏医疗服务的可选择性（Berchet，2015；Berchet & Nader，2016；Freund et al.，2013）、医院和其他机构之间缺乏有效合作（Wong et al.，2009；Gindi et al.，2012）、患者偏好医院治疗而不是社区保健机构（Campbell et al.，2006；Shah et al.，2003；Cloutier - Fisher et al.，2006；Turnbull et al.，2008；Raknes et al.，2013）等特殊原因，因而只采取严格监管措施未必能够取得预期目标。受医疗服务价格因素影响，医院也可能激励性引导患者使用某种类型药物，例如，共同支付的门诊病人被激励寻求急诊的免费治疗（OECD，2017；Eurofound，2014；Kringas et al.，2015），而我国则是鼓励患者住院挂床等违规行为。

贫穷、少数民族、低水平教育、缺少社会支持，使患者会过度偏好住院和急诊（Purdy，2010；Purdy & Huntley，2013；He et al.，2011；Uscher - Pines et al.，2013；Nishina et al.，2015）。收入支付困难者可能会延迟或放弃所需要的医疗保健服务，反而导致更高更贵的治疗支出，如英格兰贫民区比较典型（CHE，2016）。很多政策手段被有组织地引入降低医院过度利用，改进包括发展可选择保健或者旨在提高保健合作等倡议，通过改变医疗专业人员的角色也能实现成本节约，尽管这些政策可能要求更多的改革调整（Giesen et al.，2011；

Whittaker et al.，2016；Purdy et al.，2012；Lippi Bruni et al.，2013）。经济激励主要是用于改变医疗行为（Mason et al.，2014；Galloway，2014），而适当培训和政府管制等非经济手段也可以改善医疗行为（Latham & Marshall，2015），包括培养医生具有复杂信息的有效沟通能力，向病人阐明症状和帮助解决问题，通过症状解释提高病人自我管理的健康意识（Yank et al.，2013）。当病人能够采取预防性措施管理他们的健康时，不必要的住院是可以避免的（FitzGerald & Gibson，2006；Holman & Lorig，2004；Purdy，2010），发展病人教育项目和协商咨询会议是效果很好的改善病人自我管理的路径（Purdy，2010；Yank et al.，2013）。

7.1.3　减少医疗资源浪费的他国经验借鉴

一般认为，医疗服务系统的核心目标是改善人类健康，挽救遭受疾病损害的潜在生命，并创造对未来的期望，因而，理论上相关利益者应该采取符合伦理道德的行为，但现实中仅贪腐和错误导致的医疗资源浪费在全世界范围内的平均水平就高达 6% 左右（Gee & Button，2005）。但国内外对健康保障基金监管问题的关注，主要侧重于医疗行为和医保基金使用之间的内在关系，既包括故意欺诈骗取医保基金行为，也包括非故意性的医疗服务过度利用和浪费等问题（Gee & Button，2015），国外则侧重于减少管理费用和降低过度官僚干预引发的低效率与额外负担等问题，为我国健康服务利用监管和减少资源浪费提供有益借鉴。健康保障基金使用主要是向第三方医疗服务机构支付医疗费用，为被保险人或受救助者提供必要的医疗保障，因而无论是个人账户资金使用，还是统筹账户基金使用，医疗违规收益部分地是通过与他人合谋方式实现的，而这种情况显然已经涉及违规违法问题，属于法律严格监管的范畴。Picard（2000）认为，保险欺诈主要是指保单持有人可能背离最大诚信原则，没有如实报告他们损失的大小，或者报告了一个从未发生的事故，可能由个人独立地决策，但通常与第三方共谋相关。

（1）医疗服务资源过度利用问题及解决办法

健康保障基金使用最终通过医疗服务提供和医疗费用补偿实现的，因而管控医疗资源浪费和过度使用是医保基金监管的重要环节。医疗服务领域的资源浪费和医疗费用过快增长，已经引起各国的普遍重视。经合组织 2017 年的一份研究（OECD，2017）发现，在不损害卫生系统绩效的情况下，至少有 1/5 的卫生支出是浪费性的。法国在 2012 年大约有 28% 的治疗措施缺乏依据（Vanlerenberghe，2017），荷兰在急性护理方面通过护理一体化和让患者参与方案决策可以节省 20% 的费用（Visser et al.，2012），意大利在 2017 年的低效价或浪费部分占公共开支的 19% 左右（Fondazione GIMBE，2018）。经合组织（2017）给出的识别和分类医疗资源浪费的实务方法：一是病人没有接受到正确治疗，包括不必要的重复检查和服务、可避免的伤害事件、低效果和不恰当以及不符合成本效果要求的低效价服务；二是可以通过更少资源消耗而获得的收益，分为废弃（如没有使用的药物）、过高定价（如仿制药与品牌药）、不必要的高成本服务（如用医生代替护士、住院替代门诊）；三是从病人那里拿走不必要的资源，包括管理浪费以及欺诈、滥用和腐败等。

并非所有住院病人的服务都是必要的，很多都缺乏有力的医学证据，甚至还造成健康损害（Brownlee et al.，2017），针对美英等国 800 多项的低效价服务研究发现，有 2/3 与医院服务有关（Chalmers et al.，2018），另一项研究发现仅在普通外科中就有 71 次属于低效价服务（Malik et al.，2018）。对此，美国和欧洲等国家基于患者层面的治疗数据，制作了低效价卫生服务图谱集，以提高公众对系统性过度医疗的认知度并促进行为改变，但也存在可操作性等缺陷（Miller et al.，2018）。解决过度使用的政策手段包括制订和发布过度使用情况、通过临床决策支持工具或审计等推动行为改变，以及必要的经济杠杆手段等（OECD，2018）。然而，由于过度使用问题非常复杂，需要做出系统性努力和采取多管齐下策略（OECD，2017；Mafi & Parchman，2018；Ellen et al.，2018），以释放卫生系统的服务潜力。

在荷兰，全科医生的非预约保健服务（after – hours care）采取免费服务方式，对含急诊在内的医院服务实施强制免赔额，患者有经济激励选择全科医生而不是急诊（Wammes et al.，2017）。在丹麦，非预约服务由医生或护士决定是家庭诊疗或转诊，并对其支付较高工资报酬（Vrangbaek，2017）。英国自 2005 年以来开始设置虚拟病房提供由多科室组成的家庭保健服务，减少了计划外住院和高风险人群在医院的滞留时间（Sonola et al.，2013）。法国则采取家庭医院模式，由医院组织和资助，显著减少了住院治疗（FNEHAD，2017）。

延迟出院也会增加不必要的医疗费用。一项关于延迟出院的跨国审查评估显示，延迟出院将每天增加每名患者 230～659 欧元费用（Rojas – García et al.，2018）。延迟出院还增加老年人等高风险人群的住院关联感染风险，并导致机体功能下降（Covinsky et al.，2003；Zisberg et al.，2015）。挪威在 2012～2016 年，有记录的延迟出院患者数量增加了一倍（Helsedirektorate，2018），而人口老龄化带来延迟出院的压力越来越大，英国 65 岁以上患者占延迟出院患者的 85%（Department of Health，2016）。

在减少延迟出院监管措施方面，一些国家已经开始通过改善转诊服务机构的设施和提高家庭护理能力，以容纳不必要的急诊服务（O'Connor et al.，

2015）。转诊管理不善和医院与社区服务缺乏协调，也加剧了持续性出院延迟（Barker et al.，1985；Shepperd et al.，2013）。解决这个问题，除了法治监管以外，还需要一系列经济激励措施，包括合理提高工资报酬等。

药品是继住院和门诊护理后的第三大卫生支出。减少药物浪费需要监管努力，解决办法（OECD，2018）包括确保种类选择、定价和采购符合高性价要求、充分利用仿制药和生物类药品、提高治疗依从度，优化包装规格，减少或最小化不必要的浪费性丢弃等，因而各机构之间需要联合管理和监管（Kastanioti et al.，2013），例如，要求厂商提供合适的包装规格并负责剩余药物回收并退款（Bach et al.，2016），在药品采购环节采取多部门联合价格谈判措施（BeNeLuxA，2017；Infarmed，2018），尤其是高成本药物和罕见药（orphan drugs）。药物最高价格监管尽管存在例如降价死等一些问题，但至少保持价格适度（Seiter，2010），使批发商和药店利润保持在适度水平上。

欧盟国家采取批发商和药店利润空间管理，使批发商、药店、政府或保险基金之间实现利润共享（European Commission，2012）。经济上激励医生使用仿制药，补贴有助于提高使用率（Belloni et al.，2016），对品牌药物使用要做出说明（Medicines for Europe，2016）；希腊要求公立医院受监管药物比例达到50%以上。证据表明，直接管制非专利药品价格在降价方面不如竞争性定价（OECD，2017），同时还应考虑药品的长期有效供应问题。

处方的影响已被证明是多因素的，包括文化和社会经济因素、诊断不确定性、卫生服务资助或补偿方式、非专利药品在市场上的百分比、经济激励和制药行业对患者抗生素的治疗价值的影响、态度和信念，以及开处方医生和患者对呼吸道感染会诊期望的差异（Llor & Bjerrum，2014）。对处方药物缺乏依从度导致欧洲等国家1250亿欧元额外支出（OECD，2017），奥地利社会医疗保险被浪费的药物平均每年每人至少21欧元（Vogler & de Rooij，2018）。改善药物使用，除了提高遵从度，英国2015年发起的NHS医疗废物运动提供了评估医生重复处方的简表，并通过药剂师与全科医生合作，采取面向病人的临床药物审查和慢性病管理，以改善减少医药使用的浪费现象（Mann et al.，2018）。

但有关证据认为医疗服务价值感知失调是很难被发现的，每个人有不同的理解和遵从度（Weeks et al.，2012；Mulley et al.，2012），例如，常规认为维生素和矿物质补充是疾病预防的常规方法（Guallar et al.，2013），但事实上未必总是有益的（Grodstein et al.，2013；Lamas et al.，2013），甚至维生素 E 补充过量还会导致死亡（Miller et al.，2005）。要使患者确信医生是专业的并提供安全高性价的治疗，但病人源于认知困难和缺乏健康知识容易受信息易得偏差影响（Zdenkowski et al.，2016；Stacey et al.，2014）。当然，经济激励效果也是混合的，可能对病人的产出无效（Flodgren et al.，2011），应该伴随其他改变行为的政策以增加影响力（Dreischuulte et al.，2016；Kimmel et al.，2012）。

（2）健康保障基金监管问题的经验借鉴

尽管我国新成立不久的国家医疗保障局，在 2019 年公布的《医疗保障基金使用监管条例（征求意见稿）》，强调对国家医疗保障基金使用实行严格监管，但西方国家在加强保障基金监管立法的同时，反而放宽了对非恶意违规行为的法律监管，甚至澳大利亚和荷兰等国家，还要求部分法律条款应适应减少医疗服务浪费需要而做出修改，甚至被加以移除（OECD，2018）。很多国家通过采用多样化监管手段提高管理效率，旨在提高管理支出预算封顶线的透明度（OECD，2017）。德国和荷兰通过立法对额外管理进行估算，明确了封顶线及效率目标，以增强卫生支出的管制力度。瑞士的社会医疗保险监管机构，负责审查保险公司的财务记录，要求保险公司减少被认为超支的管理成本。

根据推动创新医疗服务的要求，荷兰立法条款变得更加灵活，如果法律条款被发现有碍于可选服务模式的潜在成功，可以暂时冻结法律条款，如果创新实验取得成功，这些法律条款将在必要的情况下去除（OECD，2018）。为了降低监管负担和管理成本，德国 2015 年引入了一项 one – in one – out 规则，旨在限制医疗业务红线，每个额外的相关立法性的监管业务负担都将被去除。澳大利亚在 2013 年实行减少或去除监管业务负担的政策，仅健康共同财富部的监管成本在 2015 年就减少了 970 亿澳元（Commonwealth of Australia，2015），这主要受益于提高监管能力和改善监管绩效措施，减少包括医疗服务在内的各部门业务的遵从成本。而通过立法减少文书工作，在被美国引入并广泛实施后，也开始在其他国家开始实行。在医疗服务标准和风险评估上，澳大利亚开始引入国际标准和风险评估技术，以减少监管批复上的重复和延迟，如果医疗服务或产品批复制度能够使用可以信赖的国际标准或风险评估技术，就不再强制实施本国标准，甚至当存在比较充分理由时修改本国标准，目前已从医疗服务监管引入医疗设备监管（Commonwealth of Australia，2015）。

美国的可负担医疗法案（ACA）推出医疗—损失—比例指标，要求承担国家医疗保险的公司至少将 80% ~ 85% 的保费花在医疗补偿和质量改善上。如果保险公司没有满足最低标准要求，将被要求发布减少注册参保人数。该办法在 2011 年引入后，纯保费在非医疗性高成本上有轻微下降，在 2013 年累计节省了 37 亿美元，但节约多大程度上归功于新监管制度还不是很清楚（McCue &Hall，2015）。根据 Himmelstein &Woolhandler（2016）的研究，ACA 扩展到之前没有保险的人以后，已使管理成本显著下降。

针对道德风险引发的过度医疗需求，Pauly（1968）认为最优保险政策应该是建立一种由病人和政府共同付费，以及设立保险免赔额或保险起付标准的新机制。针对供方道德风险诱导需求导致的医疗费用过快上涨，可采用定额补偿方式（又称预付制）对供方进行有效控制，主要分为按人头付费、总额预付和按病种付费。在前述研究基础上，Pauly（2001）考虑公共医疗保险中信息失灵问题，从供需双方来控制道德风险，提出要防止过度消费、改革支付制度、有效控制成本、建立和完善评估体系等。针对严重的道德风险和欺诈问题，Stefan et al.（2008）提出医疗保险从"威慑、预防、识别、调查、制裁和赔偿、监控"等六个方面构建监管系统。William et al.（2009）在 Stefan et al.（2008）的欺诈管理系统基础上，提出进一步解决医疗保健欺诈和滥用的办法，包括教育培训、实现计算机信息管理、加强联邦政府对欺诈和滥用处罚的执法力度，以及采用数据挖掘技术分析和识别欺诈与滥用等问题。

尽管在健康保障基金使用上各国都在加强立法，但要提高医疗遵从度，减少各种低效价服务，国外还尝试通过立法保护医生免于治疗失当引起的诉讼。新西兰剔除了医生侵权责任关联制度，禁止医疗不当诉讼，而是在医疗保险系统实施补偿医疗伤害制度。尽管存在可负担性等争议，但至少没有很大的法律和管理成本（Bismark & Paterson，2006）。采取无过失保护制度的国家，还包括瑞典等北欧四国，目的在于确保损害得到补偿，而不是简单地惩戒医生，惩戒医生通过单独的程序实施，往往涉及违规和违法等行为。与无过失保护制度相对应的是促进使用"本可避免"标准，即用类似审慎人标准替代失职处罚措施，并由此决定补偿资格（Kachalia et al.，2008）。无过错制度实施对减少成本的影响证据还不是很清楚，但由于受到保护，医生积极性和主体地位得到发挥（Baicker et al.，2007），并节约了医疗责任保费（Thomas et al.，2010）。其他潜在的收益还包括，剔除损害性起诉能够显著减小监管程序压力，有助于提高医生和患者的配合度。

健康保障基金监督是一项系统工程，单纯依靠政府监管部门难以实现全覆盖监管，对此，一些经合组织成员开始寻求相关利益者参与监督治理措施（OECD，2017）。发现违规欺诈行为和医疗服务过度使用或多或少能够采取事前行动，传统方法依靠投诉调查和常规性审计或内部控制，如澳大利亚和美国等一些国家采取举报热线办法，鼓励人们报告欺诈骗保行为。美国为受益人和服务提供者开发了多种软件包并提供培训服务，以及必要的物质激励，鼓励人们识别和减少欺诈行为。统计和数据挖掘工具已经在很多国家成为欺诈骗保识别体系的一部分（Joudaki，2005），而数据挖掘技术用于识别常规行为的偏离情况和筛选被列为怀疑对象的人员。荷兰动员相关利益者参与甄别和解决医疗服务浪费问题（Lafeber & Jeurissen，2013），同时也鼓励医疗专业人员和居民报告他们遇到的浪费问题，并通过采取虚拟技术和匿名报告制度，对各种浪费情况进行监督和治理。针对监督结果，好的采取通报表彰，被检举者则在行业内部通报。有些经合组织成员实施的阳光监管措施，要求药品与器械厂商将支出报给相关利益者，并制度化报告给卫生权力部门，但很多国家采取的是规制监管，而不是综合性法律（MCDermott et al.，2015），例如，法国要求厂商将支出公开范围扩大到医疗专业人员、所在协会、社会群体、病人联合会和媒体等。

7.2

健康普惠金融对健康服务利用的改进机制

人们对优质健康资源的利用主要受制于三个基本问题：一是必要的优质医疗服务的医疗费用支付能力；二是在寻求优质医疗服务资源过程中，社会关系对优质医疗服务利用的公平性影响；三是优质医疗服务供给的聚集效应，导致优质资源越来越集中于城市，尤其是大中城市。从根源上，在于优质健康资源供给和利用的矛盾，经济收入水平和社会关系导致优质医疗服务的需方竞争。如果收入水平的不断提高，使人们能够彻底摆脱了对必要的优质医疗服务的购买能力限制，那么从理论上就应该使其治愈疾病所需要的优质医疗服务得到满足。然而，即便是在摆脱了医疗费用支付能力约束的情况下，依然会受到社会关系或社会身份影响，导致优质健康服务的利用存在公平性问题。

由于任何健康服务产品的生产总是需要占用一定的健康资源，因而具有一定数量的生产成本。无论是配给制下的劳动产品，还是在市场自由交换机制下的商品，产品生产成本总是最终要转嫁给消费者。因而，对健康产品的消费总是需要消耗一定的物质财富。当人们的物质财富效用边际递减时，就意味着在相同的财富效用上可以交换到更多数量的产品。由于健康产品是用来保障健康或治疗疾病的必需品，在产品数量和质量一定的情况下，往往会导致高收入者对低收入者的需求竞争问题，从而加剧健康服务利用的公平性问题。要想改善健康服务利用的公平性，必须采取健康服务利用的管制措施，尤其是对优质医疗服务的管制，以减少因为人们收入水平差距，而导致高收入群体对低收入群体造成的非理性需求竞争问题。

7.2.1 边际效用递减对健康服务利用公平性影响

（1）边际效用递减对消费行为的影响

根据戈森（1854）在《人类交换规律与人类行为准则的发展》中，提出的消费效用边际递减规律，以及基于劳动负效用的财富效用边际递减规律。如果人们的财富效用是边际递减的，而且用来购买产品的消费效用也是边际递减的，那么在用等量财富效用换取等量消费效用的过程中，就会引发产品消费中的高度不公平问题。财富效用和产品消费效用，都随着数量的增加而呈现边际效用递减的趋势。如果高收入者与低收入者用同样数量的财富效用交换消费品效用时，显然能够获得更大数量的消费品数量。

如图 7 - 1 所示，对于高收入者来说，当财富效用从 U4 降低到 U3 时，消耗的总财富效用为 U4 - U3，那么他可以用来购买消费品的财富总量为 N4 - N3，在产品价格一定时，也就是没有对高收入者采取价格歧视策略，高收入者就可以购买与财富 N4 - N3 对等数量的消费品。而对于低收入者来说，如果也想用同等数量的财富效用交换消费品效用，即 U2 - U1 等于 U4 - U3，那么他支付的财富数量仅为 N2 - N1，由于财富边际效用递减，那么就可以非常容易推导出 N4 - N3 远大于 N2 - N1。

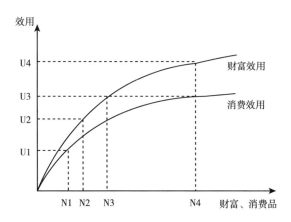

图 7 - 1　效用边际递减效应对消费公平性影响

对于高收入者而言，当产品消费数量已经得到基本满足以后，就可以利用相同的财富效用获得更高质量的产品，即用 N4 - N3 低质量产品数量，换取等价值更高质量产品。因而，无论是对产品的消费数量还是质量，高收入者都具有很高的竞争力和控制能力。从消费效用边际递减的规律看，在特定质量水平上的产品，随着消费数量的增加，单位产品带来的边际效用数量在减少，在 N1 点上对应的产品消费边际效用显然大于 N4 点上的效用，尤其是 N4 点上的边际效用几乎接近于 0 的状态。而从产品的消费需求层级来看，人们并不会选择更低质量的产品，因为产品质量越低，产品的消费效用越低。这样，高收入者在较低质量产品的需求数量得到满足以后，必然会选择更高质量的产品，以实现单位财富的产品效用最大。

（2）边际效用递减对健康服务利用公平性的影响

如果只从疾病治疗本身角度，所采取的治疗措施和消费的健康产品就并不存在所谓的消费效用问题。通俗一点来说，消费健康服务产品的目的只是看好病，再无其他特殊需求，这是由于疾病治疗是针对健康风险损害的挽回或修复，而不是在特定效用水平上的增加。但由于挽回健康损害的过程中，需要消费一定数量的健康产品或医疗服务，因而人们就很容易将产品消费效用与疾病治疗关联起来，从而破坏了健康服务产品理性消费的效用结构。与挽回健康风险损害的医疗服务消费不同，用于健康促进产品的消费，一般并不属于竞争性的产品，因而也不属于健康服务利用的公平性问题范畴。

之所以关注健康服务利用的公平性，主要是因为在修复疾病造成的健康损害上，人人都需要获得所需要的优质医疗服务，如果在优质医疗服务数量相对确定的情况下，高收入者过度消耗了高质量医疗服务，就意味着低收入者无法获得所需要的医疗服务，进而无法有效治疗疾病，甚至因此导致经济贫困或掉入贫困陷阱。除了疾病治疗需要外，即便是从社会福利的帕累托改进上，高收入者强制占有和消耗稀缺的优质健康服务，意味着使服务总消费效用减少，高收入者对相同产品消费带来的边际效用，远远低于低收入者的边际效用。

因此，要真正改善健康服务利用的公共性问题，就必须将优质医疗服务回归到其基本功能上，去除所有社会财富效用和产品消费效用的不利影响。因为效用理论上的对效用最大化的追求，并不是医疗消费的目的，而只是完成对健康损害的修复和提高健康水平。全民健康保障是一个国家对国民的基本责任，如果仅仅按照所谓的效用去配置健康资源，最终伤害的不仅仅是效用本身问题，而是更多的低收入者无法获得疾病治疗所必需的优质健康服务。

7.2.2 健康普惠金融改善健康服务均等化的内在机制

人们的消费需求和效用满足，并不是由人们的财富规模单方面决定的，最终取决于社会产品的生产能力和供给数量、种类和质量水平。从全民健康覆盖目标角度，对于必要的优质健康服务的提供不应区分人们的社会身份和城乡差别，才能真正保障全体国民都能够公平便捷地获得所需要的优质医疗服务。当前中国优质医疗资源主要集中于城镇，导致偏远地区的优质医疗服务的供给严重不足。通过差异化的健康普惠金融政策和政府财政资金补贴的引导，可以将更多的健康资源引导到农村等偏远地区，为社会弱势重点人群提供更加完善的健康服务。一旦优质健康服务的供给破坏了公平性和均等化，那么人们的身体健康和生命遭受严重威胁时就会难以获得充分保障。同时，当健康服务利用被加上社会身份标签以后，效用结构的改变还将引发人们的自尊受到威胁，进而会导致对健康服务利用的违规性问题。

（1）厌恶不均等效应对健康服务均等化利用的影响

人们获取优质医疗服务的目的在于治疗疾病和促进健康，尤其是在遭受疾病对健康损害以后，更加迫切地寻求对症治疗措施以尽快恢复健康。然而，这只是人们就医行为选择的最基本的诉求，除了治疗疾病以外，人们还关注在疾病治疗过程中的公平性和均等化水平。当医疗服务费用源于由集体共同缴纳的健康保险基金的补偿时，更容易诱发对健康服务利用公平性和均等化遭到破坏后的不满情绪，并将这种情绪付诸道德风险、保险欺诈和过度医疗等非理性行为。由此可见，当存在厌恶不均等时，将会触发健康服务利用的恶性循环引擎，从而导致更加严重的不均等问题，加重健康服务利用的公平性问题。

人们并不是孤立地使用医疗服务资源，也总是难以相对理性地看待健康保险基金的使用。相反，人们都始终在关注优质医疗服务利用公平性，以及健康保险基金补偿的合理性。人们对公平问题的关注，将会影响到医疗方案的决策质量，并诱发对他人医疗服务利用的不满。尽管健康保险有时会强调是风险损失的一种转嫁机制，但实际上总是由被保险人缴纳保费实现的，因而更加强调人与人之间的互助合作意识，即人与人之间医疗费用的一种预付费分担机制。那些自尊心比较强的个体，往往非常关注他人对自己利他性行为的关注，而不仅仅是单向的不求任何回报的完全利他。如果一个人特别尊重合理利用医疗服务的社会契约，并且总是小心翼翼地控制医疗费用的合理支出，但是当其行为并未得到他人尊重，即没有像他一样遵守共同的社会契约时，他很有可能做出另一种反转性的极端行为，不但不再遵守社会契约，反而做出更加严重的破坏社会契约的行为而导致更严重的资源浪费。此时，或者退出健康保险，或者在强制性参保的情况下破坏保险基金的使用规则。

自尊受到威胁或者彼此均等受到破坏的后果，就是人们都无法得到充分的健康保障。尽管实施者能够预见到这种后果，即社会共同契约遭到破坏，但由于自尊心的强烈驱动和对不均等的高度厌恶，也可能会暂时蒙蔽这种行为带来的不利后果。显然，在厌恶不均等的情况下，人们所采取的这种极端反转行为，是为了更好地实现自我利益保护，尽管是一种短视的、极端情绪化的行为。厌恶不均等导致的对医疗服务资源的破坏往往具有传染性，少数人对均等化的破坏将会引发社会集体性的破坏行为。

（2）厌恶不均等模型（F－S模型）

Fehr & Schmidt（1999）提出的厌恶不均等 FS 模型，也被称为"内疚/嫉妒模型"，是将自己所得到的待遇与其他人得到的利益进行比较判断的模型。Fehr

& Schmidt 对不均等的定义基础，是基于某种中性参考点的公平性的判断。厌恶不均等模型，假设同时存在纯粹利己的人和厌恶不均等的多名参与者。从收入的角度，不均等的存在既包括收入低于别人的情况，也包括高于他人的情况。也就是说，个体的效用函数值不但取决于自己的货币收入水平，也取决于自己收入与他人收入的差异，即幸福三大悲剧标准中的第二条。在由 n 名参与者构成的行为集合中，社会资源的分配由收入向量 x = (x₁, x₂, …, xₙ) 表示，那么参与者 i 的效用函数就是该向量的一个函数，即：

$$U_i(x) = x_i - \left[\frac{\alpha_i}{(n-1)\sum(x_j - x_i, 0)} + \frac{\beta_i}{(n-1)\sum(x_i - x_j, 0)} \right] \quad (7.1)$$

其中，α_i 和 β_i 分别用来衡量参与者 i 对劣势不均等和优势不均等的厌恶程度，分别反映出"嫉妒"和"内疚"程度的系数。式中右边第二项代表因劣势不均等导致的个体效用损失，第三项为优势不均等导致的效用损失，两项分母是他们相对于自己的劣势和优势大于 0 部分的总和。这里隐含着两个基本假设：

第一，当 $\beta_i \leq \alpha_i$ 时，意味着劣势不均等造成的效用损失，大于优势不均等的损失。直接经验证据（Loewenstein, Thompson & Bazerman, 1989）证明这个假设是很合理的规定。

第二，当 $0 < \beta_i \leq 1$ 时，意味着 $\beta_t > 0$ 时，优势不均等确实会给参与者造成效用损失，而不是使参与者从中获得额外愉悦带来的效用，该结论显然是令人质疑的（Frank, 1985；Wilkinson, 2004），Fehr & Schmidt 也认同对于追求优势的人来说，β_i 确实应该是负值，他们同时也证明，这个问题不影响最终均衡行为，因此这个假定也是合理的。不等式的上界是 $\beta_t = 1$，意味着其中一名参与者愿意放弃一定额度收益时，能够使参与者 j 的优势也降低相同额度，这似乎是不可能的。

（3）健康普惠金融改善健康服务利用均等化的作用机制

既然人们都具有高度自尊和厌恶不均等心理偏好，那么容易从两个方向影响健康服务利用，一是获得受尊重的所需要的优质健康服务，二是能够自发地调整不均等程度。健康普惠金融具有三个基本的改进作用，一是提供必要的消费信贷支持，以帮助社会弱势群体在遭受健康损害时能够获得所需要的优质医疗服务；二是提供必要的健康储蓄支持计划，并且对包括健康储蓄资金在内的健康保障资金进行资产配置，以最大限度地提高个体的自我保障能力；三是优化健康服务供给，补齐面对社会弱势群体的优质健康服务短板，改善健康服务利用的公平性和均等化水平。

因此，健康普惠金融医疗消费信贷和健康储蓄计划都是改善个体自尊的重要途径，这是由于相比较医疗救助而言，消费信贷支持更能尊重个体的人格，获得来自政府和社会的帮助，而不是所谓的基于同情弱势者的给付。因而，即便是健康普惠金融不提供明显可观的利息补贴，只要提供政府公信力作为信贷担保，并形成一种稳定的社会预期或者近似于社会福利的待遇，那么也将会显著改善优质健康服务利用的均等化程度，并且不会损害个体的自尊，依然体现的是个体的健康保障能力，而且已经基本不存在面向贫困者的社会标签。而那些提供健康普惠金融资金来源的个体，也在帮助社会弱势群体中获得相对优势的"内疚"弥补。

而相比较医疗消费信贷而言，对健康储蓄的支持计划，更有助于改善储蓄意志力不够完全而可能导致的健康服务利用不均等问题。健康储蓄体现的是一个人的价值创造能力，以及在特定时点上的数量累积能力，不同于新加坡强制性储蓄方式，在健康普惠金融支持下的个人健康储蓄计划，更加强调的是经济激励性，以及其他相关责任主体的医疗费用分担责任。当健康储蓄能够实现代际转移时，还能够体现出对家庭子代的经济扶持责任。在疾病治疗所需医疗费用相对一定的情况下，充足的健康储蓄资金能够保证自己获得所需的优质医疗服务，而不是无限制的财富数量累积。

所谓的健康服务的均等化，对疾病治疗本身而言，只不过是满足疾病治疗需求的充分满足，而不是诸如凡勃伦（1899）所提出的那种炫耀性的消费。对健康产品消费而言，只是一种应对健康风险损失和疾病治疗的必需品，没有值得炫耀的成分。与健康储蓄的性质类似，健康保险在本质上也是一种全生命周期的健康储蓄，只不过是建立在人们周期性共同缴纳保费基础上的集体储蓄方式，并且在社会医疗保险制度内，当缴费时间达到一定数量时，不再继续缴纳保费而依然获得相应的医疗费用补偿待遇，因而是一个相对于有限时间的储蓄，而个人健康储蓄计划是相对于特定规模资金的实时准备。

更为重要的是，当健康普惠金融也提供健康产业发展信贷资金支持时，将会显著改善优质医疗卫生资源的配置不公平和机会不均等问题。通过引导性的利息补贴政策，可以引导产业资金投向基层医疗卫生机构，生产保障健康亟需的健康服务产品，将健康产业资金重点投向社会弱势群体，从而改善优质健康服务的均等化水平。而健康普惠金融提供的医疗方案审核监督服务，在一定程度上能够帮助人们获得所需的优质医疗服务，既不是低水平的不充分治疗，也不是浪费性的过度医疗，进而从健康保障资金的支持，以及健康服务供给和健康服务利用的指导等方面，在三个维度上最大限度地改善优质健康服务利用的均等化水平。而医疗救助的托底机制，有助于进一步解决最低收入者的必要的优质健康服务需求问题，从而使托底功能实现理性回归。

7.2.3　健康普惠金融去除医疗服务社会标签化的作用机制

由于人不仅仅是生物意义上的人，更是处于一定社会关系中的社会人，因而随着财富数量的增长，将会推动人们财富支出效用结构的改变，也就是在产品的消费效用中加入社会效用。因而，人们对消费品的选择不仅只是价格与需求之间的关系，还包括消费品的选择是否与其社会身份地位相对等。社会身份地位较高的人，通常并不会选择远低于他们收入水平群体的相同消费品，除非这种消费品是人们共同消费的基本品，或者缺乏可选择性的必需品，因而对消费品质量或其带来的社会效用，具有一个相对清晰的最低选择边界。

当财富效用边际递减使人们满足产品消费数量以后，将会通过消耗相同的财富数量满足对产品质量的需求。因而，他们对同等质量的消费品具有很强的市场竞争力，同时也对更高质量的消费品具有相对竞争力。对于健康服务产品而言，总在满足一定消费数量的基础上不断提高医疗技术水平，以降低医疗技术或产品带来的负效用或者治疗上的不确定性，进而将所有优质的医疗服务资源集中在少数高收入者那里，极大地损害了优质健康服务利用的公平性。

（1）医疗服务社会标签化负面效应

一旦医疗服务利用被打上社会身份标签，必将改变医生与患者在治疗方案中的决策地位，进而使医疗服务方案偏离治愈疾病或促进健康的理性目标。首先，将会使医生的理性医疗被动让位于患者的非理性医疗。理性患者受到追求医疗服务消费效用最大化驱动，在不考虑支付能力约束的情况下，倾向于选择更高质量和更能体现社会优越地位的医疗机构和治疗方案。如果医疗服务是正常品，那么医疗服务选择应该与支付能力相匹配，从而选择与身份和支付能力相匹配的有质量的医疗服务，以实现消费者剩余最大。但现在的问题是，医疗服务产品并不是所谓的正常品，而是具有治疗疾病所必需的刚性吉芬商品属性。

因而，医疗服务选择通常会超越现实支付能力，造成不可避免的医疗负债问题。而高收入群体和社会优势群体，则将凡是低于其社会身份地位和支付能力的歧视性或低水平医疗服务都看作为劣质品，不可避免造成医疗费用过快增长和医疗服务过度利用问题，并与低收入者形成优质医疗服务产品竞争。但就治疗疾病本身而言，客观上只须与治疗疾病对应的有质量的医学技术，在医疗技术水平和风险规避维度选择合理治疗的方案，与患者收入和社会身份无关，从而与低收入者和高收入者都容易产生选择权冲突，使医生理性医疗方案让位于患者的非理性选择。

尽管医疗服务应该强调疾病治疗的客观自然效用，摒弃患者收入和社会身份造成的干扰，以确保患者获得所需要的优质医疗服务，但医学同时也是一门社会学，疾病成因和治疗结果都与社会因素密切相关。更为重要的是，医疗服务效用最终是患者对医疗消费的心理感知和预期，因而医疗服务选择就无法避免受到收入和社会身份认同的影响。作为社会人的患者所追求的多维度混合效用目标，也就必然会与医学技术追求的自然效用目标产生冲突，前者表现出更多的非理性，而后者则更加强调客观理性。

在医患双方效用目标产生矛盾冲突时，虽然医疗保险等第三方付费机制可以使冲突得到一定程度缓解，但缓解冲突的代价是医疗技术的理性自然效用，让位于患者的非理性的多维度混合效用，其后果往往是医疗保险基金被过度利用，用以弥补医生理性和患者非理性的资金需求缺口，不可避免地造成医疗费用过快增长和过度医疗等问题。而那些自负费用支付能力不足的低收入者，依然存在治疗不充分和优质医疗服务需求得不到充分满足等问题。

医疗服务利用的社会标签化，不仅使医学自然效用目标让位于患者多维度混合效用目标，而且也往往会迫使全民健康覆盖目标让位于社会标签化效用目标。不同收入水平约束下的医疗服务效用目标，对医疗服务利用和供给的影响后果也不同。一般情况下，相对于全民健康覆盖（universal health coverage，UHC）目标，社会地位和收入差距通常会加剧医疗服务利用公平性和均等化问题，总体上都会使医疗服务利用偏离必要的高质量健康服务 UHC，使医疗服务利用呈现偏离 UHC 的羽扇状分布，如图 7 - 2 所示。

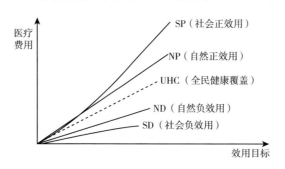

图 7 - 2　效用目标对医疗服务实际利用的影响

从医疗服务需求角度，低收入者只能被动接受负效用较明显的低质量医疗服务 SD 和 ND，所需要的优质医疗服务难以得到真正满足。社会地位和收入都比较高的强势群体，获得了优质医疗服务 NP 和 SP，并且通常会造成医疗服务过度利用和医疗费用过快增长，加剧优质医疗服务利用的均等化问题。

从医疗服务供给角度，低收入者聚居集中地区的优质医疗服务供给能力一般会显著不足，而高收入者集中地区则恰好相反，导致优质医疗服务高度集中于大城市。在 ND 水平上提供的医疗服务，通常难以有效应对因病致贫致残问题，而医疗服务停留在 SD 水平上的偏远农村地区，居民则面临高质量医疗服务供给不足问题。推进全民健康必须去除医疗服务供给和需求的社会标签，确保人人都公平获得必要的优质医疗服务，并且不会因医疗费用支付而陷入经济困难。而带有社会标签的优质医疗服务供给和使用，无论是从供给趋利性还是需求竞争方面，都极大损害了优质医疗服务利用的公平性和均等化，加剧了优质医疗服务的不平衡问题，并导致基层医疗卫生事业发展的不充分问题。

（2）健康普惠金融去除社会标签化的优化机制

通过健康普惠金融的支持，使人们在接受疾病治疗或者健康促进的服务产品消费阶段，形成了相对公平的机会和医疗费用支持，进而可以有效去除社会标签化对优质健康服务利用的不利影响。

一是有助于去除医疗救助狭隘的弱势群体社会标签。当前医疗救助主要是面向因病致贫和经济困难群体的社会保障形式，因而在医疗服务供给上不可避免地被贴上社会弱势群体标签。受到医疗救助资金筹集能力的影响，大部分受助患者人均救助额度偏低，所接受的医疗服务通常会局限于较低质量的医疗服务，难以真正获得全民健康覆盖设定的必要的有质量的医疗服务。医疗救助的贫困户建档立卡措施，还会使经济困难边缘群体难以获得医疗救助支持，而医疗救助资金还面临被违规利用和救助依赖风险，不利于疾病的早诊断、早治疗、早康复和健康生活方式培养。

如果将医疗救助资金分解为普惠金融所提供的医疗信贷利息补贴，不仅能够显著改善医疗费用筹集额度，使患者充分获得 UHC 水平的医疗服务，也有助于将贫困边缘群体纳入帮扶范围，满足更多经济困难群体的优质医疗服务需求。低息补贴而非免息贷款不但有助于显著降低医疗救助压力，也符合普惠金融商业可持续性要求。在普惠金融信贷支持下，必要的优质医疗服务需求资金缺口以信贷资金方式先行补齐，然后根据预后生存质量和收入能力评估，再决定是否需要救助和救助金额，符合救助条件的直接以信贷冲账方式，拨付到还款账户冲减贷款。医疗信贷与医疗救助相结合，有助于使医疗服务需求与供给免于受社会弱势群体身份标签和副作用较大的医疗技术的负面影响，确保医疗服务消费是必要的有质量的。

二是有助于解决或缓解医疗保险社会标签的逆向照顾解问题。从医学伦理学角度，医疗方案应该只关注疾病治疗的更大自然效用，摒弃一切非理性的社会效用影响，只对应着与个体疾病特征相一致的单病种限价标准。公共基本医疗保险的主要功能，就是排除个体的社会身份和收入水平影响，按照大数法则和中心极限定理，保障全体国民都能够获得基本医疗保障，免于因病陷入经济贫困或因病致残。

然而，受限于医疗保险应对道德风险而设置的自负比例条款和储蓄水平制约，低收入者往往难以超越自负医疗费用的支付能力，实际上难以获得医疗保险的充分保障。而高收入者则可以轻松超越自负医疗费用支付能力，最大限度地获得医疗保险的费用补偿基金。由此导致低收入者应得基金补偿，逆向补贴给高收入者的逆向照顾问题，诱发医疗保险基金的过度利用问题。就个体全生命周期的总财富而言，大部分患者因病致贫或缺乏自负费用支付能力，只是暂时性的经济困难。如果能够不因金融歧视而获得低息或免息医疗消费信贷，那就可以充分利用医疗保险的费用补偿作用，避免疾病造成的收入能力损害，从而可以更好地实现未来收入再偿还医疗贷款，并免于因病致贫或贫困陷阱问题，显然有助于显著改善社会总福利水平。

三是去除医疗服务选择社会标签的理性选择改进机制。医疗保险和医疗救助都无法完全避免社会身份标签影响，而低收入者又面临医疗信贷金融歧视问题。作为面向中低收入者的普惠金融，则能够在医疗费用筹集上有效去除社会身份歧视性标签，有助于使低收入者获得所需要的优质医疗服务。医疗信贷资金有偿使用，通常会促使人们更加关注医疗服务自然效用，主动放弃非理性的社会效用，因而健康普惠金融在消除社会标签影响和提高医疗服务选择理性等上具有独特优势：①对医疗保险和健康储蓄具有一定的替代性，可以有效防范医疗保险第三方付费机制引发的道德风险、保险欺诈和过度医疗风险，减轻青年人大额健康储蓄压力；②及时足额的医疗信贷支持，可以推动早诊断、早治疗和早康复，显著减少疾病拖延所造成的额外医疗费用，降低因病造成的身心健康伤害，有效防范因病过早死亡风险，提高医疗保险基金补偿能力；③医疗信贷资金有偿使用，有助于增强人们的医疗费用和疾病风险控制意识，培养更健康的生活方式，减少疾病发生。尽管如此，医疗信贷并不能完全取代医疗保险和健康储蓄，医疗保险更加强调社会互助性，协同健康储蓄，能够对重大疾病和慢性病提供更可持续的稳定保障作用。

四是去除医疗服务供给社会标签的公平性改善机制。如果医疗机构利益是相对独立的，就会为了赚取更多医疗收入向具有更高医疗价格支付能力者提供高利润医疗服务。高收入者一方面具有更低的财富边际效用和更高医疗费用支付能力；另一方面更加关注医疗过程体现的社会身份地位，因而通常具有更高的医疗消费效用目标。在特定医疗价格水平上，高收入者不但能获得更大的消费者剩余，并且比弱势群体具有更大的优质医疗服务竞争力和消费需求控制力，进而引发医疗服务利用公平性问题。

但优质医疗服务最终都是用于疾病治疗和健康保障的刚性必需品，既不能以正常品属性任由市场自由配置，也不能用劣质品替代吉芬商品的必需品功能。因而医疗服务供给必须强调公平性和均等化，解决社会标签造成的优质医疗配置不平衡问题。发展健康普惠金融，并通过差异化信贷政策和监管措施，积极引导健康产业信贷资金投向基层医疗机构和保障重点人群就医需求，优先支持改善医疗服务的质量、公平性和均等化，确保人人都能在全生命周期享受所需要的、有质量的、可负担的预防、治疗、康复、健康促进服务。

7.3
疾病治疗方案的审核监督和优化机制

健康普惠金融是一种综合性的服务平台，既包括面向患者的医疗消费信贷资金，也包括对健康储蓄计划的支持，以及在提供医疗信贷支持时的疾病治疗方案的进一步审核，以期望用最小的医疗费用支出，满足患者必要的优质医疗服务需求，而不是放大医疗服务的过度消费。因此，我们不能将健康普惠金融简单地看作就是一个医疗消费信贷平台，更不只是一个拿着国民健康保障资金的资产配置服务平台。

健康普惠金融是以医疗消费信贷服务为基础的综合性健康服务平台，尤其是对疾病治疗方案的审核监督和优化建议上的服务，能够有效解决我国当前缺乏有效就医指导服务的专业医疗机构。在国外，现在主要依赖的是全科医生，但全科医生毕竟只是基层医疗机构的服务人员，他们在具体的手术治疗和重大疾病治疗方面，专业知识还是比较欠缺的。当然，这种职能主要是由卫生行政部门主导，医疗部门专业技术人员提供协助服务，进而使健康普惠金融在助力高水平医疗服务时，能够确保形成更好的专业监督和专业技术指导，从而更好解决不同级别医疗机构之间的技术短板问题。

7.3.1 健康普惠金融平台的医疗方案审核机制

作为一个综合性的提供全方位健康服务的第三方服务平台，健康普惠金融平台在一定程度上具有公允独立地对疾病治疗方案进行审核监督的作用。如果说，一般的医疗信贷市场机构具有增加消费信贷动机的话，健康普惠金融提供的医疗消费资金是低利息的，甚至是免息的信贷帮助性质，反而具有能够控制则就尽可能控制的反向激励动机。从另一个角度来看，健康普惠金融资金不是完全市场化的信贷资金，资金来源主要是中央银行提供的降准后的释放资金，在权益的主权主体上是中央银行，而不是各个商业银行或国有银行。

在健康普惠金融平台上，医疗信贷资金的审核主要包括三个基本内容，一是信贷申请人是否具有良好的信用，这是银行或金融机构提供信贷的基本要求；二是医院医务人员提供的治疗方案是否是必要的，提供的医疗服务是否是优质的，以及是否在各种可行方案中是最节省费用的；三是是否具有转诊治疗的必要，以及在哪个治疗阶段向那类医疗机构进行转诊等。任何一种医疗消费信贷支持下的治疗方案，如果能够获得以上三个方面科学合理的审核，那么就一定能够保证患者获得的医疗服务既符合必要性要求，也符合优质的可负担的医疗服务的要求，从而也就是高水平的必要健康服务。即便是从公平性角度，如果所有的人员在现有的医疗服务条件下，获得的医疗服务都是符合这些要求的，那么就是最公平的治疗方案。

因此，相对于其他完全由健康保险提供第三方付费，并且治疗方案完全是在健康保险的覆盖范围之内，那么只能保障在现有条件下的基本健康保障或医疗服务，因为健康保险设定的许多条款在一定程度上限制了医生和患者对健康服务的选择，因而在更多情况下只是一种次优方案。尽管如此，还是难以完全有效避免在某些覆盖范围内的道德风险、保险欺诈和过度消费等问题。

健康普惠金融基于最大限度地发挥普惠金融信贷资金作用的理念，将每一分医疗消费信贷资金都用在"刀刃"上，既能够充分保障人们的健康服务需求，同时也能够最大限度地发挥每一笔健康保险基金的作用。在这方面，是符合健康保障资金的 Value For Money 原则的，而只要任何健康服务和医疗费用的支出，都符合 Value For Money 原则，我们还有什么理由担心医疗费用的过快增长问题，还有什么理由担心人们无法获得最大程度的健康保障？

因此，在建立健康普惠金融服务平台时，绝不能将它看作为一个医疗消费信贷机构，也不能仅仅看作赚取健康保障资金资产配置服务费用的机构，而是应该在相关的监管法规制度体系上，逐步完善各项服务功能，承担起审核治疗方案并提供更加合理治疗建议的职能。也正是由于健康普惠金融平台不仅承担着医疗信贷资金的支持者角色，还在一定程度上承担了治疗方案第三方专家评估者的角色，因而能够使医疗方案更加合理，稀缺的优质健康资源能够得到更加有效地利用，人们的健康保障权利才能够真正实现。

7.3.2　医疗信贷有偿使用的费用自控激励效应

（1）健康普惠金融提供健康保障的动机

尽管建立健康普惠金融平台的基本目的在于提供医疗消费信贷支持，但是医疗消费信贷的实施，以及对健康保险所具有的一定范围内的替代效应，也有助于提高人们的医疗费用控制意识，从而形成个体来自内心的自我控制医疗费用的激励效应。无论是否提供医疗消费信贷利息补贴，仅对于医疗消费信贷资金而言，本身最终承担者还是患者本人的财富，只不过是用较小的筹资成本，贴现为可以当期使用的医疗服务消费资金。这种花自己钱治疗疾病的行为，必然会使消费者更加谨慎地选择医疗服务，使医疗服务在更大层面去除社会身份标签的不利影响。

然而，健康普惠金融本质上还是普惠金融，在健康保障领域提供的特殊的资金支持，而普惠金融资金在本质上又属于众多金融服务产品的一种面向中低收入者的特殊产品。因而，并不能完全将健康普惠金融看作一种社会福利，或许也只是在金融市场竞争压力下，商业金融资金向健康保障领域的延伸，而这种延伸又具有所谓的蓝海战略或者长尾理论提供支持，最终还是以市场主体逐利作为基本动机的。

推动健康普惠金融提供低息医疗消费信贷支持，既有来自政府的直接干预行为，也有来自金融企业自身发展需要的动机，但要真正改善优质健康服务的水平，需要将健康普惠金融的动机从激励性推动，逐渐转向主动性推动，使健康普惠金融成为为人们提供稳定健康保障的常规性资金。一旦在政府的推动下形成相对稳定的社会预期时，突然间又将这种信贷资金给取消了，那么必将使那些期望获得普惠金融支持的人陷入困顿，无法充分保障他们在缺乏其他健康保障资金时，充分及时获得所需要的优质医疗服务。

因此，健康普惠金融产品作为一种特殊的金融服务产品，医疗消费信贷在本质上属于自我保障方式，资金具有个人所有权属性。相对于只依靠个人累积财富筹集医疗费用，医疗信贷的核心功能定位，在于暂时性地弥补健康保险补偿和所需优质医疗服务费用的缺口，因而医疗信贷并不会影响其他保险待遇，只是对自负医疗费用的一种过渡性支持手段。当然，也有助于消费者更充分利用健康保险基金补偿医疗费用的保障作用，通过协同健康保险基金补偿作用，充分获得所需要的优质医疗服务。

因而，在必要的优质医疗服务的判断上，患者可以结合健康普惠金融审核的结果，对医生提供的治疗方案，再从合理控制医疗费用角度提出相关建议，从而进一步保障了患者对治疗方案的选择权。当患者对治疗预期较为满意的情况下，自然也不会对需要偿还并且附加一定利息的信贷资金过度消费。相对于医疗救助而言，从政府和整个社会福利上来说，显然是一种有效的改善机制。这与改善健康储蓄的作用机制是基本相同的，并且可以有效协同健康储蓄和健康保险，充分解决有限的现有来源资金与必要的优质健康服务的费用缺口问题。

（2）健康保险有效控制医疗费用的局限性

合理控制医疗费用，在健康保险内部是很难实施的，尽管健康保险设定了很多控制医疗费用的相关条款。但毕竟健康保险只是一种由第三方提供医疗费用支付的手段，要么健康保险设定的自负医疗费用条款导致低收入者无法越过自负门槛而获得医疗服务，要么跳过自负门槛而放大医疗服务过度利用。也就是说，在整个治疗过程中，始终没有见到自负医疗费用能够对疾病方案选择进行优化的内在机制的"影子"。如果将健康保险的待遇相对稳定下来，用医疗消费信贷弥补资金缺口，个体健康储蓄作为必要的补充，那么就可以最大限度地形成自费治疗起到的控制医疗费用理念。当前很多地方设置的医疗保险条款具有激励住院治疗的不利影响，同时也具有鼓励多花多赚的激励过度医疗消费的内在机制。因而，当普惠金融发展到时相当规模化和普遍化时，应该充分发挥普惠金融提高个体合理控制费用意识的作用。

除了优化疾病治疗方案实现对医疗费用的控制外，还可以通过调整医疗机构选择的方式，最大限度地节约资金。由于健康保险具有激励过度医疗消费的内在机制，因而尽管我国提出和制定双向转诊制度已经很多年，但是真正实施的却并不多见，更多的是通过其他关联制度强制实施的，例如，将逐级转诊纳入医院的考核评价体系，或者实行单病种限价或定额预先支付的方式，倒逼着医疗机构实施向下转诊制度，但这个问题的后果可能是有一些转诊未必就是必要的或者合理的。在很多地方，由于社会医疗保险基金在年底存在较大补偿缺口，而由医疗机构先行垫付，可能会导致一些医疗机构不收治参保人员，或者推诿，或者以患者自费方式替代。我们知道，大部分疾病是不能拖延的，拖延会导致向更严重的情况发展，因而，不能因为保险基金的补偿缺口，或者对保险基金的垫付而推诿疾病的治疗。

（3）推动逐级转诊和双向转诊制度的实施

优化健康服务尤其是必要的优质医疗服务，首先是通过与医疗资源的合理匹配而实现。按照我国分级治疗制度，常规性疾病的治疗一般由基层医疗机构实施。然而，长期以来人们对医疗质量的误解，尤其是在患病后对健康损害的损失厌恶和治疗的不确定性规避，使人们更加倾向于不分病情地涌入高级别医疗机构，从而导致大医院人满为患，而基层医疗机构冷冷清清的就医选择极端现象。根据近年来我国医疗机构的统计年鉴数据，不同级别医疗机构在治疗效果上并没有显著性差异，这一方面原本是由于患者就医选择非理性原因造成的；另一方面则是我国加大基层医疗机构的投入，硬件医疗条件得到显著改善。

根据调查数据（见图 7-3），并不是患者不愿意转诊，明确表示为未考虑的人员只有 91 人，占调查人数的 17.53%，明确表示愿意的为 122 人，占

21.51%。其他人员尽管没有明确的态度，但非常明显并没有拒绝向下转诊的建议。如果能够加大转到基层医疗机构就诊的经济激励，并且逐步改善基层医疗机构的医疗条件，那么将有助于进一步推动双向转诊制度的实施。

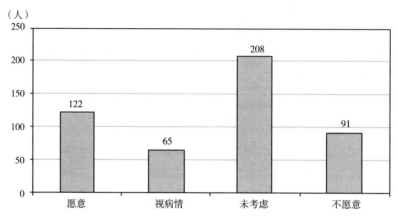

图7-3　患者向基层医疗机构转诊意愿

而从实际的转诊情况来看（见图7-4），在128名转诊人员中，有103人是从基层医疗机构转诊到高级别医院，其余25人为转诊到外地区，总转诊率为24.66%。急诊入院人数为25人，没有转诊的为366人。由此可见，全科医生诊所和基层医疗机构依然不是人们就医的首选目的地。从中国卫生统计年鉴等数据看，人们入院治疗的基本方式和途径主要有三个：一是直接到医疗机构的门诊就诊，而且这种治疗一般会遵循以基层医疗机构作为首选的原则；二是急诊入院，在大部分情况下以就近选择作为基本标准，以减少突发疾病可能造成的更大伤害；三是直接到级别较高的医院，通常是患者对基层医疗机构缺乏信任，或者由第三方支付制度决定。如果患者并不了解自己的病情，也不了解与其疾病治疗最匹配的医疗机构的资源配置情况，那么就应该选择由全科医生参与决定的治疗路径，用最小的财富消耗达到看好病的目标。

当然，以健康保险基金的不同级别医疗机构的差异补偿政策为引导机制的转诊制度和分级诊疗并没有发挥有效的激励作用。随着商业补充医疗保险发展，对逐级转诊制度的冲击也越来越大，因为大部分商业健康保险采取的是定点医疗制度，在没有强制性约束的情况下，人们倾向于根据商业健康保险的政策选择医疗机构，从而获得基本医疗保险和商业健康保险的双重补贴。而如果只根据基本医疗保险的补偿政策选择医疗机构，可能无法同时最大限度地获得商业健康保险的基金补偿。

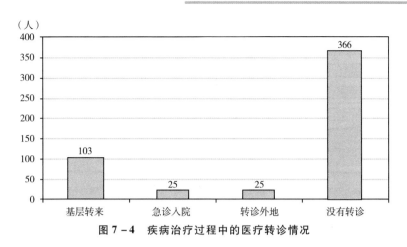

图 7 - 4　疾病治疗过程中的医疗转诊情况

由于疾病治疗具有很强的专业技术性，尤其是患者不愿意承担因为转诊而带来的各种不确定性，因而对医生的建议非常重视。但从调查数据来看（见图 7 - 5），在 519 名调查对象中，只有 57 名有医生给出了逐级转诊建议，仅占 10.98%，462 人没有收到医生的任何转诊建议。这从另一个层面反映出存在对患者的截留现象，也可能是基于医生不愿承担转诊后的风险问题，或者可能是为了从患者那里获取更多的治疗费用。当然，也不能排除一些患者确实不需要转诊的方式，从而能够节约为数不多的医疗费用，这种情况更多地体现在那些收入水平较低，将治疗机构首选在基层医院的患者。在当前尚未形成合理的逐级转诊制度下的医疗和诊疗信息互通，或者医疗机构之间对彼此诊断信息和治疗方案缺乏认同机制的情况下，转诊意味着更多重复性检查及其造成的额外费用支出。这也进一步提示我们，在完善逐级转诊制度时，要充分考虑信息共享和有效遏制重复检查问题，并为转诊过程中可能存在的风险提供有效控制，特别是人们从较低层级医疗机构向高层级机构转诊时。

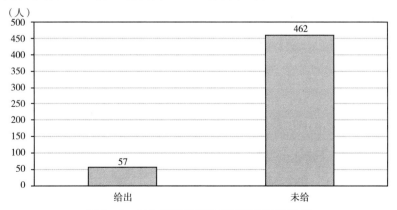

图 7 - 5　医生是否给出治疗后期的转诊建议

相对来讲，之所以人们不愿意选择逐级转诊制度安排下的转院，还与转院过程中的手续繁杂程度有关。而决定转院繁杂程度的因素并不只是患者自身的转移，还包括患者治疗信息的转移问题。转院以后要面对新的医生，要重新了解和掌握在之前治疗过程中的信息，以便于能够接续原来的有效治疗方案，这必然会增加新的治疗不确定性问题，因而医生和患者都不愿意承担由此带来的潜在风险问题，而风险规避又是人们本能的偏好。

但总体的情况在于，大部分患者并没有考虑要转诊的问题，因为一旦人们患有较为严重的需要住院治疗的疾病，都想最大限度地看好病，对费用的节约可能被摆到了非常不重要的位置，毕竟在全部重要的东西中，生命是最重要的，而获得优质医疗服务则是治愈疾病和恢复健康的最重要条件。

7.3.3 推动健康服务联合改进的合作激励机制

健康普惠金融存在的功能定位，在于确保人人都能够筹集到保障健康所需要的优质医疗服务的费用。在健康中国战略下，为了实现并超出世界卫生组织提出的全民健康覆盖水平，在更高水平上实现全民健康，就需要不同的责任主体联合起来，不断改善健康保障资金的筹资水平和优质健康服务的均等化供给能力。与之前总是多部门联合发文推动医疗卫生体制改革，但缺乏统一的合作平台而言，健康普惠金融服务平台的构建，既能够实现各种健康保障资金的有效衔接，同时也为各种保障资金的保值增值和推动健康产业深度融合发展，提供相互沟通和相互合作的平台。

因而，健康普惠金融具有了联合多部门、多种保障资金提供者共同促进健康保障的作用。如果能够通过健康普惠金融平台对各种行为或者责任主体形成有效的合作激励，那么不但能够提高健康保障资金的筹集能力，同时也能够显著提高健康服务水平和均等化程度。受限于各个部门之间的基本利益差异，可能无法形成围绕以人民健康为中心的合作机制，甚至是彼此之间可能形成关于健康保障信息的"孤岛"，因而需要从积极互惠和消极互惠两种角度，全面考虑如何建立共同推进健康服务的有效合作激励问题。

（1）健康普惠金融平台在健康服务改进中的功能定位

健康普惠金融平台是所有健康保障资金的综合服务枢纽，所有的资金都经过健康普惠金融平台融为一体，通过设置相对独立的资金主权账户，统一由健康普惠金融平台实施资产配置管理服务。相对于养老金可以进行长期资产配置，大部分健康保障资金都放在属于短线配置的投资领域，因而需要扩展资产配置范围并提高配置能力与风险控制水平。但通过个人健康储蓄计划累积的健康保障资金，则可以同时采取日期目标和风险目标进行配置。与此类似的还包括当前归属个人支配的职工基本医疗保险个人账户资金，以及个人税收优惠型的健康保障基金。通过政府财政拨款预先配置的健康保障资金，一般是以财政年度的方式随机使用的，因而也具有了实行短期配置的时间周期。如果这些资金能够在资本市场上获得更大的保值增值收益，显然有助于改善健康保障能力。

健康普惠金融的首要功能在于提供医疗消费信贷支持，用来弥补用累积财富向后配置能力的不足，或者暂时性的资金短缺问题。但就信贷资金的来源而言，对于大部分中低收入者在患有较大疾病时，往往按照市场规则具有面临被金融市场歧视问题，不但难以用较低的利息借到钱，甚至根本就无法筹集到所需要的资金。因而，健康普惠金融首先强调的是其普惠性，是少数利益主体面对多数低收入者提供的积极善意。如果该积极的善意得不到低收入者的积极回报，那么这项金融服务也就无法完成。因而，根据尤诺斯在 20 世纪 70 年代和80 年代的实验结果，那些接受了普惠金融善意的贫困者不仅对普惠金融资金使用得小心翼翼，而且具有非常低的坏账率，2016 年正常还款率高达 98.96%，远低于普通金融贷款的坏账水平。

同样，我们也不能用歧视性的眼光看待接受医疗消费信贷支持的低收入者，相反他们在因病而陷入经济困难时，一旦能够得到普惠金融的医疗消费信贷支持，他们的内心自然也是非常感激的。从调查数据来看，大部分人并没有提出免息的医疗消费贷款要求，相反他们只需要提供有政府担保的贷款，利息补贴虽然对于改善他们的偿债能力非常关键，但并不是最重要的选项。当然，政府在提供信贷担保时，也有一定的责任提供一部分利息补贴，即便是商业银行也应具有提供减免利息的善意，毕竟健康普惠金融资金是中央银行提供的定向降准资金，或者由国家政策性银行提供的特殊支持资金。

当然，也不可避免地存在所谓的消费信贷套利的现象，但这部分人并不是低收入者，相反可能是那些对自有资金具有投资需求的高收入者。尽管在普惠金融设计上，并不拒绝这部分群体通过健康普惠金融渡过暂时性的经济困难，但必须是设置很多的使用条件的，至少是在社会福利上是帕累托改进性质的。否则，健康普惠金融的审核监督平台不可能通过审核，也不会提供所谓的利息减免问题，而在一定程度上还需要按照其被替代资本的收益支付利息，而这并不会影响使用者的收益，自然也不会损害健康普惠金融资金本身，反而可以看作一种特殊的资产配置的性质。因此，无论是面向低收入者的利息减免，还是面向高收入者收取过渡形式的正常利息，都能够体现出双方的积极互惠性质。

除了在资产配置、健康储蓄计划和医疗消费信贷上的积极互惠外，在优化健康保险上也体现出有效的积极互惠效应。健康保险面临较大的道德风险、保险欺诈和过度医疗等风险问题，如果缺乏有效的多元化健康保障资金筹集渠道，人们要消除对健康风险的担忧，往往会存在严重的重复保险和过度保险问题，可能会进一步加重健康保险的违规风险。因此，在多元化的健康保障资金筹集渠道上，人们的健康保险购买水平，可以更加趋于最优保险的水平，同时也可以最大限度优化全生命周期的健康资源配置，实现全生命周期财富最大化。这些积极的互惠自然应该得到相关利益者的积极回报，如果这些积极互惠机制被破坏，将会引发新的恶性循环，低收入者的健康保障难以最终实现。

当然，在健康普惠金融实施过程中，也不可避免地存在一些消极互惠问题，也就是恶意从健康保障资金套利问题。首先是收治患者的医疗机构可能放大治疗费用，从医疗消费信贷中获取违规利益。对此，健康普惠金融应建有严格审核监督机制，采取由第三方医学专业人员参与的医疗方案评价机制，甚至在必要的情况下参照健康保险的单病种限价措施，这种监督要解决的是如何用消极互惠应对消极互惠问题，尤其是可以通过这种监督审核机制，取消那些严重违规医疗机构的定点医疗资格。

同样，对那些不以消费者利益为中心采取审慎人原则配置资产的机构，也将被取消参与普惠金融资产配置的资格。随着健康资源跨期配置日趋合理，人们将不再过度违规利用保险基金，医疗保险方案也日趋合理，分级诊疗制度也将得到有效的贯彻实施，最终从整个社会福利上实现整体改进。因此，我们在认识上应首先摒弃对健康普惠金融的狭隘认知，从而才能够在彼此利益改进中，最终实现高水平全民健康。

（2）拉宾互惠模型与广义互惠激励

由拉宾在 1993 年提出的互惠模型，主要是用于评价共同参与某个活动个体之间的回报是否是公平的。拉宾互惠模型的基本思想是：公平不仅依赖于参与人之间的互相平等待遇，还与所获得待遇的对方意图有关，也就是公平感知允许或要求个体以善意对待善意、以恶意对待恶意。因此，即便是一个人从对方那里获得一部分经济收益，但如果与自己的期望不符合时，也不会接受对方提供的待遇。Fehr & Schmidt（1999）厌恶不均等模型通常只能解释积极的利他主义互惠，而拉宾模型还可以解释广泛存在的消极互惠等问题。

该模型是由两人模型构成的一个效用综合评价模型，参与者 1 的善意模型为：

$$f_1(a_1,b_2) = \frac{\pi_2(b_2,a_1) - \pi_2^{fair}(b_2)}{\pi_2^{max}(b_2) - \pi_2^{min}(b_2)} \tag{7.2}$$

其中，$\pi_2^{max}(b_2)$、$\pi_2^{min}(b_2)$ 和 $\pi_2^{fair}(b_2)$ 分别是参与者 1 施与对方的最高、最低和公平性支付。a_1 为参与者 1 的支付，b_2 为他对对方策略的信念。如果参与者 1 给予对方的支付高于公平支付，就是善意的，否则就是恶意的。参与者 2 的善意模型为：

$$f_2(b_2, c_1) = \frac{\pi_1(c_1, b_2) - \pi_1^{fair}(c_1)}{\pi_1^{max}(c_1) - \pi_1^{min}(c_1)} \tag{7.3}$$

其中，c_1 为参与者 2 对参与者 1 的信念，被参与者 1 作为回报的心理评估部分，也就是参与者 1 评估参与者 2 可能给与的支付。由此可以构建参与者 1 的社会偏好效用函数，它是由三项之和构成的综合效用函数：

$$U_1(a_1, b_2, c_1) = \pi_1(a_1, b_2) + \alpha f_2(b_2, c_1) + \alpha f_2(b_2, c_1) f_1(a_1, b_2) \tag{7.4}$$

其中，$\pi_1(a_1, b_2)$ 为参与者 1 的经济支付，$\alpha f_2(b_2, c_1)$ 为参与者 1 对参与者 2 的善意的评价效用，α 为将公平转换成经济效用的权重系数，若 $\alpha = 0$ 表示参与者没有明显的社会偏好效用取向。$\alpha f_2(b_2, c_1) f_1(a_1, b_2)$ 为参与者预期得到的善意，与自己对他人善意的乘积的互惠效用函数。无论参与者 1 的善意得到了对方的善意回报，还是恶意得到了对等报复，此项都应该为正，即无论是积极的还是消极的互惠都能够带来正的效用，这与利他主义模型是不同的。而互惠模型的均衡点可以用社会效用最大化方法求解，即当 $a_1 = b_2 = c_1$ 时，此时所有的信念与信念评价都是理性的、正确的，进而可以采用囚徒理论进行解释。也就是说，拉宾互惠模型最终是为了将人们之间的积极互惠或消极互惠行为的解释，回归到经典博弈模型上。

（3）健康普惠金融平台推动健康服务联合改进的激励措施

根据拉宾互惠模型对积极互惠和消极互惠的解释，我们可以从"囚徒"理论上探寻如何最大限度地推动健康服务的联合改进。对于健康保障资金的筹资者而言，最终的目的在于购买疾病治疗或健康促进所需要的优质健康服务。无论是公共财政资金，还是个人的累积财富，都可能会在特定的情况下出现临时性的短缺，而在家庭内部出现代际转移财富不足的情况下，还会在生命周期的早期或者晚期，缺乏足够的应对健康风险的资金。因而，通过暂时性的资金借贷的方式，是保证政府部门和个体家庭渡过经济暂时性困难的一个可选路径，甚至在获取必要的优质医疗服务上是不可或缺的必要方式。

而要从他人那里，尤其是金融机构那里获取医疗消费信贷，就必须具有较好的个人或自然人信用。如果将健康服务的利用情况纳入征信体系，那么就会形成积极互惠效应。此时，不仅在医疗消费资金的使用上人们会小心翼翼，而且在日常的就医行为中也会小心翼翼，尤其是对健康保险基金的使用上，尽可能避免保险欺诈和过度医疗行为，以保持较高的个人信用，一旦在资金短缺的情况下能获得及时足额的、有利息减免的消费信贷。对于医疗服务机构而言，也尽可能为患者提供疾病治疗真正需要的优质医疗服务，而不是与患者合谋或者欺骗性采取治疗措施。进而健康服务的需求方和供给方，都能够形成一种面对消极互惠行为时的约束机制。消费者或者医院通过遵循积极互惠原则，在需要医疗消费信贷支持时，就可以通过健康普惠金融平台筹集到健康保障资金，而医疗机构也可以在提供优质健康服务过程中获得正常的服务收益。

此外，由健康普惠金融平台提供的健康产业发展资金，一般能够享受一定的利息补贴政策，进而也能够按照优化健康服务的政策导向配置健康产业资金，有效解决优质健康服务在不同地区和不同人群中的配置失衡问题。同时，利用健康普惠金融产业资金，更加有效地解决好疾病治疗和健康促进所需要的健康产品，防止诸如药品等短缺造成的治疗需求得不到满足问题，进一步改善优质健康服务的供给能力。

7.4

优质健康服务产品供给的改善机制

支持社会办医和发展健康产业是健康普惠金融的重要内容之一，而不是只局限于对健康产品和医疗服务消费资金的支持。只有从健康保障资金筹集和优质医疗服务改善的供需两个方面，提供健康保障支持，才能够最终实现健康服务的不断优化。在发展健康产业方面，对助力实现高水平全民健康的专项普惠金融资金，采取差别化监管激励制度，引导产业信贷资金投向基层医疗机构和保障重点弱势人群就医需求。鼓励优先投向改善健康服务质量、公平性和均等化水平等领域，完善税收优惠或减免制度，推动非营利性健康服务机构发展。健全现代医院管理制度，完善公立医院产权制度和收入分配制度，为普惠金融参与健康事业发展的合法权益诉求提供制度保障。

7.4.1 中医治未病健康服务支持计划

健康风险损失的最大特点在于它的跳跃扩散效应，因而有效遏制损失的扩展和蔓延，是有效利用健康资源非常重要的内容。在传统的健康保障方式上，资金使用主要集中于疾病治疗阶段，即便是设有疾病预防和健康保健的专项资金，但依然缺乏疾病治疗后防止疾病复发的公共健康保障资金。与现代西方医学治疗手段不同，治未病更多强调的是未病先防的思想，以及愈后防复的健康维持和健康促进理念，因而除了在既病防变的临床阶段以外，中医提供的医疗服务通常都是没有二次治疗伤害的治疗措施，而费用主要体现在中医师技术服务费用和药剂费用上。而对于一些预防性的干预措施，通常没有明显的临床症状，甚至只是完全的健康保健服务。这样，在传统健康风险损失补偿覆盖范围上，就无法通过健康保险提供资金支持。

尽管我国在基本医疗保险中将一些中医服务项目纳入保险补偿范围，但在健康促进方面的覆盖面依然偏窄，未来的改革方向或者是将其纳入基本医保范畴，或者提供有针对性的补充商业健康保险。而实际上，如果健康保险能够将传统中医药服务纳入保障范围，能够更加有效地提供健康风险治理服务，反而更有助于提高保险基金的使用效率，这对基本医疗保险和商业健康保险的基金结余都是有益的。因而，健康普惠金融对中医传统的医疗服务的保障，主要是通过健康储蓄计划提供的，不包括医疗消费信贷和提供健康保险。

（1）传统中医治未病的主要手段和费用结构

中医的治未病思想并不等于疾病预防，尽管在表象上属于健康风险治理范畴。治未病通常依然是发生了中医认为的病症前兆，例如，基于阴阳学说的阴阳对立统一关系失调和破坏做出的诊断，采取的由表及里的治疗或者干预措施。因此，从生命健康保障的角度符合中医的经济效益的判断，因为此时的判断标准不是基于实际健康风险损失，而是潜在的对生命健康损害，以及未来可能需要疾病治疗的费用支出。

由于中医强调的疾病发生的原因，要比西医的细菌或病毒致病因子复杂，因而在采取的干预手段上也相对更加多元化。在费用结构上，也未必就一定是通过医药或者临床治疗手段产生的医疗费用。甚至有时会根据天气变化提出及早干预的措施，例如，《黄帝内经》将病因从阴阳学说角度提出"生于阳者，得之风雨寒暑"，而"生于阴者，得之饮食、居处、阴阳、喜怒"，这显然在病因判断上要比现代医学更复杂和更内隐，进而干预的范围和手段更加多元化。近代中医学更是将病因分为外感、内伤、继发和其他等五个方面，由此对应的治疗手段也不仅局限于面对外部可见的健康促进方式，有时都是人们尚未觉察到的，而且干预以后也没有什么明显感知的失调问题。

因而，中医更加强调的是对人的身体内部的一些因素进行干预，以应对外部环境可能造成的气质性伤害。在具体治疗措施上，一般包括使用中药、针灸、推拿、按摩、拔罐、气功、食疗等多种治疗手段，治疗的效果则是使人体达到阴阳调和而康复，而不是现代通俗意义上的患病后的治愈或康复。在疾病诊断上，也通常不采用现代医学设备，而是"望、闻、问、切"四法，因而诊断水平关键在于医师的知识和专业技术水平。如果通俗地用生命健康生产要素来说，在中医诊断和治疗手段上，对内科疾病的治疗并不会涉及大额的诊断、检查和治疗费用。但在临床治疗阶段，尤其是入院治疗阶段，往往会将中医学与现代西方医学的治疗手段相结合，如重病和外科疾病等的治疗方面。

在传统中医的治疗措施上，所产生的医疗费用与医师的名望和专业技术水平等密切相关，这对医疗费用的控制也带来较大的难度。更为重要的是，在中医治疗"未病"阶段和愈后防复阶段，面对的是现代医学认为的健康个体或者亚健康个体，医疗费用控制标准和额度都无法准确确定。如果将这两个阶段产生的相关费用也纳入医疗保险补偿范畴，可能会诱发更大的道德风险和过度医疗问题。因而，如何将中医传统健康服务费用纳入健康保障资金的覆盖范围，由哪种健康保障资金负责费用补偿、健康促进和推动健康风险有效治理，对于改善全民健康具有重要的现实意义，而关键问题还是在于中医药从业人员的把关能力和责任。

（2）健康普惠金融主导的治未病服务的优化

不同于民众自发的甚至是盲目的健康风险治理行为，尽管传统中医学的治未病思想中未病先防和愈后防复干预，针对的健康风险通常并没有临床疾病症状，有时甚至只是面向可能变化的天气环境和个人情绪，但通常具有明确的中医理论基础和诊断依据，因而不是盲目的保健或风险治理行为，这也符合现代疾病预防的经济性观点。如果中医干预行为是科学的，或者并不是盲目的，那么在经济效益上至少符合世界卫生组织预算的费用结构比例，即预防投入、治疗费用和抢救费用比例为 $1:8.5:100$，至少每 1 元的健康风险干预投入能够获得 8.5 元的经济回报。

尤其是中医学干预健康风险主要依赖中医师的技术，在很大程度上也避免了健康资源的过度消耗。那么将其纳入健康保险中健康风险治理专项资金的支付范畴，有助于提高健康保险基金的使用效率，防范道德风险和过度医疗问题。因而，无论在商业健康保险还是社会医疗保险领域，都应该将中医学的诊断和干预措施产生的费用纳入补偿范围，当然这种补偿方式不是以医疗费用报销的途径提供的，而是由健康保险机构以专项资金的形式纳入健康风险治理资金的范围。

如果健康中国建设的风险干预的责任归属于政府的话，那么推动健康风险治理和早期干预部分的费用，也应该纳入政府公共健康资金支出范围，通过健康普惠金融平台衔接的公共健康保障资金，提供中医未病先防、既病防变和愈后调理等健康促进服务。如果考虑到健康保险道德风险和保险欺诈等行为的控制，当一部分中医费用无法得到合理控制时，那就允许职工基本医疗保险个人账户、健康储蓄计划累积的资金和税收优惠型健康保险基金的个人账户累积部分的资金，都可以用于中医干预的支付范围。相比较个人账户资金的违规套取行为的封堵措施，不如采取积极引导合理使用的疏导办法，鼓励个人用于支付中医健康风险干预性的支出。

如果在医疗消费信贷资金，中加入中医的既病防变和愈后防复相关服务费用的资金支持，那么就可以在常规医疗和治疗之后提供更加完整的医疗服务。也就是说，当低收入者在申请医疗消费信贷时，根据疾病治疗和康复的需要，综合考虑从疾病临床治疗到康复和防止疾病复发等方面的费用支出，一并纳入信贷资金的预算范围，那么将极大改善健康服务利用状况，有效应对一些疾病的反复入院治疗问题。现代很多慢性疾病的临床治疗实际上也是康复性的，或者保守治疗措施，而这部分费用相比较中医学来讲要高得多，当中医学治疗措施具有在医疗费用和治疗效果的比较优势时，就应该优先支持中医治疗，而不是当前药物或医疗维持下的治疗措施。

从改善中医治未病医疗服务的供给上，通过专项健康普惠金融资金支持计划，从乡村的卫生室到城市的社区医疗机构，都应该进一步扩大中医服务的可及性。自从 2013 年 8 月以来，很多中医院相继设置了治未病科室，开展治未病服务，而诸如妇幼保健院、疾病预防控制中心和疗养院、社区卫生服务中心等机构，已经开始提供中医治未病服务，但乡镇基层医疗机构在中医服务机构的布局上依然不够完善。近年来建立起来的村门诊室的医生，很多只是接受了短期西医知识技术培训，中医方面的知识和治疗技术也相对不足。

如果从健康普惠金融的产业资金中也提供资金支持，加上政府的财政资金补贴，鼓励高水平中医师加大对基层医务人员的传帮带，由此建立起从中医学服务相关的基础设施和人员服务体系，不仅有助于显著提高普通民众的健康状况，尤其是农村地区较为严重的疾病拖延问题，同时也有助于民众健康风险治理、健康生活方式培养和健康知识素养等方面的改善。

7.4.2　医疗卫生机构生产要素优化机制

优质健康服务需求的满足，最终取决于健康产品的生产与供给能力，以及为人们消费健康产品提供专业服务的医疗服务机构。由于健康产品的生产通常遵循市场原则，以追求生产者私人利益最大化作为基本驱动力，因而最终改善健康服务质量的"瓶颈"，在于提供生命健康生产的医疗卫生机构的医疗服务水平。在生命健康的生产阶段，必须实现医生、医疗设备和健康产品彼此相互匹配，并且整体上符合所接收患者的疾病治疗需要。但由于完善硬件设施所需资金的缺口问题，往往导致基层医疗机构的健康服务水平明显不足。一方面与分级诊疗政策有关，另一方面也与医生等优秀医疗服务人员的就业选择偏好有关。除此之外，就是基层医疗机构的硬件设施不够完善，其中一个原因与改善基层医疗机构或者低收入地区优质医疗服务的资金供给不足有关。

无论是健康产品的生产还是生命健康生产，都离不开高质量的生产要素。而生产要素中出现任何缺口，都将会影响最终的健康生产质量。在健康产品生产通过市场机制调节生产要素以外，对于医疗机构的生产要素调整还主要是由政府提供资金或者政策支持。通过优化基层医疗机构的生产要素的配置，补齐健康生产的要素短板问题，必然有助于更好地保证人们对所需要的优质医疗服务需求的满足。要优化医疗服务机构的生命健康生产要素，除了增加政府的财政投入，还需要吸引社会资本参与医疗服务机构建设，因而需要进一步调整医疗机构的产权关系与收入分配制度，为社会资金参与医疗机构建设和获得合理资本回报提供要素回报依据。

（1）健康普惠金融产业资金优化医疗机构生产要素的路径

从医疗服务机构的要素构成来看，主要是医务专业人员、就诊患者、医疗设备与药品，以及提供医疗服务的场所等。由于医务人员和生产要素的经济报酬，是在要素数量和生产能力得到充分发挥的前提下，才能获得最大经济报酬。只要一种要素成为制约短板，就难以为患者提供优质医疗服务，在医疗价格相对确定的情况下，相应的经济报酬也较小。因而，在社会主义市场经济体制下，生产要素具有自由流动的权力，任何追求经济利益最大化的生产要素，都会寻求与自身数量和能力相匹配的其他要素资源。当优质医疗资源过度集中时，医疗服务资源不同于其他生产方式，往往会形成较为明显的集中效应，由此导致优质医疗服务资源过度集中于少数的几个地区或者几家医疗机构。

健康普惠金融参与医疗服务机构的生产要素优化，主要是解决基层医疗机构的发展"瓶颈"问题，也就是制约其他要素生产能力发挥的因素。否则这些因素将会作为劣质要素，将其他所有优质要素排除在医疗机构之外，同时也将医疗机构内部的要素驱逐到其他医疗机构。我国近年来在不断强调推动基层医疗机构的发展，但由于基本医疗服务条件没有得到有效改善，从而也缺乏对优质医疗资源的吸引力，尤其是那些县级医疗机构也没有得到较快的高质量发展。

无论是在健康产品生产，还是在生命健康生产阶段，生产要素和产品之间都应该是相互匹配的，而患者在地区分布和人群分布上并没有显著差别，而所应获得的必要的优质医疗服务的诉求也不应该存在歧视性差异，我们一方面要积极引导作为生命健康生产原材料的患者，寻求与其疾病治疗相对应的健康生产要素；另一方面则要积极优化基层医疗机构的医疗专业人员、高质量药品和先进的生产设备，我们不能将低质量或者劣质的生产要素强行配置给普通老百姓，更不能以控制医疗费用的名义实施歧视性医疗服务供给。

不同于健康产品生产阶段使用的产品原材料为没有生命的物质的形式，在生命健康生产的过程中，作为健康生产的原材料的患者是具有自我选择权的人。

虽然政府可以采取逐级诊疗和双向转诊的办法，对患者进行必要的分流，但在市场经济体制条件下，依然难以取得良好的预期效果。政府加强基层医疗机构的预期，与患者所期望的预期，以及实际得到的健康或医疗服务存在较大的缺口。因而，要优化医疗服务机构的生命健康生产要素，关键还在于优化医疗技术和专业人才结构，才能够对患者形成有效的吸引力，最终扭转基层医疗机构的非良性发展。健康普惠金融的参与，首先是改善医疗机构的基础设施和医疗技术设备，从而能够与更高专业水平的医务人员的数量和能力形成合理匹配。

社会资本参与社会办医或者公立医院的建设，可以突破现有财政资金的约束，同时也可以打破医疗资源在不同等级医疗机构配置的政策限制。从我国当前的医疗服务消费需求来看，如果仅从就医便利性角度，患者未必就会选择那些距离较远，而且需要长时间排队的医疗机构。如果社会资金的介入能够突破医疗服务机构的要素短板，尤其是技术和专业技术人员短板，则可以将生产能力受到制约的要素的作用充分发挥出来，从而提高生命健康的生产能力。

（2）各类公立医疗机构的生产要素贡献实证分析

根据健康生产要素的构成，利用国家统计年鉴提供的数据，我们对 2002～2017 年的公立医疗机构的生产要素贡献进行实证分析。采用的数据指标为医疗卫生技术人员（万人）、病床数（万张）、入院人数（万人）和社会卫生费用支出，分别代表医疗机构的劳动力要素、生产设备要素、产品原材料和经济产出。分析结果显示，要素的解释能力 $R^2 = 0.997$，回归方程统计变量 $F = 657.057$，显著水平 $P = 0.000$。但从每个要素的显著性看，医疗机构床位数对社会卫生费用支出没有显著贡献，医疗卫生技术人员数和入院治疗人数具有显著性，但前者的贡献为正，而后者的贡献为负。分析结果提示的政策意义在于，卫生技术人员在健康生产中起到关键性作用，但卫生人员费用占社会卫生费用支出的比例在显著增加，未来依然是社会卫生费用的主要支付对象（见表 7 - 1）。

表 7 - 1　　　　　　　公立医疗机构生产要素贡献率

	非标准化系数		标准系数（β）	统计量（t）	显著性（p）
	B	标准错误			
（常量）	- 36282.031	4326.476		- 8.386	0.000
医疗卫生技术人员	128.176	30.527	3.093	4.199	0.001
医疗机构床位数	- 35.047	40.358	- 0.886	- 0.868	0.402
入院治疗人数	- 1.557	0.637	- 1.219	- 2.444	0.031

入院人数对社会卫生费用的贡献为负值，说明可能存在两个问题：一是人均住院费用在增加，社会医疗保险对医疗费用增长具有明显的激励作用；二是相对于必要的优质医疗服务而言，存在较为明显的不充分治疗问题。因而，未

来可能面临的两个问题：一是如何优化床位分布和缩短住院日，二是如何更加充分地满足人们的高质量健康服务需求。

项目组调查数据可以对此做出进一步说明，如图 7-6 所示，在被调查的近期治疗出院人员中，除了 14 个人愿意不考虑医疗费用而只求能够看好病以外，在明确具有更多支付意愿的 162 个人中，愿意多支付的最大额度高达 30 万元以上，少则也是近千元钱。由此可见，至少有一半以上的人员具有接受更好医疗服务的明显意愿，并且支付意愿大于实际接受治疗的医疗费用的缺口都非常明显，愿意额外支出超过 1 万元的人数为 127 人。尽管人们的医疗费用超额支付意愿可能具有一些非理性的成分，但至少说明诸如苏北等收入偏低的地区，人们的医疗服务是存在较大的质量缺口的，而这个缺口既可能带来事实上的治疗不充分问题，也可能会影响人们对疾病治疗后的预期，甚至对医疗服务质量满意度等带来一定的负面影响。

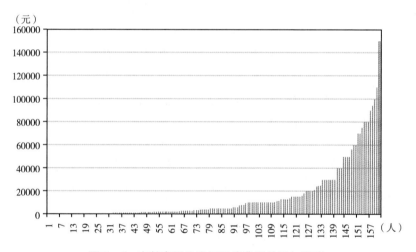

图 7-6　支付意愿比实际医疗费用的增加额度

而将该问题与生存质量相结合起来进行分析，疾病治疗后的生存质量确实处于较低的水平上，无论这种问题是与疾病本身的影响有关，还是与治疗后的主观评价有关，都在一定程度上反映了当前亟须进一步改善人们的医疗服务质量，或者改善人们的健康生活方式，从预防和治疗等多个维度不断促进人们的健康水平。

医疗技术人员与医院床位数的关系存在高度一致性趋势（见图 7-7），总体来说呈现逐年增长的基本趋势，面对有限数量的住院患者，医院床位数的增加，可能会造成大量的基层医疗机构的床位闲置问题。而结合卫生统计年鉴提供的数据来看（见图 7-8、图 7-9），近年来无论是高级别医疗机构还是基层医疗机构，医院的病床使用率和平均住院日的下降趋势非常明显，随着平均住院日的逐渐缩短，为病床周转留出了较大的病人收治数量空间，未来改善医疗机构的服务能力，不再是病床数量短缺的问题，而是如何优化医疗技术人员数量和质量问题，也就是单位床位的专业人员配置结构和质量问题。

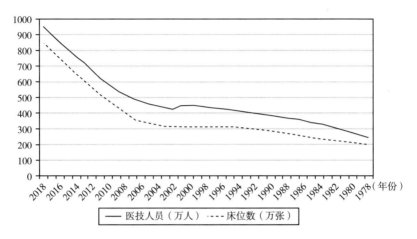

图 7 - 7　医疗技术人员和床位数的变动情况

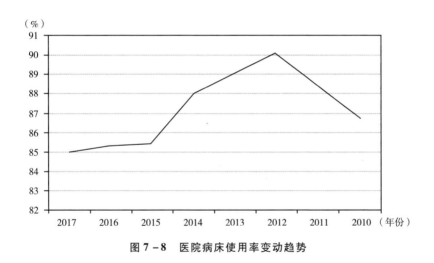

图 7 - 8　医院病床使用率变动趋势

　　图 7 - 7 给我们的启示是医技人员数量与病床数高度相关，至少可能是由于医院医技人员的配置数量，是按照床位数进行编制的，而不是根据病床的工作日。根据健康生产函数，改善医疗服务质量或者健康产品生产质量，不是由增加生产要素的数量决定的，生产要素数量调整只是为了实现成本最小，或者说是提高单位产品的生产效率。同样，在生命健康生产阶段要真正提高健康水平，必须对生产要素的质量进行优化改进。显然，根据图 7 - 7、图 7 - 8 和图 7 - 9

的数据，医院的病床数应该显著减少，而对应的医务人员数量也应该相应调整。随着病床承载的住院日天数的缩短，要提高医务人员和医疗设备以及药品等的质量，从而进一步优化医疗卫生费用的支出结构。

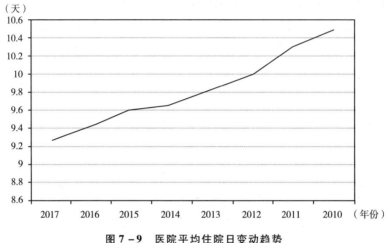

图 7 - 9　医院平均住院日变动趋势

　　根据 2017 年医疗卫生机构的床位利用情况，基层社区卫生服务中心的床位使用率仅为 54.8%，平均住院日为 9.5 天，这是两个极端的矛盾性数据，一方面床位使用率居于较低水平，另一方面又远高于其他基层医疗机构，尤其是与乡镇卫生院存在较为明显的差距，乡镇卫生院的床位使用率为 61.3%，平均住院日仅为 6.3 天。即便是与综合医院的比较也是相对不合理的，2017 年综合医院的床位利用率为 86%，平均住院日为 8.6 天。有此大的反差，可能反映出人们的虚假住院现象，目的在于通过住院替代门诊以套取医疗保险基金。

　　结合图 7 - 10 所反映的医疗卫生费用承担主体数据，在医疗卫生费用中，所有行为主体的医疗费用支出都在显著增加，尤其是社会卫生支出的比例显著高于政府和个人支出。当然，从变动的基本趋势看，自从我国在 1994 年实施职工基本医疗保险制度以来，社会卫生支出就逐渐替代政府公共财政支出，并且呈现显著拉开支付距离的趋势。在此过程中，随着不断提高医疗保险基金补偿比例和封顶线，个人的现金支出也显著降低，当然这是世界范围内的一种基本趋势，同时也导致了过度医疗和医疗费用过快增长等问题。自从实行社会医疗保险制度以来，医疗费用过快增长的趋势就没有得到有效遏制，无形当中对社会医疗保险保费筹集和实体经济发展都带来更大压力。

　　与此相反的另两组数据是：一是没有医疗保险的人员的两周患病率在 2003 年、2008 年和 2013 年分别是 14.2%、14.8% 和 13.1%，而职工基本医疗保险参保人员的则是 17.8%、28.4% 和 38.3%。到底是由于逆向选择的原因，还是基本医疗保险放大了人们的就诊率，或者职工的健康没有得到有效保障？显然，这些问题应该进行深层次的分析，尤其是为什么会呈现每 5 年增长 10% 的速度在过快增长。与此对应全国人口两周患病率分别是 14.3%、18.9% 和 24.1%，如果不是患病人数在真实增加，就是虚假套取保险基金的案例在增加。

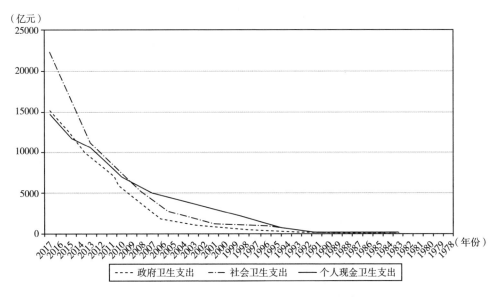

图 7-10　不同主体对医疗卫生费用的支出情况

第二组数据是每千人的卧床天数，2013 年比 2003 年和 2008 年都显著减少，分别是 169 天、170 天和 185 天。那么这种卧床天数是否是传导到了医疗机构呢？显然也不是，因为医院的平均住院日也在显著减少，将两者综合起来看，未来医疗卫生机构对床位的需求总量不会再增加，需要解决的问题在于调整不同类型医疗机构的床位数量。

要真正解决这个问题，就需要新的社会资本介入，主要是进一步改善医疗机构健康生产要素的质量和服务效率，而不再只是补齐生产要素的数量短板，同时优化医疗机构的要素构成比例。当前公立医院的人事编制限制了医疗机构人员比例构成，为了吸纳更多的医学专业就业人员，必须不断增加床位编制数量。但实际上入院人员数量却是相对客观的，只是为了截留患者的行为，通常只会导致其无法接受所需的优质医疗服务。如果既为了吸引患者就医，并且又充分保障患者的健康生产权益，就必须提升医务人员的专业技术水平和医疗设备质量。如果财政资金的压力较大，就应由健康普惠金融平台提供的健康产业资金，充分发挥补齐短板和提升治疗水平的作用。另外，社会办医可以消化一部分医疗专业人员就业，同时扩展健康服务的范围，尤其是加强健康管理服务，降低健康风险概率和损失规模。

随着人口老龄化问题的日趋严峻，未来的社会办医提供的服务应该更加侧重于医养结合，将优质健康服务向养老机构倾斜，为机构养老和家庭养老提供更加便利的医疗照看和保健服务。而各类基层医疗机构，尤其是直接面向基层民众的社区卫生服务中心，也应该大力发展医养结合服务，通过与社区养老机构相联合，减少基层医疗机构的床位过度闲置问题。只有打通社会办医资金和公共医疗机构的医疗资源共享渠道，才能为全面建成小康社会和提高全民健康水平提供更有力的坚实保障。

7.4.3 大健康产业发展与普惠金融支持路径

所谓的大健康无非就是对全部与健康影响因子相关的产品和服务提供有效供给，围绕着生老病死过程中的衣食住行问题，在全生命周期和整个健康风险周期上，提供全过程、全方位和全要素的健康管理服务，既追求作为生物意义上的人的身体健康，也同时保障作为社会人的心理和精神健康。鲍勇（2019）将健康产业界定为[①]："维持健康、修复健康、促进健康等相关的一系列有规模的产品生产、人才培养、服务提供和信息传播等相关产业的统称"，一般包括健康服务业和健康制造业。从健康生产的角度，就是健康生产第一阶段的健康产品及服务生产，以及第二阶段的生命健康生产。

（1）发展大健康产业的主要内容和基本任务

人们在全生命周期上无非面临三种健康状态：一是患病前的健康状态，二是患病期间的健康损害，三是疾病治疗后的康复过程。显然，人们不希望遭受带来身体损害和明显不适的疾病，同时也不希望为此遭受寿命、财富和家庭情感上的损失。因而，大健康产业是围绕健康促进为基本目标的延伸性健康保障服务，尤其强调对老年人提供全方位的健康保障服务，将健康保障服务全面融入日常生活中，而不仅仅是生命健康的医疗机构生产阶段。

从健康产业发展的角度，就是在通过医生专业人员指导才能够消费的传统医疗药品类产品之外，提供直接面向消费者的健康产品和服务，通常是那些不一定需要经过医务人员的非医学专业类健康服务。因而，所谓的大健康就是在传统健康产品基础上的进一步扩展。从图7-11可以看出，大健康产业发展主要是围绕着如何更好地保障人们的健康，完成健康产品生产和生命健康生产，由此将健康产品和服务的供给，纵向覆盖全生命周期，横向覆盖健康风险周期。

---

① 鲍勇. 中国健康产业发展机遇和挑战：基于健康中国的思考［J］. 中国农村卫生事业管理，2019（2）.

要推动大健康产业发展，既要完成政府的顶层设计，也要明确推动大健康产业发展的相关政策，尤其是在市场经济体制下，要明确与此相关的金融资本支持政策、财政补贴政策和税收优惠政策等。

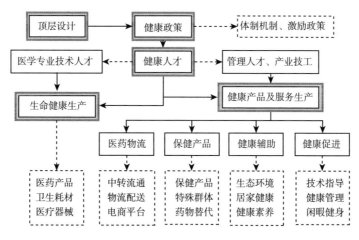

图 7 - 11　发展大健康产业的主要内容和基本任务

在健康产业发展中，健康人才的培养是关键核心问题，一方面要培养出数量、类型和质量都与健康产品生产相匹配的管理人才、产业技术工人和研发创新人才等；另一方面则是培养出面向生命健康生产的专业医务、护理和药师等技术人才，充分解决健康生产两个阶段的各种生产要素"瓶颈"。如果生产要素的"瓶颈"问题得不到很好解决，由于健康生产第一阶段和第二阶段是密切相关的，那么就无法最终保障健康产品和服务消费者的需求得到合理满足。

因而要切实推动大健康产业发展，尤其是提高健康产品和医疗服务质量，必须解决好制约健康产业发展的"卡脖子"的问题。根据两阶段健康生产要素函数，影响健康产业高效率生产的因素包括信息、经济激励、决策能力及质量、劳动力要素、原材料要素、生产设备和专业技术等。在组织实施大健康产业发展时，要充分利用互联网、大数据和现代决策手段，不断优化健康产业生产要素的匹配程度，同时不断提高各种生产要素质量，才能最终生产出符合人们需要的高质量健康服务产品。

（2）大健康产业发展的影响因素与制约"瓶颈"

当前发展大健康产业面临较好的政策机遇，围绕着以人民利益为中心的政策，以提高人民健康水平为核心，制定了一系列推动健康产业发展的政策，包括健康中国战略和健康中国 2030 规划等。从大健康产业的需求上，主要是日益严峻的人口老龄化在给社会经济发展带来压力的同时，也为大健康产业的发展带来良好的机遇。而国民健康状况让人堪忧的现状，也亟待推动大健康产业的发展。随着社会经济发展水平的提高,个人及其家庭的可支配收入的增长,也为市场需求提供了很大的经济条件和购买力水平。

推动大健康产业还面临很多其他制约"瓶颈",体现在人们健康素养水平整体偏低,接受健康服务的基本方式是患病后直接向医疗机构寻求医疗服务,而不是加强平时的健康管理和预防保健等,健康风险治理的健康资源向前配置不足问题非常突出。而政府行政部门缺乏相应的意识,与政绩评价考核关联性难以客观评价,由此形成的激励性不强,相关政策法规依然不够完善。医疗服务机构业务的综合趋势较为明显,健康风险治理和健康管理层级体系不是非常明显。而近年来医疗保健领域的乱象,已经给民众带来很大的误解和不信任。

由中国人民健康保险股份有限公司等三部门联合发布的《大健康产业蓝皮书:中国大健康产业发展报告》指出,为了提供覆盖全民的健康产品和服务,需要政府在政策和税收优惠等方面给予大力支持,不断提高公共卫生健康保障能力,推进医疗卫生体制深化改革,加快完善养老服务体系建设,尤其是做好面向社区机构的嵌入式养老服务,同时通过加快发展面向老年人的长期照护体系,积极应对人口老龄化问题。显然,在社会主义市场经济体制下,政府在推动大健康产业发展过程中,加快面向健康产业的普惠金融信贷,将有助于吸引更多社会资本参与大健康产业的发展。

(3)健康产业发展的大健康趋势与产业发展

随着健康中国建设上升至优先发展的国家战略层面,大健康产业已经成为我国经济转型的新引擎。根据中商产业研究院提供的数据(见图7-12),2016年市场规模超过3万亿元,2018年将达4.4万亿元,至2022年大健康市场规模将达7.4万亿元。

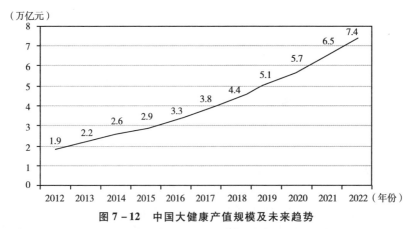

图7-12 中国大健康产值规模及未来趋势

资料来源:中商产业研究院,《2017~2022年中国大健康行业市场前景调查及投资机会研究报告》。

当大健康产业的对象瞄准老年人口时，随着人口老龄化问题的日益严峻，不仅中国对老年健康产业的需求较大，而且整个世界的基本趋势也是相同的，这为世界范围内的健康产业联合，以及通过国际贸易提升健康产业的利润水平，也将是非常利好的。

中商产业研究院认为，我国未来大健康产业发展将呈现五大基本趋势，可以概括为三个方面的改进：一是更加高科技化和智能化，各种现代智能技术将与健康服务相融合，生产出更加智能化的健康服务产品；二是更加精准化、专业化和标准化，用更加精准和专业的全方位个性化健康服务，提供覆盖全生命周期的健康照顾管理系统；三是在时间范围内实现健康产业与文化和旅游产业的深度融合。

国家卫生健康委员会的曾益新在 2018 年博鳌亚洲论坛年会上表示，加快推动大健康产业发展，要贯彻新发展理念。一是制订独立设计的医疗机构服务标准和管理规范，吸引各方资金投资卫生健康领域；二是推动医疗服务与养老、旅游、互联网、体育、食品行业的融合；三是推进健康养老，开展健康旅游示范基地建设，倡导健康休闲和发展更健康食品产业；四是深化互联网＋健康医疗服务，促进和规范健康与医疗等关联大数据应用，推动人工智能在健康领域的发展和运用；五是组织实施面向 2030 年的健康保障工程，通过制定国家重点科技计划和国家实验室等重大平台建设，建设国家临床医学研究中心，深化科技与卫生工作协同机制，加快医学科研成果转移转化，推动医药创新和产业升级。

（4）推动大健康产业发展的普惠金融支持路径

在一般情况下，按照市场机制自主运营的生产主体，并不需要健康普惠金融的支持，而属于普通金融服务产品的覆盖范围。但是，当涉及对弱势群体提供优质健康保障服务，或者提供产品和服务不能获得合理利润时，往往需要普惠金融资金的介入。而在资本使用上也采取相对宽松的监管手段，对产业信贷资金的偿付能力和偿付方式设置比较宽松的措施，例如，允许必要的以贷还贷措施，或者较高的不良贷款容忍度等。

首先是面向人口老龄化的健康产业扶持。从国外的经验来看，发展老龄健康产业，通常需要医养结合的方式，因而通常以非营利性组织的方式运营。以英国为例，一是慈善组织，也就是提供政策资金支持；二是非营利性企业，由企业的其他产业收益，直接补贴养老产业资金，企业不需要向政府缴纳税收。但是，这些政策的实施尚未关注到当今方兴未艾的普惠金融业务。如果以普惠金融的方式提供，显然更具有改善健康服务有效供给的现实意义。

老年人对健康产业的需求是全方位的，甚至在一定意义上是全生命周期全部健康服务需求的总汇集，包括健康保健食品的消费需求，以及慢性病管理、长期护理服务和医养结合服务等。现代人的寿命，相当部分是药物和医疗辅助下的较低生存质量或健康质量，因而加强健康管理非常重要。当前的很多文献在分析健康产业发展前景时，主要是从人口老龄化面临的挑战开始的，显然这种挑战未必只有老年人才存在，人口结构状况的改变都会形成一定的影响。

在推动面向老年人的大健康产业发展中，应从满足传统健康风险治理需要出发，将健康产业扩大到覆盖全民的全生命周期层面，为实现全民健康保障目标提供更加优质的健康产品和服务。由于当前人们的健康素养水平依然偏低，对健康风险治理等方面的产品和服务需求尚未显现出来，对此就需要通过健康普惠金融的支持政策，加大支持力度，并通过市场充分挖掘潜在的巨大需求，将健康风险治理服务充分前置。

第 8 章

健康普惠金融运营与监管体制机制构建

尽管健康普惠金融在医疗消费信贷和资产配置上，能够对健康储蓄、医疗救助和健康保险等具有一定的替代效应，但发展健康普惠金融的本意，并不是为了完全替代传统的健康保障方式，而是为了确保在全生命周期上在遭受健康风险损害时，保障能够获得所需要的优质健康服务，不断优化健康资源配置的经济效益和社会效益。因而，在更深层次的含义上，健康普惠金融应该始终处于补充性地位，更好地发挥对传统健康资源配置方式的优化作用，在更好地提供健康保障的同时，应急性处理由于各种原因导致的健康资源跨期配置失衡问题，特别是暂时性的短缺或制约"瓶颈"问题，从而最大可能实现全生命周期的财富最大化。

要确保健康普惠金融各项业务自身的可持续健康发展，就需要建立起相对完善的健康普惠金融服务体系，并对健康保障资金的使用进行有效监督。近年来在基于互联网技术发展 P2P 的业务中，由于缺乏有力监管而导致的恶意放贷、过度授信、非法吸收存款和催缴贷款，甚至高利贷等违法乱象行为，对原本人们难以在心理上接受的医疗消费信贷，更是随着"套路贷"等严重违法行为而深深刺痛着国人。因而既要建立起完善的健康普惠金融服务体系，使人们更加理性的认识医疗消费信贷的积极作用，同时更要构建起更加完善的运营监管体制机制。

健康普惠金融提供的业务是建立在既有的一般普惠金融服务的基础上的，不但包括传统的面向中低收入者的存款储蓄、消费信贷、银行转账、健康保险和信用保险等业务，同时更加强调对传统健康保障方式的优化改善作用，以及政府的政策性健康保障服务的延伸功能，确保作为必要的具有吉芬商品属性的健康产品消费需求的满足，这是普惠金融医疗消费信贷的最根本的特征。因此，健康普惠金融在补充传统健康保障资源配置方式的同时，更是为了满足人们的生命健康保障需求，并通过用好全生命周期上的每一分钱，不放过任何可能的维护和促进健康的机会，在不断提高生存质量的基础上，最终实现全生命周期健康风险的有效治理和财富规模的最大化。

8.1

智慧型健康普惠金融服务体系构建

发展普惠金融的基本要求是提供便利的、能够负担得起的、可持续的和安全可靠的面向中低收入者的金融服务。发展健康普惠金融不仅比一般普惠金融更加倾向于对更贫困人口的金融扶持，而且还需要提供比普惠金融更加及时便捷的医疗消费信贷，以及对健康保障资金的资产配置服务。更为特殊的是，健康普惠金融在申请时间节点上，一般是在消费者患有亟待治疗的大病以后，因而需要比一般普惠金融的资金信贷审批更加及时和便捷。完善健康普惠金融的基础体系，是提供这种特殊服务的最基本要求。无论是从消费者征信体系建设方面，还是信贷资金的审核批复手续便捷性上，都需要具体的配套基础设施，这就需要构建起互联网支持的多方资金、信息和监管等的完善基础体系。

8.1.1 健康保障资金衔接关系与管理办法

（1）健康保障资金的普惠金融平台衔接关系

搭建的健康普惠金融平台的基本作用，一是为了提供中低收入者更具承受能力的医疗消费信贷；二是通过优化资产配置途径，提供既有保障资金的保值增值；三是打通资金渠道，协同保障好必要的高质量健康服务消费的需要。在当前健康保障体系下，任何个体能够获得的健康保障资金的途径是不同的，既有覆盖全民的基本医疗保险，也有不同保险公司提供的私人健康保险，特别是政府税收优惠政策激励的个人税收优惠型健康保险，以及可能的医疗救助和健康普惠金融支持下的个人健康储蓄计划等。因而，作为提供全方位健康保障的健康普惠金融平台，必须建立起较为完善的健康保障资金衔接关系，明确不同保障资金的用途和使用资格，从而建立起相对完善的资金衔接管理办法。

在所有的健康保障资金中，健康保险具有事前约定的法定补偿责任，因而，在提供其他途径的保障资金时，先要明确健康保险的可补偿额度和范围，才能够决策是否提供医疗信贷和医疗救助等。搭建健康普惠金融平台的目的，并不是完全在于提供医疗信贷和保障资金的资产配置，在一定程度上还具有保障资金优化配置的专业指导作用。而要提供正确合理的资源配置专业指导，就必须要明确可用资金的数量和来源。

尤其是当前已经基本建成了以全民医疗保险为基础的多层次健康保险体系，既有社会医疗保险保障范围内的大病保险和职工补充医疗保险，也具有以税收优惠为基础的长期性个人税优健康保险，以及个人向健康保险公司购买的大病保险和住院医疗保险，甚至是针对手术和特定治疗风险的专项医疗保险。如果这些健康保障资金的渠道和数量不是很清楚，那么就必然会影响健康保障资源的优化配置，甚至存在重复保险和过度保险等问题。因而，建立健康普惠金融支持平台，必须要打通各类健康保障资金的衔接关系，并明确在健康保障资金衔接使用时的管理办法。

（2）各类健康保障资金联合管理的办法

大部分健康保险的购买者或者投保人，并不真正了解健康保险产品特征，也不了解医疗服务的专业性知识，如果仅仅让消费者自由选择，显然不利于实现健康保障资源的优化配置。建立健康保障资金的有效衔接，对优化健康保障政策也具有积极的推动作用，尤其是对医疗救助资金的使用来说最为关键。如果健康普惠金融平台能够掌握个人的健康储蓄数量，以及日常收入来源和能力，也为医疗消费信贷评估提供信息支持。因而，健康普惠金融平台的生态系统体系还应该进一步向健康管理服务延伸，涵盖线上和线下服务，为健康保障提供较为全面的服务。

由此可见，如果仅仅将健康普惠金融的功能定位，局限于医疗消费信贷和产业资金信贷，就会严重阉割了健康普惠金融的重要功能。对健康保障资金的衔接，是为了将每个个体所能够使用的资金信息汇总起来，从而能够对个体配置的健康资源是否是充足的、合理的和有效的作出科学判断，对健康风险损失本身而言，只要恰好与配置的健康资源相匹配，使其在最有效的途径上得到有效治理就是最佳配置。如果各种健康保障资金的信息是"孤岛"式的，那么人们只能在自己的信息范围内配置资源，不仅容易导致严重错配问题，甚至还因缺乏专业知识而不能在实现健康保障的基础上实现全生命周期财富最大化。

健康普惠金融平台除了来自中央银行定向降准资金以外，还包括作为金融机构持有的自有资金，但除此之外的资金与普惠金融资金之间只是一种服务关系，包括信息对称性改善服务和资产配置服务。因而在资金管理上需要各个机构协同制定管理办法，以国家专项资金的管理制度和政策法规为依据，建立如何适时适量使用各种健康保障资金的规范，以充分保障民众的各项权益，而在信息不对称的情况下，则无法充分利用各个渠道的资金。

同时，通过信息相互沟通，也能够对资金违规使用情况及时发现，并向相关监督管理机构传递预警信息，进而有助于各种健康保障资金的有效监管。而在此基础上，审计部门可以在这个平台上，对健康保障资金做出便捷的全面审计监督，进而也有助于减少审计成本和提高审计效率，甚至可以更好地实现联网审计、实时审计和远程审计等。

（3）打通健康普惠金融"最后一公里"

健康普惠金融是面向普通民众的健康保障服务，包括资金支持、医疗服务优化和健康产业发展等各个方面，而其基础性业务在于为中低收入者提供医疗消费信贷资金支持。因而，收入水平越低的人员越是健康普惠金融的重点保障对象，但这些低收入者无论是在金融服务的可及性上，还是在居住地区的金融基础设施上，都可能会成为制约他们充分接受健康普惠金融服务的障碍。要打通健康普惠金融服务的"最后一公里"，首先必须完善健康普惠金融体系。在主要国有大型银行成立普惠金融业务部门以后，还需要进一步向覆盖农村地区网点较多的中小国有银行或金融机构延伸，同时将普惠金融进一步向健康普惠金融业务延伸，拨付专项保障资金，并从健康中国战略高度，进一步完善相关的配套、考评和监督管理机制。

尽管在世界范围内，普惠金融业务得到较大发展，而且我国近年来也制定了诸如《推进普惠金融发展规划（2016～2020年）》（国发〔2015〕74号）等推进普惠金融发展的政策文件和相关实施细则，但主要集中于面向中低收入者的小额信贷和保险等业务，尚未展开健康普惠金融和相关资产配置等业务，而且也未制定关于个人健康储蓄计划的支持政策，因而，不仅要推动普惠金融业务落地，更重要的是要尽快制定和完善与健康普惠金融相关的政策法规，同时建立相应的健康普惠金融服务平台，以及相应的配套管理措施等。

相比较普惠金融面向中低收入者的小额信贷，健康普惠金融医疗消费信贷的额度有时比较大，而且面对的是遭受较为严重的健康损害的患者，因为不仅业务运营管理成本较高，而且风险也相对更大，成本收益更加不对等，甚至还需要政府提供担保和必要的利息补贴，因而需要更加有力的配套措施加以积极推动，以有效应对健康普惠金融商业可持续发展所面临的诸多挑战。

健康普惠金融业务涉及的种类较多，包括医疗消费信贷、健康储蓄计划支持、医疗服务利用审核监督和健康产业发展等各个方面，但也同时是实施健康中国战略和保障全民健康的必要安排。因此，在进一步完善健康普惠金融体系的基础上，还需要充分利用现代金融科技加快推动数字普惠金融业务的发展。主要包括探索运用现代互联网技术、大数据和云计算等金融科技方法，突破地理位置较为偏远的障碍，延伸金融服务半径，扩大对边远地区中低收入者的人群覆盖面和业务覆盖面。充分利用现代信息处理技术和智能手机客户端，实现对目标客户的精准识别、精细管理和精确服务等，不断降低健康普惠金融业务的运营成本，缓解健康风险较高群体中较为突出的信用征信和信息不对称等矛盾性问题。

而在推动健康产业发展的普惠金融支持上，还需要配套相关的产业政策支撑体系，充分解决监管法律和规章制度不完善问题，加快制定健康产业发展激励相关立法工作，补齐制度和体制"短板"，强化监督监管的约束机制，完善差别化的考核评价机制，实行有效的多部门联合监管与协同机制。同时，进一步提高货币政策、财税政策和金融激励政策等相关内容，推动相关部门形成政策合力，通过加快推进征信体系和信用信息共享机制，深化各监管部门和第三方监督部门，以及社会民众的协同合作，建立健康普惠金融业务治理体系。

8.1.2　健康普惠金融资产配置责任主体

推动健康普惠金融业务发展，不仅需要提供暂时性的金融资金支持，而且还需要对各类健康保障资金的结余部分进行有效的资产配置，涉及各部门所管理资金的有效衔接和协同管理，既有政府行为也有市场服务行为。因而需要充分调动、发挥传统金融机构和新型业态主体的积极性和主观能动性，引导各类型金融服务机构和政府组织结合自身职责要求，明确在全民健康保障中的责任定位，不断完善体制机制建设，为广大人民群众提供多层次和全方位的健康普惠金融服务。

（1）健康普惠金融资金融合衔接关系导向的机构组成

搭建健康普惠金融平台，将各种健康保障资金实现在普惠金融平台上的深度融合，并不是将所有的资金混合在一起使用，而是为了更好地协同使用，即充分把握各种健康保障资金的责任范围，并提供相应的资金支持，而不是只利用某一项资金，如社会医疗保险基金等。因而，不同来源的健康保障资金，所有权人或者管理权人的关系没有发生根本性的改变。即便是医疗消费信贷，其资金来源的主体在于银行等信贷机构，也没有改变医疗消费信贷资金的债权人和债务人的关系。因而，在健康普惠金融平台上的资产配置，应该具有明确的责任主体，并且担负资产配置的最终责任。

在健康普惠金融平台上，能够融合的健康保障资源主体主要包括五个方面：一是作为健康储蓄资金所有权人的个体；二是作为支配医疗救助资金的民政部门；三是作为健康保险承办机构的商业保险公司和社会医疗保险机构；四是作为承担疾病预防和保健责任的疾病预防机构；五是作为医疗机构行政管理部门的卫生行政机构。另外，在金融资金的使用监管上，还涉及金融监管机构，负责对普惠金融机构资产配置行为的监管。随着健康中国战略的推进，未来需要将更多的公共健康保障资金用于健康风险治理，为各部门联合实现全民健康风险治理提供多方参与的合作机制。

在各种健康保障资金实现有效联合和衔接以后，对资金使用的监管和审核就非常关键了。因此，卫生行政部门应该组织专家团队参与医疗方案的在线审核，以优化所住院医生提出的治疗方案，并且根据所在医院的治疗水平，提出转诊的建议，既包括向高层次医疗机构转诊，也包括向下级医疗机构转诊。同时，还在完成专业治疗以后，如手术治疗和专科处理，提出是否可以转诊及转诊去向，并将其作为提供医疗消费信贷的前提条件。

如图8-1所示，在健康普惠金融平台上，首先是通过中国人民银行的定向降准为各个金融机构注入一笔用于健康保障的专项普惠金融资金，并且资金使用接受中国人民银行普惠金融部门的监管，用于合理配置到健康普惠金融服务平台。在此基础上，民政部门的医疗救助资金和社会福利资金，以及个人健康储蓄账户资金和社会医疗保险结余基金，都在各个责任主体或者所有权人的有效管控下配置到健康普惠金融服务平台。在个人征信服务机构的协助下，由卫生行政部门负责健康服务使用的监管，同时充分利用保险保障、医疗专家审核和审计监督服务等，为健康普惠金融资金的使用提供全方位的第三方服务。

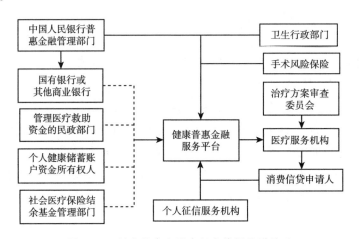

图8-1　健康普惠金融责任主体及关联关系

（2）各机构体系的内部构成应该坚持扁平原则

在提供健康普惠金融业务时，一方面要鼓励政策性银行以批发资金转贷的形式，与其他商业金融机构合作，以显著降低医疗消费信贷成本。但更为重要的是，如何在各机构内部建立专业的健康普惠金融服务机构，并且避免因为机构设置垂直层次过多而影响消费信贷的审批。因此，尽管健康普惠金融参与的责任主体结构比较复杂，但对于各机构体系的内部而言，参与主体应该相对较少，以便于明确各方的责任。另一方面，也正是由于参与主体类型较多，因而不能再增加机构内部的复杂性，否则将会增加健康普惠金融运营的有效监管难度，降低各机构联合运营的效率，尤其是影响健康消费信贷资金的审批及时性，以及对应的风险管理和消费者权益保护的能力。因此，在机构选择时，不同类型的机构根据普惠金融服务的便利性原则，下沉普惠金融服务网点。坚持各金融服务机构的综合化多样性的服务原则，由特定金融机构提供包括储蓄、支付、转账、信贷、保险和银行账户管理等综合服务。在健康普惠金融的每个服务节点上，指派某一个服务机构主导一站式服务，其他机构以区块链的综合模式提供全方位服务，包括延伸物理服务网点和改善互联网服务。

构建更加扁平的健康普惠金融机构框架体系，应该更好地依托金融科技，通过搭建健康保障资金衔接关系平台，将原来每项业务单独由特定机构运营的业务，以及业务审批或运营管理的环节加以模块化。以医疗消费信贷为例，患者或其家属根据收治医院的建议提交信贷申请，收治医疗机构负责向健康普惠金融平台转交申请，同时附带治疗方案和预后风险评估报告，健康普惠金融平台根据相关政策进行审核评估，并根据审核评估结果向指定金融机构下达贷款指令，而金融机构则负责向收治医疗机构划拨贷款。

在必要的情况下，由银行和消费信贷申请人通过保险公司做出信贷风险保险安排，如图 8－2 所示。在扁平式运营框架内，消费信贷申请人只负责提交申请，并在面临治疗风险时，与保险公司协同解决信贷消费中的风险问题，但这种安排未必就是由消费申请人承担保险费用，可能是由医疗机构承担，也可能是由社会医疗保险部门承担。

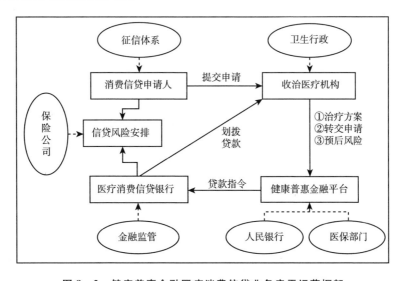

图 8－2　健康普惠金融医疗消费信贷业务扁平运营框架

但在整个运营框架内，医疗消费信贷分为四个核心流程节点，不同流程节点具有分工相对明确的机构负责，进而构建起有机高效的医疗消费信贷生态体系，以协同方式补齐业务短板，为患者提供更加便捷的健康普惠金融服务。同样，围绕着以上核心机构，可以展开相应的健康储蓄和健康保障资金的资产配置服务，以及相应的常规普惠金融服务。

8.1.3 健康普惠金融业务运营体系构建

（1）健康普惠金融业务理念更新与业务运营流程

我们时刻要注意改变的理念，在于健康普惠金融不等同于简单的医疗消费信贷。健康普惠金融是普通普惠金融在健康保障领域的延伸，它的最终作用在于最大限度地保障和促进全民健康，弥补和改善传统健康保障形式的不足和留下的空缺，同时将各个阶段剩余的健康保障资金纳入有效的保值增值资产配置体系，然而这些业务仅仅只是与健康保障资金有关的服务。健康普惠金融的第二项业务在于提供包括大健康产业理念上的健康保障服务，以不断改善人们公平利用优质健康服务资源的均等化水平。

除了这两项特殊业务以外，作为金融服务机构还同时要提供一个金融机构所特有的相关服务，如银行机构提供存款和取款业务、保险机构提供补充健康保险和治疗风险保险等业务，而投资公司还负责其他相关资产的投资信托服务等。任何金融机构的参与，都是建立在原有的业务范围基础上的，而不是改变其业务内容。之所以建立金融机构和健康服务机构联合的健康普惠金融服务平台，就是因为要充分利用各个机构的业务专长，共同做好全民健康保障服务，以确保人人都能在现有的健康资源条件下获得所需要的优质健康服务。

因而，健康普惠金融业务的定位，首先是要弥补传统健康保障能力的不足，包括既有累积财富的资金保障能力不足，以及对传统医疗救助、健康保险和健康储蓄在资源错配时的修正，最终实现基于健康保障效率和全生命周期财富最大化的优化。其次是对传统的健康服务供给不足进行弥补，改善健康服务利用的公平性和均等化水平，以确保人人都能够便捷获取所需要的全部优质健康服务，提供预防保健、疾病治疗、康复和健康管理等全方位的服务。

无论是健康保障资金筹集和健康资源跨期配置优化，还是优质健康服务的提供，从健康普惠金融角度都是面向中低收入者或者因病陷入暂时性困境的社会弱势群体，而不是对社会强势群体的锦上添花，反而是对其过度利用健康保障资金和优质健康服务形成更好的管制。只有秉承健康普惠金融的新理念，才能真正建立起相对完善的健康普惠金融业务运营体系。

因此，健康普惠金融的业务运营流程如图8-3所示，无论是提供哪种金融服务业务，都应该在其业务范围内，根据健康生产的既定目标，从健康产品生产或者生命健康生产角度，开发出面向中低收入者的健康普惠金融产品，然后通过业务营销方式，使其与客户需求形成较好的匹配，从而对其健康资源配置和健康服务利用提供针对性服务。

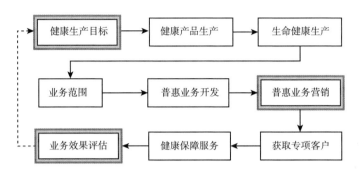

图 8 - 3 健康普惠金融基本业务体系

在整个业务流程中，两阶段健康生产目标是健康普惠金融业务的基本依据，不同的健康服务机构分别从健康产业发展资金支持、生命健康生产医疗服务资金支持两个方面，提供必要的健康保障资金支持。同时，在健康生产过程中提供各种关联性金融服务业务，包括健康储蓄、健康保险、医疗消费信贷、产业信贷和健康风险治理与信用保证服务等业务。

（2）提供基本金融服务的业务运营体系

金融服务的直接对象，是人们在生产活动中取得的以货币形式存在的物质财富。当生产要素通过生产活动转化为社会产品以后，通过市场交换机制转化为货币财富，通常会面临货币保值增值问题。如果只是以现金的方式存放在手里，不但不能形成有效的储蓄累积，而且经常面临资金安全和货币购买力贬值问题。显然，对于金融服务机构而言，先要将这部分货币财富吸纳进来成为银行存款，或者以有价保单的形式形成财富积累，甚至在必要时作为资本投向金融市场或者实体经济获取投资收益。因而，在健康普惠金融基本业务体系中，必须先将民间以货币形式累积的财富，转化为金融机构的存款或金融资本。

但对于传统的金融机构而言，更加偏好于货币财富规模较大的优质客户，而不愿意为小额资金提供金融服务，尤其是那些位置较为偏远地区的低收入者，金融服务的成本相对较高，单位家庭财富提供的金融服务收益较小。同样，对于低收入者提供的保险也是较为欠缺的，因为他们的保额和保费数量比较小，保险理赔管理和服务的费用较大。因而，需要以普惠金融的方式，提供从银行储蓄、投资理财和健康保险，到应对疾病治疗过程中各种不确定的保险保障，如手术风险保险、住院保险、大病保险和人寿保险等。而在健康服务管理方面，还应该提供不断改善健康服务利用的健康管理服务，充分发挥健康普惠金融平台密切关联相关健康业务机构的优势，有效利用各个机构提供的健康服务信息。

（3）健康普惠金融医疗消费信贷业务运营体系

健康普惠金融源于人们财富累积和健康服务需求缺口的弥补方式，即通过暂时的或者过渡性的医疗消费信贷提供获取必要的优质医疗服务的支持。因而，在健康普惠金融业务中，医疗消费信贷处于基础性地位，也是健康普惠金融存在的最重要的价值之一。由于健康资源配置的累积财富规模、专业技术水平和跨期配置与方式选择的偏好等原因，导致人们在特定的时间节点上，实际可支配的财富往往会偏离应对健康风险的需要。从传统普惠金融业务的范围上看，也主要是以小额信贷为主要方式。

唯一不同的是，传统普惠金融主要用于对累积财富的保障和增加，而健康普惠金融是对不能直接表现为货币价值的生命价值的保障。为了更好地实现对生命价值保障，在健康资源配置中，不但要生产出用于健康保障的产品，同时也要生产出用于生命健康保障的优质健康服务，尤其是能够公平保障疾病治疗的优质医疗服务。而要实现生命健康保障这个最终目的，对于低收入者而言通常需要消费信贷支持以渡过暂时性经济困难，并从受助者那里增强对其他人员保障能力的回报，这就是消费信贷利息。

在医疗消费信贷业务上，往往不存在所谓获客、营销和竞争等问题，因为对医疗消费信贷需求通常是被动的，是应对已经遭受较为严重的健康风险损失之后的补救行为。因而业务流程主要是资金的筹集、管理和信用体系建设，以及使用过程中的信用额度评估、审核和还款风险预警，如何与医疗救助、健康保险和社会福利之间的资金衔接，以及必要的医疗救助转换等业务。由于健康普惠金融医疗消费信贷的问题并不是金融机构自己的事情，还涵盖与国民健康保障相关的责任主体，因而在医疗消费信贷业务中，还需要建立各个部门之间的合作联合机制，加强业务沟通。

在医疗服务费用的支付上，健康普惠金融消费信贷的业务流程还应该包括与医疗服务机构的对接业务，包括对医疗机构的信用评估，以及对医疗服务机构提供的治疗方案的审核评估，同时对医疗消费信贷资金的使用进行监管，并对治疗状况进行评估，以进一步审核信贷资金使用者的偿付能力，为医疗消费信贷资金的转换提供治疗有关的依据。

（4）健康产业发展普惠金融业务运营体系

健康产业资金具有双重性：一是对于纯粹按市场供需理论组织的健康产品生产；二是基于特殊健康产品与服务需求满足的生产。显然，前者能够从健康产品生产市场上，获取所期望的收益，并且存在明显的市场竞争机制；而后者的生产，并不能给生产者带来像前者那样的收益水平，因而需要政策性资金的介入，包括税收优惠和财政补贴等。因而，健康普惠金融产业资金的本质属于财政补贴的范畴，也可以看作与税收优惠对等的激励方式。

相对于普通金融服务的产业信贷资金的审核，在补齐健康产品和服务的短板上，往往需要较为严格的资格审核评价，并且需要上报人民银行等业务监管机构的审批。因而，同样存在政府部门的参与，既包括普惠金融资金的拨付，也包括为部分健康产业资金的使用提供必要的政府公信力担保，毕竟补齐短板的业务在本质上是政府责任的延伸。

对于发展健康产业的健康普惠金融资金，也不存在面向全部健康产品生产企业的营销和获客等问题。健康产业信贷业务的申请可以根据健康中国战略的部署，以及健康中国 2030 规划纲要的内容，对那些市场不愿意介入的领域，或者在生产过程中面临资本"瓶颈"时，向健康普惠金融服务机构申请产业资金，并同时接受健康普惠金融平台监管。

（5）基于区块链技术的健康保障资金的资产配置业务体系

从健康保障资金筹集和使用上，当前基本已经发展到数字货币时代。随着智能手机和互联网的普及，人们利用互联网终端存款和支付的方式越来越普及化，对现金纸币的需求数量正在逐渐减少，因而也为健康保障资金筹集、使用和配置提供了更加便捷的方式。这样，在健康保障资金的资产配置上，就可以充分利用现代金融技术，在保障健康保障资金安全的基础上，加强健康资产配置效率和扩展业务范围。

区块链是当前金融领域的一种新型金融科技服务产品，主要包括数据存储、加密算法和数据传输等智能服务，目前已经在金融服务中得到较为广泛的应用。健康普惠金融平台衔接的资金种类和数量都比较大，而且主体较为分散，除了各级金融机构外，还涵盖医疗服务机构、健康产业经营者和大量的个人账户资金的所有权人。引入区块链技术以后，可以重点解决三个方面的问题（李扬等，2018），一是降低健康资金账户之间的对账成本、规避争议及其较大的解决成本，大幅度提高支付处理速度和效率，这对健康保障尤其是医疗服务消费信贷是非常重要的内容；二是健康保障资金数字化及其在健康普惠金融平台上的配置交易，甚至有助于以默认选项的方式直接推动各资金责任主体或所有权人发起资产配置；三是资产配置预设条件下的按照约定合约自动执行交易，降低了交易成本和时间成本。[①] 尤其是健康普惠金融资金配置周期短，往往需要实时交割和资金结算，采用新兴起来的区块链技术，有助于降低交易成本和提高风险

---

① 李扬等．中国普惠金融创新报告（2018）［M］．北京：社会科学文献出版社，2018：168－171．

控制能力。现代区块链技术可以提供机构间的对账平台、仲裁链和供应链等全方位服务，而存储和加密技术可以最大限度地规避作弊违规风险等。

8.2

健康普惠金融征信体系构建

加快发展健康普惠金融，要加快建成完善的健康普惠金融生态体系。在完成普惠金融一般性基础设施建设的基础上，明确健康普惠金融平台资金来源，完善各类健康保障资金融合办法；将就医行为规范纳入征信体系，细化违规违法行为惩处办法；实行医疗消费信贷在线实时审批，提高医疗消费信贷的审核效率，打通健康普惠金融平台与定点医疗机构、健康保障资金、信贷银行等主体的转账渠道；完善健康普惠金融各类资产配置管理办法，明确相关责任主体和配置流程与规范。由于征信体系具有广泛的社会影响，因而应该构建和完善覆盖医疗行为规范的征信体系，不断促进包括普惠金融资金在内的医疗保障资金的使用规范程度。

8.2.1 健康普惠金融征信体系的作用

在传统奖惩机制下，对健康普惠金融资金的使用，都是基于特定违规给予一次性经济或者行政处罚，因而基于违规行为的期望效用来看，违规者具有较为明确的违规收益和损失规模边界。而当违规收益大于期望处罚时，人们就往往会用博弈论的眼光对待处罚问题，进而难以起到对违规行为的足够威慑作用。当把违规行为纳入征信体系，并发挥征信体系的惩戒作用时，将使个体的违规处罚行为的负面影响，扩展到与整个征信体系相关的所有行为，因而从这层意义上讲，征信体系的使用可以使违规行为的处罚，从单次影响扩展到多次和更广泛的影响，从而起到更好的威慑作用，有效降低健康普惠金融监管成本，并起到加强个体自我约束的作用。

（1）征信体系覆盖内容及惩戒机制

根据国务院 2015 年 12 月 31 日印发的《推进普惠金融发展规划（2016 ~ 2020 年)》，建立有关普惠金融资金使用的征信体系，涵盖的对象覆盖全部农民、城镇低收入者群体、小微企业，关于他们的采集信息来源包括使用者户籍所在地、违法犯罪记录、工商登记和税收登记信息，以及出入境信息、扶贫人口和农业土地信息，以及居住地状况等政务信息。更为重要的是，这些信息都通过全国统一的信用信息共享交换平台，以及各地方的各级信用信息共享平台，实现政务信息和金融信息的互联互通。这意味着，一方面人们在使用普惠金融资金时，以上主体的各种信息将被普惠金融平台使用；另一方面，则在普惠金融平台上发生的违规信息，也将传输到征信互联平台和各地方信息平台，从而起到双向互通共享作用。

信用信息的这种共享机制，意味着一旦在普惠金融使用过程中，存在恶意违规行为，那么所有的其他关联业务和行为都将受到限制，从而导致除了违规行为的直接经济处罚外，还会受到其他方面的间接惩罚，而且是长期性的惩罚机制，这种情况下的所谓失信行为带来的损失，将是长期的和广泛的，显然，这比单纯的一次性违规行为的处罚力度更大，甚至可以说是没有边界的无限扩展的影响。

而对健康普惠金融行为本身而言，征信信息又以健康普惠金融资金的使用为主线，进一步涵盖医疗服务使用全过程，如果使用者存在对普惠金融资金的违规套利、过度医疗和欺诈行为，也将会被纳入失信惩戒范围，进而有助于更好地规范人们的医疗行为，同时也对医疗服务机构提供医疗服务形成有效的约束。由此可见，健康普惠金融一方面在征信信息的来源上更加广泛，甚至涉及道德风险、保险欺诈和健康生活方式等方面的内容；另一方面也说明征信体系的惩戒范围也非常广泛，一旦个人或者机构被纳入失信惩戒范围，将会在很多方面遭受直接或者间接的经济损失、荣誉损失等，而这也是社会征信体系真正发挥作用的核心作用。因此，征信体系及其合理利用，可以有效弥补单次博弈行为中的套利惩戒不足问题，使一次违规博弈的所谓收益变成无限扩展的、长期性的利益受损，从而在一定程度上改变了传统博弈论所谓的博弈均衡占优选择策略，也就是使违规者不再能够从博弈中获得任何实质性的、或者长期性的违规收益，不管当时的违规行为是否被及时发现。

（2）健康普惠金融征信体系作用的期望效用理论分析

在健康普惠金融资金申请和使用过程中，征信体系的建立可以将惩戒和奖励进行有效结合。一是在奖励机制上，对诚实守信的人员，不仅在授信额度上相应提高，而且在审批上也相对简化，从而保证了医疗消费信贷资金额度上的充足性和时间上的及时性；二是在惩戒机制上，不但使那些严重失信人员丧失获得普惠金融支持的机会，而且还由此导致诸如健康保险、社会保障和就业等方面的惩戒，难以获得更加优惠的金融服务项目等。

从私利性假设视角，那些损害健康普惠金融的人员，受私利驱动作用的影响，通过违规行为获取一次性违规收益，而监管部门通过采取反欺诈措施发现办法识别违规行为，并实施一定的惩罚措施。此时，违规者的博弈期望函数为：

$$E[U(A)] = \pi \times u(A_1) + (1 - \pi) \times u(A_2) \tag{8.1}$$

其中，π为违规行为被发现的概率，1－π为成功实施违规行为的概率，A_1为被处罚额度，A_2为违规收益。显然，只要违规行为存在不被发现概率，并且违规收益足够大，那么就存在一种可能选择，即违规期望收益大于被惩罚额度。但是，征信体系带来的惩罚额度足够大，并且通过有效的监管措施或者社会监督办法，仅通过征信体系增加的惩罚额度，就可以有效遏制健康普惠金融使用中的违规行为。

相反，如果再同时根据医疗行为和诚实信用提供奖励措施，那么将会再次放大违规行为带来的间接损失或机会成本，从而起到引导人们更好使用健康普惠金融资金的作用，并且有助于提高个体自我控制的责任意识，起到加强自我行为约束等内在正强化作用。

8.2.2　健康普惠金融医疗消费信贷的信用特征

（1）健康普惠金融消费信贷的信用属性

作为面向中低收入者的普惠金融，其基本特征通常是额度较小，服务对象缺乏充足的可配置财富，因而往往采取无担保和无抵押的信贷方式。在健康保障领域，对于一个需要被动地求助医疗消费信贷支持的患者而言，在申请医疗消费信贷的时点上，可能已经没有任何可以用来作为抵押的可用资产。即便是具有部分资产，也是作为保障个体及其家庭维持基本生存的必要资产，诸如住房等。因而，对于健康普惠金融消费信贷而言，能够用来做信用担保的"资产"就是其未来的潜在生命价值蕴含的财富，并且是正在遭受健康风险损害的不确定性财富，如果没有政府提供的其他资金或政府保障全民健康的责任作为担保，从金融机构风险规避的角度，也就是难以真正推动健康普惠金融消费信贷的实施。

当然，从健康资源保障的最终对象上看，本来就不是个体的既有财富，而是未来的生命价值及其隐含的财富，因而对应的健康普惠金融信贷，也就具有了典型的个人信用担保属性。不同于普通的民间融资形式的信贷资金，或者基于某种耐用消费品的消费信贷资金，它们具有直接的可用资产或消费品作为信贷抵押资产，健康普惠金融的医疗消费信贷支持，更加强调政府的公信力担保作用，关注个体信用保证能力。即便是存在恶意欠账问题，也应该通过政府部门协同解决，任何金融服务机构都不应该向信贷资金使用者强制采取催讨措施，更不能用现有资产作为强制处置对象。

健康普惠金融的恶意欠账的最有效催缴对象，在于信贷资金使用人的未来社会医疗保险待遇和社会养老保障基金。而且即便是催讨措施，也不能影响他们的基本正常生活，并且在必要情况下还应该纳入坏账准备金。但从项目组调查数据和相关文献来看，大部分消费信贷意向主体具有较为积极的偿付医疗信贷的意愿，并且具有较低的坏账率。

（2）改善医疗消费信贷信用担保的路径

根据生命价值相关学说，个体的信用保证一方面来自寿险保单提供的资金保证，另一方面则是经济能量。经济能量是个体能够获取的超过本人消费支出成本的收益获取能力，只有获取的收入超过个体的消费，才有能力累积财富价值，并且具备偿付医疗信贷的经济能力。经济能量通常与个体的收入能力和意愿有关，包括道德行为、良好的健康、工作的意愿、投资的意愿、创新能力和判断力等，这既是生命价值的决定性因素，也是未来收入实现能力的重要影响因素。因而，健康普惠金融的征信体系应该包含对以上内容的重点关注指标。

对于医疗过程中不确定性治疗方案的风险，应该积极寻求面向人身保险和手术意外风险保险，保费支出可以由政府部门利用医疗救助资金或者个人账户资金支付。总之，不能再额外增加消费者信贷资金使用负担。保险公司也应该强调此类保险的社会公益性，设置较低的附加保费或者减免附加保费，协同健康普惠金融更好地为中低收入者提供有力保障，这才是真正普惠性保险。

尽管我们有很多现实的途径，为信用保证保险提供担保，但绝对不能因为消费者的信用保证而额外增加负担。在本质上，包括实际调查数据提供的证据，人们期望获得的医疗消费信贷贷款是以政府担保为前提的，并且真正的需求也是需要政府提供充分担保。当前，在金融逐利市场上存在众多的信贷乱象，在一些违规信贷公司那里，消费者得到的最终信贷资金甚至都不到协议信贷额的一半，大量资金被作为金融服务费、担保保证费用（含保险）和其他各项违规收费。因而，金融市场尤其是小额信贷市场的乱象，绝对不能干扰到健康普惠金融的有序发展。无论如何，在健康中国战略下，保障全体人民获得必要的高质量健康服务，并且不会因为医疗费用支付而陷入经济困境，既是人民政府应该承担的责任，也是在 2012 年 12 月签字的全民健康覆盖联合国决议的一种保证。

对于未来偿付能力的评估，以及决定是否转入医疗救助，目的不是使医疗救助资金成为一种盈利工具，更不是只在医疗救助部门管辖范围内的部门性发展基金，而是为了充分发挥医疗救助的作用，尽可能多地将缺乏优质医疗服务支付能力的边缘群体纳入保障范围。如果单纯从风险控制的信用保证上，那么必然又将医疗消费信贷带入不公平的领域，造成新的健康服务利用不公平问题，反而会严重弱化医疗救助资金的保障效果。

8.2.3　健康普惠金融消费信贷征信体系的非歧视性

（1）健康普惠金融必须消除征信歧视的原因

第一，健康普惠金融最终体现的是一种政府对全民健康保障的责任，普惠金融与常规金融的根本区别在于其普惠性，或者说是对中低收入者的包容性和非歧视性，而健康普惠金融则更加倾向于因为健康风险损失而导致经济上更加困难的群体。具体的覆盖人群大多属于经济上的社会弱势群体，可以分为两种基本类型：一是原本就缺乏充足累积财富和担保资金的低收入者，这是商业金融最容易诱发"金融歧视"的群体，在健康普惠金融消费信贷中加入资产抵押，显然不适用有医疗救助或消费信贷需求的低收入者；二是因为疾病治疗而已经陷入严重经济困难的群体，理论上都应该纳入医疗救助的保障范围，或者处于医疗救助边缘的经济困难群体。无论是哪种类型的低收入者，在申请医疗消费信贷时，已经陷入较为严重的经济困难，难以提供所谓的信贷资金的资产抵押问题。

第二，对于健康普惠金融的保障对象而言，不是既有的累积财富而是未来的生命价值。评估生命价值本身不是它已经产生或转换的累积财富，而是它所隐含的未来潜在财富，这取决于个体的教育、健康、职业技能和培训，以及实现远大理想的忍耐力等，而这些因素通常都是相对客观的，可以作为未来偿付贷款能力的主要评估内容，但不是医疗消费信贷完全依赖的内容。对于补齐健康服务消费资金短板的健康普惠金融，在征信体系上应该更加关注就医行为的规范性，而不仅仅是信贷资金的偿付能力问题，否则将会偏离发展健康普惠金融的初衷，从而形成新的医疗救助或金融支持的歧视性问题。

第三，"贫困易感恩"，越是低收入者，在接受普惠金融资助以后越不会存在主观上的恶意欠账问题。尤努斯1976～1979年在吉大港大学附近村庄实施的试验已经证明，即便是普通企业向贫困农户提供的商业贷款，不仅具有较高的还款率，而且贷款使用更加小心，给家庭带来的收益率也相对更大。当患者为了疾病治疗或者因为疾病造成的健康损害本身，已经耗尽了大部分累积财富或者收入显著减少，采用财产抵押担保贷款偿付的传统作法自然更不可能实现。健康普惠金融信贷支持，主要依赖患者的个人信用担保体系，而这种担保体系直接来源在于个体在获得必要的优质医疗服务以后，能够通过就业等途径获得的未来财富的分期付款。

因而，在一定程度上意味着那些疾病治疗的预后无法获得支付贷款的充足收入的个体，依然可能面临金融歧视问题。而事实上，保障人人都获得必要的高质量服务并且不会因为医疗费用支出而陷入经济困境，最终是政府的责任，虽然政府未必是最后资金的承担者，关键在于政府是否能够找到同时保障优质健康服务供给和资金支持的政策与路径，而普惠金融支持下的消费信贷显然只是一项政府政策而未必是治疗资金的最后承担者。

第四，健康普惠金融医疗消费信贷，在最终的责任上属于医疗救助的扩展方式，因而具有医疗救助的基本属性。使用医疗消费信贷的方式，主要是为了提高医疗救助的保障效率、覆盖范围和资金安全。因而，在国家承担的国民健康责任的一个底线上，只要年度医疗救助资金存在结余，就都属于医疗信贷资金的抵押范围。尽管医疗消费信贷要设计一种最坏的结果，但绝对不能因此而降低或者推诿政府的保障责任。

如果从全民健康保障责任角度，由国家主导的健康普惠金融应该完全摒弃消费信贷的歧视问题，无论这笔消费信贷是否最终能够偿还，都需要客观审慎地做出评价，更不应该主观地纳入失信惩戒体系。一部分医疗消费信贷资金的无法偿还，可能只是疾病风险的一种传导风险，医疗救治结果不理想，或者没有达到使其能够原本可以就业获取收入的质量水平，这与之前的评估存在事实上的偏差，进而导致患者在治疗后缺乏创造收入的能力，从而难以正常偿还医疗消费信贷资金，而不是失信体系中的恶意欠账或者赖账问题。

第五，基于家计调查基础上的更加理性的医疗消费信贷支持。相对于普通金融消费的征信体系而言，家庭财富的持有量对医疗消费信贷反而是负面的。也就是说，建立非歧视性的健康普惠金融征信体系，要将家庭财产作为反向指标，而不是正向指标，否则意味着那些高收入的群体获得更多的信贷资金，这对于有限的普惠金融资源来说是不利的，同时也违背了发展医疗消费信贷的初衷。医疗消费信贷应该更加关注未来的偿付能力，而且这种偿付能力是建立在对资本化价值能力的医疗保障前提下的。

医疗消费信贷要消除任何一种资产歧视的可能，也不能将就业性质作为重要的征信指标。相反，如果从就业性质上进行歧视，反而应该思考我们的就业质量和就业机会公平，无论患者在治疗结束后的生存质量如何，如果在法定就业年龄，以及具有相当数量的就业能力残值，那么就应该给予充分的就业保障，包括推动残障人员就业保障等。

（2）激励性医疗消费信贷征信体系构建

当前在健康保险运营中，一直面临较为严重的道德风险、保险欺诈和过度医疗问题。如果将这些行为纳入征信体系，必然对改善就医行为起到积极的作用。人们都可能在全生命周期上面临患大病的风险，以及大额医疗费用的需要，那么将这些行为纳入征信体系，自然也能够形成相对自觉的自我约束效果。正常的医疗消费信贷征信体系应该涵盖三个主要内容：生命价值理论下的征信体系、医疗行为规范征信体系、全民健康风险治理征信体系，这是与健康保障资金的保障对象密切相关的、也是医疗消费信贷的最终保障目标，具有有效应对各层次健康保险和医疗救助等传统健康保障方式道德风险等问题的优势。

因而，将生命价值评估、医疗行为规范和全民健康风险治理内容纳入征信体系，具有明确的目标导向性。当这些相关内容具有积极发展方向时，不但能够提高收入水平而改善医疗费用支付能力，而且也有助于合理控制医疗费用，减少过度医疗和降低风险损失等。因而，诸如在生命价值影响因素上积极培养健康生活方式、加大技能培训和知识教育投入，以及具有实现远大理想忍耐力等方面表现非常好的，可以作为激励性消费征信体系的内容，加大医疗消费信贷授信额度。这样，不但具有较低的健康风险、较大的未来收入实现潜力和积极健康的心态，而且也能够获得更加有力的消费信贷支持，从而能够改善未来的健康保障预期。因而，健康普惠金融征信体系应该设置双重功能。

中国特色社会主义进入新时代以后，社会基本矛盾已经转变为人民日益增长的美好生活需要和不平衡不充分的发展之间的矛盾。要解决这个矛盾，就劳动者本身而言，就是具有通过辛勤劳动实现自我发展机会的健康保障。也正是由于健康的作用如此重要，党的十九大报告指出，人民健康是民族昌盛和国家富强的重要标志，倡导健康文明生活方式和预防控制重大疾病。而要对此形成有效的经济激励，那么在政府提供担保和利息补贴的医疗消费信贷支持中加入相应的征信激励条款，就有助于在传统健康保障方式上进一步改善健康保障预期。

显然，这种激励是一种加强健康风险治理的正向推动措施，同时也是形成高度自觉提高费用控制责任的有效方式之一。医疗消费信贷重点关注的内容在于历史就医情况，即是否存在对传统健康保险或医疗救助资金的违规使用问题，是否存在医保卡套现问题等。征信体系的建立，应该有助于激励人们形成良好的健康生活习惯，以及提高个体医疗费用主动控制意识和责任，并且反过来也对完善健康保险基金的合理使用发挥积极作用。

与此相反，疾病风险是每个人在全生命周期上都无法完全避免的，疾病风险损失和因此造成的可能的残疾，都不应该作为征信体系的内容，反而应该是确定是否提供医疗救助，或者将医疗消费信贷资金转为医疗救助的重要依据。在这个方面，不能将征信体系纳入是否提供医疗救助的范围，保障人们在危急时刻获得必要的医疗服务保障，是超越所谓社会信用的更加迫切的问题，也是政府履行保障国民生命权和健康权的基本责任。

8.3

建立完善的健康普惠金融监管体系

8.3.1　构建健康普惠金融监管体系的基本要求

当健康保障资金纳入健康普惠金融平台运营以后，已经具备了信托基金的性质，一方面健康保障资金的预算和使用都由各类保障资金责任主体或所有权人负责；另一方面资产配置方向由资产配置机构提供金融服务，甚至在必要的情况下以默认选项的方式，由资金责任主体具体决定最终配置方向。信托基金的资产配置通常遵循审慎人监管原则和数量限制监管原则，在资产配置目标上又采取目标日期基金和目标风险基金两种类型，因而不同的监管原则和目标对健康保障资金的配置具有不同的影响。如果借鉴经合组织的养老金信托投资监管核心原则，那么对诸如个人健康储蓄账户资金和各种设有个人账户基金的健康保险，在优化资产配置和防范由于过度强调投资风险控制而导致"长钱短配"等问题，都具有非常重要的现实意义。

从健康普惠金融的监管主体构成来说，可以分为纵向垂直监管和横向第三方监督鉴证两种矩阵式监管体系，也就是由纵向的资金投资者对基金管理者进行的垂直监管，以及由诸如审计和医疗专家提供的第三方审核监督。在健康保障资金的使用方面，主要由健康保障相关部门决定资金的使用，同时接受上级主管部门的业务监管，例如，医疗消费信贷资金由中国人民银行负责监管，而健康储蓄和商业健康保险由银行保险监督委员会负责，证券类投资行为由证监会负责。而在健康保障资金的预算、筹集和使用过程中，由政府审计和社会审计负责监督。作为健康普惠金融的基础业务，医疗消费信贷的申请和使用安排，则由健康普惠金融平台组织的医疗专家负责对收治医院的治疗方案进行审核。

健康普惠金融运营的矩阵式监管结构如表 8-1 所示。在监督体系上分别由审计机构、医疗专家和社会公众参与监督健康普惠金融资金的使用与资产配置情况，是否满足民众健康保障的基本需要。在监管体系上则由对口部门负责，健康普惠金融资金的投入和使用由中国人民银行、银行保险监督委员会和证券监督委员会三大金融监管机构负责，协同监督机构共同推进资金使用的规范性和保障绩效，同时由医疗专家对资产配置的目标日期设置提供建议。

表 8 – 1　　　　　　　　　健康普惠金融业务运营矩阵式监管体系

监督主体	监管主体		
	金融监管	医疗监管	产业监管
审计机构	资金的合规性	医院资产	公共财政
医疗专家	目标日期基金	医疗方案	产品质量
社会公众	资产配置需求	服务效果	需求满足

医疗卫生行政管理部门主要负责对整个治疗和健康促进过程进行监管，尤其是规范医院和医生的诊疗行为，根据社会公众提出服务效果评价制订改进措施。健康产业的监管主要由工商和药品食品监管部门负责，审计机构对有政府财政资金投入部分负责监督，医生负责对产品质量和重点配置领域提供专业指导，而民众则从实际需求的满足情况进行监督。通过矩阵式的多主体参与的监督体系，从而在健康保障上形成系统完整的有效监管体系，不断推动健康服务的有效供给，并不断提高必要的优质健康服务的质量水平。

8.3.2　设置具有较高不良贷款容忍度的监管体系

近年来随着金融监管体系的逐步完善，银行机构的不良贷款率都维持在较低的水平，从 2017 年四大国有银行的不良贷款发生率看，集中在 1.5% 左右，这为健康普惠金融实施较为宽松的不良贷款容忍度，提供了较好的风险控制基础。关于普惠金融的不良贷款率的国际经验也证明，面向中低收入者提供的贷款很少存在恶意欠账问题，从而进一步说明，健康普惠金融具有设置较高不良贷款率监管的基本条件。

从健康普惠金融的功能定位看，无论是医疗消费信贷资金，还是健康产业发展信贷资金，目的都是为了更好地促进全民健康保障水平。因而，作为政府对国民健康保障责任的延伸业务，健康普惠金融在信贷资金的授信、贷款发放和使用上，都应该设置较高的偿付能力监管体系。同时，健康普惠金融监管体系既包括行业监管，也包括由审计机构、医疗专家和社会公众参与的第三方监督机构，对健康普惠金融的使用都有预先设置的审核监督机制，以及在使用过程中的同行监督和评估机制，这些行为都使健康普惠金融的信贷风险监管充分前置，因而也就能够在不良贷款率上设置较高的容忍度。

同样，即便是健康产业发展资金中存在一些非违规性风险，也可能只是一种市场经营风险，而市场风险是无法完全消除，主要通过保险方式转嫁。同时也应该由政府承担一部分风险，以体现政府在解决健康产品和服务生产中的短板问题的责任。在医疗消费信贷资金使用的过程中，不但需要通过健康普惠金融平台的严格审核，以及医疗专家的充分参与授信和放贷标准的过程，还对手术治疗等较大的医疗过程存在的风险设有专项保险，这也为健康普惠金融资金安全提供了更加全面的保障。为此，无论是哪种角度，对健康普惠金融设置较高的不良贷款容忍度都是可行的和必要的，信贷资金的使用风险都是有效可控的。即便是存在一定的不良贷款率，只要不是恶意欠账问题，这部分风险也是政府在充分履行全民健康保障责任时，所应该承担的、不可完全避免的风险，依然对社会总福利具有改进价值。

8.3.3　充分发挥审计监督和审计鉴证职能

审计监督在健康资源配置监督中的地位是不可替代的，不仅从政府审计角度能够体现政府的意志和资金使用者的责任，同时也可以从社会审计角度提供独立性公允鉴证服务，以便于减少投资人、管理者和资金使用者在争议解决上的摩擦成本，激励金融机构提供普惠金融的积极性。另外，审计所具有的法律赋权监督职能，能够使审计采用的行为准则和规范标准也具有了法律职能的延伸作用。因而审计监督同时具有健康资源配置的监督、监管与鉴证等的多重功能，从而能够更好地防范和控制健康保障资金使用风险，并提高健康保障效率。

（1）中国特色社会主义审计职能定位与监督体系构建

中国是社会主义国家，不但存在包括公立医院在内的大量公有制生产资料，而且还要对全体人民的合法权益提供有力保障。健康普惠金融资金既具有国家财政资金属性，同时也是为了更好保障全体人民的健康权益。因而，审计机关应该依法承担起对健康普惠金融资金的监督职责，在通过合规性审计保障资金安全的基础上，还要通过绩效审计和推动建设性审计服务，不断提高健康保障效率和资金使用效果。显然，无论是从生产资料性质还是从劳动者权益保障方面，我国的审计都与西方国家的审计监督范围和职能定位存在本质上的差异。

在 2018 年 5 月 23 日召开的中央审计委员会第一次会议上，习近平总书记对新时代中国特色社会主义审计工作做出了全面的系统性战略部署。要求中央审计委员会要强化顶层设计和统筹协调，提高把方向、谋大局、定政策、促改革能力，为各项审计工作提供有力指导。各级审计机关要树立"四个意识"，自觉在思想上政治上行动上同党中央保持高度一致，坚决维护党中央权威和集中统一领导，落实党中央对审计工作的部署要求。

在审计的职能定位上，新时代中国特色社会主义的审计监督，既要突破传统的审计职能定位，以合规性审计和绩效审计为基础，不断拓展审计监督广度和深度，消除监督盲区，依法实现审计全覆盖。而且在政策跟踪落实方面，更要加大对党中央重大政策措施贯彻落实情况跟踪审计力度,加大对经济社会运行中各类风险隐患揭示力度,加大对重点民生资金和项目审计力度。在履行审计监督职责的领导方面,地方各级党委要加强对本地区审计工作的领导,突出党的十九大提出的坚持党对一切工作的领导和以人民为中心的审计监督理念。为了更好履行审计监督职责,审计机关必须坚持以习近平新时代中国特色社会主义思想为指导,从国家发展战略高度,构建服务于国家治理审计监督体系,必须全面贯彻党的十九大精神,坚持新发展理念,紧扣新时代面临的主要社会矛盾变化,统筹推进"五位一体"总体布局和协调推进"四个全面"战略布局。在健康保障领域,当前的社会主要矛盾在于人民日益增长的对美好生活向往的健康保障需要,与优质健康服务发展的不平衡不充分问题,而健康普惠金融除了提供必要的健康保障资金支持,尤其是帮助人们渡过暂时性的经济困难外,还要提高健康保障水平和协助实现保障全面建成小康社会的全民健康,符合习近平总书记提出的要求。

与此同时,在审计机关充分履行新时代审计监督职责时,应该依法全面履行审计监督职责,促进经济高质量发展,促进全面深化改革,促进权力规范运行和促进反腐倡廉。在健康保障领域,健康普惠金融在本质上是国家的一项重大民生保障措施,国家不仅提供了优惠性的金融支持资金,而且还要承担一部分偿付能力风险,以此扭转传统意义上的金融服务的金融歧视问题。因而,审计机关既要保障这部分资金的安全,同时还要促进健康普惠金融资金的使用质量和效果,以及推动社会办医质量和提供优质健康服务的大健康产业发展。

在审计监督体系的构建方面,习近平总书记指出,要通过全面深化审计制度改革,解放思想,与时俱进,创新审计理念,及时揭示和反映经济社会各领域的新情况、新问题和新趋势。同时,通过坚持科技强审,加强审计信息化建设,不断提高审计机关的审计能力和监督质量。而就健康普惠金融本身来说,在历史上和当前其他国家都没有实施先例,因而会面临诸多亟待解决的新问题和新情况,这必然要求在构建审计监督体系时,不断创新健康普惠金融审计手段,加强资金使用相关主体的信息互联互通,通过完善审计信息化建设充分解决健康普惠金融资金的信息"孤岛"现象,实现各种线索或信息的共治共享。

坚持党对一切工作的领导和坚持把人民健康放在优先发展战略地位,是构建健康普惠金融审计监督体系的基本要求。对此,审计机关要根据习近平总书记的要求,不断加强对全国审计工作的领导,强化上级审计机关对下级审计机关的领导,加快形成审计工作全国一盘棋,从而形成系统完善的审计监督领导体系,提高对健康普惠金融审计监督的领导能力。而在这个领导体系中,审计机关还要加强对内部审计工作的指导和监督,调动内部审计和社会审计的力量,增强审计监督合力，为审计全覆盖和提高审计效率提供协同力量，构建起由政府审计主导的，由社会审计和内部审计参与的完整审计监督体系，这显然也是实现健康普惠金融有效审计监督所必须具备的基本监督体系。

（2）健康普惠金融的审计监督职责

审计监督的优势之一在于具有边审计边整改的纠错机制，最大限度地降低健康普惠金融资金违规行为带来的损失。尽管国内外普遍强调审计的作用，但依然缺乏系统性理论分析，审计功能定位依然停留在较为基础的合规性功能上，习近平总书记在中央审计委员会第一次会议上，要求的加大风险隐患揭示力度和促进经济高质量发展等高层级的职能，还没有在健康保障基金审计领域得到充分实施。传统审计监管主要依赖审计惩罚机制，以起到审计监督和审计整改作用，但近年来的研究发现，审计奖励机制还能够起到改善监管效率的作用（Peecher et al.，2013），审计不仅要对被审计对象的违规问题进行问责，还要对好的做法建立奖励激励机制，以使被审计单位能够由被动整改转变为主动整改。Mookherjee & Png（1989）证实，在有审计监督情况下，奖励被保险人更高水平的保险回报，与加大核保索赔并实施惩罚同样存在最优保险策略。审计还具有将审计知识和技能传导给被审计对象的作用（Francis、Khurana & Pereira，2001），从而使被审计对象能够进行自我控制，降低监管成本和提高审计效果（Power，2006），成为当前审计监督中广泛采纳的建设性服务新理念。

在审计风险规避方法方面，Schwartz & Solomon（2007）在 Peecher 模型中提出具有应用价值的审计证据三角形概念，以更好理解不同来源审计证据之间的因果关系，Knechel（2007）将该模型进行了量化改进。美国审计署的审计计划已经将规避风险和通过保险转嫁风险、遵守国家法律作为政府审计所要遵守的基本要求。国内对审计风险控制的研究，主要是基于经济责任审计，王道成（2009）认为经济责任审计风险因素远多于财政资金使用审计，汪立元（2011）强调要建立起有效的监管体系。但更多的研究则是基于购买审计服务者与审计机构之间的风险转嫁博弈，将审计作为转嫁投资风险的一种手段，审计具有保险类似的转嫁风险功能，审计费用被看作一定意义上的保费（倪慧萍、时现，2014；伍利娜等，2010）。

根据健康普惠金融发展的政策目标以及审计监督的职能定位趋势，必须充分扩展审计监督职责，充分发挥审计在推动健康普惠金融发展中的监督和服务作用。在服务行为监督方面，必须严格遵守普惠金融服务尽职免责审慎监管要求，金融服务人员不能将自身置于与金融机构和服务对象的利益冲突地位，在严格遵守相关法律和审慎监管制度的基础上，遵照诚实信用和勤勉尽责等行为准则提供有效金融服务，合理审慎地履行完整风险注意义务。审计机关通过充分履行勤勉尽责审计监督职责，对健康普惠金融服务人员诚实信用和完整风险注意情况做出全面审查，独立做出公允性审计鉴证结论，并提出尽职免责和容错纠错审计意见。

在服务内容监督方面，审计机关应抓住健康普惠金融的便利性、产品多元化、价格可负担、商业可持续和消费者保护等关键要素，以实现健康普惠金融的发展目标为导向，加大风险隐患揭示力度，建设性推动健康普惠金融有效降低风险成本。审计机构首先重点查证普惠金融是否提供了降低消费者成本的线上线下便利服务，以及是否由此实现了金融风险的充分接近；然后审计核查金融机构是否因提供精准细分产品而承担了较大风险成本，以及是否通过金融创新降低服务成本，并最终使健康普惠金融服务的使用者受益。

在价格可负担上，审计机关要核查健康普惠金融服务是否因降低消费者负担成本而导致自身风险增加，并审核查证是否采用了降低成本和改善效率的现代信息技术。针对商业可持续影响要素，审计机关主要查证健康普惠金融服务是否注重长远而非短期利益，并构建了实现有效运转的良好金融生态系统。在最关键的消费者保护方面，审计机关要全面调查消费者的各项权益保护情况，审核查证是否存在过度放贷、掠夺式定价和过度营销等损害消费者权益的违规问题，以确保人们获得的健康普惠金融与必要的优质健康服务的需求相匹配。

（3）健康普惠金融服务尽职免责审计鉴证服务

健康保障基金监管，既包括自上而下的严格法制监管和行政监管，也应该积极推动自下而上的自我管理责任和主动控制资金合理使用的意识。尽管由国家主导的社会医疗保险和按照市场机制运营的商业健康保险，已经成为世界各国普遍采用的健康保障制度，但第三方付费机制带来的欺诈骗保、道德风险和过度医疗行为问题，不但增加了保障基金和健康服务利用的监管成本，而且也造成医疗费用持续的过快增长问题。因而，大部分西方国家都将政府主导的医疗保障设置在基本医疗服务需求的满足上，同时采取改善个人健康储蓄计划、构建多层次医疗保险体系和必要的应对暂时性经济困难的短期贷款计划。对此，应该充分利用当前大力推进的普惠金融政策，提高个人医疗储蓄水平以改善个人医疗费用支付能力，同时改善医疗救助资金使用方式，提高医疗救助资金覆盖范围，对医保制度进行必要改革，提高人们在医保基金使用上的厉行节约意识，主动控制医疗费用，并通过必要的健康促进和风险治理措施，培养更健康的生活方式。

为了充分激励金融机构提供健康普惠金融服务的积极性，对金融服务人员和机构应该提供尽职免责审计鉴证服务，充分利用审计的独立性特点，提供公允性审计鉴证服务，作为金融服务人员因工作失误而免于合规性问责的主要依据。一是要客观把握健康普惠金融风险成本相对较高的特征和需求上的"短小频急"特点，构建与激励性审慎监管制度相适应的审计监督机制，依法设置适度的风险成本容错纠错区间，作为激励普惠金融服务发展和宽容工作失误的依据，推动建成加快普惠金融发展的长效激励机制。二是要坚持推动健康普惠金融发展的勤勉尽责原则，既要求普惠金融服务人员为金融机构和医疗消费信贷使用者的权益勤勉尽责，同时也要求审计机关勤勉尽责地履行审计监督职责，客观审慎地对服务人员尽职免责情况做出公允性审计鉴证，在切实保障普惠金融供需双方权益的前提下，充分维护普惠金融服务人员的切身利益。三是在服务健康普惠金融发展中体现审计监督的真正价值，既要依法履行审计监督职能，督促金融服务人员严格遵守相关政策法规和审慎监管制度，又要充分利用现代审计技术加大健康普惠金融风险隐患揭示力度，有效防范系统性金融风险的发生，为改进健康普惠金融服务建言献策，充分激励金融机构更积极地提供普惠金融服务，使患者切实通过价格合理和便捷安全的有效金融服务，充分满足必要的优质健康服务需求。

另外，健康普惠金融具有很强的社会性，体现了实现全民健康的社会价值，因而，在健康普惠金融审计监督方面，审计机关既要加强健康普惠金融资金使用的合规性审计，同时还要兼顾资金使用的经济效益和社会效益，关注健康普惠金融服务平台的资产配置收益和风险，提供风险预警提示服务。同时，健康普惠金融各金融机构也应该重视社会审计所提供的第三方公允性鉴证服务，利用审计结论合理吸引健康保障资金，充分利用审计提供的风险提示，做好风险防控，防止金融风险或者资本市场风险传导到健康普惠金融平台的资金上。

8.3.4 充分发挥行业自律和社会治理作用

健康普惠金融资金和医保基金监管的起因，在于存在的各种复杂的委托代理关系，以及由此出现的信息不对称、利益不一致及其在时间和空间上的偏离等问题，如果能够推动信息掩盖、利益冲突和时间偏好不一致等问题的化解，则可以显著改善健康保障资金或医保基金的使用效率，从而减少各种违规问题的发生。除了审计能够通过审计监督的奖惩机制，合理调节各种利益关系和信息不对称等问题外，通过行业自律和社会监督治理，同样也有助于改善专业信息不对称和资金使用信息不对称等问题，从而通过构建广泛的社会监督体系，起到规范各相关主体行为和调整利益关系等作用。

（1）充分发挥医疗医药行业的自我监督作用

健康普惠金融资金的使用，以及医疗方案的制定和治疗效果都具有很强的专业性，要对健康普惠金融资金使用合理性进行监督，必然需要以专家监管专家的方式，以形成良好的行业自律，这也是行业自律组织存在的主要原因之一。西方国家广泛应用于养老金资产配置和金融服务领域的审慎人监管原则，实际上就是解决委托代理服务中委托人与代理人利益距离问题，从而使代理人能够更好地从委托人利益出发采取行动。在健康保障基金和普惠金融信贷资金监管领域，同样存在众多的委托代理关系。首先是医患关系，在本质上就是病人将生命健康委托给医务人员，通过医务人员尽心尽力地提供专业诊断和治疗服务以解除患者病痛和恢复健康；而在健康保险预付费的模式下，患者将医疗费用支付委托给经办机构，然后再由经办机构代位寻找适合的医生并支付费用，因而经办机构本质上是受患者委托，为其寻找适合医务人员的代理人，既要向委托机构负责，也要向健康保险投保人或被保险人负责。

如果金融服务机构、健康保险经办机构和医务人员都能够都像患者家属那样设身处地为患者着想，那么不但能提供疾病治疗所必要的而非过度的优质医疗服务，而且还能合理控制医疗费用。相反，如果只是强调健康保障基金或普惠金融资金安全，而过度干预医生专业服务方案决策权，反而可能误伤患者的疾病治疗权益，进而背离了发展健康普惠金融的初衷。因此，对健康普惠金融的监管，在强调各方遵守相关法律规范的基础上，应该对医疗专业服务人员等采取审慎人监管原则，只要其尽心尽力保障患者获得必要的优质医疗服务，对因此出现的一些非恶意失误都应该纳入容错纠错的范畴。类似的，对健康保障累积结余基金在金融机构的资产配置监管，也应采取审慎人监管原则，强化金融部门行业自律和职业道德约束。

近年来医疗费用增长过快问题的控制难题，在于医疗服务使用都在外表上表现为合规性，但事实上存在很多非必要医疗服务的过度供给，甚至医生浪费性地提供药品处方或者治疗方案等现象。无论是审计监督，还是法治监管，都将监管内容关注在合规合法层面，往往缺乏对医疗方案的合理性做出专业判断。同样，对于普惠金融业务发展本身所存在的风险，以及普惠性健康保险的偿付能力风险，也难以通过非专业的监管机构提供有效监管。而行业自律组织的最大优势，就是熟悉本行业专业知识，同时也了解本行业的各种风险，因而能够形成良好的专业性监督作用，同时也有助于减少因外部监管导致的过度干预问题，显著降低外部监管成本等。

（2）充分发挥广大民众参与的社会治理作用

对健康普惠金融资金及其支持形成的健康保障基金的监督是一项多主体参与的系统工程，单纯依靠政府执法部门难以实现全覆盖监管，西方国家采取激励相关利益者参与健康保障基金监督治理的措施（OECD，2017）。更加关注违规欺诈行为和医疗服务过度使用的事前监督行动，包括依靠民众的投诉调查和常规性审计或内部控制，例如澳大利亚和美国等一些国家采取的举报热线办法，鼓励人们报告欺诈骗保行为。美国还为受益人和服务提供者开发了多种软件包及培训业务，以及必要的物质激励，以鼓励人们识别和减少欺诈行为。统计和数据挖掘工具已经在很多国家成为欺诈骗保识别体系的一部分（Joudaki，2005）。数据挖掘技术用于识别常规行为的违规风险和筛选被列为怀疑对象的人员。荷兰动员相关利益者去甄别和解决浪费问题（Lafeber & Jeurissen，2013），鼓励专业人员和居民报告他们遇到的医疗浪费问题。通过采取虚拟技术和实施匿名报告制度，对各种浪费情况进行监督和治理。通报表彰好的结果，被检举者则在行业内部通报。OECD 国家和地区实施的阳光监管措施，要求药品与器械厂商将生产成本报给相关利益者，并制度化常规报告给卫生行政部门。但很多OECD 国家和地区采取的是规制而不是综合性法律（MCDermott et al.，2015）。法国要求健康产品生产厂商将生产成本的公开范围扩大到医疗专业人员、所在协会、社会全体、病人联合会和媒体等，由此形成更广泛的社会治理监督体系。

仅从经济效益角度，社会治理的最大特点在于无须向参与基金使用监督的公众主体直接支付劳动报酬，只是在必要的情况下向违规行为举报者提供一定的经济奖励，以及相对更少的社会舆情监测成本和处理费用等，因而可以通过民众参与社会治理而显著减少监管成本。另外，社会治理主体具有数量规模大，以及最接近医保基金和普惠金融信贷资金使用者等特点，因而具有直接的行为观察和违规行为感知能力。随着现代信息技术、互联网普及和智能终端设备的广泛应用，人们提供违规线索的经济和时间成本都显著降低，"随手拍"已经成为人们监督他人行为的常规方式。充分发挥民众参与的社会治理作用，关键在于如何提供有效的监督举报信息渠道，以及如何对这些信息进行有效收集、整理和及时处理。这样，要真正发挥社会治理的监督作用，还需要对信息收集、整理和及时处理等行为进行有效监管，既要规范社会监督治理行为，也要规范相关监管机构的勤勉尽责行为，推动形成自下而上的有序监管秩序。

8.4

健康普惠金融商业可持续保障体系构建

健康普惠金融不是完全免费的公益性金融服务，无论是提供医疗消费信贷支持，还是提供健康保障资金的资产配置服务，都需要满足商业资金可持续发展的基本要求。不管健康普惠金融资金的来源和所有权关系如何，健康普惠金融资金一旦开始进入运营状态，至少在资金来源稳定性、资产配置和金融产品使用上，都不能影响普惠金融本身的可持续发展。所谓商业可持续，就在于提供健康普惠金融服务的机构，在利息收益和资产配置管理收费上，不应低于其他政策性金融机构的类似业务收入，以激励更多金融资金积极参与全民健康保障服务。

8.4.1　健康普惠金融信贷资金的双重属性

健康普惠金融资金具有两个最基本的用途：一是对患者提供有偿医疗消费信贷支持，这是发展健康普惠金融最基本，也是最重要的目的和作用；二是对健康产业发展提供充足产业资金支持，以改善优质健康服务的公平性和均等化水平。这两个基本用途，都是当前改善全民健康保障亟待解决的问题。与基本用途相关的其他作用，主要是为了改善健康保障资金筹集能力的健康储蓄支持计划及资产配置和医疗方案审核等服务。因而，不能混淆普惠金融与一般金融的边界，更不能用享有特殊政策支持的健康普惠金融，作为普通金融资金套利，也是普惠金融行业监管和审计监督的重要内容。因而，健康普惠金融资金同时具有商业属性和保障全民健康的公益属性，即健康普惠金融机构具有非营利性，应该得到相应的优惠政策支持。

（1）健康普惠金融信贷资金的商业属性

健康普惠金融始终具有有偿服务的商业属性，不仅体现在信贷资金的有偿使用上，而且提供的其他资产配置等服务也收取一部分服务费。在信贷资金的商业属性上，无论消费者是否获得免息贷款，在申请使用过程中普惠金融机构都直接或间接获取最终利息收益和服务收益，只不过利息收益一部分来自医疗救助资金的利息转换形式，另一部分就是政府提供的担保和政策性税收优惠，以及相关的经营场所成本的减免部分。

健康普惠金融信贷资金的商业属性，主要体现在两个方面：一是商业银行提供的有偿金融贷款，二是用来保障中低收入者或贫困人员及边缘群体健康的特殊金融产品。主要的区别在于无论是贷款还是特殊金融服务产品，都是面向中低收入者的健康保障需求，两者的有效结合在于对中低收入者健康保障资金的筹集能力和优质健康服务购买能力的有效兼顾。商业银行首先是一个市场经营主体，他们的任何活动或者服务都是追求成本补偿和期望利润的，如果脱离了这种认知，健康普惠金融存在的基础也就不复存在。

从获取利息收益额度的参考标准角度，对于商业银行而言，只要提供的医疗信贷资金的利息不低于国家准备金的利率，那么实际上就不会在利用银行存款降准资金时产生任何财务上的损失，当然会额外增加一笔信贷资金的管理运营费用。因而，普惠金融资金如果是来自银行存款降准资金，那么实际提供的信贷利息就不应该低于国家支付给商业银行的准备金利息。这是保证商业银行提供普惠金融服务时商业可持续的基本要求，剩余部分是应该由政府承担的，体现的是既有健康保障方式的能力不足补缺问题。

当然，任何市场主体未必总是从某种业务中直接获得经济收益，还可能是由此带来的社会效益转化而来的经济收益。商业银行在提供健康普惠金融服务时，也会提高银行的社会信誉和美誉度，从而在吸收居民的存款上形成更好口碑，进而对企业的品牌形象和影响力带来积极效应，形成人群和社会资金吸纳聚集效应。这种品牌形象的额外收益，也应该归属于健康普惠金融的贡献。因而，在提供健康普惠金融的支持上，应该充分考虑经济效益和社会效益。

（2）健康普惠金融机构的非营利或公益性转变

如果将健康普惠金融资金看作与医疗救助相关的国家健康保障专属资金，那么就可以建立非营利性的运营机构组织资金的运营，而不一定非要完全以市场化的方式，分配运营收益或者追求资金盈余。这样，在性质上，健康普惠金融运营机构就具有了政策性金融机构的性质，从而能够将改善人民的健康保障作为核心业务，而不是追求在消费信贷和产业信贷上的盈利目的。非营利性机构的显著特征在于没有明确的利润索取主体，行为主体主要以收入的形式补偿其他一部分运营成本，因而健康普惠金融转变为非营利性机构，并不会降低其资本收益水平。与此同时，非营利性机构可以直接获得税收减免政策优惠，这部分税收减免相当于政府的财政资金补贴。而这种补贴的最终受益者，既包括商业银行和资产配置公司，同时也包括接受金融机构服务的主体，即普通民众。

转变金融机构的属性显然是难以将现有的商业银行的业务全部转变过来的，当然大型商业银行也不愿意将其大量的市场业务收益，全部用来支持健康普惠金融业务的发展。对此，一方面要在国有大型银行内部建立健康普惠金融部门，而这个部门通常是建立在当前已有的普惠金融业务部下面的分支机构，在提供健康普惠金融业务时，获得来自中央银行的存款准备金优惠，同时还可能获得来自政府财政的直接补贴，或者关联业务的税收优惠等。当我们看到国有银行服务业务，只提供服务收费收据而不是商业发票时，意味着他们并没有按照完全的市场主体行为提供金融服务业务，因而在一定程度上具有非营利机构的性质和应履行的责任。

此外，应该考虑建立或者转变现有金融机构的性质，例如，专业经营普惠金融业务的小型银行，这个银行具有类似于农业发展银行的特征。对此，我们提出的建议是在农业发展银行内部建立一个普惠金融业务部，然后再成立专门提供健康普惠金融业务的机构，毕竟，当前健康普惠金融面对的主要群体是农村的中低收入者。当然，也可以在农村信用社的基础上，开展健康普惠金融业务，毕竟农村信用社原本就是农民通过合作方式建立起来的股份性质的金融机构，具有充分的信任基础和相对便捷的服务网络体系。

8.4.2　健康普惠金融风险控制与预警机制

健康普惠金融风险的基本特征在于所保障的低收入者具有较高的健康风险，属于遭受健康风险损害并且导致其未来收入不确定性较大的高风险群体，而且提供的是额度较大的健康保障资金。因而，在全部普惠金融产品中，无资产抵押的健康普惠金融医疗消费信贷的风险最高。因而，加强健康普惠金融风险控制和有效的预警机制，对于实现普惠金融商业可持续性具有非常重要意义，同时也是为人们提供有力的健康保障资金支持的基本要求。

（1）健康普惠金融风险来源与结构

健康普惠金融风险主要来自消费信贷偿还风险和资产配置资金安全风险。作为面向中低收入者提供健康保障的特殊普惠金融产品而言，核心风险还在于医疗消费信贷风险。医疗消费信贷风险又包括消费信贷授信风险、现代医学新技术尝试风险和医学伦理与损失厌恶造成的过度信贷风险等，这些风险或者单独存在，或者同时存在。

在消费信贷授信风险方面，核心风险在于对既有生命价值的授信风险。相对于具有资产抵押的金融借债不同，建立在生命价值基础上的医疗消费信贷，往往缺乏可见的实质性的抵押资产。同时，生命价值的评估方法不同，由此评估出来的生命价值大小也不同。人们偏向于为自己生命价值评估出非常大的数额，而对于消费信贷机构来说则相对保守，甚至更加偏好于对既有家庭资产评估和连续性收入能力的评估。两者的差异往往会导致实际偿付能力的不同，而且容易引发矛盾冲突。

但对于理性的消费信贷提供者而言，在消费信贷的控制上，必须对非理性就医行为进行合理控制，同时提供有约束性的信贷额度，而不是任由消费者自己决定和选择，也不能任由追求私人利益最大化的医生来决定。毕竟健康普惠金融最终的支付方式与健康保险类似，在医疗费用的支付形式上是一种第三方支付形式，而且还有医疗救助资金作为"托底"资金，也容易放大医疗消费信贷资金的使用，因而也才存在与健康保险和医疗救助类似的道德风险、资金欺诈和过度医疗问题。一旦消费信贷资金使用以后，当患者预后缺乏偿付能力时，将会显著增加消费信贷资金风险。

在现代新医学技术尝试性风险方面，有了健康普惠金融资金的支持，人们就可以在最大经济支持能力下，对现有的各种医学新技术进行尝试，而尝试的另一层含义就是高风险的不确定性治疗预期结果。因而，健康普惠金融的健康保障意义在于，在疾病治疗方面，不仅能够保障人们获得必要的优质医疗服务，而且也为一部分传统治疗无法治愈的患者提供了医学新技术的尝试机会。特朗谱（2018）提出的"我们也相信身患绝症的病人应当有机会使用有望拯救他们生命的实验性治疗"，既是最大限度地挽救人们生命的新理念，同时也面临极高的治疗风险，甚至影响到临床新药或技术的正常研发周期问题。

尝试性医疗服务，一方面体现了医疗的社会伦理问题，另一方面也符合行为经济学损失厌恶效应的理论基础。因此，即便是较高的医疗技术风险和结果的不确定性，但相对要面临的因病死亡威胁，人们愿意在缺乏其他可选项时，对高风险治疗方案进行尝试。因此尝试性医疗，通常是医学技术尚未达到较为确定的治疗效果，以及相应的较为成熟的风险控制技术，甚至还面临尚未充分解决的医学伦理等问题。是否尝试和如何尝试，以及是否提供或提供多少普惠金融资金支持，依然缺乏明确的政策和法律依据。

尝试性的高风险治疗方案的资金保障如何实施，还有待进一步论证，并需要制定相应的医疗行为规范和医患双方利益保障机制。对这部分费用的安全性和偿还能力该如何保证还有待进一步论证，因而面临较大的政策风险、法律风险和资金安全风险等。如果从平衡资金安全和推动医学新技术临床应用角度，或许这种方式在现实条件下可以通过志愿者的身份，或者采取由家庭成员代为偿还的方式，而后者自然也是债务的自愿性的代际转移，这不同于向财产继承人的追索权问题，但关键在于谁是信贷资金的直接责任主体问题。

而人们之所以愿意在传统治疗方式不理想的情况下，对在临床治疗上尚未成熟的医学新技术进行尝试，也是基于损失厌恶和医学伦理等方面的考虑。人们真正能够接受的非期望的疾病治疗结果，一般是在经济和医学技术上都尽力的解决方案，只有在现有医学技术都穷尽之后依然没有实现预期的理想结果，人们才会真正接受健康损害的最终后果。即便是新医学技术不能带来最好的结果，但可以使患者能够延续生命，甚至是很低的生存质量上的生命。而最难接受的结果则是，明明有医学技术可以治愈或者延续生命，但却缺乏充足的资金购买这些医学新技术，而其最终根源还是社会收入不平衡和生产力偏低问题。

健康普惠金融的基本功能定位，在于确保人们获得疾病治疗所需的优质健康服务，而这也恰恰是符合该功能定位的。而该功能定位也意味着两个极为不利的可能后果：一是对既有累积财富的倾囊所用，将全部累积财富用于疾病治疗；二是博弈高风险和高费用的治疗项目可能带来的更好的结果。但这对于金融资本而言，无论是从授信角度还是从资金安全角度，都属于最高风险的医疗消费借债行为。在常规情况下，是普通金融机构不会提供尝试的资金，而且相关利益主体也难以接受，尤其是按照市场规则运营的各类投资性资本。而即便是通过健康普惠金融提供资金支持，可用资金的数量也是有限的，而且人们的偿付能力也是有限的。如果要控制风险，就必然会使优质健康服务的利用受到约束，依然只能选择次优方案而不是最优方案，该约束必然会引起与医学伦理的矛盾冲突问题。

疾病治疗可用资金限制和新医学技术应用之间的矛盾，一直是医学伦理和病人选择权的核心问题，甚至可以说，医学伦理的大量矛盾均与资金的筹集能力有关，剩下的部分才是新医学技术的临床实验或应用问题。从健康保障责任角度，医疗伦理还因为有责任但不履行而扩展为社会伦理问题。这都为如何合理确定医疗消费信贷资金规模，合理控制偿还能力风险带来很大的挑战。医学伦理冲突导致的另一个结果，就是向下传导到医患关系冲突。而医生为了缓解医患冲突对自己的不利性影响，通常选择不会或者不容易引发医患冲突的成熟治疗方案，而治疗费用又转嫁给了患者，因而在本质上依然是相当于患者额外购买了一份风险保障权益。当健康普惠金融提供较为充足的资金支持以后，这种风险又通过医疗消费信贷的偿还能力风险而转嫁给了金融机构，从而导致更高的医疗消费信贷偿付风险。

相反，医生如果想试图通过改善治疗方案控制医疗费用，反而更容易引发医患冲突，即便是健康普惠金融平台的医疗专家的审核，也容易引发医生与医生之间在治疗方案上的冲突，最终可能会在医患冲突发生以后，将风险进一步转嫁给健康普惠金融平台，进而加剧了消费信贷偿还风险。在产生医患冲突以后，无论患者是否存在过错，都可能会要求医疗机构承担一部分补偿性费用，而这又通常会事实上转嫁给主治医生，并使医生承担诸如职称晋升和评优等其他损失，而这些问题都对健康普惠金融的风险控制带来诸多不利影响。

（2）医疗消费信贷风险控制的基本原则

在推进健康普惠金融的广覆盖方面，不断将更多低收入者纳入健康保险和医疗信贷支持范围，而患有疾病或遭受健康损害的人群，是社会公认的偿还能力较低的高风险群体，普通金融机构在医疗借债上普遍存在金融歧视问题。而即便是民间医疗借债，也主要是基于高度利他性的亲朋好友之间的民间借债，亲情和友情等情感因素始终占据主导地位，而高度利己的理性人往往不愿意承担此类风险，由此导致民间医疗借债在及时性和额度上的不确定性。

因而，健康普惠金融实际上就是将"理性人"不愿意承担的风险，用一种经济激励或者强制性方式，以普惠金融的形式由专业机构提供高风险、长周期的健康保障支持计划，这是健康普惠金融消费信贷的最大风险特征。但医疗消费信贷的目的在于保障中低收入者获得疾病治疗所需要的优质健康服务，因而无论采取什么样的措施，都必须对消费者权益提供有力保障，不能以风险控制为理由而损害消费者健康保障权益。对此，医疗消费信贷风险控制应该遵循四个基本原则，即信用风险控制原则、政府分担风险原则、市场手段应对风险原则和全生命周期社会福利损失最小原则，从而兼顾疾病治疗和全生命周期财富最大化等政策目标。

消费贷款征信体系是保证贷款得以偿还的基本保证。而在消费信贷征信体系中的关联风险，主要包括三个方面：一是与医疗机构对应的相同疾病信息的信贷额度，在显著超过特定病种的单病种限价费用时，可以作为套利普惠金融资金的风险评估依据；二是否在短期内或者连续时间内存在多次入院治疗行为，如果存在多次入院治疗现象，极有可能存在对健康保险基金的违规套利行为，当然有时也需要对住院时间过长或过短的异常住院时间进行监控，防范所谓违规挂床等行为；三是个人偿付能力风险，而个人偿付能力不仅与经济发展趋势和收入变动情况有关，而且也与未来的就业意愿，以及与不断提高的就业能力要求有关。因而，要实现对医疗消费信贷风险的有效控制，就必须建立起面向全体国民的完善的征信体系，通过科学评估信贷额度和授信资格，实现对信贷风险的合理控制。

健康普惠金融在本质上是政府对国民健康保障责任的市场化运行方式，是政府与金融市场主体之间的协同保障关系。当政府提供信贷偿还能力担保时，按照市场化运作的金融机构不能对消费者实施医疗消费贷款追偿权，更不能对其家人实施追偿权。从健康普惠金融资金的来源上看，首先是中央银行对商业银行的定向降准资金，在消费信贷利率与存款准金利率之间，本来就存在一个较大的政策性差额。按照现行政策和准备金比例要求，一般是按照 20% ~ 6% 不等的存款准备金率，将商业银行吸纳的各种存款放在中央银行，中央银行一般按 0.72% 的标准支付存款准备金利息，而这个差额本身就是一项间接财政补贴。

如果按照最大和最小存款准备金比例，中央银行可以根据需要调整存款比例，从而适度释放健康普惠金融资金。而按照存款准备金利率提供医疗消费信贷资金，就可以在较低的利率水平上提供医疗消费信贷资金。如果不考虑业务运营成本，而按照 1.5% 的坏账率，将坏账风险以提高相应利率的方式转嫁给消费者，那么也只有 2.22% 的信贷利率水平，这对大部分低收入者也是能够负担得起的。因而，当有政府提供风险担保时，商业银行并没有承担参照存款准备金水平上的坏账风险，最多只是提供金融服务过程中产生的费用。

采取市场化手段控制风险的基本要求，在于更多地采用经济奖惩手段，而不是直接强制干预手段，或者行政命令式的手段。无论是政府还是市场主体，应该更多地考虑积极的正向激励措施应对消费信用风险，将有效满足人们获得必要的优质医疗服务需求作为基本导向。对于那些信用水平较高，日常就医行为满足合理就医规范的个体，可以给予一定的贷款利率减免优惠，同时在资产配置上也给予一定的资产管理服务收费优惠，进而从多个角度激励人们主动提高医疗费用控制责任和意识，以及积极偿还医疗消费贷款的主动性。

而政府在分担信贷风险的过程中，要积极推动劳动者就业和提供就业技能培训，改善其就业或者其他收入水平，这才是最终有效控制信贷偿还风险的根本路径，也是为人们提供医疗消费信贷资金或者普惠性健康保障的最终目的。在满足全体国民获得必要的优质医疗服务的过程中，政府对国民健康保障责任的履行，不是采取降低医疗消费信贷额度和取消信贷授信资格等方式以达到控制风险目的，而是充分利用必要的手段提供更有效的健康保障。

全生命周期社会福利损失最小化原则，主要强调的是风险适度监管，健康资源配置不同于任何市场上的短期或者长期收益回报，可能由于健康风险的跳跃扩散效应而导致严重的社会福利损失。如果因为风险控制而伤及消费者的未来总财富收入水平，那么这种风险损失的弥补最终还是由家庭和社会承担的。健康普惠金融风险与未来的损失风险的平衡，实际上也就是两种风险相互权衡而取其利的次优选择原则。

一个人处于生命周期的时间阶段越早，遭受严重健康损害后的潜在财富损失越大，因而相对来说，任何短期的医疗消费信贷资金的风险，对于全生命周期的健康福利损失风险而言，都属于相对较小的风险。而即便处于生命周期早期阶段的群体，在短期内缺乏医疗消费信贷偿付能力，从全生命周期上，绝大部分人员在康复以后都能够承担起现阶段所产生的大部分医疗费用。因此，对青少年群体采取较为宽松的风险监管措施，甚至即便是发生大额的医疗欠费行为，在未来也可以从收入所得税或者生产经营活动中获得补偿，或许解决这个矛盾，只需要将医疗消费信贷的还款周期延长到足够的时间跨度就可以了。

（3）普惠金融风险控制的手段和关键因素

健康普惠金融同时具有准公共财政资金，或者财政化资金的特点，因为资金的主要来源是政府存款准备金的一部分。因而，对健康普惠金融风险控制，既可以采取强监管的措施，也可以采取审慎监管的措施。由于在健康保障资金体系中，一部分是由政府部门主导的公共健康保障资金，一部分则来自个体延迟消费的健康储蓄资金，其他还包括由政策补贴和税收优惠吸引来的市场金融资本，是其金融服务蓝海战略的一部分。

在强监管方面，主要是对健康保障资金账户设置和资产配置方向及配置数量的严格限制。健康普惠金融平台的基本职能，是建立各类健康保障资金的衔接关系，并通过平台的资产配置提供保值增值服务。要求健康普惠金融基金采取分账设立的方式，是为了最大限度地保障不同权益主体的资金安全和投资收益。国家财政资金和社会保障资金属于公共资源部分，强调的是健康保障中的国家责任。诸如社会医疗保险个人账户资金和健康储蓄资金，既具有个人所有权的私人利益诉求，同时必须在使用上受到较为严格的政府监管，尤其是由政府公共财政资金提供补贴时。而来自市场主体筹集的资金具有明确的经济回报要求，而且通常不会低于市场预期，否则难以筹集到充足的市场资本。另外，健康普惠金融还包括一部分社会公益资金，包括社会捐助和福利彩票等非营利性或没有偿还需求的资金。

分账设立有助于加强对基金运营和使用的监管，但同时也带来了很大的监管风险问题。因为不同的健康保障资金的责任主体或者所有权人是不同的。这样，健康普惠金融在资产配置时，就必须充分考虑不同主体的资产配置利益诉求和风险偏好，从而使资产配置方向更加分散，甚至必须提供更加专业的默认选项投资方式，以弥补资金责任主体或所有权人在投资知识上的不足，而默认选项虽然减少投资决策干扰，但也容易诱导更多的非理性投资。

强监管手段还适用于损失厌恶效应造成的非理性行为控制，即损失厌恶效应导致的过度信贷和过度消费问题的风险控制。这种风险控制的最终结果还是消费者获得最终的利益保障，包括避免花冤枉钱和相对稳定的预期治疗结果。但对此类风险的控制，必须是医生具有绝对把握，至少具有承担风险的勇气和利他性品德。在政府实施强监管措施时，必须充分考虑医生的利益，在化解医患矛盾冲突中，要切实保障医生的合法利益，而不能只根据谁是社会弱势群体、谁是强势群体而进行简单化处理。

从行为经济学角度，所谓损失厌恶效应通常会造成过度医疗以及过度信贷问题，主要是由于人们信息不对称造成的，而信息不对称决策并不利于消费者。但当政府提供全民健康保障承诺时，却不得不通过政府财政资金承担消费者非理性选择的不利后果，尤其是当个体因病致贫后，需要政府和社会提供大量的医疗救助或者日常消费支出的经济救助。这是人类社会在医学伦理的束缚下，难以从根本上最终解决的矛盾，医学专家有时也难以给出一个能够普遍接受的方案。如果不实施强监管的措施，那么化解这种矛盾的选项就是过度医疗，也就是将医生和患者彼此不认同的部分也纳入治疗方案。而从专业角度，患者那部分的主观判断往往是偏离理性的，通常来自患者对治疗风险的过度担忧或者对医生的不信任。

而在市场化运营的资金或者资产配置方面，则应该采取审慎监管手段。在一般情况下，市场主体具有自己更加完备的投资信息，并且具备相应的投资风险管理技术。在强调不发生系统性金融风险的前提下，使市场主体获得更多的主动权，那么将有助于最大限度地改善资产配置方向，以及保障投资人的合法权益，有效控制和合理对冲掉各种投资风险。

尽管资本市场面临很多不确定性因素，但资本市场也有很多化解投资风险的手段。对冲基金、资产组合和期权期货等都是资本市场有效地应对投资风险的手段，交由市场主体自主决定资产配置方向，显然对投资人是有利的。而政府要做的事情就是如何选择健康普惠金融平台上的资产配置公司，建立进入资格和退出资格制度，同时加大审计监督力度，提供更加公允的审计鉴证服务。毕竟在资金的资产配置市场上，信托投资机构的服务收费通常是按照投资收益规模，而不是资金本身，受托机构本身就具有内在的提高投资收益的经济动力。

（4）健康普惠金融风险预警机制

健康普惠金融的本质在于面向健康产品生产、供给和消费提供支持的金融资金，资产配置是服务于提高消费能力的资金准备。因而，无论是作为健康产品合理消费支持，还是大力推进健康产业发展的政策与资金支持，都面临借贷资金的偿还能力，以及作为健康保障基金形式时的保值增值问题。作为商业行为的借贷资金，要实现其商业上的可持续，必须使本金和利息按照信贷合同得到足额偿还，即便是转化为医疗救助的部分也应该从相关资金中获得足额补偿。因此，无论是商业金融机构还是政府部门，从健康普惠金融可持续发展的角度，有必要建立有效的风险预警机制，并对可能损害商业可持续性的风险进行早期干预。

所谓的风险预警机制，就是在风险损失实际发生之前，对可能导致风险发生的先行指标进行合理控制，通过先行指标的变动情况做出预判，然后对风险演化过程进行早期干预。在所有能够用于风险预警的先行指标中，征信体系中的各种指标是第一阶段的，因而充分运用信用风险指标体系进行预警和干预，有助于实现各种风险的事前控制。

随着征信体系的逐步完善，可以通过医患双方医疗信用体系实施更加便捷的信贷资格审批程序。同时，随着银行卡和信用卡的广泛使用，各类银行机构基本都已经具有了较为完善的金融信用征信数据，也可以用来作为医疗消费信贷审核的重要参考信息。现在的关键问题在于对医疗方案合理性的审核，除了建有医疗专家参与的审核评估智囊系统以外，还应该积极推进单病种限价措施，并将这部分信息提交健康普惠金融平台，作为审核信贷资金额度的标准，而且单病种限价信息库也可以用作消费信贷套利风险识别提供预警的参照信息。

对健康普惠金融消费信贷风险的预警机制，主要是面对消费者的偿付能力的风险管理。基于征信体系基础上的预警信息一般包括三个方面：一是与医疗机构对应的相同疾病信息的信贷额度，在显著超过特定病种的单病种限价费用时，可以作为套利普惠金融资金的预警；二是是否存在多次入院治疗行为，如果存在多次入院治疗现象，就可能存在对健康保险基金的违规套利行为；三是医疗消费行为结束以后的偿付能力预警体系，这通常需要结合经济发展趋势和收入变动情况提出偿付能力预警，因为经济发展可能会导致被动的欠账问题。

而从医疗服务消费行为的监管上，则应该建立多个部门的联合预警协同机制。在医疗消费信贷使用的过程中，大量的风险来自医疗服务机构，而不是金融机构。因而，健康普惠金融的使用监管，不仅仅是金融监管机构的问题，反而更多是医疗消费信贷使用机构的事情。健康普惠金融资金本身的监管，主要是对资金的资产配置和投资方向的监管，包括合规性监管以及收益率监管、具体的资产配置要求等。

对健康普惠金融资金本身而言，任何资产配置机构都无权进行配置，因为这部分资金的权益在存款准备金利率之外的部分，在法理上归属于中国人民银行，普惠金融机构主要以信托人的身份将其转化为医疗消费信贷资金，只是消费信贷业务的实施机构。因而，在普惠金融的数额上，可以借鉴英国统一基金的资产配置办法，所有结余部分统一归中央银行统一调配，资产配置机构主要负责公共健康保障资金和私人健康储蓄部分的资产配置。

在健康资金的资产配置风险方面，资产配置收益主要分为待遇确定型和投资确定型两类，由于投资确定型的资产配置风险主体为投资人，因而在风险监管上相对宽松一些，主要采取审慎人监管原则。而待遇确定型主要风险由资产配置机构承担，而且是一种关于投资人权益上的合约保障，通常在资产配置上采取较为严格的数量限制监管原则。

因而，在建立风险预警时通常需要关注资本市场的波动情况、资产配置机构本身的投资运营行为以及在资产配置中的金融市场盈利能力。但不管哪种资产配置方式，最终的目的在于保障健康资金所有权人的投资收益最大化，因而都需要强调资产配置机构始终以投资人的利益为中心，综合平衡收益和风险控制之间的关系。这部分资金可以通过人民银行委托相关金融信托机构，专项配置于健康产业和优化健康服务利用公平性的医疗服务机构，并采取相对宽松的监管方式，设置相对较高的可控的不良贷款容忍度。

健康资金在资产配置方向上主要是面向资本市场，包括政府国债、企业债券、股票市场、私募股权、房地产、通胀挂钩债券和基础设施投资等。因而，在风险预警机制的构建上，也应该关注这些资本市场的基本走势，建立行业景气指数作为资产配置收益的预警指标体系。同时要求资产配置公司定期及时披露所建立的风险预警指标体系，以及风险监测评估结果，以便于社会公众和审计机构等第三方监督主体能够及时参与资产配置监督和风险治理。

8.4.3 信贷资金风险汇聚安排和资产配置风险对冲机制

对于金融服务机构和提供担保的政府部门来说，健康普惠金融面临的主要风险是消费信贷偿付能力风险，以及资产配置过程中的投资风险。对这些风险损失的控制，除了加强内部控制和进行风险预警安排之外，剩余部分的风险主要是利用保险的风险转嫁机制和不同资产配置风险的对冲机制，有效应对健康普惠金融业务运营中的各种不确定性风险。

（1）健康普惠金融医疗消费信贷资金风险汇聚

所谓风险汇聚安排，就是将某种存在风险损失的可能性且个体不能承担或者不愿意承担的部分，通过建立某种关联机制，而将风险损失和相关利益进行再分配的过程。风险汇聚安排就相当于不同风险主体将资产平均分配给具有相同风险的个体，然后在风险周期结束后再平均分配剩余资产的过程。显然，参与的个体越多，风险损失的稳定性越平稳，方差波动也越小，越接近于每个个体的期望风险损失，风险损失也就更加可控，这就是所谓的风险损失分摊原理。风险损失汇聚安排的基本原则，就是具有同质风险的个体通过风险损失平摊，达到彼此共同分担损失而不至于某个体承担的单次风险损失过大，也是财产保险遵循的基本原理。风险损失汇聚安排一般遵循大数法则和中心极限定理，参与的人数越多，每次分摊的损失越接近期望损失，并且偏离度随着参加者的数量增加而向 0 收敛。当人们存在不以客观意志为转移的风险时，只要风险主体数量足够多，就可以通过保险达到风险汇聚的作用。

风险汇聚安排是在不减少个体期望风险损失的情况下，将风险损失的不确定性进行转嫁或者分摊的联合机制。因而，风险汇聚安排是建立在风险控制和风险预警前提下的，如果没有风险控制和预警机制，将意味着整个社会风险的期望损失和损失波动都非常大。对于普惠金融风险而言，同样也适用于风险治理投入与产出的标准，如果投入风险治理的经济和时间成本太大，也就没有必要预留太多的风险，而是借助保险或再保险的方式，在具有相同风险的主体之间进行汇聚安排。风险汇聚安排机制符合 Borch（1962）社会风险不可转嫁的观点，因而符合对普惠金融业务风险的分摊原则，从而有效平抑各种风险带来的不确定性。

通过购买保险的形式对风险损失进行汇聚安排，主要有原保险和再保险两种安排方式。从大数法则和中心极限定理角度，原保险应对的是原始风险的方差波动安排，而再保险则是对方差波动的再修匀，也就是前者遵循标准差为参数的公式，而后者则遵循标准误为参数的公式。因而，尽管原保险需要较大的同质风险个体，而再保险也需要较多的同质风险个体。但对于健康普惠金融而言，无论是医疗消费信贷资金风险，还是健康保险基金补偿能力风险，风险保障都属于低利润的金融服务产品，因而在原保险和再保险上的利润都比较低，需要对风险汇聚安排做出政策性激励措施，必要的时候应该由政府分担部分风险损失，否则按照市场规则提供的保险和再保险都难以得到真正实施。

对此，如果仅从健康普惠金融资金本身的风险保障角度，需要加强授信资格和额度的有效控制，但由于健康普惠金融消费信贷是面向遭受健康风险损失的患者的，目的在于补齐他们的既有保障资金与购买必要的优质健康服务资金的缺口，又难以在授信额度上完全按照授信规则提供有限额度，或者歧视性额度，因而，在这个授信额度的缺口上应该建立政府参与的风险共担机制。对于那些恶意欠账导致的偿还风险问题，则应该通过政府进行追缴，而不是健康普惠金融机构直接向消费者进行追缴，金融机构的直接追偿主体是提供担保的政府。对于因为疾病治疗结果不理想而导致的偿付能力不足问题，则应及时纳入医疗救助的保障范围，而不是依然要求继续偿还贷款，以进一步提高健康普惠金融消费信贷的保障预期。

由此可见，健康普惠金融消费信贷的主要风险在于疾病治疗过程中的风险，以及预后对收入能力的不确定性影响。对此，应该通过治疗风险的保险方式积极应对相关风险。从大数法则角度，手术治疗中失败风险较大的治疗项目，如果将保险人群没有使用普惠金融的普通患者扩展，就可以按照大数法则和中心极限定理，通过投保手术保险方式进行风险汇聚安排。因此，应该积极推进涵盖手术、治疗和医疗器械使用等内容的治疗责任保险，将健康普惠金融消费信贷使用者一同纳入保险覆盖范围，通过责任保险的补偿机制化解医疗消费信贷资金风险。由于不同于普通责任保险的受益者只是患者，有消费信贷资金资助的患者的最终受益主体为健康普惠金融信贷机构，通过保障患者利益而间接保障消费信贷资金的安全性。

（2）健康产业信贷资金风险汇聚安排

健康产业发展资金，主要是由参与的商业银行机构提供的商业金融服务产品，一般按照市场规则进行处理。但能够通过健康普惠金融信贷资金平台获得的产业资金，通常是用于补齐优质健康服务产品供给短缺的，因而可能面临较大的市场经营风险，有必要通过风险汇聚安排提供有效的资产配置风险保障。

健康产业信贷风险主要分为两个部分：一是产品生产和经营过程中的风险。在产品生产过程中，生产企业通常会面临财产安全风险，以及涉及职工利益和公众利益的责任风险，对此类风险应该采取市场规则由保险公司承保可保风险，而对于不可保风险则应该加强企业内部控制，加强风险管理。具体的风险汇聚安排可以参考财产保险和责任保险规则，在此不再展开论述。二是提供更加优质的健康服务产品的科技研发失败风险。在一般情况下，诸如生物工程和新药研制等科技创新研发，通常面临研发投入大和研发周期长等引发的财务不确定性风险，因而需要较大的政策支持和资金补贴。我国当前新药供应数量和质量明显不足，很多抗癌类药品主要依靠进口。

对此，关于新药研发投入及相关风险，适用于科技保险的规则。一般应该采取的风险转嫁措施包括：一是充分利用《关于加强和改善对高新技术企业保险服务有关问题的通知》（保监发〔2006〕129号）相关优惠政策，积极寻求保险优惠补贴，降低保费支付经济负担；二是积极构建"政府＋保险"的风险分担模式，最终风险损失按照约定比例共同分担；三是在产业信贷资金的基础上，从资本市场积极筹集更多权益类资金，共同应对科技研发过程中的财务风险问题，提高消费信贷资金或者所谓负债风险的应对能力，避免过度依赖债务类资金造成的经营风险。同样，对于健康普惠金融平台，也应该在企业资格上进行较为严格的筛选，尽量将信贷资金配置给技术比较稳定和资产规模较大的企业，避免那些资金和科技水平都比较低的企业因缺乏经营稳定性，而影响到整个健康普惠金融资金的安排。

（3）健康保障资金的资产配置风险对冲机制

健康资产配置信托基金既包括公共财政补贴资金，也包括来自个人医疗保险账户和健康储蓄账户资金，因而是涉及大量公共财政资金和个人健康保障资金，而这些资金的重要性在于不仅是救命钱或保命钱，关键是涉及的责任主体范围比较大，因而在资产配置上应该首先是强调资金的安全性，然后才是如何提高资产配置收益率。由于资产配置的主要矛盾问题，在于期望收益通常总是与承担风险密切相关，因此我国公共健康保障资金的资产配置的传统方式，是以银行存款的方式实现保值的，基本上没有涉及在风险投资市场上实现保值增值途径，从而导致大量资金沉淀在银行储蓄账户上，并因长钱短配而造成潜在的收益损失。

但随着职工基本医疗保险个人账户基金累积余额的不断增长，有必要改善个人账户中的资金保值增值能力，一方面可以有效缓解当前较为严重的个人账户基金的套现问题，另一方面也可以有效应对未来人口老龄化对保险基金保障能力带来的不利影响。随着个人税收优惠型等长期健康保险业务的发展，以及未来推进个人健康储蓄计划的实施，个人可用于健康保障的资金规模也必将越来越大，为此有必要改进当前的健康保障资金配置方式，进一步解决健康保障资金较为严重的"长钱短配"问题，提供相对较为宽松的资金配置监管环境。

　　一般来说，对于公共健康保障资金的资产配置，应该借鉴英国的统一基金的资产配置要求，强调以目标风险基金的方式配置，如表 8 - 2 所示。而对于健康储蓄资金或者通过商业健康保险提供的个人账户资金，以及社会医疗保险基金的个人账户结余部分，则采取目标日期基金的方式，可以根据个人账户资金的日常支出情况，预留一部分灵活使用的资金；另一部分资金则主要面向退休以后，或者建立在遭受重大疾病风险损失后的医疗费用应对机制等。因而，与养老金资产配置具有可以控制的目标日期不同，健康保障基金并没有明确的所谓固定的目标日期，该目标日期是以重大疾病风险发生的预期日期作为动态目标日期，显然需要与生命周期风险特征相对应的动态目标日期。

表 8 - 2　　　　　　　　　　　目标日期基金与目标风险基金比较

项目	目标日期基金	目标风险基金
投资基准	投资者资金使用开始时点的风险收益预期	风险承受能力和偏好、资金使用开始时间
风险管理	基金管理者控制风险类型和水平	投资者控制风险类型和水平
资产配置	基金管理者根据投资人资金使用开始时间调整，日益稳健	管理者再平衡资产组合，维持初始风险特征
适应性	一站式医疗保障资金投资解决方案	投资者仍然需要进行自主决策

　　而要实现目标风险约束下的有效资产配置，就需要将风险控制在一个受约束的水平之内。但是，任何资产配置的风险都是不可完全控制的，即便是银行存款也可能因为金融机构自身风险而影响资金安全，因而需要由存款保险提供安全保障。这种风险应对措施是面对所谓没有风险波动的资金安全保障方式，即没有波动风险的资金安全，通常是以另外一种没有风险的保障形式提供安全保障的，在金融市场上提供风险安全保障的主要是风险对冲机制，将彼此之间的波动进行合理修匀。

　　风险对冲（hedge）通常是两种以上风险波动方差或波动方差的方差之间相互修匀，从而使风险组合的波动变得更加平稳，一般表现为更小的方差值。而实现风险对冲的金融工具主要是风险对冲基金，所谓对冲基金有两个基本定义：一是《美国韦氏新大学词典》界定的"一种投资组织，它们通常上采用有限合伙的方式，使用投资技术期望获得更大资本收益"；二是张维等（2013）给出的定义，即"对冲基金与一般投资基金不同，本质上是利用金融市场做空机制和金融杠杆构造风险对冲组合的投资基金""风险对冲是指通过构造不同现金流方向的组合来抵消金融资产价格波动风险"。[①] 风险对冲的典型特征在于寻求高风

---

① 　张维等. 中国对冲基金报告 [M]. 北京：经济科学出版社，2013：3.

险回报，而高风险回报对应着需承担的高风险。因而选择对冲风险基金往往是在保值增值面临较大压力时的一种收益博弈机制，而这种博弈机制通常会采取对冲风险的资产配置组合方式。我国在健康保障类资产的配置上，传统方式是寻求低风险金融产品或者基金，同时也缺乏应对风险的投资组合方式。在人口老龄化日趋严峻的形势下，有必要通过良好的风险对冲基金投资渠道，改善未来的风险可控的保值增值渠道，在特定的风险目标下改善投资收益。

当然，市场上的对冲基金往往具有较高的管理费用，因而需要以普惠金融的理念，降低面对中低收入者健康保障资产的服务费用。相对于资金使用目标的日期相对不确定性而言，应该充分利用医疗消费信贷作为日期调节杠杆，制定相对固定的但又不影响健康保障资金需求的目标日期，从而实现健康资产配置的收益最大化。同样，当公共健康保障资金纳入对冲基金资产配置时，也可以灵活采用政府公共举债的方式，实现对资金使用日期的灵活调整和布局优化，从而实现公共健康保障资金资产配置收益的最大化。

现在要解决的最为关键的问题，在于如何选择健康普惠金融平台参与者，也就是由哪种对冲基金服务机构提供资产配置。对此，应该完善审慎人监管原则和数量限制监管原则相结合的监管体系，同时建立资产配置服务机构的资格准入和退出制度，最大限度地保障资产配置收益和实现风险有效控制。无论以保险的形式做出风险汇聚安排，还是以对冲基金的形式做出风险汇聚安排，最终是为了有效平衡收益和风险波动，实现健康保障资金保值增值收益的最大化。不同之处在于保险提供的风险汇聚安排是保守型的，而风险对冲基金则是进取型的，前者更适用于保险基金和医疗消费信贷资金的风险控制，而后者则更适用于个人健康储蓄账户资金的长期收益安排，从而在一定意义上需要与之匹配的医疗消费信贷作为应对资产配置中断的过渡形式，有效平衡资产配置收益和资金使用时间不确定性之间的矛盾。

8.4.4　充分发挥医疗救助资金应对风险的协同保障机制

在没有社会医疗保险或公共健康保险之前，医疗救助是政府和社会解决低收入者医疗服务需求的主要途径。在我国，医疗救助也从早期的单一式的治疗后的现金给付方式，发展到治疗阶段的医疗费用直接抵扣，以及用资助参加保险的方式替代。在这个发展过程中，医疗救助资金的覆盖范围和保障能力得到不断改善。随着普惠金融业务的发展，医疗救助有必要像资助参加社会医疗保险一样，应该向普惠金融医疗消费信贷的利息补贴方向延伸，从而通过事前和事后双重保障方式，提高医疗救助的救助效率和保障能力。

健康普惠金融资金的用途，主要是用于改善医疗救助资金的保障能力和人群覆盖范围，以及优化医疗救助资金的资产配置，进而达到优化健康保险基金和健康风险治理效率等作用。因此，医疗救助资金在普惠金融的商业可持续性和风险控制方面，应该对因病致贫人员或者低收入者的医疗消费信贷提供"兜底"责任，同时协同普惠金融平台机构做好风险控制，实现健康保障资金和风险管理的有效协同合作。

（1）医疗救助资金在实现全民健康覆盖中的兜底作用

尽管医疗救助在人类社会早期阶段是保障贫困人员健康的最基本方式，但随着健康保险和社会经济水平的提高，逐渐被多层次健康保险和健康储蓄所取代，人们努力发展和完善健康保险的目的，就是通过扩大健康保障资金的筹资渠道，在更大的范围内承担起健康保障责任。在健康保险基金的来源上，已经覆盖被保险人、家庭成员、用人单位、社会和政府等多个主体，通过编织强大而牢固的健康保障网络体系，确保人人都能够获得必要的优质医疗服务，并且不会因为医疗费用支付而陷入经济困境。

在人们筹集健康保障资金的顺序上，政府和民众已经将健康保险放在首位，成为人们已经普遍接受的基本保障形式；其次是用个人收入和家庭储蓄支付医疗费用的这些古老的传统保障方式，依然处于非常重要的补充地位；第三顺位是必要的民间借债，而必要的民间借债往往会影响到就医的及时性和资金的充足性，因而才提出由普惠金融提供稳定预期的医疗消费信贷支持，该支持方式同时也体现着政府对国民健康保障的基本责任。这样，医疗救助就成为保障人们获得健康保障支持的最后一道防护网，因而不到万不得已时，是不能直接动用医疗救助资金的。如果一旦医疗救助资金出现保障缺口，那么人们就再也无力筹集所需要的、其他来源的由政府提供帮助的医疗费用。在现实社会中，人们也通常是在其他途径无法提供有效支持的无路可走的情况下，才会向政府或社会寻求医疗救助支持。

医疗救助不仅仅是补偿医疗费用的经济保障方式，关键在于获得所需要的医疗服务，因而医疗救助不能仅根据救助额度而决定是否救助和救助规模。既然，医疗救助的作用在健康保障责任上具有"兜底"作用，也就是当个人尝试通过健康普惠金融进一步寻求个人努力以后，如果依然缺乏医疗费用支付能力时，那么医疗救助就有必要提供充分的支持。

（2）健康普惠金融信贷资金对社会福利与社会救助的兼顾性

由于健康普惠金融的基础功能主要是面向中低收入者，在遭受严重健康损害以后提供的一种医疗消费信贷支持，以保证患者能够摆脱既有财富和有限保险基金补偿情况下，获得所需要的高质量健康服务，并且不会因为医疗费用支付而在全生命周期上陷入经济贫困。因而，健康普惠金融在实质上是为了更好地发挥医疗救助资金的使用效率，如果离开医疗救助资金对健康普惠金融的信贷担保支撑，那么健康普惠金融在医疗消费信贷上，就失去了较为宽松的不良贷款容忍度监管要求的担保基础。即便是从低收入者的基本医疗保险和普惠性商业健康保险角度，人们在经济困难时期也可以从医疗救助资金那里获得一笔保费支付资金，从而能够获得来自基本医疗保险的保障，而普惠性商业健康保险本身就有政府的税收政策优惠，或者必要的财政资金支持。

在理论上，医疗救助资金应该随着居民可用于健康保障的资金，与患病后获得必要的高质量健康服务的缺口变化情况，进行必要的动态跟踪调整。如果没有医疗消费信贷支持，这些缺口将大部分转嫁给医疗救助。因而，如果仅从医疗消费信贷的偿付能力上，而不是所谓的恶意欠款行为上，政府医疗救助都应该承担起患者由于客观原因，而使经济收入水平不具备最终偿债能力时引起的普惠金融信贷资金的坏账部分。健康普惠金融的优势，在于能够提供相对于未来生命价值或者获取更多未来财富的资金支持，或者是一种生存和创造更多财富的机会上的保障。但是任何机会保障都具有不确定风险，普惠金融的政策支持和财政补贴的动因之一，在于补贴这些不确定性带来的风险损失。医疗救助是在不确定性风险发生以后的资金支持，而医疗消费信贷则是在不确定性风险影响结果尚未发生之前，为患者提供的一种医疗尝试或者可能机会的把握。

因而，医疗救助资金的"兜底"额度，应该根据医疗信贷可能的风险，提供医疗信贷"兜底"资金。当然，这种"兜底"资金，无论如何都是低于直接的医疗救助效应的。当前有很多医疗救助也是采取直接事前提供的，但这部分主要是贫困建档立卡人员，即便是通过医疗救助使其获得了应该接受的医疗服务，但对于那些建档立卡之外的人员，则难以获得医疗救助的有效保障。因而，从这个意义上来说，医疗救助担保资金可能会相对加重保障压力，但这种压力相对于全民健康保障责任和实现健康中国建设战略目标，有时又是相对必要的，借助健康普惠金融多重保障功能，可以有效缓解医疗救助压力。

8.4.5　实现健康普惠金融商业可持续的担保机制

健康普惠金融并不是没有任何抵押的高风险运营资金，无论是政府提供担保责任，还是医疗救助资金对因病致贫者的信贷承担"兜底"责任，以及建立在个人信用基础上的信用担保，实际上都具有保证健康普惠金融可持续发展的担保机制。因而，健康普惠金融医疗消费信贷资金具有两种形式的担保机制：一是对于贫困人员的医疗消费信贷偿付，最终是转化为公共财政资金的医疗救助金进行偿付的；二是对于非贫困人员可能出现的赖账或者恶意欠账问题，是由政府掌握的社会保障资金提供担保的。而政府能够提供担保，以及个人具有医疗消费信贷的信用，关键在于政府掌握着消费信贷者的一部分权益，包括养老金和住房公积金等一部分社会福利资金，以及健康保险本身的待遇，等等，因而能够在很大程度上规避可能的恶意坏账问题，从而为健康普惠金融的商业可持续提供有效的保证作用。

（1）健康普惠金融商业可持续性的辩证关系

普惠金融强调的是一种长期而非短期的商业可持续，从而更好地体现普惠金融的社会责任和社会价值。而健康普惠金融更多体现的，是对社会弱势群体健康保障而释放出来的未来潜在财富，通过健康保障实现潜在财富，与另一个重要因素的教育一样，是一个较为长期的全生命周期投入产出过程，因而不能简单地从短期投资收益上评价金融支持的经济效益，更不能从局部的短期的产出上评价由此带来的社会价值。

健康普惠金融的真正价值，在于防止和扭转因病导致的短期或长期贫困，从而使疾病与贫困之间可能的恶性循环得到根本性扭转。如果健康普惠金融能够扭转人们越穷越看不起病，疾病越严重贫穷程度越严重的恶性循环状态，那么将会显著改变人们未来收入水平，进而从长期上而不是短期内，具有消费信贷的偿还能力。因而，从推动健康普惠金融发展的角度，金融服务产品必须作为一种准公共品，由政府主导健康普惠金融业务的发展，使健康普惠金融按照准公共品的特点提供服务，政府提供有限担保，或者对贫困人员提供完全担保，甚至由政府部门委托诸如民政或医疗保障部门等有关机构直接承办此类业务。即便是由市场主体提供服务，也应该按照慈善或者非营利机构的要求运营，政府提供各种必要的政策和专项资金支持，至少在税收上是减免或者免除的，而不仅仅是提供必要的直接财政补贴。

健康普惠金融与一般普惠金融一样，都具有很强的社会价值和社会责任。因而，在商业可持续性上的评估，还应该加入社会经济发展的可持续性，对是否有助于改善社会公平和促进社会和谐发展做出综合判断，如果在这方面的进步是显著的，那么作为负有社会管理责任和促进社会公平与和谐的政府，有必要承担其中的一部分运营成本或服务费用，乃至必要的直接财政资金投入。

更为重要的是，推动健康普惠金融有序发展，必须放弃传统金融消费信贷的资产抵押思维，不能只是为了特定金融服务机构的商业可持续，或者减少金融机构的不良贷款率，而强制采取医疗消费信贷的资产抵押措施，或者除政府部门以外强制要求第三方民事主体提供贷款抵押担保等措施。健康普惠金融的存在基础，最终是衍生自全民健康覆盖下的政府责任。相对于传统的健康保障方式，采取普惠金融支持或者优质服务保障方式，具有有效应对医疗费用过快增长、医疗服务过度利用，以及合理控制道德风险和有效防范保险欺诈等方面的作用。从这层含义上，健康普惠金融是对传统健康保障方式，在保障效果和经济性上的一种有效补充方式，而不是单纯的商业性金融服务行为。

当然，如果商业金融机构能够从健康普惠金融，尤其是从推动健康产业发展和支持社会办医业务中发现商机，则可以按照市场规则参与健康服务供给，此时无论是资金供给主体还是信贷资金的使用者，更多的是利用普惠金融的优惠政策，定向对金融资产的商业投资，显然不再是纯粹意义上的公共健康保障的补充手段。只有将商业行为和健康保障责任进行有效区分，才能够在实现健康普惠金融商业可持续上采取有针对性的合理措施。

（2）健康保障社会属性与政府担保责任

普惠金融的基本特征是额度较小、服务于贫困人口，并且采取无抵押和无担保的信贷方式，因而与传统金融服务来讲，面临着较大的信贷风险。健康普惠金融面临的最大难题在于如何既要保障中低收入者对医疗信贷的需求，同时还要积极应对疾病治疗中的不确定性风险和偿付过程中的坏账准备。尽管有数据显示（尤努斯，2017），在面向中低收入者的创业支持普惠金融资金中，存在非常低的坏账问题，2016年小额信贷还款率依然高达98.96%。

但是，对于健康普惠金融而言，它本身所面对的资助对象，大部分都是暂时性的经济极端贫困人员，并且有一些大病还面临治疗结果的不确定性等风险，同时也无法根据风险大小调整消费信贷费率。因而，在商业可持续性上不但相对普通金融服务而言面临较大的风险，而且也可能会高于一般普惠金融的风险，在一定程度上限制了健康普惠金融业务的发展，从而导致那些亟须筹集医疗费用的人员，被迫向商业信贷公司寻求贷款，不但贷款额度较小、利息较高，而且还款周期也非常短，从而造成很多低收入者难以从这些金融机构获得可负担的、与偿付能力周期相匹配的贷款。

著名的社会医学专家魏尔啸（R. Virchow，1849）和弗兰克（Peter Frank，1772）都认为，医学的本质是社会学，从来不是与社会和文化无关的纯自然科学，政府应该承担起低收入者或者贫困者的医疗救助责任。通过健康普惠金融提供信贷支持，在本质上是替政府分担责任，因而，政府在医疗消费信贷中，应该提供相应的信贷担保，履行信贷偿还的监管责任，并且在债务人确实缺乏信贷的偿付能力时，利用国家财政资金，如社会救助资金、社会保障资金或者预算的专项用于医疗救助的财政资金，为那些缺乏医疗消费信贷偿付能力的人员承担必要的偿付责任，而这部分责任更多的是医疗救助责任的延伸或者替代。

随着社会保障水平的提高和全民覆盖的基本实现，政府掌握着越来越多城乡居民的社会保障资金。并且也只有政府部门或者依据政府部门制定的政策法规，才能够处置和分配社会保障资金。因而，政府基于国民健康保障责任，在必要的时候履行代位偿付贷款的义务，并且对于那些恶意欠账的行为，要在必要的时候动用恶意欠账者的社会保障资金，强行偿付医疗信贷。显然，这种方式在本质上并不会改变欠账者的实际可支配收入的水平，而是改变了偿债资金的来源，从而能够减少恶意欠账行为。

（3）政府担保与可抵押资产

如果不考虑商业银行因为金融产品的市场竞争，而将部分市场化运营的资金投资于健康服务而实施的蓝海战略，那么来自中央银行对商业银行存款准备金的定向降准所释放的健康保障资金，在本质上属于国家政策性金融服务资金中的一部分。如果商业银行能够从普惠金融中获得的利息收益大于存款准备金率，那么对商业银行提供普惠金融服务就具有一定的市场经济激励作用。商业银行将降准资金用于普惠金融服务，显然既有商业投资的性质，也是他们执行国家民生保障政策的一项责任。因此，商业银行也应该按照其控制一般金融服务产品风险的模式，尽到对健康普惠金融风险的监管责任，而不是全部转移给政府的担保资金。

但为了进一步激励商业银行机构将源于非降准性的自有存款用于健康普惠金融，政府有必要提供一定的担保责任。从政府可担保的抵押资产上看，主要是医疗救助资金和由政府管理的社会保障资金，以及必要的社会福利待遇资金。医疗救助资金主要是用来帮助那些因为缺乏偿付能力的贫困人员，根据评估结果将其医疗信贷资金转为医疗救助补偿范围。而社会保障资金则是应对那些有偿付能力却不主动偿还的恶意欠账者。所以尽管政府掌握和管理着人们的社会保障资金和福利资金，但并不是全部都用来作为欠账补偿的。

（4）适时动用可抵押资产的条件

尽管政府掌握着大量可以用来作为消费信用抵押的资产，但并不意味着在任何情况下，都可以动用这些资产强制转移为替代消费者偿还医疗信贷的资金。使用政府掌握的个人社会保障资金必须遵守三个基本原则：一是不能影响医疗消费信贷者的基本生活，无论是否存在拖延欠账现象，都必须确保消费者从养老保险资金中维持正常的基本生活条件；二是不能损害消费者的合法权益，政府在健康保障和实现全民健康覆盖上，都具有不可推卸的社会责任，尤其是在全面建成小康社会的背景下，要保障人们能够将生活水保持在承诺的水平之上，这是当地方政府准备动用可抵押资产时需要慎重考虑的问题；三是要保证消费者及其家庭未来的可持续发展能力，这意味着不能只根据短期的偿还贷款的能力，还要兼顾将来的可持续发展，保持正常的教育和技能培训，乃至包括其承担法定抚养责任的子女的类似需求的满足。正如人们可能会为了实现可持续发展，而降低健康保障资金的配置一样，我们不能因为资助了其获得必要的优质医疗服务以后，就强制他们改变更加有用的资金安排，而将这些资金强制用来偿还医疗消费贷款。

因而，当以政府担保的方式提供消费信贷资金时，必须在适当的情况下，结合医疗消费信贷是否可转成医疗救助的评估结果，适时调整何时动用抵押资产，以及何时将其转为医疗救助资金的救助范围。如果不是用就业时获得的收入累积起来的财富强制偿还贷款，而是动用年老后的社会养老资金，那么反而会带来更大的负面影响，导致的可能是整个社会保障体系的可持续性遭受损害，显然也就得不偿失了，也背离了全民健康保障的初衷和最终目的。

第9章

总结与展望

　　健康保险，尤其是社会医疗保险的出现，主要是一种相对稳定的健康保障预期准备。在加快推动商业健康保险发展的前期，金融服务尚未发展到普惠金融阶段，早期的普惠金融重点解决贫困者如何摆脱经济贫困为目的，因为在健康服务保障领域尚未引起足够的重视。更具讽刺性意义的是，更多的观点强调的是普惠金融对中低收入者提供的保险服务，但保险是有保费支付代价的。

　　从马斯洛需求层次理论，低收入者尤其是贫困者，尚未摆脱对基本生存的物质需求的约束，要强制其拿出部分资金，在社会医疗保险基础上再购买更高水平的健康保险，显然是不现实的，也是难以实施的。这不同于政策性农业保险所具有的保障收入的功能，而且政策性农业保险的政府财政补贴高达80%以上，实际上就是由政府直接提供的推动农业发展的一项惠农措施。因而，发展健康普惠金融的最终目的不在于提供额外的健康保险，无论是以哪种方式提供，都要帮助患者渡过暂时性的因为疾病治疗而面临的经济困境，并且提供更高回报和更安全的资产配置管理服务，这是健康普惠金融最基本的功能定位。

9.1
主要研究结论和观点

　　健康普惠金融的主要作用在于对各种可筹集资金和获得必要的优质健康服务，尤其是优质医疗服务所支付医疗费用缺口进行弥补，以确保人们无论是在暂时性还是永久性缺乏医疗费用支付能力的情况下，都能够获得疾病治疗最佳方案的必要医疗服务。与普通产品不同之处在于，健康服务产品作为一种满足疾病治疗和健康保障的吉芬商品，不能存在所谓有或没有都无关紧要的事情，是必须摆脱现有或者在疾病治疗时可利用财富的限制。在此基础上，才进一步延伸出来加强健康储蓄激励，推动更加理性的健康保险，提高个人健康保障责任和控制费用的意识等。

　　要使人们能够自发地控制医疗费用，仅有充足的健康储蓄还是不够的，必须在一定意义上发挥医疗消费信贷资金有偿使用带来的内在激励机制。毕竟长期以来，尤其是自从健康保险业务产生以来，无论是公共健康保险，还是商业健康保险，人们都在努力控制道德风险、保险欺诈和过度医疗等问题，为此也形成了一系列较为复杂的最优保险理论及精算模型，但最终的现实效果却总是不理想，不但道德风险没有得到有效消除，而且还引发了逆向选择和非理性购买等负面问题。除了看不好病时的极度损失厌恶效应导致人们孤注一掷地浪费医疗费用以外，如果直接承担医疗费用，就会激励人们更加主动地控制医疗费用，或者采取更加积极的措施加强健康风险治理和培养更健康的生活方式。

显然，将健康保险与自负医疗费用相结合起来，就能够达到更加理想的结果。也正因为如此，健康保险总是设置自负医疗费用的条款。在其他累积财富或者可利用健康保障资金不足时，健康保险设置的自负医疗费用条款，反而带来了极为不利的恶性循环问题，最终使健康保险丧失了对贫困者的健康保障作用。这样，只有弥补健康保险分担条款的自负医疗费用能力不足，才能够将健康保险的功能真正发挥出来，这就是我们研究健康普惠金融的出发点，而落脚点就是确保人们无论累积财富如何，都能够获得所需要的优质医疗服务或健康服务。

9.1.1 关于发展健康普惠金融的主要研究结论

合理有效的健康普惠金融，能够有效减轻人们用于应对健康风险的资源储备和配置压力，自然也能够对健康储蓄、医疗救助、健康保险和健康风险治理，以及更优质更公平健康服务的供给起到积极的促进作用。需要健康普惠金融服务的群体，往往是社会弱势群体，而这也恰恰是受到传统金融服务歧视的群体。因而，要推动金融服务向健康保障领域延伸，为重点人群重点地区的医疗服务需求提供资金保障和优质健康服务保障，就必须有政府的有效参与，既包括普惠金融资金筹集和财政资金的支持，也需要政府必要的积极干预。

无论是采取哪种措施，健康保障资金的最终性质都属于健康储备的范畴，如果既有累积财富的储备能力不足，无论是从个体微观层面，还是从家庭、社会和国家层面，都有必要合理贴现未来的财富，以应对暂时性的经济困难。当然，贴现未来收入或者财富不能从整个国家层面全部实施，因为最终的国家财富无论是否贴现都将是有限的，因而，健康普惠金融无论如何也是处于补充地位的。要推动健康普惠金融的合理发展，就需要构建起较为完善的健康保障服务体系。在健康风险损失额度不定的情况下，任何单一的健康保障资金的筹集方式，都无法真正保障人们获得所需要的优质医疗服务并且不会因医疗费用支付而陷入经济困难。

　　我们首先从健康生产和生产要素配置入手，分别从健康产品生产和生命健康生产两个角度论证了不同生产要素配置的基本要求，以及实现生命健康生产对普惠金融的需求。同时认为健康保障的标的物为人的生命价值，而不是传统意义上的既有累积财富的保护。要实现生命价值的保障，就必须在任何时候充分满足生命价值保障所需要的健康产品和服务需求。在生命健康生产中，由于患者及其家属的高度参与，并且是在遭受严重健康损害后的极度损失厌恶框架下的参与，因而容易导致健康产品或服务消费的非理性过度利用问题。

　　为了确保人们在任何时候都能够充分获得生命价值保障的优质医疗服务，并且还能够实现全生命周期总财富的最大化，我们论证了全生命周期和风险周期健康资源跨期配置均衡，以及对如何选择健康资源跨期配置方式进行了较为全面的论证。得出的基本结论是，健康保障首先要努力实现自我保障能力的满足，包括协同健康保险、健康储蓄、医疗消费信贷和健康风险治理，然后才能够通过医疗救助等方式实现全社会保障能力的满足。显然，如果缺少了医疗消费信贷支持，人们筹集健康保障资金的渠道只能来自既有的累积财富，而当累积财富储备不足时，就必然会制约必要优质医疗服务需求的满足程度，而医疗消费信贷恰好能够及时弥补可能存在的资金准备缺口问题，从而能够真正实现全生命周期健康资源配置供需均衡。健康风险的有效治理，则会显著降低全生命周期健康资源占用和提高健康保障效率。

　　传统医疗救助是面向社会最贫困人口的，而且受限于医疗救助资金规模，医疗救助顺序是从最贫困人口开始的，没有排上队或者处于贫困边缘的群体，自然也无法得到优质医疗服务的充分满足。随着我国全面建成小康社会目标的实现，医疗救助的功能定位亟待转型，人们的思想观念有待转变，医疗救助应该部分地转化为普惠金融支持下的医疗消费信贷利息补贴，从而在更大范围、更高水平上"托底"人们的优质健康服务需求。无论是否收取信贷利息，医疗救助的有偿使用或者偿还式使用，都有助于提高人们的医疗费用控制意识，显著降低医疗费用非理性支出，遏制近年来医疗费用过快增长的问题。

　　同样，这个原理也适用于健康保险方面。近年来世界各国的一个共同难题在于医疗费用的过快上涨，其中健康保险的"贡献"最大，伴随着中国医疗保险制度改革而来的是持续的医疗费用过快增长，甚至一度超过了国内生产总值的增长速度。在世界范围内，健康保险与医疗费用增长之间的关系，就相当于在一只羊的脸前挂上一捆永远吃不着的草料，再拼命追赶也追不上，大量的健康保险资金随着道德风险、保险欺诈和过度医疗等问题日益严重，并没有真正发挥健康促进作用，只是转化成为更多医疗费用而不是必要的优质医疗服务。健康保险对医疗费用过快增长的助推机制，永远也无法最终控制医疗费用使其与健康保险同步增长，或者与经济增长速度同步。

健康保险具有其明确的使用前提条件，那就是被保险人或者投保人具有风险损失厌恶偏好，以及财富效用边际递减的基本特征，同时具有健康保险保费支付能力，健康保险边际效用大于其他消费效用或财富使用效用，否则健康保险就缺乏自愿购买的基础，如果通过强制性健康保险措施，在一定程度上会导致较为明显的损失厌恶效应，进而形成潜在的或者外显的道德风险和保险欺诈等问题。因而强制性健康保险应该局限于适度水平，而不是覆盖全部医疗费用的高水平健康保险，进而实现对损失厌恶效应负面影响的有效控制。消费信贷的支持可以使人们在生命早期阶段购买较少的健康保险，在患有大病时可以贴现未来的财富，进而可以充分优化早期较少的累积财富，用于改善收入能力的发展性消费。健康储蓄支持计划则可以实现健康保障资金与收入增长之间的同步累积，对小额医疗费用和年老后的医疗费用支出储备充足资金。同时，将职工基本医疗保险个人账户进一步优化，坐实做大个人健康储蓄账户资金的健康保障能力。

健康风险治理无疑是应对健康风险损失最为经济的途径之一，同时也是防范过早死亡的有效途径。由健康保险诱发的道德风险是与健康风险治理背向而驰的，如果适度降低健康保险的补偿额度，提高医疗消费信贷和健康储蓄支持，也就是转变健康保险基金的补偿形式，将有助于显著提高健康风险治理积极性，从而形成全民健康风险治理体系构建的激励机制。人们不害怕得病，甚至不害怕需大额资金才看得好的疾病，除了在经济上看得起病的担忧以外，随着人类累积财富的增加，如何看好病成为人们最大的担忧。这种担忧不仅来自生命和健康长期损害，关键在于大病风险损失的跳跃扩散效应，不仅损害一个人的健康，甚至还会将一个家庭拖入贫困"陷阱"，使社会财富和劳动力被过度占用。

因而推动全民健康风险治理，健康普惠金融能够并必须发挥积极的作用，其中最能够内化为全民动力的方式在于提高个人健康保障责任、能力和意识，显然这需要在健康普惠金融支持下做大个人健康储蓄账户，提供相应的健康储蓄资金的资产配置服务，进而可以适度提高个人医疗费用的支付比例，而不是在更高的水平上不断逼近免费医疗。

任何健康保障不是简单的健康保障资金筹集问题，核心内容在于健康产品生产和生命健康生产的能力。然而人们对优质健康服务的需求总是超越现存生产能力，包括健康产品生产能力和优质医疗服务的供给能力，这是卫生经济和健康保障需要解决的核心问题。市场主体又是追逐经营收入或者利润的，因而有限的优质健康保障资源又通常倾向配置给高收入群体，从而导致低收入者和边远地区优质医疗服务供给相对不足，甚至是严重不足。通过有政府财政补贴或者利息补贴的健康普惠金融产业资金，可以通过定向配置方式，有针对性地改善社会弱势群体的优质健康服务利用的公平性问题，为实现全民健康提供保障。在健康产业信贷资金的使用上，也通过设置更高的不良贷款容忍度，形成更加有效的经济激励。

总之，健康普惠金融介入健康保障资源的跨期配置，不仅有利于实现高效率的全生命周期和风险周期供需均衡，而且也对传统的健康保障方式起到积极的优化作用，进而能够在保障人人获得所需要的优质医疗服务并且不会因此陷入经济困难的前提下，实现全生命周期财富最大化，为全面建成小康社会提供更加完善的全民健康支持。坚持强制性的医疗储蓄计划，并且通过有效的资产配置策略，并不会导致明显的损失厌恶引发的抵触效应，同时合理规划健康储蓄资金规模和可以调节使用的条款，如借鉴新加坡的个人医疗储蓄账户模式，允许在存储到一定规模后，合理向住房保障和养老等多用途转移使用，避免健康储蓄资金额度过大造成的其他消费需求抑制等问题。

9.1.2　加快推动健康普惠金融发展的核心观点

面向中低收入者等弱势群体的普惠金融服务，尚未在全民健康领域做出制度性安排。因而在加快推动普惠金融发展的过程中，有待加快发展健康普惠金融，从医疗信贷、健康储蓄、健康资产配置和健康产业发展等各方面，为全体人民提供全方位全生命周期普惠金融服务，助力实现全面小康水平上的高质量全民健康目标。健康普惠金融助力实现高水平全民健康的路径与作用，主要体现在四个方面，即所必要的医疗消费信贷支持、优化医疗救助、增强个人健康保障能力和支持优质健康产业的发展。

（1）健康普惠金融介入全民健康保障的主要路径

必要的高质量健康服务消费信贷支持。健康保险自负比例条款和个人健康储蓄能力不足，使部分中低收入者缺乏对必要的高质量健康服务的支付能力，造成应诊未诊或暂时性经济困难等问题。普惠金融医疗消费信贷资金，不但可以帮助人们渡过暂时性经济困难，还有助于推动疾病的早诊断和早治疗，显著降低医疗费用支出总量，更好防范过早死亡风险，为人人通过辛勤劳动实现自身发展提供更大机会。

搭建医疗救助资金等公共健康保障资金融合平台。根据收治医院专家论证和健康普惠金融平台审核后的治疗方案，确定适度医疗消费资金需求数量，以普惠金融消费信贷方式先行补齐资金缺口，再根据未来偿付能力确定救助规模。不仅确保患者能够及时获得必要的高质量医疗服务，还可以增强医疗费用的自我控制意识，提高救助资金使用的规范性、保障效果和人群覆盖面。信贷资金有偿使用对健康风险自我控制的倒逼机制，也有助于更健康生活方式培养，有效控制风险因素，减少疾病发生及其造成的经济损失与健康损害。

提供应对全生命周期健康风险的个人健康储蓄计划的支持。人们不仅要支付健康保险自负部分的医疗费用，还要满足年老时的健康保障需求。个人健康储蓄和普惠金融医疗信贷的融合，可以更好优化平衡全生命周期健康资源配置，并通过健康普惠金融平台为健康储蓄和公共资金提供资产优化配置管理服务，以更有效满足各类健康保障资产的保值增值需要。

支持或参与社会办医和发展健康产业。利用针对发展优质高效健康服务的定向降准资金，可以为社会办医和发展健康产业提供更充足的资金支持。健康普惠金融也可以将平台融合的资金对健康产业定向配置，实现资金保值增值和健康产业发展的内部良性循环，更好推动大健康理念的落实。

（2）推动实施健康普惠金融的对策建议

实施健康普惠金融，首先要明确健康普惠金融资金来源，并完善医疗消费信贷管理办法。在一般普惠金融资金来源途径上，额外增加健康保障专项"降准"资金，作为健康普惠金融启动资金。由启动资金融合公共健康保险基金、医疗救助资金、个人健康储蓄、社会捐助和商业健康保险基金等各渠道资金。不同类型资金设置独立账户分类运营，由金融机构统一实施资产配置管理。贷款人通过收治的定点医院提交经过专家论证的治疗方案，由健康普惠金融平台协同审核并签订信贷合同后，以银行公对公转账方式拨付到医院专用账户，结余部分原渠道退回并冲减贷款。

医疗救助和社会救助资金使用制度安排。医疗救助资金不再直接拨付给医疗机构或受资助对象，而是根据治疗后患者生存质量和收入能力评估结果，决定是否资助和资助额度。符合资助条件的直接以信贷冲账方式，拨付到个人偿还贷款账户以冲抵贷款。普惠金融信贷资金安全方面，建立违规或套利使用追偿制度，可采取限制医疗保险补偿措施，纳入个人征信体系，对恶意欠账和赖账者，可一次性或分批次从社会保障资金扣除应偿还资金。

个人健康储蓄计划扶持措施。参照新加坡的"健保双全"计划，在个人税收优惠型健康保险基础上，增设并坐实健康储蓄计划，实现人群全覆盖。允许将职工医疗保险个人账户资金转入健康储蓄账户，借鉴美国等发达国家养老金资产配置办法，允许在普惠金融平台上自主选择资产管理机构。鼓励用人单位将补充健康保险的部分资金纳入健康储蓄账户，居民医疗保险保费财政补贴也可以作为储蓄激励，按一定比例纳入储蓄账户，以提高个人健康保障责任和主动控制医疗费用等意识，提高健康保险自负医疗费用的支付能力。

　　支持社会办医和发展健康产业实施办法。对助力实现高水平全民健康的专项普惠金融资金，采取差别化监管激励制度，引导产业信贷资金投向基层医疗机构和保障重点弱势人群就医需求。鼓励优先投向改善健康服务质量、公平性和均等化水平等领域，完善税收优惠或减免制度，推动非营利性健康服务机构发展。健全现代医院管理制度，完善公立医院产权制度和收入分配制度，为普惠金融参与健康事业发展的合法权益诉求提供制度保障。

　　完善健康普惠金融平台基金的资产配置监管措施。建立基金资产配置机构的准入资格和退出制度，建立审慎人监管原则和数量限制监管相结合的监管制度。明确各类健康保障资金的产权关系和监管职责，建立资金的资产配置和风险防范行为准则。引入合格默认投资工具制度，完善资产配置默认投资选项设置和监管制度。

　　加快发展健康普惠金融，首先要加快建成完善的健康普惠金融生态体系。在完成普惠金融一般性基础设施建设的基础上，明确健康普惠金融平台资金来源，完善各类健康保障资金融合办法；将就医行为规范纳入征信体系，细化违规违法行为惩处办法；实行医疗消费信贷在线实时审批，提高信贷审核效率，打通普惠金融平台与定点医疗机构、健康保障资金、信贷银行等主体的转账渠道；完善健康普惠金融各类资产配置管理办法，明确相关责任主体和配置流程与规范。

　　完善"强基本、全覆盖"公共健康保险体系。公共健康保险是中低收入者健康保障的主要方式，应该显著降低自负医疗费用比例，实现基本医疗服务的全病种、全人群覆盖，使人人都能够在全生命周期享受所需要的、有质量的、可负担的预防、治疗、康复、健康促进等全方位健康服务。据此，健康普惠金融平台才能够根据医疗方案，明确医疗信贷、个人健康储蓄和医疗救助等资金的需求情况。由于公共健康保险具有强制性全民覆盖特征，通过保基本制度设计，可以有效降低投保人或者被保险人的损失厌恶负面效应，同时也对政府财政负担和用人单位保费分担压力起到减负作用，推动社会经济的可持续健康发展，更好发挥财政资金的使用效果。

　　加快推进公立医院深层次改革，明晰医院产权关系。加强医院临床路径管理，加快推进实施单病种限价和远程会诊制度，为健康普惠金融消费信贷提供客观准确的依据；打通逐级转诊和双向转诊实施通道，最大限度地降低医疗消费信贷压力和提高保障效果；完善医务人员收入分配办法，更好防范医疗消费信贷过度利用和违规套利风险；明晰医院资产产权关系，规范健康普惠金融参与医院建设和收益分配行为，防范公立医院国有资产流失。

　　加快完善普惠金融支持健康事业发展的激励措施。健全普惠金融支持健康产业发展的税收优惠政策和激励措施，制定重点扶持领域清单，配套相应的财政补贴政策。加快建立健康普惠金融信贷监管体系，对重点发展领域的信贷资金和医疗消费信贷资金，设定较高的不良贷款容忍度监管体制。引导商业健康保险机构积极参与健康普惠金融平台，打通健康储蓄计划账户、医疗救助和税收优惠健康保险账户，为重点人群提供与全生命周期各阶段风险相对应的专项补充健康保险。

9.1.3　从健康资源整合到系统性健康服务体系构建

"打补丁"式地构建覆盖全民的健康保障体系，是传统健康资源配置的基本方式，其核心问题在于只能够用既有的累积财富实现健康风险损失补偿，或者用于健康风险治理，进而导致健康保障体系较为严重的碎片化，并增加了国民获得健康资金支持的复杂性和困惑程度。在西方国家提供的健康保障体系中，基本涵盖了从个体到社会和政府的系统性医疗费用支持计划，尤其是新加坡的健康储蓄计划加健保双全计划的简洁性保障体系，不仅使健康保障体系实现了有效衔接，而且极大增强了个体健康保障责任和医疗费用控制意识，进而也成为医疗费用增幅最小和保障效果最好的国家之一。我国的全民健康保障体系，现在只有政府提供的基本医疗保险和社会救助，尚未形成有效的个人健康储蓄支持计划，甚至已经存在20多年的职工基本医疗保险个人账户都没有充分发挥作用。因而，未来我国的健康保障制度的完善，面临着进一步整合健康资源配置方式，进而建立起系统性的健康服务体系，其中如何发挥健康普惠金融的作用显得非常重要。

（1）健康服务碎片化带来的损失

当前的健康保障资源筹集方式的典型特征是相互打"补丁式"的碎片化，人们期望借助传统的健康保险方式预先通过集体的力量，为少部分人员筹集到疾病治疗或健康保障所需要的资金，然后再以不断持续参保方式使每个被保险人机会均等地获得健康保障。但健康保险制度设计又不得不考虑部分参保人员可能存在的道德风险、保险欺诈和过度医疗消费等可能损害集体利益的行为，于是不得不用医疗费用共付条款的方式，限制人们的非理性就医或者违规使用保险基金的行为，从而使人们集体承担起部分人员所带来的不利影响，其后果就是导致健康保险的碎片化。人们为了弥补健康保险碎片化，又不得不寻求其他各种健康资源配置方式，对于经济收入较高的人员可以借助充足的健康储蓄实现对健康保险的充分利用，低收入者尽管同样缴纳了保险费用，却难以得到充分的健康保险基金补偿。

最完整的健康保障资源配置方式是充足的健康储蓄，这种健康资源配置方式的最大优势，是个体可支配的财富直接等量转化为医疗费用，并且不会产生任何直接或者间接经济成本，以及额外的资金使用监管成本等。但是，由于普通人在全生命周期上的财富累积通常是周期性变化的，在生命早期财富累积能力和数量严重不足，而在退休或年老后又面临收入减少或者中断的风险。这意味着个体通过自身的健康储蓄也无法实现充分的稳定健康保障，由此可能导致蕴含着潜在的巨大财富的生命价值，因此无法得到最有效的保障，疾病治疗可能面临无法获得所需要的高质量健康服务问题。

健康服务碎片化造成的问题不仅仅在于健康资源的筹集阶段，同样在接受健康服务阶段也存在众多的碎片化问题。首先是医生与患者之间信息"孤岛"造成的健康管理失效问题，任何一家医院和健康保健机构都无法实现有效的健康管理，自然也难以承担起全民健康管理的职能，而全科医生尚处于起步阶段。健康服务供给的碎片化，导致的直接结果就是不断重复的检查和诊断，以及逐级转诊和双向转诊制度没有得到真正推行。

（2）借助健康普惠金融平台实现系统性健康服务保障

健康普惠金融的功能定位不仅仅局限于对低收入者提供医疗消费信贷支持，同样也不仅仅在于健康保障资源的筹集和使用，更多地应该体现在对健康资源整合和健康管理服务。一方面可以作为一个整合平台实现健康保险、医疗救助和健康储蓄资金的有效整合，并且在普惠金融平台上提供资金保值增值的资产配置服务；另一方面是通过整合各类健康服务资源，实现对个体健康的有效管理，并针对健康服务短板问题提供资金支持，推动健康服务利用更加公平和持续改善均等化水平。

因此，与其说健康普惠金融是一个资金筹集平台，不如定位为全方位健康管理服务的中心更加准确。如果所有健康保障资金都能够利用现代区块链技术实现有效衔接，国民的健康信息实现互通，那么就可以对健康保障资金、健康服务和健康管理实现有效整合，同时为健康资金的保值增值提供更加有效的资产配置服务，从而实现全民健康管理的智能化，在改善健康资源配置效率和健康服务效率方面发挥积极的推动作用。

9.2

关于争议性观点的进一步思考

有学者将政策性保险也纳入普惠金融的范畴，这是值得肯定的，本来普惠金融的定义中就包括金融机构提供的保险产品，而且保险机构也属于金融机构的一部分。但这种由健康保险公司提供的保险服务，在任何情况下，如果没有政府的财政资金提供补贴，就难以凸显出来它们的公益性，这与健康普惠金融主要面向中低收入者的发展初衷相背离。市场上的保险公司对利润的追求，也在试图将更多的低收入者纳入健康保险的覆盖范围。因而，这种健康保险在本质上不应该纳入健康普惠金融的支持范畴，而是保险公司在市场竞争中"蓝海"战略的一种表现形式。传统普惠金融意义上的保险，在本意上依然是指面向中低收入者的政策性保险，尤其是面向"三农"的政策性农业发展保险，而健康普惠金融必须体现出政府对全民健康保障的责任，无论是通过保费直接补贴方式，还是通过税收优惠等间接方式。

在参与个体健康资源跨期配置的金融服务产品中，具有普惠性质的金融服务产品，核心还是在于提供的面向中低收入者的低息或免息医疗信贷服务，而不是基于市场营销理念的商业健康保险。同时，为了更好地应对健康风险损失，健康普惠金融更加强调在健康保障领域的金融歧视消除，包括对小额存款或者储蓄的倾斜性资产配置服务。

健康普惠金融强调，无论是从吸纳存款上，还是提供医疗消费信贷支持上，以及推动健康产业发展等方面，都应该提供包容性的便利金融服务，即便是面临较高的风险或者交易成本等。通过有效的普惠金融服务支持，确保人人都能够筹集到充足的治疗资金，进而能够获得所需要的高质量健康服务，是大力推进健康普惠金融发展的最终保障目标。

9.2.1 城乡居民医疗保险个人（家庭）账户存废问题

在本书的撰写过程中，我们在 2019 年 5 月获知了另一个值得进一步探讨的信息，那就是国家医疗保障局决定取消历史遗存的部分地区城乡居民医疗保险存在的个人（家庭）账户，实行城乡居民基本医疗保险门诊统筹。国家医疗保障局和财政部联合下发的《关于做好 2019 年城乡居民基本医疗保障工作的通知》（医保发〔2019〕30 号）通知规定，"实行个人（家庭）账户的，应于 2020 年底前取消，向门诊统筹平稳过渡；已取消个人（家庭）账户的，不得恢复或变相设置"。

而与此相配套的服务则是提高大病保险保障功能，一是降低并统一大病保险的起付线，原则上按照城乡居民人均可支配收入的上一年度的 50% 确定；二是医疗费用政策性补偿比例从 50% 提高到 60%；三是加大对经济贫困人口的医疗支付照顾，起付线标准降低 50%，支付比例提高 5%，全面取消"建档立卡"贫困人口的大病保险封顶线。显然，该政策的功能依然定位在减轻大病患者和经济困难群众的医疗负担，而不是确保人人都获得必要的高质量健康服务。其依赖路径主要是基本医疗保险、大病保险和医疗救助等政府保障，商业健康保险和健康普惠金融及其支持的医疗消费信贷并未列入其中。

医疗费用的门诊统筹和大病医疗费用统筹的结果，依然不能摆脱健康保险所特有的道德风险激励，以及由此可能引发的更大的对政府公共健康保障资金依赖。当然该通知的目的在于强调做好城乡居民的基本医疗保障，并没有涉及必要的高质量健康服务消费需要的满足，只是将原来的新型农村合作医疗和城镇居民基本医疗保险进行合并的政策。在本书的多个章节中已经系统论述了政府过度承担医疗费用的弊端，正如通知中已经认识到的可能存在的医疗保障"泛福利化"问题，强调了防止福利"陷阱"和待遇"悬崖"问题。但问题在于要形成稳定的医疗保障预期，就不可避免地存在非理性提高标准或吊高国家保障胃口问题。

更为重要的是，医疗保障强调的不是经济福利，而是要确保人人都能够获得疾病治疗所必要的优质医疗服务。如果过度强调了政府的医疗救助"托底"功能，那么就不可避免地存在道德风险的诱导机制，同时也会不可避免地引发对政府公共健康保障资金的依赖。要提升医疗救助资金的使用效益，就必须扩展医疗救助资金的使用用途，同时进一步优化健康保险的保障作用，尤其是要通过必要的坐实家庭或者个人账户的方式，形成消费者对健康保障资金的自我约束激励，提高医疗费用控制意识，以及加强健康风险治理的责任。显然，无论健康保险的保障水平提高到什么程度，只要人们的健康保险的理念没有得到根本改变，第三方支付导致的医疗费用过度浪费弊端得不到根本性消除，那么由此引发的医疗保障资金的泛福利化倾向就难以得到真正解决。而真正能够提高个人健康保障责任和控制医疗费用意识的途径，就是有效改善个人的自我健康保障能力，不断提高健康储蓄水平。

取消个人或家庭账户在短期内只是满足了城乡居民医疗保险的统筹问题，对改善医疗保障的作用也无非就是将存在个人账户的资金的充公统筹问题，而这部分资金对整个医疗保障作用来说只是杯水车薪，虽然有助于渡过暂时性的医疗保险基金的短缺问题，但是仅仅因为从个人账户转向统筹账户的医疗费用增长激励，就可能会在短期内将其消费掉，并且并不会真正改善人们的健康保障水平。

健康保险基金的统筹水平越高，在缺乏有效的逐级转诊和双向转诊约束机制的情况下，必然会诱发更大的医疗费用报复性增长。除了英国国民健康服务体系提供被认为是免费的基本医疗服务外，几乎没有其他西方国家提供免费医疗，英国的免费医疗不但设有较高的门诊挂号费用门槛，而且设有严格的全科医生控制的转诊制度，而这在我国都是没有建立起来的，不但全科医生存在严重的数量短缺和质量瓶颈等问题，而且多年来积极推进的逐级转诊和双向转诊制度并没有真正实施起来，大部分地区的就诊患者双向转诊非常少，而那些收治病人较少的医院，为了自己的私人利益也不愿意积极推动逐级转诊和双向转诊。

由此可见，《关于做好 2019 年城乡居民基本医疗保障工作的通知》做出的取消个人（家庭）账户的办法，依然还停留在视野较为狭隘的医疗保障内的改革调整，并不是从大健康的大趋势上做出的判断，更没有考虑健康普惠金融的重要现实意义。相反，如果能够充分利用国家当前推动普惠金融发展政策、个人所得税优惠政策和金融机构服务健康保障的积极性，在既有的个人或家庭医疗保险账户的基础上，进一步完善个人健康储蓄账户，辅助以延伸医疗救助资金的支持功能，才是真正能够改善城乡居民的健康保障能力的激励政策，从根源上实现城乡居民的精准扶贫和健康促进作用。

因此，从有效改善医疗保险基金压力和实现健康中国建设目标上，应该积极改进个人（家庭）医疗账户，使其更好地发挥改善医疗费用支付能力的作用，而不是因为存在的问题就将其取消掉。诸如新加坡和美国的个人健康储蓄计划，在一定程度上应该作为完善中国医疗保险个人账户的借鉴。

9.2.2　医疗消费信贷不是因为经济贫困才需要

在现实中，医疗借债通常是人们遭受严重的疾病损失以后才出现，因而人们很容易将医疗借债看作因病致贫的表现，而事实上充分及时的稳定医疗消费信贷，不但能够确保患者有效获得所需要的高质量健康服务，而且还对连续性的财富投资计划，以及加大医疗费用控制和风险治理，显著降低因为健康资源筹集不足而导致的跳跃扩散效应带来的损失，在更加有效地应对因病致贫风险等方面发挥积极作用。

从个人的微观角度，如果仅仅是为了保障健康和增加全生命周期财富数量，只要医疗消费信贷能够满足这种要求，那么就是一种可以选择的积极途径。如果这种途径相比较其他途径具有相对优势，那么就可以作为优先选择的方式。当然，这种方式必须具有稳定的社会预期，健康保险不同于医疗借债或医疗救助的显著优势，在于能够在风险发生之前就实现了医疗费用储备，并且随着参保人员的增加而更加稳定，因而具有非常稳定的社会预期。社会预期不稳定和缺乏互助性，恰恰是医疗消费信贷和健康储蓄的致命弱点，而低收入者的健康储蓄即便是实现更长时间的积累，可能也无法应对大额医疗费用支出。

因而，要克服医疗消费信贷的弱势，就需要改善其及时足额筹集医疗费用的预期。健康普惠金融如果能够成为政府担保和主导的长期金融政策，那么就可以克服民间医疗借债所存在的预期不稳定的问题。因而，在健康保险的险种选择上，人们更加偏好于政府提供的公共健康保险或者社会医疗保险，即便是商业健康保险也需要有政府的政策支持或者财政补贴。在现实中人们很少会选择断续的健康保险，因为它并不能形成稳定的社会预期。近年来社会医疗保险和商业健康保险的保险密度和深度的高度相关，说明商业健康保险的险种设计和经营业务是与政府的优惠政策推动紧密相关。

当政府将用于健康保险的优惠政策也同样用于医疗消费信贷支持时，那么相信会有更多的人选择医疗消费信贷方式。无论是既有的文献资料，还是项目组的调查数据，都充分证明了即便是在有健康保险的情况下，也会选择有政府担保的医疗消费信贷，无论是否提供信贷利息补贴。研究结果证明，人们不是由于经济贫困才选择医疗消费信贷，而是为了获得更好疾病治疗效果所需要的优质健康服务。

健康保险诱导的不断过快增长的医疗费用，不仅造成优质医疗资源的过度浪费，还在不断增加公共财政、用人单位和个人的保费负担压力，甚至在一定程度上损害了社会经济的可持续发展能力。一旦健康保险的保费负担和保险水平偏离社会经济发展水平，那么将会导致社会经济发展的不可持续。而医疗消费信贷的有偿使用，必然会推动人们形成主动控制医疗费用的高度自觉，同时也可以有效控制医生的诱导消费需求。不但能够减少社会监管成本，而且也能够显著改善优质医疗资源的合理使用。

无论是以健康保险的形式，还是以医疗消费信贷的形式，只要人们在遭受健康风险损失，尤其是健康损害以后，能够及时足额获得所需要的优质医疗服务，那么就可以显著降低因为疾病拖延造成的经济损失和社会福利损失。但就相对优势来讲，医疗消费信贷可以实现医疗费用的无缝对接，而健康保险还设有起付线、自负比例和封顶线等限制，一旦这种限制不能满足有效治疗疾病的需要，那么也就失去了真正的健康保障作用，对那些缺乏自负医疗费用支付能力的低收入者或贫困人员，反而是一种真正意义上的由保费支出而造成的经济损失。医疗救助可以防范这种间接损失，但医疗救助的能力又是有限的，医疗消费信贷在充足的社会财富支持下，受到的限制反而更小，这就是在健康普惠金融支持下的医疗消费信贷的真正社会价值，也是其相对优势之一。

9.2.3　健康保险不是最理想的健康保障形式

（1）健康保险货币幻觉与过度医疗消费激励

自从社会医疗保险制度实施以来，由于医疗保险的社会预期以及以预付费的方式事先筹集了一部分应对风险的资金，使人们似乎找到了一种依靠。然而，人们应对健康风险和提高健康保障能力的最终依靠，是在患病时能够及时获得充足的资金支付医疗费用。然而，自从健康保险制度实施以来，道德风险、保险欺诈和过度医疗问题就从来没有停止过。除非人们不再关注自己支付的保费，也不在乎违规行为的收益，或者说是人们的高度利他性已经不再寻求违规行为的额外收益。只有人们将保费看作一种彼此相互帮助的积极互惠，健康保险的违规问题才能够最终解决，然而这在现实中还不具备思想观念上的条件。

如果健康保险不能在投保人和保险人之间都形成高度自觉的合作，那么就需要大量的违规风险监管成本，而这种监管成本最终是由投保人承担的。因此，最终是一种社会福利损失，并且不能带来任何社会效益的改善。

从医疗费用的发生数量和人们的累积财富之间的关系来看，任何人都不可能从健康保险获得超额经济利益，只是从健康保险中获得额外的期望效用，而这种额外的期望效用的本质是由于财富增加的边际财富效用递减带来的，说白了就是钱越来越变得不值钱，前面的那个钱是相对于后面的那个钱而言的，也就是在较低财富水平时的财富边际效用与较高财富水平时的财富边际效用，借用行为经济学的概念就是货币幻觉。

财富的边际效用的递减效应，却容易被财富的损失厌恶效应所取代，最终结果使不值钱的钱又变得相对值钱了。这种货币财富的边际效用递减与财富支出时的损失厌恶矛盾，恰恰抵消了健康保险所带来的期望效用的改善作用。因而，要真正克服健康保险中的道德风险或保险欺诈问题，就首先要从利他性层面上克服对保费支出的"损失"幻觉，进而才能客观理性地对待所谓保险的"没有回报的回报是最大回报"理念。当然，这种非理性的健康保险理念可以通过保险教育得到部分修正，而当没有得到充分修正时，适度降低保费支出额度显然是非常必要的。通过降低保费而减少损失厌恶"幻觉"带来的医保基金套利行为，反而可能会优于更高保费水平上的实际保障效果。中国早期的农村合作医疗带来的农民健康保障效果，在当时得到了世界卫生组织的认可，其解体的原因在于农村经济体制的变革，而不是合作医疗本身的保障效果问题。

（2）健康保险保障的是生命价值而不是货币财富

不同于财产保险的保险标的是物质财富，健康保险保障的标的物是人的生命价值。生命价值是一个非常复杂的价值组合，既包括难以准确估量的经济价值，也包括无法用经济指标衡量的作为人的生命本身的价值，这种价值在法律上并不会随着年龄的增长而折旧，所谓的生命价值的折旧只是经济学家们的一种自愿性的假设，在现实中缺乏真正的支持依据。如果生命价值最终无法通过货币财富真正衡量的话，那么用经济学意义上的健康保险去保障同时包含非经济因素的生命价值，显然两者存在投资与保障标的范畴不一致的矛盾性问题，两者最多只能说明健康保险只是提供经济支持的一种手段，而不是最优的生命保障方式。

因此，保险对财富保障的最优途径在于财富保障保险，而不是生命价值保障保险。即便仅从财富对财富保障的角度看，财产保险是财富消费对应着财富保障，一种货币财富的支出是为了实现另外各种财富风险的保障，而健康保险是用生命价值已经实现的累积财富，去保障蕴含在生命价值中未实现的财富。但人们通常会用歧视性的眼光将既有财富等同于未来财富，进而导致那些暂时性累积财富较少的人员，在健康保障尤其是生命抢救上面临很多歧视性问题，从而导致那些因病陷入暂时性经济困难的人员，既无法获得充足的健康保险保障，也无法在疾病治疗时获得实现充分治疗所需要的高质量健康服务。

生命价值或许应该是独立评估的，即不应该依赖于既有财富，既有财富累积较少可能只是由于年龄或者创造财富的机会问题，那些既有累积财富很大的人员，未来的财富未必也就很大，相反也是如此。面对未来创造的财富永远是不可预期的，"莫欺少年穷"同样也适用于"莫欺穷人穷"，穷人或许只是暂时性的经济贫困者，而不是全生命周期上的穷人。不但健康普惠金融支持的医疗消费信贷可以帮助这些陷入暂时性困难的人员获得所需要的健康服务，而且可以通过健康储蓄支持计划积累起不断增长的医疗费用支付能力。

要维护和改善生命价值，最基本的要求是承载生命价值的人的身体的健康。人们对生命和身体健康的损失心态，都没有像财物损失那样平静，人们对生命和健康的失去的反应是极为剧烈的，没有生命和健康就没有一切。因而，相对于既有累积财富的得失，人们更加关注生命的得失，并一直在努力维护和提高生存安全，不断改善生存质量。当生命和身体健康遭受损失、人们缺乏充分的累积财富时，往往对购买所需要的优质健康服务又是非常无奈的，这才推动了健康保险的需求。

人们将货币转化为一种用于消费的财物以后，就意味着人们也可以离开这种财物而继续生存，但健康却不是，人们并不是将货币转化为生命，而是生命蕴含的价值在不断转化为货币财富，生命价值是货币财富进而也是物质财富的因而不是果。也正是基于这种认知，人们才会通过健康保险或者寿险努力保障生命蕴含的财富价值。因此，在任何时候，人们都需要寻求一种生命和生命价值的保障方式，而未必是一直寻求对所有物质财富的保障，有时它们只是消费产品中的一种物品。只要提供一种健康保障资金的筹集方式，满足人们保障生命和生命健康的需要就可以。既然健康保险存在诸多缺点，那么就可以寻求其他新的途径。随着社会累积财富不断增加和干预风险技术的进步，这些替代途径可以扩展到改善储蓄水平、寻求医疗借债和加强健康风险治理等。

9.3

推动健康普惠金融从理论到实践的对策建议

突破传统观念、做大做强健康普惠金融还面临很多现实上的障碍。首先是人们的观念上的障碍，人们一般认为商业银行是追求高额信贷利息收入的，尤其是频繁遭受那些小额信贷公司的欺诈行为以后，搅乱了人们对小额信贷，甚至是商业银行信贷的信任。其次，必须提供一种稳健的医疗信贷预期，正如健康保险具有明确可见的保障预期，商业金融机构提供的普惠金融服务，也应该在健康保障上提供预期稳定的医疗消费信贷资金。

由于国外也没有明确的健康普惠金融的实施案例，尽管美国和新加坡等国家，在健康保障上都设有个人健康储蓄账户，但都没有明确的由税收或者利息补贴相关概念的健康普惠金融服务。但从养老金资产配置和金融养老服务提供的反向资产抵押信贷上，那些有政府担保背景的业务都发展得比较好，而没有政府担保时，即便有税收优惠和财政支持政策，也没有得到可持续的健康发展。因而，政府公信力已经在民众中印有深刻印象，从而也改善了未来保障的预期。

9.3.1 推动健康普惠金融的政府部门职责

因而，要推动健康普惠金融的实施，必须建立政府的公信力担保体系，无论是否提供利息补贴或者减免，这是实施健康普惠金融的重要前提，并且从调查的数据来看，民众对健康普惠金融的需求，也不在于获得所谓的这部分较小的利息补贴，只要不是诸如无锡等一些民间商业信贷机构提供的利息高达11%、并且还款周期仅局限于2年的那种高额信贷就可以了。近年来有政策性利息补贴或减免的信贷资金，主要是在有房地产抵押的房贷领域，以及高价值的耐用消费品等消费贷款领域。

实际上，即便是将健康普惠金融的信贷利率控制在普通消费品的水平上，也不会增加明显的医疗消费信贷支出，关键还是在于患者在需要医疗消费信贷时，是否能够稳定获得足额医疗信贷资金。毕竟，遭受重大健康风险损失，需要医疗消费信贷支持的主要人员还是那些缺乏抵押资产的中低收入者，并且一旦作为抵押资产而被金融机构处置以后，也会影响其正常的生产生活。

因此，要充分发挥健康普惠金融在医疗消费信贷和健康资产配置上的积极作用，就有必要综合优化现有的金融信贷政策，以及相应的健康保障措施，在适度控制公共健康保险水平的基础上，不断提高个体的自我保障能力和控制医疗费用的主体意识。如果健康储蓄不能够通过健康普惠金融平台的支持做大做强，那么就难以真正推动健康普惠金融的发展，其功能最多被限制在提供医疗消费贷款的领域。要根本性改善健康保障的方式，还需要从中央政府层面做好顶层设计，而不是仅依靠民间金融机构，尤其是私营商业金融机构或者信贷机构的微观推动。

在具体推动措施上，政府首先要从中央银行的存款准备金中，通过定向降准的办法，为健康普惠金融释放出来一部分资金，用来作为医疗消费信贷资金，而这部分资金的贷款利率不应该高于存款准备金的利率水平。在提供医疗消费信贷资金本金的基础上，将医疗救助金加以分解，一方面用于那些低收入者或者贫困人员的利息补贴，另一方面用于因为医疗费用支付而真正陷入经济困境的人员提供本金补贴。而在推动健康普惠金融实施运营过程中，要提供专项财政资金搭建起健康普惠金融服务平台，同时建立服务于医疗方案审核监督的医学专家委员会，对医疗方案的可行性和有效性提出改进建议。

在健康保险体系的优化方面，一是调整现有的基本医疗保险政策，将基本医疗保险建成"广平式"保障体系，即更宽广的医疗服务项目和人群覆盖范围；二是加快推动健康储蓄计划的实施，将"广平式"基本医疗保险之上的健康保障资金按照一定规则纳入个人健康储蓄账户，进而提高个人应对大额医疗费用的支付能力，实际上就是将原来补充健康保险的一部分资金纳入个人账户，并鼓励金融机构提供高质量的资产配置服务。在基本医疗保险和健康储蓄具备常见病保障能力的基础上，建立起覆盖全民的大病医疗保险制度，有效应对大额医疗费用支出。

9.3.2　推动健康普惠金融的金融服务机构职责

在个体相对独立提供健康保障的情况下，即便是从家庭健康保障角度看，人们在全生命周期上通常需要健康储蓄、健康保险和健康消费信贷三种最基本的健康保障方式，从而形成保障人们健康和全生命周期财富最大化的三支柱。只不过在大多数情况下，医疗消费信贷转变为家庭之间的代际转移财富，或者政府提供的医疗救助，甚至是来自社会成员的捐助。受限于资金筹集来源和规模的有限性，往往会导致个体或家庭无力承担大病治疗费用，或者由个人承担的健康保险的自负医疗费用，进而限制了人们对必要的优质医疗服务的获取。

健康普惠金融，通过借助庞大的金融资金，最大限度地打破了医疗费用的筹集限制，而其代价主要是高额的医疗消费信贷利息成本，甚至还经常面临来自金融机构的金融歧视问题。因而，在健康普惠金融保障模式下，金融机构应该承担起两个最基本的任务：一是提供最低筹资成本的足额医疗消费信贷支持，这是健康普惠金融存在的基本价值；二是为健康储蓄和健康保险结余资金，提供有效的低风险的资产配置服务，尤其是满足健康储蓄账户资金的保值增值需求。而从健康保险角度看，商业健康保险公司应该针对低收入者的健康保险需求，提供普惠性的健康保险服务。另外，金融机构提供的普惠金融是在中国人民银行监督下，向健康保障服务薄弱环节配置产业资金，以有效改善健康服务中的短板问题，尤其是向基层医疗机构和缺乏优质医疗服务的重点人群倾斜，破解健康产品生产领域中的市场"失灵"问题。

在健康普惠金融的支持下，公共健康保险保障水平向下调整，健康储蓄计划起到进一步补充作用，进而金融机构应该承担起更高层次的补充商业健康保险有效供给责任，对政府提供的大病保险形成有效的补充。另外，商业健康保险机构还需要以个人税收优惠保险的方式，对健康储蓄计划不足部分提供进一步补充。这样，在健康普惠金融业务中，金融机构承担起对政府提供的基本医疗保险、个人健康储蓄计划和城乡居民大病保险的有效补充责任，进而形成自己相对独立的补充商业健康保险服务体系，避免了商业健康保险碎片化问题。

而个人税收优惠健康保险可以进一步起到整合补充商业健康保险和改善健康储蓄计划的作用，两者之间并不是相互交叉补充，而是层次分明的联合协同机制。健康保险公司和银行机构之间通过保险与消费信贷的混业经营，在提供健康储蓄账户管理和资产配置的过程中，同时提供由健康储蓄账户资金支付保费的普惠性健康保险服务。

9.3.3　推动健康普惠金融的医疗服务机构职责

人们无论是从哪种途径筹集健康保障资金，最终的目的在于从医疗服务机构那里获得预防保健、疾病治疗或健康促进的必要的优质医疗服务，而且这种医疗服务并不会因为居住地区和身份特征而存在质量上的显著差异，确保人人都能够公平地、便利地和及时地获得。但是，作为一个按照市场机制运营的非营利机构，医院提供的医疗服务成本必须得到补偿，并且医疗服务人员能够获得合理的服务报酬，而社会办医资金还要满足一定的资本利得。由此导致人们期望获得的医疗服务，与医疗机构的服务能力和供给意愿存在一定的差异，而要消除这种差异，就需要在个人医疗费用支付能力和推动健康产业发展方面，提供必要的政策支持和资金支持，从而成为推动健康普惠金融发展的动力之一。

在推动健康普惠金融业务的发展过程中，医疗机构至少能从中获得三个方面的益处：一是患者的医疗费用欠费问题得到基本解决，减少了医疗机构的坏账问题，从而减少了对医院开展正常医疗服务业务的不利影响；二是通过健康普惠金融服务平台对医疗方案的审核机制，进一步规范了医务人员的医疗服务行为，从而使医院的治疗方案更加规范，减少了医院的医疗服务监管成本；三是从促进健康产业发展的普惠金融政策中获得部分有政策补贴的资金支持，尤其是对社会办医行为的优惠政策，有助于显著降低医疗服务机构的财务筹集成本。

无论是从个人角度，还是从政府和商业金融机构角度，健康普惠金融资金的最终去向的目的地是医疗服务机构，大部分健康保障资金的筹集，无论是以健康保险的方式，还是医疗消费信贷或健康储蓄的方式，都是为了从医疗服务机构获得必要的高质量健康保健服务。因而，在推动健康普惠金融业务的发展过程中，医院应该进一步挖掘高质量健康服务供给潜力，为全体国民提供必要的优质医疗服务，摒弃从健康普惠金融资金中赚取更多经营收入的理念，否则又因为健康服务的吉芬商品属性而诱导医疗费用的过快增长问题。

我国医疗服务机构大部分是非营利性公立医院，政府承担着相当部分的医院运营成本，因而无论从哪个角度，公立医院都应该承担起保障全民健康的责任，真正为患者或消费者提供疾病治疗或健康促进所必要的高质量健康服务，而不是基于私人利益采取小病大治的违规行为，更不能为了规避疾病治疗风险或职业责任而过度实施大检查和大处方。当健康普惠金融切实改善了国民医疗费用支付能力和必要的高质量健康服务购买能力时，反而应该更加慎重地按照疾病治疗和健康促进的需要合理选择治疗方案。尽管在健康普惠金融平台上设有审核医疗方案的专家委员会等监督机构，但也不能因此而产生与专家委员会博弈的理念，反而更应该主动与专家委员会进行必要协商，充分尊重专家委员会的意见而不断优化治疗方案。

在健康普惠金融平台的支持下，医疗救助资金不再经过其他第三方机构，直接通过资金衔接转账平台拨付到医院财务账户，此时医院应该摒弃套利第三方支付资金的观念，尤其是长期以来受到健康保险第三方支付的惯性思维，因为医疗救助资金是患者能够获得经济支持的最后屏障。更为重要的是当医疗救助资金以医疗消费信贷形式转入医院时，医生和医院的管理者都要充分认识到那是患者将来要自己承担偿还责任的资金，不是真正的第三方支付，而且是中低收入者的医疗负债。因而更应该慎重选择治疗方案，而不是因为医疗费用充足而放大治疗费用，甚至实施过度医疗或违规套利等不合理治疗方案。

总之，在健康普惠金融的有效支持下，患者的疾病治疗方案不再受到医疗费用支付能力的制约，为医务人员制订出真正的疾病治疗所需要的高质量方案提供了资金支持，进而也能够真正体现出医生的治疗水平和自身社会价值。因此，无论是医疗服务机构管理者，还是提供医疗服务的专业人员，都应该坚持以人民健康为中心的理念，勤勉尽责地履行保障全体人民健康的责任，并从责任的履行中充分体现作为专业医疗服务人员的真正价值。

主要参考文献

1. 主要中文参考文献

[1] 王玉芳, 吴传俭. 全生命周期健康资源跨期配置优化路径与一般均衡实现机制 [A]. 第十四届中国软科学学术年会论文集 [C]. 中国软科学研究会, 2018: (9): 90 - 96.

[2] 陆敏. 进一步完善普惠金融体系 [N]. 经济日报, 2019 - 02 - 25 (009).

[3] 高岩芳, 王伟. 基于主成分因子分析法的普惠金融绩效分析 [J]. 内蒙古财经大学学报, 2019, 17 (01): 13 - 16.

[4] 谭燕芝, 彭千芮. 普惠金融发展与贫困减缓: 直接影响与空间溢出效应 [J]. 当代财经, 2018 (03): 56 - 67.

[5] 周孟亮. 普惠金融与精准扶贫协调的路径创新研究 [J]. 南京农业大学学报 (社会科学版), 2018, 18 (02): 149 - 156, 162.

[6] 石宝峰, 等. 普惠金融、银行信贷与商户小额贷款融资——基于风险等级匹配视角 [J]. 中国管理科学, 2017, 25 (09): 28 - 36.

[7] 卢盼盼, 张长全. 中国普惠金融的减贫效应 [J]. 宏观经济研究, 2017 (08): 33 - 43.

[8] 吴传俭, 等. 服务于创新驱动战略的政府审计容错纠错机制研究 [J]. 会计研究, 2017 (05): 92 - 97, 99.

[9] 吴传俭, 朱友艳, 丁雨. 商业健康保险在健康中国建设中的战略地位与激励政策 [J]. 中国医疗保险, 2017 (03): 69 - 72.

[10] 吴传俭. 政府审计的经济资源错配修正论研究 [J]. 技术经济与管理研究, 2016 (12): 88 - 92.

[11] 吴传俭. 健康资源跨期错配致贫与政府审计的修正优化机制研究 [J]. 宏观经济研究, 2016 (11): 13 - 32.

[12] 吴传俭. 公共健康保险政策优化研究——基于应对全生命周期因病致贫风险视角 [J]. 中国行政管理, 2016 (11): 94 - 100.

[13] 星焱. 普惠金融: 一个基本理论框架 [J]. 国际金融研究, 2016

（09）：21-37.

[14] 吴传俭. 社会医疗保险吉芬商品属性与多层次保险体系探讨 [J]. 中国卫生经济，2016，35（09）：35-38.

[15] 吴传俭. 健康资源跨期错配问题研究进展 [J]. 经济学动态，2016（07）：109-125.

[16] 吴传俭. 经济资源错配视角下的农村贫困与中国反贫困路径研究 [J]. 宏观经济研究，2016（06）：3-19.

[17] 中国人民银行兰州中心支行课题组，李文瑞. 普惠金融发展的评价及其影响因素的实证分析 [J]. 甘肃金融，2016（03）：10-14.

[18] 王颖，曾康霖. 论普惠：普惠金融的经济伦理本质与史学简析 [J]. 金融研究，2016（02）：37-54.

[19] 尹振涛，舒凯彤. 我国普惠金融发展的模式、问题与对策 [J]. 经济纵横，2016（01）：103-107.

[20] 周孟亮，彭雅婷. 我国金融扶贫的理论与对策——基于普惠金融视角 [J]. 改革与战略，2015，31（12）：40-44.

[21] 曹志鹏，刘刚. 普惠金融时代我国金融生态环境演进及优化 [J]. 西南金融，2015（05）：21-24.

[22] 吴传俭. 我国保险业服务于国家社会治理能力现代化路径 [J]. 保险研究，2015（04）：63-71.

[23] 王韦程，邢立全. 普惠金融影响因素研究：国外文献综述 [J]. 西南金融，2015（04）：49-51.

[24] 焦瑾璞，等. 中国普惠金融发展进程及实证研究 [J]. 上海金融，2015（04）：12-22.

[25] 吴传俭. 提高医疗保险统筹层次的公平性问题研究 [J]. 医学与哲学（A），2015，36（03）：58-60+93.

[26] 郭田勇，丁潇. 普惠金融的国际比较研究——基于银行服务的视角 [J]. 国际金融研究，2015（02）：55-64.

[27] 吴传俭. 保险套利理论与现代保险业发展策略 [J]. 技术经济与管理研究，2014（11）：85-89.

[28] 李善民. 普惠制金融视角下金融扶贫模式构建——一个理论分析框架 [J]. 改革与战略，2014，30（11）：35-38.

[29] 吴传俭. 前景理论视角下促进健康保险可持续发展的政策激励路径研究 [J]. 宏观经济研究，2014（11）：127-137.

[30] 吴传俭. 全民健康覆盖理念下的医疗保险制度改善路径 [J]. 中国卫

生经济，2014，33（11）：11 - 13.

［31］陈小嫦，等．我国就医选择权的现状及其对策［J］．中国卫生法制，2014，22（04）：44 - 48，60.

［32］伍旭川，肖翔．基于全球视角的普惠金融指数研究［J］．南方金融，2014（06）：15 - 20.

［33］焦瑾璞．普惠金融的国际经验［J］．中国金融，2014（10）：68 - 70.

［34］戴宏伟，随志宽．中国普惠金融体系的构建与最新进展［J］．理论学刊，2014（05）：48 - 53.

［35］中国银监会合作部课题组．普惠金融发展的国际经验及借鉴［J］．中国农村金融，2014（02）：78 - 82.

［36］陈小嫦，吴传俭．英国卡梅伦政府全科医生委托服务制度的相关改革评析［J］．中国全科医学，2014，17（02）：123 - 126.

［37］晏海运．中国普惠金融发展研究［D］．中共中央党校，2013.

［38］胡秋灵，等．普惠金融的国际模式借鉴［J］．辽东学院学报（社会科学版），2012，14（06）：108 - 111.

［39］李明贤，叶慧敏．普惠金融与小额信贷的比较研究［J］．农业经济问题，2012，33（09）：44 - 49，111.

［40］吴传俭，丁元林．我国医疗费用变动趋势与基于非理性因素的控制措施［J］．卫生经济研究，2011（06）：22 - 25.

［41］刘津．构建我国可持续发展普惠金融体系研究［D］．云南财经大学，2011.

［42］焦瑾璞．构建普惠金融体系的重要性［J］．中国金融，2010（10）：12 - 13.

［43］孟飞．普惠金融生态及其优化［J］．上海经济研究，2009（06）：88 - 92.

［44］王玉芳，吴传俭．我国社会医疗保险模式兼容性问题研究［J］．医学与哲学（人文社会医学版），2007（12）：41 - 43.

［45］吴传俭．健康保险药品属性特征与约束机制研究［J］．保险研究，2007（06）：40 - 42.

［46］吴传俭．社会医疗保险道德风险博弈与防控措施研究［J］．医学与哲学（人文社会医学版），2006（07）：49 - 50.

［47］吴传俭．道德风险与我国社会医疗保险基金安全问题分析［J］．中国卫生经济，2005（11）：47 - 48.

［48］吴传俭，等．医疗保险费用不合理利用的原因与控制措施研究［J］．

中国卫生经济，2005（05）：35 – 37.

[49] 吴传俭，王玉芳. 我国社会医疗保险基金风险管理问题 [J]. 医学与哲学，2005（08）：26 – 27.

[50] 吴传俭，等. 社会医疗保险公平性与政府保险政策建议研究 [J]. 中国卫生经济，2005（04）：24 – 26.

[51] 吴传俭. 完善普惠金融尽职免责审计监督的对策建议 [N]. 中国审计报，2019 – 9 – 18（006）.

2. 主要英文参考文献

[1] Akerlof, G. (1970), "The market for lemons: Quality uncertainty and the market mechanism", [2] Quarterly Journal of Economics 84 (3): 488 – 500.

[3] Allais, M. (1953), "Le comportement de I' homme rationnel devant le risque, Critique des postulats et axioms de I' école américanine", Ecnometrica 21 (1): 503 – 549.

[4] Arrow, K. J. (1963), "Uncertainty and the welfare economics of medical care", American Economic Review 53 (1): 941 – 73.

[5] Atkinson, S. E. & R. Halvorsen (1990), "The valuation of risks to life: Evidence from the market for automobiles", Review of Economics and Statistics 72 (1): 133 – 136.

[6] Attema, A. et al. (2013), "Prospect theory in the health domain: A quantitative assessment", Journal of Health Economics 32 (6): 1057 – 1065.

[7] Banerjee, A. V. & E. Duflo (2011), Poor Economics: A Radical Rethinking of the Ways to Fight Global Poverty, Public Affairs Press.

[8] Bardey, D. & R. Lesur (2005), "Optimal health insurance contract: Is a deductible useful?", Economics Letters 87 (3): 313 – 317.

[9] Becker, G. S. et al. (2007), "The value of life near its end and terminal care", NBER Working Paper, 15649.

[10] Bell, D. J. (1985), "Disappointment in decision making under uncertainty", Operations Research 33 (1): 1 – 27.

[11] Bernouli, D. ([1738] 1954), "Exposition of a new theory on the measurement of risk", Econometrica 22 (1): 23 – 59.

[12] Bobinac, A. et al. (2010), "Willingness to pay for a quality – adjusted life – year: The individual perspective", Value Health 13 (8): 1046 – 55.

[13] Borch, K. (1962), "Equilibrium in reinsurance market", Econometrica 30 (3): 230 – 250.

［14］ Borch, K. (1986), "Insurance and Giffen's paradox", Economics Letters 20 (4): 303 – 306.

［15］ Bradley E. H. & L. A. Taylor (2013), The American Health Care Paradox: Why Spending More is Getting Us Less, New York: Public Affairs.

［16］ Brys, E., G. Dionne & L. Eeckhoudt (1989), "More on insurance as a Giffen good", Journal of Risk and Uncertainty 2 (4): 415 – 420.

［17］ Buchmueller, T. C. et al. (2013), "Preference heterogeneity and selection in private health insurance: The case of Australia", Journal of Health Economics 32 (5): 757 – 767.

［18］ Cawley, J. & T. Philipson (1999), "An empirical examination of information barriers to trade in insurance", American Economic Review 89 (4): 827 – 46.

［19］ Chew, S. & K. MacCrimmon (1979), "Alpha – nu choice theory: A generalisation of expected utility theory", Working Paper 669, University of British Columbia.

［20］ Chew S. H. et al. (1991), "Mixture symmetry and quadratic utility", Econometrica 59 (1): 139 – 202.

［21］ Christiansen, M. C. (2012), "Multistate models in health insurance", Advances in Statistical Analysis 96 (1): 155 – 186.

［22］ Cooper, R. & B. Hayes (1987), "Multi – period insurance contracts", International Journal of Industrial Organization 5 (1): 211 – 231

［23］ Crocker, K. J. & A. Snow (1986), "The efficiency effects of categorical discrimination in the insurance industry", Journal of Political Economy 94 (2): 321 – 344.

［24］ Dahlby, B. G. (1983), "Adverse selection and statistical discrimination: An analysis of Canadian automobile insurance", Journal of Public Economics 20 (1): 121 – 130

［25］ Dionne, G. (1980), "Moral hazard and state – dependent utility function", Journal of Risk and Insurance 49 (3): 405 – 423.

［26］ Dionne, G. (ed.) (2014), Handbook of Insurance, Springer.

［27］ Dranove, D. (2003), What's Your Life Worth? Health Care Rationing... Who Lives? Who Dies? and Who Decides? Financial Times/ Prentice Hall.

［28］ Dranove, D. & W. D. White (1987), "Agency and the organization of health care delivery", Inquiry 24 (24): 405 – 415.

［29］ Edwards, W. (1962), "Subjective probabilities inferred from decisions", Psychological Review 69 (2): 109 – 144.

[30] Ellis, R. P. & T. G. McGuire (1993), "Supple – side and demand – side cost sharing in health care", Journal of Economics Perspectives 7 (4): 135 – 151.

[31] Ellsberg, D. (1963), "Risk, ambiguity and the savage axioms", Quarterly Journal of Economics 75 (4): 643 – 669.

[32] Emons, W. (1994), "Credence goods and fraudulent experts", RAND Journal of Economics 28 (1): 107 – 119.

[33] Enthoven, A. C. (1988), The Theory and Practice of Managed Competition in Health Care Finance, North – Holland.

[34] Evans, R. G. (1974), "Supplier – induced demand: Some empirical evidence and implications", in: M. Perlman (ed.), The Economics of Health and Medical Care, Macmillan.

[35] Fang, H. & D. Silverman (2008), "Sources of advantageous selection: evidence from the Medigap insurance market", Journal of Political Economy 116 (2): 303 – 50.

[36] Feldstein, M. S. (1981), "The welfare loss of excess health insurance", Journal of Political Economy 81 (2): 251 – 280.

[37] Fehr, E. & S. Gächter (2000), "Fairness and retaliation", Journal of Economic Perspectives 14 (3): 159 – 81.

[38] Finkelstein, A. & K. McGarry (2006), "Multiple dimensions of private information: Evidence from the long – term care insurance market", American Economic Review 96 (4): 938 – 58.

[39] Finkelstein, A. J. Poterba (2014), "Testing for asymmetric information using 'unused observable' in insurance markets: Evidence from the UK annuity market", Journal of Risk and Insurance 81 (4): 709 – 734.

[40] Fishburn, P. C. (1983), "Transitive measurable utility", Journal of Economic Theory, 31 (2): 293 – 317.

[41] Folland, S. et al. (2010), The Economics of Health and Health Care (6th Edition), Prentice Hall.

[42] Fudenberg, D. (2006), "Advancing beyond 'Advances in Behavioral Economics'", Journal of Economic Literature 44 (2): 694 – 711.

[43] Frank, R. G. (2007), "Behavioral economics and health economics", in: P. Diamond & [44] H. Vartiainen (ed.), Behavioral Economics and Its Application, Princeton University Press.

［45］ Friedman, M. (1957), A theory of Consumption Function, Princeton University Press.

［46］ Fuchs V. R. (2011), Who shall Live? Health, Economics, and Social Choice, 2nd. World Scientific Publishing.

［47］ Fudenberg, D. & D. K. Levine (2005), "A dual self – model of impulse control", UCLA Department of Economics Working Paper.

［48］ Garber, A. M. (2000), "Advances in cost – effectiveness analysis of health interventions", in:

［49］ Handbook of Health Economics, Vol. 1, A. J. Culyer & P. J. Newhouse (ed.), North Holland.

［50］ Gruber, J. & B. C. Madrian (2002), "Health insurance, labor supply and job mobility: A critical review of the literature", NBER Working Paper, No. 8817.

［51］ Gul, F. (1991), "A theory of disappointment in decision making under uncertainty", Econometrica 59 (3): 667 –753.

［52］ Gegax, D. et al. (1991), "Perceived risk and the marginal value of safety", Review of Economics and Statistics 73 (4): 589 –596.

［53］ Handa, J. (1977), "Risk, probability and a new theory of cardinal utility", Journal of Political Economy 85 (1): 97 –219.

［54］ Hadley, J. et al (2009), "Governing the uninsured in 2008: current costs, source of payment, and incremental costs", Health Affairs, Web Exclusive, 2008: w399 – w425, accessed January 9.

［55］ Hellerstein, J. K. (1998), "The important of the physician in the generic versus trade – name prescription decision", RAND Journal of Economics 29 (1): 108 –136.

［56］ Huebner, S. S. (1927), Life Insurance: A Text Book, Charleston: Nabu Press (Reprinted). Ippolito, P. M. & R. A. Ippolito (1984), "Measuring the value of life saving from consumer reactions to new information", Journal of Public Economics 25 (1): 53 –81.

［57］ Jacobs, P. D. (2011), The Affordability of Private Health Insurance: Econometric Evidence from Household and Firm Surveys, ProQuest UMI Dissertation Publishing.

［58］ Johnson, E. J. et al. (1993), "Framing, probability distortions and insurance decisions", Journal of Risk and Uncertainty 7 (1): 35 –51.

［59］Kahneman, D. (2011), Thinking, Fast and Slow, Farar, Straus and Giroux Press.

［60］Kahneman, D. & A. Tversky (1979), "Prospect theory: An analysis of decision under risk", Econometrica 47 (2): 263 – 354.

［61］Kahneman, D. & I. Ritov (1994), "Determinants of stated willingness to pay for public goods: A study in the headline method", Journal of Risk & Uncertainty 9 (1): 5 – 37.

［62］Kunreuther, H. C. et al. (2013), Insurance and Behavioral Economics: Improving Decision in the Most Misunderstood Industry, Cambridge University Press.

［63］Kupferschmidt, K. (2011), "Germany moves to lower drug prices", Canadian Medical Association Journal 183 (2): E77 – E78.

［64］Laibson, D. L. (1997), "Golden eggs and hyperbolic discounting", Quarterly Journal of Economics 112 (2): 443 – 520.

［65］Leigh, J. P. (1987), "Gender, firm size, industry and estimates of the value – of – life", Journal of Health Economics 6 (3): 255 – 273.

［66］Loomes, G. & R. Sugden (1986), "Disappointment and dynamic consistency in choice under uncertainty", Review of Economic Studies 53 (2): 271 – 353.

［67］Loubergé, H. (2013), "Developments in risk and insurance economics: The past 40 years", in: G. Dionne (ed.), Handbook of Insurance, Springer.

［68］Ma, C. A. & T. G. McGuire (1997), "Optimal health insurance and provider payment", American Economic Review 87 (4): 685 – 704.

［69］Ma, C. A. & M. H. Riordan (2002), "Health insurance, moral hazard, and managed care", Journal of Economics&Management Strategy 11 (1): 81 – 107.

［70］Machina M. J. (1982), "Expected utility theory without the independence axiom", Economedtrica, 50 (2): 277 – 323.

［71］Madrian, B. C. (1994), "Employment – based health insurance and job mobility: Is there evidence of job – lock?", Quarterly Journal of Economics 109 (1): 27 – 54.

［72］Martin, C. J. (1997), "Markets, Medicare, and making do: Business strategies after national health care reform", Journal of Health Politics, Policy and Law 22 (2): 557 – 593.

［73］Manning, W. G. et al. (1987), "Health insurance and the demand for medical care: Evidence from a randomized experiment", American Economic Review 77 (3): 251 – 277.

［74］ Meier, K. J. (1988), The Political Economy of Regulation: the Case of Insurance, State University of New York Press.

［75］ Meza, D. & C. Webb (2010), "Competitive screening in insurance markets", Rand Journal of Economics 32 (2): 249 – 262.

［76］ Mossin, J. (1968), "Aspects of rational insurance purchasing", Journal of Political Economy 79 (4): 553 – 568.

［77］ Murphy, K. M. & R. H. Topel (2005), "The value of health and longevity", NBER Working Paper No. 11405.

［78］ Myers, D. & W. Smith (1983), "Ownership structure across lines of property – casualty insurance", Journal of Law and Economics 63 (1): 19 – 40.

［79］ Neilson, W. S. (1992), "A mixed fan hypothesis and its implications for behavior toward risk", Journal of Economic Behavior and Organisation 19 (2): 197 – 408.

［80］ Newhouse, J. P. (1970), "Toward a theory of nonprofit institutes: An economic model of a hospital", America Economic Review 60 (1): 64 – 74.

［81］ Newhouse, J. P. et al. (1980), "The effect of deductibles on the demand for medical care service", Journal of the American Statistical Association 75 (s1): 525 – 533.

［82］ Nyman, J. A. (2004), "Is moral hazard inefficient? The policy implication sofa new theory", Health Affairs 23 (5): 194 – 199.

［83］ Pavel, M. et al. (2015), "Assessing willingness to pay for health care quality improvements", BMC Health Services Research 15 (43): 1 – 10.

［84］ Pidgeon, N. et al. (1992), "Risk perception", in: Risk Analysis, Perceptions and Management.

［85］ Report of a Royal Society Study Group (ed.), London: The Royal Society.

［86］ Pratt, J. W. (1964), "Risk aversion in the small and the large", Econometria 32 (1): 122 – 136.

［87］ Preker, A. S. (2013), Scaling up Affordable Health Insurance: Staying the Course, World Bank Publications.

［88］ Prelec, D. (1998), "The probability weighting function", Econometrica 66 (3): 497 – 528.

［89］ Pauly, M. V. (1974), "Over insurance and public provision of insurance: The role of moral hazard and adverse selection", Quarterly Journal of Economics 88 (1): 44 – 62.

［90］Pauly, M. V. et al. （2002）, "Competitive behavior in the HMO market-place", Health Affairs 21 （1）: 194 – 202.

［91］Quiggin, J. （1982）, "A theory of anticipated utility", Journal of Economic Behavior and Organisation 3 （4）: 324 – 369.

［92］Rabin, M. （1993）, "Incorporating fairness into game theory and economics", American Economic Review 83 （5）: 1281 – 302.

［93］Robinson, J. C. （2006）, "The commercial health insurance industry in an era of eroding employer coverage", Health Affairs 25 （6）: 1475 – 1486.

［94］Rosen, S. （1981）, "Valuing health risk", American Economic Review 71 （2）: 241 – 45.

［95］Rothschild, M. & J. E. Stiglitz （1976）, "Equilibrium in competitive insurance markets: An essay on the economics of markets with imperfect information", Quarterly Journal of Economics 90 （4）: 355 – 375.

［96］Rowell, D. & L. B. Connelly （2012）, "A history of the term 'moral hazard'", Journal of Risk & Insurance 79 （4）: 1051 – 1075.

［97］Schelling, T. C. （1968）, "The life you save may be your own", in: S. Chase （ed.）, Problems in Public Expenditure Analysis, Brookings Institution.

［98］Sen, A. K. （1980）, "Equality of what?", in: S. McMurrin （ed.）, The Tanner Lectures on Human Values, Cambridge University Press.

［99］Sen, A. K. （1992）, Inequality Reexamined, Oxford and Harvard University Press.

［100］Spinnewijn, J. （2013）, "Insurance and perceptions: How to screen optimists and pessimists", Economic Journal 123 （569）: 606 – 633.

［101］Starmer, C. （2000）, "Developments in non – expected utility theory: The hunt for a descriptive theory of choice under risk", Journal of Economic Literature 38 （2）: 332 – 82.

［102］Storey, J. et al. （2011）, Governing the NHS, Issues and Tensions in Health Service Management, Routledge Press.

［103］Thaler, R. H. （1980）, "Toward a positive theory of consumer choice", Journal of Economic Behavior and Organization 1 （1）: 39 – 60.

［104］Turquet, P. （2012）, "Health insurance system financing reforms in the Netherlands, Germany and France", International Social Security Review 3 （5）: 29 – 51.

［105］Tversky, A. & D. Kahneman （1992）, "Advances in prospect theory:

Cumulative representation of uncertainty", Journal of Risk and Uncertainty 5 (4): 297 – 323.

[106] Viscusi, W. K. (1992), "Occupational Safety and Health in the 1990s", in: D. W. Bromley et al (ed.), The Social Response to Environmental Risk, Kluwer Academic Publishers Group.

[107] Viscusi, W. K. (1998), "The value of risks to life and health", Journal of Economic Literature 31 (4): 423 – 436.

[108] Von Neumann, J. & O. Morgenstein (1947), Theory of Games and Economic Behavior, Princeton University Press.

[109] Whynes, D. K. et al. (2005), "Willingness – to – pay and demand curves: A comparison of results obtained using different elicitation formats", International Journal of Health Care Finance and Economics 5 (4): 369 – 386.

[110] Wilkinson, N. & M. Klaes (2012), An Introduction to Behavioral Economics 2nd ed., Palgrave Macmillan.

[111] Wilson, C. (1977), "A model of insurance markets with incomplete information", Journal of Economic Theory 12 (2): 167 – 207.

[112] Wofe, J. R. & H. Goddeeris (1991), "Adverse selection, moral hazard and wealth effects in the Medigap insurance market", Journal of Health Economics 10 (4): 433 – 459.

后　记

习近平总书记所作的党的十九大报告指出，"人民健康是民族昌盛和国家富强的重要标志。"确保人人都能够获得必要的高质量的全方位全周期健康服务，是实现人民健康和保障全面建成小康社会的基本前提条件，"没有全民健康，就没有全面小康"。受限于人们对健康风险认知和健康保障资金筹集能力的限制，人们不可能在全生命周期任何时点上都能够获得应对健康风险和疾病治疗的充足资金，因而需要必要的医疗借债资金支持，以应对疾病治疗费用筹集不足问题，同时也为健康储备资金不足或者健康资源跨期错配提供弥补和修正的机会。此外，普惠金融资金全面而充分地介入健康保障，还能够为优化健康储蓄、医疗救助和健康保险，以及推动形成全民健康风险治理体系和改善健康服务有效利用等方面，发挥更加积极有效的补充作用。

呈现给大家的这本《健康普惠金融前沿问题研究》，系国家社会科学基金重点项目"健康资源跨期配置优化路径与政策选择研究"（项目编号：17AGL024）和江苏省社会科学基金长三角专项项目"长三角区域医疗保险基金使用协同监管问题研究"（项目编号：19CSJ006）的阶段性研究成果，同时受到2018年度江苏高校"青蓝工程"学术带头人项目的资金支持。本书的基本理念在于，通过构建由健康普惠金融支持的健康保险、医疗储蓄和医疗借债形成的全生命周期三支柱健康保障资金，为健康保障形成更加稳固的资金支持，以避免因为暂时性的医疗费用筹集困难而导致的生命价值乃至生命本身的损失。借助政府提供政策和资金支持的普惠金融资金，使人们能够更加充分和更有弹性的调整全生命周期的可支配资金，既实现了有效的健康保障，也有助于实现全生命周期财富最大化。

在本书撰写过程中，南京审计大学的很多研究生和本科生参与到相关数据资料的调查和整理过程，他们牺牲了寒暑假时间，为社会科学基金项目研究和本书的撰写提供了系统而完善的数据资料。此外，南京军区南京总院的徐晓莉博士、上海交通大学附属医院的朱燕刚主任等，也提供了大量的研究便利和支持。山东大学尹爱田教授、中国人民大学王虎峰教授、上海财经大学郭士征教授、武汉大学毛宗福教授、广东医科大学陈小嫦教授等专家学者也提供了具有真知灼见的指导意见，使本书的研究内容更加充实和更具现实应用价值。华中科技大学卢祖洵教授认真详细地通读了本书书稿，给出了很多修改完善意见，并欣然为本书作序，为作者提供了莫大的鼓励和支持。在本书的出版过程中，中国财政经济出版社的编辑在章节结构调整优化和文字编辑修改等方面，付出了大量艰辛的劳动。在本书付梓之际，一并致以最诚挚的感谢。

由于作者知识水平和能力有限，以及作为国家和省社会科学基金阶段性研究成果的时间限制，而且是对尚未在国内外正式实施的一项政策的探讨，书中难免存在一些误见和纰漏，诚恳希望各位专家学者和实务工作者批评赐教，以便于在今后的深入研究中，不断地进行修正和完善，为高水平和高效率实现全民健康而不断努力。

作者
2019 年 12 月 28 日